国家级名老中医临证必选方剂 系列丛书

外科国医圣手时方

总 主 编：彭清华

主　　 编：唐乾利　　刘朝圣

副 主 编：王万春　　刘佃温　　杨素清　　成秀梅　　王清坚

编　　 委：王万春　　王晓松　　王清坚　　孙平良　　成　雪

　　　　　李杰辉　　李忠礼　　成秀梅　　刘佃温　　刘芳榕

　　　　　刘朝圣　　闫景东　　陈立平　　张红参　　严张仁

　　　　　杨素清　　林奕涛　　尚新志　　周　青　　赵　鸿

　　　　　秦　刚　　徐志伟　　唐乾利　　黄名威　　蒋秋燕

　　　　　曾　平　　涂雅玲

编写秘书：李杰辉　　付　军

湖南科学技术出版社

国家一级出版社　全国百佳图书出版单位

·长沙·

《国家级名老中医临证必选方剂系列丛书》
编委会名单

总 主 编：彭清华

副总主编：李凡成　唐乾利　周　慎　胡国恒　雷　磊

　　　　　杨维华　杨　柳　蒋益兰　彭　俊

编　　委：刘朝圣　王孟清　欧阳云　陈孟溪　贾立群

　　　　　盛　望　袁　华　谢　映　王芊芊　刘　侃

　　　　　张　强　王万春　刘佃温　杨素清　成秀梅

　　　　　王清坚　李慧芳　李伟莉　马惠荣　洪丽君

　　　　　洪　虹　肖燕芳　谢学军　李志英　张　健

　　　　　魏歆然　沂耀杰　刘建华　谭　劲　朱镇华

　　　　　朱明芳　周耀湘　张志芳　田　鑫　仇湘中

　　　　　赵瑞成　卜献春　刘　芳　邓　颖　胡淑娟

学术秘书：欧阳云　周亚莎

编写说明

为了传承近现代全国中医各科名家的临床治疗经验，整理其临床有代表性的经验方，由湖南中医药大学牵头，组织 20 余所中医药院校及附属医院的专家，编写了《国家级名老中医临证必选方剂系列丛书》，包括《内科国医圣手时方》《外科国医圣手时方》《妇科国医圣手时方》《儿科国医圣手时方》《皮肤科国医圣手时方》《眼科国医圣手时方》《耳鼻咽喉口腔科国医圣手时方》《肿瘤科国医圣手时方》《疑难杂症国医圣手时方》共 9 个分册，力争编写成为继《方剂大辞典》和高等中医药院校教材《方剂学》之外的经典、权威的方剂工具书。本丛书由湖南中医药大学副校长彭清华教授担任总主编，欧阳云博士、周亚莎博士担任学术秘书。

本丛书国医圣手的遴选标准为：国医大师，近代著名老中医（已去世，如岳美中、蒲辅周、李聪甫、陈达夫等），经原国家人事部、原国家卫生部、国家中医药管理局认可的全国老中医药专家学术经验继承工作指导老师，并在国内有较大影响的临床一线专家。时方遴选标准为：选择出自以上名家的有代表性的经验方，配方科学、安全性高；所收录的经验方要有系统的研究论证，并在业内正规刊物上公开报道、发表论文或正式出版的；本丛书编者在临床上有过验证。文献引用期刊标准为：具有正规刊号的学术期刊（统计源期刊、核心期刊）或正式出版的著作。

为确保本丛书质量，各分册主编、副主编遴选标准为：相应专科临床一线专家；具有高级职称，本单位本科室学科带头人；各个分册主编、副主编，每个单位原则上只有一位专家；每个分册参编专家在 10 所本科院校以上。因此，9 个分册的主编、副主编遍布全国各大本科及以上层次的中医药院校及其附属医院，体现了本丛书的权威性、公允性和代表性。

本丛书的编写，得到了湖南中医药大学、湖南科学技术出版社及各分册主编、副主编和编委所在单位的大力支持，在此一并致以衷心的感谢！

彭清华

于长沙

前　言

　　大济蒸人，华叶递荣；人不穷理，不可以学医；医不穷理，不可以用药。中医之路唯有承继医道，兼容并取，本造福于民、得惠苍生之旨，才能生生不息，芳源永流。名老中医是将中医药学基本理论、前人经验与临床实践相结合，解决临床疑难问题的典范，代表着中医学术和临床发展的最高水平。他们的学术思想和临证经验是中医药学术特点、理论特质的集中体现，与浩如烟海的中医古籍文献相比，它们更加鲜活，更具实用性，是中医药学这个伟大宝库中的一笔宝贵财富，必须让其得以继承，并发扬光大。

　　《伤寒论》方称"经方"，经方以后之方称"时方"，继《伤寒论》之后，产生了数以万计的"时方"（今方），经方、时方并驾齐驱，荟萃医林，各有千秋，荫庇于民，应兼收并蓄，使古今之方优势互补，相得益彰。

　　中医外科学有着悠久的历史，是中医学的一个重要临床学科。《外科国医圣手时方》集近现代中医外科名老中医经验之大成，分为疮疡病、瘿、瘤、乳房疾病、周围血管疾病、疝、泌尿和男性生殖系统疾病、肛肠疾病、骨伤科疾病、其他外科疾病等章节。本书所辑录的时方均为国医大师、名老中医、博士生导师或其学术传人反复验证，临床可谓是屡试屡效之佳方，以继往圣绝学、保今生健康。读者应在辨证论治原则的指导下，有是证用是方，借鉴名医处方用药思路，触类旁通，举一反三。本书可供中医、中西医结合临床医师、中医院校临床专业研究生以及广大中医药爱好者参考。

　　本书的编撰出版得到右江民族医学院、湖南中医药大学、广西中医药大学、江西中医药大学、黑龙江中医药大学、河南中医药大学、河北医科大学、广西医科大学、贵阳中医药大学、中国人民解放军第159中心医院等单位的大力支持和帮助，同时在编写过程中参考、引用了大量书籍、杂志的资料，在此致以诚挚的谢意。编写秘书李杰辉、付军对书稿全文统稿、校对，付出了辛勤劳动。另外，韩珊珊、狄钾骐、代波、冯婧、曾迪、郑进福、黄欣、李利青、何晓微、王兵、郭军华等研究生参与资料查询和做文字校核，在此一并致谢。

　　本书方中药物剂量及单位本着尊重著作者原则，均与原著保持一致，未予换算，部分时方未注明用药剂量，只能根据临床实际情况而定。部分药物为草药或别名，亦未详尽考证，请予理解。

一卷方书无以接纳万千，所集资料难免遗珠泽野。由于编者的水平有限及时间仓促，书中错讹之处在所难免，敬请各位专家、广大读者及同仁们不吝指教，不胜感激。

广西中医药大学　唐乾利
湖南中医药大学　刘朝圣

目　录

外科国医圣手时方

第一章 疮疡病

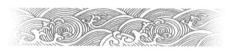

第一节 疖

疖是由于金黄色葡萄球菌自毛囊或汗腺侵入所引起的单个毛囊及其所属皮脂腺的急性化脓性感染，炎症常扩展到皮下组织。多个疖同时或反复发生在身体各部，称为疖病，常见于营养不良的小儿或糖尿病患者。中医又称"疖"，《诸病源候论》疖候："肿疖一寸至二寸名之为疖，亦如痈热痛，久则窥破，捻脓血尽便瘥。"疖为阳毒，位于皮肤浅表，究其所因，或由风热毒，或因暑湿，或受湿热，邪毒侵袭，蕴于肌肤，经络阻隔，聚结而生。根据中医外果疾病命名的一般法则，或以其季节，或以其部位，或以其形态等分为暑疖、坐板疮、面疖等。治疗多以清热解毒、利湿解毒、清暑解毒等方法。

解毒清热汤（赵炳南经验方）

【组成】蒲公英一两、野菊花一两、大青叶一两、紫花地丁五钱、重楼五钱、天花粉五钱、赤芍三钱。

【功效】清热解毒。

【主治】疔、疖、痈等一切体表感染初起。

【加减】阴虚者加沙参、麦冬；气虚者加黄芪、党参；风热者加薄荷、桔梗；热毒重者加金银花、连翘、栀子；血热明显，烦躁不安，舌质红者加生地黄、牡丹皮；内热较重，大便干燥，小便黄赤者加大黄、黄芩。

【方解】方中蒲公英解毒长于消痈；紫花地丁解毒长于治疗毒；大青叶解毒清热凉血，长于治疗瘟疫斑疹、丹毒等症；重楼能解肝胆散瘀热，熄上扰之火毒，善治上焦痈肿疮毒。佐以赤芍凉血活血散瘀；天花粉清热生津护阴。药少力专，各尽其用。既能协同解毒清热，且各有专长，故适用于疔、疖、痈肿、急性丹毒等一切体表感染的初期。

【注意事项】①忌生冷辛辣食物。②多喝开水，多吃水果蔬菜。③避免过度思虑，急怒、惊恐，忌房事。

【现代研究】蒲公英、大青叶、野菊花、重楼、大青叶均对金黄色葡萄球菌耐药菌株、乙型溶血性链球菌有较强的杀菌作用，对肺炎链球菌、白喉棒状杆菌、铜绿假单胞菌、变形杆菌、志贺菌属、伤寒沙门菌等及卡他球菌亦有一定的杀菌作用。赤芍在体外对志贺菌属、伤寒沙门菌和乙型溶血性链球菌有较强抑制作用。

【用方经验】全方邪正兼顾，清热护阴，凉血疏散。虽为毒热初期，因为毒热之邪势猛力峻，极易入侵营血，灼阴耗津，故在初期即打破一般温病学的卫、气、营、血传变规律，突出了清营、凉血、散瘀解毒的特点，从理论与实践上有所发挥。

第二节 痈

痈是生于皮肉之间，由多个相邻毛囊皮脂腺发生化脓感染或由数个疖肿相互融合形成的皮肤深层化脓皮肤病。以局部光软无头，红肿疼痛，结块大小范围多在 6～9 cm，临床表现为深红色炎性硬块，易肿、易溃、易敛，表面有多数脓头，形成多房性脓肿发病迅速，或有恶寒、发热、口渴等全身症状为主要表现的急性化脓性疾病。《外科启玄》："痈者壅也，壅塞之甚，故形大而浮也，纵广尺许者是也。"

消痈汤（赵炳南经验方）

【组成】金银花五钱至一两、连翘三钱至五钱、蒲公英五钱至一两、赤芍三钱至五钱、天花粉三钱至五钱、白芷二钱至三钱、川贝母三钱至五钱、陈皮三钱至五钱、重楼三钱至五钱、龙葵三钱至五钱、鲜生地黄五钱至一两。

【功效】清热解毒，散瘀消肿，活血止痛。

【主治】蜂窝织炎，痈肿初起，深部脓肿等化脓感染。

【加减】脓成者加苍耳子、桔梗、角针透脓泄毒；热邪伤阴者加沙参、麦冬、芦根甘寒清热；咳吐痰血者加藕节炭、鲜茅根。

【方解】方中大剂量金银花、蒲公英、连翘清热解毒，消肿散结；龙葵、重楼清热解毒，消肿止痛；川贝母清热散结，天花粉清热生津消肿，二者合用以消局部郁滞肿块；赤芍、鲜生地凉血活血护阴；白芷、陈皮理气活血透脓。

【注意事项】有全身症状时宜卧床休息，饮食忌荤腥发物及甜腻食品，更忌饮酒及辛辣。应多饮水、瓜汁、菊花露等。

【现代研究】金银花提取液腹腔注射能抑制大鼠蛋清性脚肿，减轻蛋清性脚肿程度，研究发现对大鼠巴豆油性肉芽囊，亦有明显的抗渗出和抗增生作用。连翘、蒲公英、赤芍、天花粉、川贝母均具有清热、消肿、消炎等作用。白芷的醚提液、醇提液、水提液和煎液有镇痛、抗炎和解热作用。陈皮煎剂与维生素C、维生素K并用，能增强消炎作用。重楼对多种病原菌均具有杀菌作用。经实验室研究龙葵具有止痒作用。生地黄煎剂灌胃对大白鼠甲醛性关节炎和蛋清性关节炎有明显的对抗作用，并能抑制松节油皮下注射引起的肉芽肿和组胺引起的毛细血管通透性的增加，防止水肿。

【用方经验】金银花、蒲公英、连翘均能清热解毒，消痈散结，但以清热解毒为主，热清毒消，往往郁结不易消散，故加用川贝母、陈皮，郁结较大时可加用青皮以行气散

结。热盛易灼伤津液，配以生地黄、赤芍、天花粉凉血、生津护阴。

该方用于蜂窝织炎，痈肿初起，深部脓肿等化脓感染。每日1剂，水煎服。或按比例制成胶囊服用。肝、肾功能不全者宜酌情减少上药用量，并定期复查肝肾功能。

芙蓉散（张赞臣经验方）

【组成】芙蓉叶500 g，赤小豆粉60 g，陈小粉（炒焦黄）60 g。

【功效】清热消散。

【主治】阳性痈疡，红肿热痛者。

【加减】红肿热痛甚者加大青叶，马齿苋；红肿痒痛甚者可加二拨毒散。

【方解】本方中芙蓉叶、赤小豆粉、陈小粉都能清热消肿，是消散阳性痈肿的常用外用药。

【注意事项】用茶叶汁、蜂蜜适量，调成糊状，敷于患处。敷时须稍厚，上用消毒纱布覆盖，橡皮膏固定或绷带包扎，每日换1～2次。芙蓉散加入黄石脂内（约5：1）调匀。

【现代研究】现代研究发现取木芙蓉叶、花晒干，研粉过筛，加凡士林调制成1:4软膏，外敷患处（已溃者敷四周）；亦可制成纱条用作疮口引流。每日或隔日换药1次。治疗疖、痈、蜂窝织炎、乳腺炎、深部脓肿等外科感染，早期能消肿、止痛、促进吸收，中晚期可加速局限，破溃排脓。应用过程中未发现有中毒、局部皮炎或其他并发症。用芙蓉花制成20%软膏外敷，治疗疖肿、蜂窝织炎等具有消炎、消肿、拨脓、止痛作用。赤小豆含糖类、三萜皂苷、3种黄烷醇鞣质、D-儿茶精、D-儿茶精和表没食子儿茶精等多种物质，具有利尿和抑菌的作用。经研究发现陈小粉具有燥湿敛疮的作用。

【用方经验】《本草纲目》："木芙蓉花并叶，气平不寒不热，味微辛而性滑涩黏，其治痈肿之功，殊有神效。近时疡医秘其名为清凉膏、清露散、铁箍散，皆此物也。其方治一切痈疽发背，乳痈恶疮，不拘已成未成，已穿未穿，并用芙蓉叶，或根皮，或花，或

生研，或干研末，以蜜调涂于肿处四围，中间留头，干则频换。初起者，即觉清凉，痛止肿消。已成者，即脓聚毒出。已穿者，即脓出易敛。或加生赤小豆末，尤妙。"陈小粉醋调外敷，因其具有箍集围聚，收敛疮毒的作用，从而促使肿疡初起轻的可以消散，即使毒已结聚将化脓，也可以促使疮形缩小，趋于局限，三药合用，肿毒消散，脓毒结聚。

该方用于阳性痈疡，红肿热痛者。常规用量：芙蓉叶 500 g，赤小豆粉 60 g，陈小粉 60 g（炒焦黄），共研细末。配置时，应研极细，研至无声为度。若不研细研匀用于肿疡药性不易渗透，用于溃疡容易引起疼痛。另外阴性痈疡不宜使用。用时掺布于膏药或油膏上，或直接掺布于病变部位。

金黄散（张赞臣经验方）

【组成】天花粉 250 g，陈皮 30 g，黄柏 30 g，姜黄 75 g，厚朴 30 g，甘草 30 g，白芷 75 g，苍术 30 g，天南星 30 g。

【功效】清热解毒，退肿消散。

【主治】热疖，痈疽，痰火流注，肌肤赤肿，湿流注，无名肿痛等。

【加减】凡痈疽红肿热痛未成脓者，用茶清或蜂蜜调敷；如已酿脓者，改用葱汁、陈酒调敷。

【方解】本方用大黄、黄柏、天花粉清热解毒；苍术、白芷、厚朴、陈皮、姜黄、天南星退肿散结，诸药合用，阳证可消，阴证能散，所以临床应用较为广泛。

【注意事项】制法：以上药物先切成薄片，晒干（不宜用火烘），共研极细末，过筛，和匀。

【现代研究】研究发现天花粉煎液（1：1）在体外对乙型溶血性链球菌、肺炎链球菌及白喉棒状杆菌有一定抑制作用。陈皮煎剂与维生素 C、维生素 K 并用，能增强消炎作用。链黄柏煎剂或醇浸剂体外试验对金黄色葡萄球菌、白色葡萄球菌等多种病原菌均有抑制作用。姜黄素对角叉菜胶引起的大鼠和小鼠足肿有与考的松和保泰松相近的抗炎作用；姜黄粉对大鼠、家兔溃烂和未溃烂的伤口均有促进愈合的作用，其加速伤口愈合率为 23%～24%，效果优于磺胺粉、0.1%硫酸钠溶液。厚朴煎剂对堇色毛癣菌、同心性毛癣菌、红色毛癣菌等皮肤真菌有抑制作用，对致龋病原菌变形链球菌的试验表明，厚朴口服毒性既小，且有高效快速杀菌作用。甘草水浸膏给小鼠皮下注射，能对抗巴豆油诱发耳壳及冰醋酸腹腔注射诱发的急性渗出性炎症，对慢性肉芽组织增生的炎症亦有明显的抑制作用。白芷对多种致病菌有明显的抑制作用。苍术和艾叶制成消毒香或烟熏剂对腮腺炎病毒、流行性感冒病毒、核型多角体病毒、肺炎支原体、口腔支原体、乙型链球菌和金黄色葡萄球菌、黄曲霉菌和其他致病菌均有显著杀灭作用。

【用方经验】凡痈疽红肿热痛未成脓者，用茶清或蜂蜜调敷；如已酿脓者，改用葱汁、陈酒调敷；如漫肿无头，皮色不变，则用葱汁、陈酒调敷。敷时须稍厚，上用纱布覆盖，橡皮膏固定或者绷带包扎，每日换 2～3 次。酿脓期，应先以八二丹掺疮口，脓出后再外敷金黄散。配置时，应研极细，研至无声为度。若不研细研匀用于肿疡药性不易渗透，用于溃疡容易引起疼痛。

第三节 疔 疮

疔疮是发病迅速而危险性较大，生于体表的急性化脓性疾病。其特点是：疮形虽小，但根脚坚硬，有如钉丁之状，病势急剧，容易造成毒邪走散蔓延，是具有一定危险的外疡。本病可发生于任何季节，任何年龄，其病位发无定处。本病多由火毒蕴结所致。按照发病部位和性质不同，分为颜面部疔疮、手足部疔疮、红丝疔、疫疔、疔疮走黄等。

外科国医圣手时方

根据本病脏腑积热，火毒蕴结的病机，通常把清热解毒作为治疗本病的原则。

解毒清营汤（赵炳南经验方）

【组成】金银花五钱至一两、连翘五钱至一两、蒲公英五钱至一两、干生地黄五钱至一两、白茅根五钱至一两、生玳瑁三钱至五两、牡丹皮三钱至五钱、赤芍三钱至五钱、黄连一钱至三钱、莲子心五钱、绿豆衣五钱至一两、茜草三钱至五钱、生栀子两钱至四钱。

【功效】清营解毒，凉血护心。

【主治】疖、痈、疔等热毒炽盛，气营两燔及一切化脓性感染所引起的毒血症早期。

【加减】若见高热显著者，可重用生玳瑁，加犀角粉1～2分水煎兑服或冲服。大便干燥数日未解，可加大黄。

【方解】本方使用于外科一般感染，毒热入于气营，毒气攻心，症见高热烦渴，甚或出现神志方面症状，相当于败血症的初期证象。金银花、连翘、蒲公英清热解毒；生栀子清三焦热，配合黄连重在清心热；牡丹皮、赤芍、茜草根清热凉血活血；干生地黄、白茅根养阴凉血护心；生玳瑁清热解毒镇心平肝；莲子心、绿豆衣能清心中之邪热。诸药相辅相成，清解之中又能养阴扶正，养阴之中又能凉血活血。

【注意事项】本方适用于疽毒内陷的火陷证因阴液不足、热毒壅盛所致痈疽早期，脓成时可改服透脓散。

【现代研究】金银花、连翘、蒲公英，牡丹皮、赤芍、栀子均具有清热、消肿、消炎等作用。生地黄具有抗炎、抗过敏作用，生地黄煎剂灌胃对大白鼠甲醛性关节炎和蛋清性关节炎有明显的对抗作用，并能抑制松节油皮下注射引起的肉芽肿和组胺引起的毛细血管通透性的增加。白茅根抗菌作用，煎剂在试管内对福氏志贺菌、宋氏志贺菌有明显的抑菌作用，但对痢疾志贺菌则无作用。另外还有止血作用，止血作用在于能缩短出血及凝血时间，白茅根水浸液有降低血管通透性的作用。黄连及其有效成分黄连素有广谱抗菌作用。绿豆衣具有清热解毒的功效。茜草具有抗多种病原微生物作用。

【用方经验】对于疔疮的治疗要掌握时机，在出现先兆时积极治疗。本方正是治疗疔疮正气未衰，毒邪炽盛，毒热已入于气营阶段。证见疮形平塌，肿势散漫，皮色紫暗，燃热疼痛。伴高热、头痛、烦渴、呕恶、溲赤等，舌质红，舌苔黄腻，脉洪数。每日1剂，水煎服，分早晚2次温服。或按比例制成胶囊服用。肝肾功能不全者宜酌情减少上药用量，并定期复查肝肾功能。

第四节　有头疽

有头疽是发生于肌肤之间的急性化脓性疾患。其特点是局部初起皮肤上即有粟粒样脓头，燃热红肿疼痛，易向深部及周围发生扩散，脓头亦相继增多，溃烂之后状如蜂窝。《外科理例·疮名有三》："疽者，初生白粒如粟米，便觉痒痛，触着其痛应心，此疽始之发兆……"本病根据患病部位不同而有不同病名，如生于项部的，名脑疽、对口疽、落头疽；生于背部的，名发背、搭手；生在胸部膻中穴处的，名膻中疽；生于少腹部的，名少腹疽。本病相当于西医的痈。

五虎大发散（张赞臣经验方）

【组成】炙全蝎3g，炙蜈蚣3g，背包蜒蟥3g，斑蝥（去头足与元米同炒）3g，蟾酥3g，雄黄9g，藤黄6g，银珠3g，乳香3g，生半夏3g，真血竭3g，炙甲片4.5g，麝香1.5g，冰片1.5g。

【功效】消散软坚。

【主治】阴证疮疡，板硬木痛，发背、阴疽等症。

【方解】本方在阴证大发散的基础上，又加用攻坚散结的甲片、斑蝥，解毒消散的雄黄、蟾酥、藤黄等药，在温散寒湿方面虽有所减弱，去生川乌、白附子，但在攻坚散结、走窜消散、解毒消肿等方面则有所加强，所以消散阴疽的作用较强，对痰湿、流痰的病症则作用较弱。

【注意事项】此散用后，如皮肤出现小丘疹而瘙痒者，应停药2～3日后，方可继续使用。

【现代研究】蝎毒对内脏痛、皮肤灼痛有较强的抑制作用；蜈蚣水浸剂（1：4）在试管内对堇色毛癣菌、许兰黄癣菌、奥杜益小芽胞癣菌、腹股沟表皮癣菌等皮肤真菌均有不同程度的抑制作用。斑蝥及斑蝥素能引起局部发赤和起泡，但形成的泡很快痊愈而不留瘢痕，斑蝥素在发泡时能刺激巨噬细胞大量产生。蟾酥80％乙醇提取物有表面麻醉作用，蟾酥中以蟾蜍灵局部麻醉作用最强，蟾蜍灵（bufalin）的局部麻醉作用较可卡因强数十倍，较普鲁卡因强数百倍，而且作用的持续时间长。藤黄素在体外对非致病性原虫有抑制作用，特别是β-及γ-藤黄素效力较强。乳香本品有较显著的镇痛作用。血竭混悬液（20％）涂布烫伤部位，可使烫伤部位之炎症消失，伤口明显缩小，呈结痂状，并有促进伤口愈合的作用。麝香对炎症病理发展过程中的血管通透性增加期、白细胞游走期和肉芽形成期这3个阶段均有影响。冰片应用于局部，对感觉神经的刺激很轻，有止痛及光和的防腐作用，可用于神经痛。

【用方经验】除麝香、冰片外，先将背包蜒蚰（即蜗牛）捣烂晒干，和入其他各药共研细末，过筛后，再加入麝香、冰片研匀，瓷瓶收贮，勿令泄气。

第五节 无头疽

无头疽是多种发生在骨骼与关节间的化脓性疾病的统称。其特点是漫肿色白，疼痛彻骨。难消，难溃，难敛，并能形成瘘管。如发于长骨者多损骨；发生于关节的，易造成畸形，《外科证治全书》："阴疽之形，皆阔大一，根盘坚硬，皮色不变，或痛或不痛，为外科最险之症。"临床上常见的附骨疽及环跳疽是无头疽的代表性疾病，本节重点介绍。相当于西医的化脓性骨髓炎、化脓性关节炎。

四香散（张赞臣经验方）

【组成】甘松9g，山奈9g，北细辛9g，白芷9g。

【功效】温通散结。

【主治】阴疽、流注、附骨疽、鹤膝风等皮色不变，漫肿酸痛的病症。

【方解】甘松味辛、甘，性温，归脾、胃经。有理气止痛，醒脾健胃之功。《本草正义》："近东瀛医家谓此药善通经络，专治转筋，为霍乱转筋必须之药。颐自定霍乱酒方，合姜、附、萸、连诸味，治真寒霍乱、转筋入腹危急重症，即有捷效，知此物温运，活络通经，无出其右。"山奈辛，温，归胃经，有行气温中，消食，止痛之功。擅治急性胃肠炎，消化不良，胃寒疼痛，牙痛，风湿关节痛，跌打损伤等。北细辛性温，味辛，有祛风，散寒，行水，开窍之功。主治风冷头痛，鼻渊，齿痛，痰饮咳逆，风湿痹痛。白芷辛，温。归肺、胃经，有祛风散寒，通窍止痛，消肿排脓之功。诸药合用，辛温香窜合力，温通散结更强，阴疽肿胀全消。

【注意事项】本方着重于香窜消散，然而以用于肿胀范围较小的病症为宜，宜置膏药中外贴患处。

【现代研究】甘松挥发油有微弱的抗菌作用，对皮肤、黏膜无局部刺激性，对黄色葡萄球菌及铜绿假单胞菌、伤寒沙门菌、志贺菌属均有抑制作用，主要用于抗炎、抗氧化剂、解痉、抗溃疡等。细辛挥发油灌胃，对因温热刺激、伤寒及副伤寒甲乙混合菌苗和四氢 β-萘酚所致的人工发热家兔有解热作用；细辛对大鼠甲醛性及蛋清性脚肿有一定的抑制作用。川白芷的醚提液、醇提液、水提液和煎液有镇痛、抗炎和解热作用，抗炎镇痛的有效部位是脂溶性部位。天南星具有显著镇痛作用。

【用方经验】本方温散寒湿镇痛的力量均较小，故常与四虎散配合应用；亦可与丁桂散同用，对外疡阴证效力较大。此散与鸡蛋清调成糊状，对筋膜损伤及疮疡瘢痕不脱者也有一定疗效。如面积较大又须芳香走窜透达消散者，可选用阴证发散。

阴证铁箍散（张赞臣经验方）

【组成】北细辛 240 g，降香末 500 g，生川乌 240 g，官桂 240 g，生天南星 120 g，生草乌 240 g，白芥子 120 g，生花椒 120 g，生半夏 120 g，炒陈小粉 1000 g。

【功效】温散寒湿，消肿止痛。

【主治】寒湿凝滞，而致阴疽、流注、鹤膝风等漫肿疼痛的病症。

【方解】本方除降香活血消肿，陈小粉散结作用外，其余各药都具有温散寒湿，消肿止痛的功效，适用于阴疽肿痛，以及流注、鹤膝风等病症。

【注意事项】阳证疮疡不宜使用。敷贴应超过肿势范围，要注意保持湿润，维持药效。

【现代研究】细辛油有明显的抗炎作用，能显著抑制酵母、甲醛引起的大鼠关节肿胀。

降香灌服 500 mg/kg 能显著延长热板法小鼠痛反应时间，表明有镇痛作用。川乌总碱可显著抑制大鼠角叉菜胶、鲜蛋汤、组织胺以及 5-羟色胺引起的足肿胀；乌头碱系生物碱是其有效成分，川乌有镇痛、局部麻醉作用，上述作用均是中枢性的。官桂皮油有强大的杀菌作用，对革兰氏阳性菌的效果较好，但有刺激性。草乌注射液对五联菌苗（霍乱、伤寒、副伤寒甲乙、破伤风类毒素）所致之发热家兔有解热作用，并能够消除炎症水肿。白芥子水浸剂（1∶3），在试管内对堇色毛癣菌、许兰氏黄癣菌等皮肤真菌有不同程度的抑制作用。花椒抑菌试验：对炭疽杆菌、乙型溶血性链球菌、白喉棒状杆菌等 10 种革兰氏阳性菌，以及大肠埃希菌、宋氏志贺菌、变形杆菌等肠内致病菌均有明显的抑制作用。

【用方经验】该方多用于寒湿凝滞，而致阴疽、流注、鹤膝风等漫肿疼痛的病症，证见：初起恶寒发热或无寒热，患肢筋骨隐隐酸痛，不红不热，胖肿和骨胀均不明显，有的痛如锥刺，患肢不能屈伸转动，苔白腻，脉紧数或迟紧。常规用量：北细辛 240 g，降香末 500 g，生川乌 240 g，官桂 240 g，生天南星 120 g，生草乌 240 g，白芥子 120 g，生花椒 120 g，生半夏 120 g，炒陈小粉 1000 g。共研细末。散剂外敷易于脱落，可选用葱白汁或陈酒、醋、蜂蜜调成糊状，敷于患处，每日换药 1～2 次。敷贴应超过肿势范围。箍围药敷后干燥之时，宜时时用液体湿润，以免药物剥落及干硬板结不舒。

第六节　丹　毒

丹毒是皮肤及皮下组织的急性炎症性皮肤病。特点为局限性红肿，境界清楚，扩展迅速，极少化脓。中医学文献早有记载，《素问·至真要大论》："少阳司天，客胜则丹胗外发，及为丹毒、疮疡。"以后许多医书更有详细记载，并以其发病部位不同而分为多种。《诸病源候论》丹毒病诸候载："丹者，人身

体忽然焮赤，如丹涂之状，故谓之丹，或发于手足，或发腹上，如手掌大，皆风热恶毒所为；重者，亦有疽之类，不急治，则痛不可堪。"并分为"白丹""赤丹"等多种。

凉血五根汤（赵炳南经验方）

【组成】白茅根一两至二两、瓜蒌根五钱至一两、茜草根三钱至五钱、紫草根三钱至五钱、板蓝根三钱至五钱。

【功效】凉血活血，解毒化斑。

【主治】丹毒初起，多形性红斑，紫癜。

【加减】用治疗过敏性紫癜，宜加荆芥、蝉衣；高热者加生石膏、羚羊角、水牛角、玳瑁；咽痛鼻衄加北豆根、大青叶、麦冬、沙参、马勃；有关节肿痛加鬼箭羽、椿根皮、鳖甲、知母。

【方解】本方以紫草根、茜草根、白茅根凉血活血为主，佐以瓜蒌根养阴生津，板蓝根清热解毒。因为根性下沉，故所以本方以治疗病变在下肢为宜。体外试验证明，瓜蒌根煎剂或浸剂对大肠埃希菌等革兰阴性肠内致病菌，对葡萄球菌、肺炎链球菌、甲型溶血性链球菌、流感嗜血杆菌等均有抑制作用。

【注意事项】体虚之人禁用，脾胃虚寒者不宜用。

【现代研究】白茅根具有利尿、止血、抗菌等作用：白茅根煎剂在试管内对福氏及宋氏志贺菌有明显的抑制作用，但对痢疾志贺菌及鲍氏志贺菌却无作用。白茅根所含的薏苡素对骨骼肌的收缩及代谢有抑制作用。此外还有镇静、解热镇痛等作用。瓜蒌根中含有糖类化合物即天花粉多糖，有明显的免疫调节作用，能增强免疫活性，具有显著的抗肿瘤和细胞毒活性。天花粉煎剂在体外对乙型溶血性链球菌、肺炎链球菌、白喉棒状杆菌有一定的抑制作用，对伤寒沙门菌、铜绿假单胞菌、志贺菌属、变形杆菌及金黄色葡萄球菌的作用均较弱。茜草根温浸液能扩张蛙足蹼膜血管并稍能缩短家兔的血液凝固时间，推测其有轻度止血作用。茜草根在试管内对金黄色与白色葡萄球菌、卡他球菌、肺炎链球菌及流感嗜血杆菌均有一定抑制作用，对大肠埃希菌、甲型及乙型溶血性链球菌无效。对金黄色葡萄球菌的生长有抑制作用。紫草根有抗病原微生物、抗炎和抗肿瘤的作用。紫草根水煎剂能延缓和减轻单纯疱疹病毒对乳兔肾细胞病变的产生。紫草多糖在乳兔细胞上对单纯疱疹病毒 1 型（HSV-1）有明显抑制作用。板蓝根煎剂对革兰氏阳性和阴性细菌都有抑菌作用；根的丙酮提取物及叶的丙酮提取物亦有抑菌作用。此外板蓝根还具有提高免疫力，抗肿瘤等作用。

【用方经验】本方所治以血分热炽之症为主，适用于血热发斑，热毒阻络所引起的皮肤病。每日 1 剂，水煎服。或按比例制成胶囊服用。体虚之人禁用，脾胃虚寒者不宜用。

紫色消肿膏（赵炳南经验方）

【组成】紫草五钱、升麻一两、贯众二钱、赤芍一两、紫荆皮五钱、当归二两、防风五钱、白芷二两、红花五钱、羌活五钱、芥穗五钱、儿茶五钱、神曲五钱。

【功效】活血化瘀，软坚散结，止痛。

【主治】慢性丹毒，流注，结节性红斑，新生儿头皮血肿。

【加减】单独或与其他药粉混合应用，常用蜂蜜调或荷叶煎水调和外用。

【方解】本方以紫草、赤芍、当归、红花、红曲活血化瘀通经为主，贯众清热解毒，升麻以升阳除湿，羌活、防风、荆芥祛风除湿宣毒，白芷、紫荆皮消肿解毒，儿茶收湿敛疮，共收散风活血，化瘀消肿之功。紫草性寒，味甘、咸。归心、肝经。凉血，活血，解毒透疹。升麻味辛、微甘，微寒，归肺、脾、胃、大肠经，发表透疹，清热解毒，升举阳气。贯众辛、苦，寒，归肺经，清热解毒，凉血止血，杀虫。赤芍苦，微寒，归肝经，清热凉血，散瘀止痛。紫荆皮苦，平，归肝、脾经，活血通经，消肿解毒。当归性温，味甘、辛。归肝、心、脾经，功能主治：补血活血，调经止痛，润肠通便。防风味辛、甘，性微温，归膀胱、肝、脾经，祛风解表，胜湿止痛，止痉定搐。白芷性温，味辛，祛风湿，活血排脓，生肌止痛。红花性温，味辛，活血通经，散瘀止痛。羌活味辛、苦，性温，归膀胱、肾经。散表寒，祛风湿；利关节；止痛。荆芥穗辛，微温，归肺、肝经，解表散风，透疹。儿茶苦、涩，性微寒，归肺经，收湿生肌敛疮。神曲味苦，性温，归脾、胃、大肠经，健脾消食，理气化湿，解表。

【注意事项】疖、痈、疽初起毒热盛者勿用。

【现代研究】紫草煎剂、紫草素、β-二甲基丙烯酰紫草素对金黄色葡萄球菌、大肠埃希菌、枯草杆菌等具有抑制作用；紫草的乙醚、水、乙醇提取物均有一定的抗炎作用；紫草煎剂口服对家兔实验性发热有缓和的解热作用。升麻能抑制结核分枝杆菌的生长，对多种细菌、皮肤真菌均有不同程度的抑制作用，此外升麻还具有解热降温等作用。现代研究贯众具有杀虫作用，能够驱除绦虫，应用历史已很长，国内报告，贯众（品种未经鉴定）在体外对猪蛔有效；贯众对流感病毒（流感原甲型 PR8 株、亚洲甲型病毒）在鸡胚试验上有强烈抑制作用，另外还具有一定的抗菌作用。赤芍具有抗血栓形成，抗血小板聚集的作用。赤芍成分没食子酸的衍生物没食子酸丙酯具有清除氧自由基的能力，能明显抑制硫酸亚铁和维生素 C 等诱导的线粒体肿胀和脂质过氧化反应，可保护线粒体结构和功能的正常。紫荆皮煎剂于体外对金黄色葡萄球菌、铜绿假单胞、大肠埃希菌和志贺菌属以及红色毛癣菌等有一定抑制作用，曾报告还可抑制流感病毒，并延缓埃可病毒所致细胞病变。当归对体外志贺菌属、伤寒沙门菌、副伤寒沙门菌、大肠埃希菌、白喉棒状杆菌、霍乱弧菌及甲型、乙型溶血性链球菌等均有抗菌作用。该品可减少小鼠毛细血管通透性。外用能加速兔耳创面愈合，使局部充血、白细胞和纤维浸润，新生上皮再生，对局部组织有止血和加强末梢循环作用。说明当归有抗菌、消炎作用。临床可用于化脓性上颌窦炎、急性肾炎、髂静脉炎、硬皮病及牛皮癣等病症。当归热水提取物对慢性风湿病实验动物模型在其佐剂关节炎急性发作时有明显的抑制作用。新鲜关防风榨出液在体外试验，对铜绿假单胞菌及金黄色葡萄球菌有一定抗菌作用。品种未经鉴定的防风煎剂对乙型溶血性链球菌及志贺菌属也有一定的抗菌作用。防风粗制水提取物有抗哥伦比亚 SK 病毒的作用。防风煎剂、醇浸剂给大鼠灌胃，对蛋清性足肿胀有一定的抑制作用；白芷煎剂对大肠埃希菌、志贺菌属、变形杆菌、伤寒沙门菌、副伤寒沙门菌、铜绿假单胞、霍乱弧菌、人型结核分枝杆菌等均有抑制作用。水浸剂对奥杜盎氏小芽胞癣菌等致病真菌也有一定抑制作用。红花具有抗炎作用，其中的长链 6，8 双醇化合物是抗炎活性的主要有效成分；红花黄色素对小鼠有较强而持久的镇痛效应，对锐痛（热刺痛）及钝痛（化学性刺痛）均有效。羌活具有解热镇痛抗炎等作用，羌活注射液稀释度为每毫升含羌活油 0.008 ml 和每毫升含羌活油 0.004 ml 时，对志贺菌属、大肠埃希菌、伤寒沙门菌、铜绿假单胞和金黄色葡萄球菌等，均有明显抑制作用。荆芥煎剂体外试验对金黄色葡萄球菌和白喉棒状杆菌有较强的抗菌作用。其次对炭疽杆菌、乙型链球菌、伤寒沙门菌、志贺菌属、铜绿假单胞、人型结核分枝杆菌等均表现一定的抑制作用。荆芥煎剂有明显抑制小鼠耳廓肿胀作用，对醋酸引起的炎症亦有明显抗炎作用。儿茶的最低抑菌浓度（MIC）对金黄色葡萄球菌为 2.8 lmg/ml，白色葡萄球菌为 5.63 mg/ml，乙型溶血性链球菌为 5.63 mg/ml，白假丝酵母菌为 5.63 mg/ml，还曾报告儿茶对铜绿假单胞菌、白喉棒状杆菌、变形杆菌、志贺菌属、伤寒沙门菌等有抑制作用。5％的儿茶混悬液对 68 株志贺菌属的药敏试验中对福氏和鲍氏志贺菌的敏感率为 100％。此外对病毒及某些真菌也有显著抑制作用。神曲中有酵母菌，其成分有挥发油、苷类、脂肪油及维生素 B 等。

【用方经验】本方所治丹毒为湿热下注型后期之证。慢性丹毒多为湿热久恋，阻于经络，气滞血运不畅所致。常规用量：紫草五钱，升麻一两，贯众二钱，赤芍一两，紫荆皮五钱，当归二两，防风五钱，白芷二两，红花五钱，羌活五钱，芥穗五钱，儿茶五钱，神曲五钱。共研细末，用芝麻油或凡士林调成膏状，外敷患处。热毒性肿胀勿用。

第七节　走黄与内陷

疔疮走黄是疔毒走散，毒入血分，内攻脏腑的一种急性危重证候。相当于西医学的"脓毒败血症"。多因疔疮发生之后，失治误治，使火毒鸱张，机体不能防御，疔毒走散，入于营血，内走脏腑所致。在原发病灶处忽然疮顶陷黑无脓，肿势软漫，迅速向四周扩散，皮色暗红；并伴有寒战高热，头痛，烦躁，舌红绛，脉洪数；或伴有恶心呕吐，口渴喜饮，便秘、腹胀或腹泻；或伴有肢体拘急，骨节肌肉疼痛，或并发附骨疽，流注等；甚则伴有神智昏迷，呓语谵妄，咳嗽气喘，发痉、发厥等，治宜凉血清热解毒。

三黄散（张赞臣经验方）

【组成】生大黄9 g，藤黄9 g，雄黄9 g。

【功效】清热消肿。

【主治】疔疮走黄及痈毒结块红肿者。

【方解】本方大黄清热解毒，祛瘀消肿，又配雄黄解毒，藤黄消散，以助大黄之功，所以可以用于痈疡红肿以及疔疮走黄的病症。

【注意事项】若疔疮走黄用冷水调敷。配置时，应研极细，研至无声为度。若不研细研匀用于肿疡药性不易渗透，用于溃疡容易引起疼痛。

【现代研究】生大黄具有抗菌，消炎，以及良好的止血效果。藤黄其种子衣中的色素-藤黄宁对金黄色葡萄球菌有抑制作用，体外的有效浓度为1：10000。雄黄体外试验对常见化脓性球菌，肠道致病菌，人型、牛型结核分枝杆菌，耻垢杆菌及堇色毛菌等常见致病性皮肤真菌有抑制作用。

【用方经验】疔疮走黄，需配合内服煎剂如黄连解毒汤等。

第八节　发　颐

发颐是发于颌面部的急性化脓性炎症，相当于西医的化脓性腮腺炎。其临床致病特点为发病急剧，颐颌之间，焮红肿痛，发热恶寒，四肢酸楚，脓成不易溃出，或可自外耳道溃出，脓溃稠黄。发颐为病，由火毒所作，或由病伤于风寒久而不解，郁而化热，或由外感风湿疫邪，表之不解，遗毒于内，结于颐颌之位，阳明少阳之经，成痈作肿；或由饮食不节，恣食膏粱厚味，火毒内生上攻患处。本病经属阳明少阳，大凡初起宜消，风火者宜疏风清热、消肿解毒，胃火者宜清热解毒、益胃生津；成脓后宜托毒排脓，溃后易补益气血，且荡涤余毒。

消肿软坚散（张赞臣经验方）

【组成】芙蓉叶30 g，生大黄30 g，白蔹30 g，生人中白30 g，淡海藻15 g，昆布15 g，生半夏15 g，生天南星15 g，制乳香、没制药各15 g，五倍子30 g，白及片30 g，玄明粉30 g。

【功效】清热化痰，消肿软坚。

【主治】发颐，痰毒，颈痛，腋窝肿块。

【方解】本方用芙蓉叶、生大黄、白蔹等清热消肿，昆布、海藻、半夏、天南星等化痰散结，是两组主要药物。又配伍制乳香、制没药活血，玄明粉、白及消散，加强软坚散结消肿的功效。

【注意事项】配置时，应研极细，研至无

声为度。若不研细研匀用于肿疡药性不易渗透，用于溃疡容易引起疼痛。

【现代研究】现代研究发现取木芙蓉叶、花晒干，研粉过筛，加凡士林调制成 1：4 软膏，外敷患处（已溃者敷四周）；亦可制成纱条用作疮口引流。每日或隔日换药 1 次。治疗疖、痈、蜂窝织炎、乳腺炎、深部脓肿等外科感染，早期能消肿、止痛、促进吸收，中晚期可加速局限，破溃排脓。应用过程中未发现有中毒、局部炎症或其他并发症。用芙蓉花制成 20％软膏外敷，治疗疖肿，蜂窝织炎等具有消炎、迟肿、拔脓、止痛作用。木芙蓉的组分总黄酮毛细血管通透性实验，发现有一定的抑制渗出，镇痛抗炎的作用。生大黄具有抗菌，消炎，以及良好的止血效果。白薇水浸剂（1：3）在试管内对同心性毛癣菌、奥杜盎小芽胞癣菌、腹股沟表皮癣菌和红色表皮癣菌等皮肤真菌均有不同程度的抑制作用。海藻具有抗凝和止血作用，藻胶酸磺酸化后，具有抗凝作用，其抗凝作用与肝素相似但较弱。藻胶酸本身可防止血凝障碍，藻胶酸钙作成外科敷料，有止血作用，藻胶酸磺酸化后具有抗凝作用。昆布素硫酸酯可以减轻羊水性微循环障碍，使流速加快，有助于消除炎症。半夏和天南星能显著抑制小鼠的自主运动，对热板法诱发的疼痛有镇痛作用。没药的水浸剂（1：2）在试管内对堇色毛癣菌、同心性毛癣菌、许兰黄癣菌等多种致病性皮肤真菌有不同程度的抑制作用。五倍子含有鞣酸，有沉淀蛋白质的作用，皮肤溃疡面、黏膜与其接触后，组织蛋白质即被凝固，形成一层保护膜，起收敛作用，同时小血管也被压迫收缩，血液凝结而呈止血作用。现代研究白及对人型结核分枝杆菌有显著抑制作用，亦能抑制革兰氏阳性菌。

【用方经验】用米醋或红茶汁、蜂蜜调敷患处。用时掺布于膏药或油膏上，或直接掺布于病变部位。

第九节　瘰　疬

瘰疬是发生于颈部淋巴结的慢性感染性疾患，因其结核累累如串珠之状而得名，俗称"老鼠疮"，是中医外科的常见病。其特点是好发于儿童或青年，病发颈侧、颌下或延及缺盆，起病缓慢，初起时结核如豆，皮色不变，不知痛痒，继则增大，相互融合成串，成脓时皮色转为暗红，溃后脓水清稀，并夹有败絮样物质，形成溃疡、窦道或瘘管，久不收口经年不愈。本病相当于西医学的颈部淋巴结结核。其发病盖因肝气郁结，脾失健运，痰气凝结，或因先天禀赋不足，肺肾阴亏，阴虚火旺，灼津为痰，结于颈项而生此病。病之后期，痰结化火，热盛肉腐成脓，脓水淋漓，耗伤气血，而转为虚损痨证。

二黄星夏散（张赞臣经验方）

【组成】生半夏 9 g，生天南星 4.5 g，明雄黄 9 g，藤黄 4.5 g。

【功效】温化痰湿，消肿散结。

【主治】瘰疬、痰疬、流痰等病症。

【方解】本方半夏、天南星温化痰湿，化痰消肿；雄黄、藤黄也具有消肿功效，主要用于痰湿流注，肿而不坚的病症。

【注意事项】本方用于外敷，置膏药中贴患处。另外，尚须注意适当忌口。一般不宜进食蟹、葱、韭、蒜、牛肉、炸鸡、鲤鱼等发物，对于烟酒炒货等辛辣助热之品亦当禁忌。

【现代研究】半夏和天南星能显著抑制小鼠的自主运动，对热板法诱发的疼痛有镇痛作用。雄黄水浸剂（1：2）在试管内对多种皮肤真菌有不同程度的抑制作用，其 1/100 的浓度于黄豆固体培养基上试验，对人型、牛型结核分枝杆菌及耻垢杆菌有抑制生长的作用。药理研究表明，藤黄含藤黄素、藤黄酸、异藤黄宁、新藤黄宁等。藤黄生品及各炮制品对金黄色葡萄球菌有较强的抑菌作用，醇溶液对铜绿假单胞菌有较强抑菌作用。

【用方经验】该方用于痰疬、痰疽、流痰等病症。常规用量：生半夏 9 g，生天南星 4.5 g，明雄黄 9 g，藤黄 4.5 g。共研细末。配置时，应研极细，研至无声为度。若不研细研匀用于肿疡药性不易渗透，用于溃疡容易引起疼痛。用时掺布于膏药或油膏上，或直接掺布于病变部位。

紫色疳疮膏（赵炳南经验方）

【组成】轻粉三钱、红粉三钱、琥珀粉三钱、乳香粉三钱、血竭三钱、冰片三分、蜂蜡一两、芝麻油四两、煅珍珠粉三钱。

【功效】化腐生肌。

【主治】慢性皮肤溃疡，小腿溃疡，淋巴结核。

【方解】本方适用于溃疡腐肉不脱，或胬肉突出，收口困难者。方中红粉拔毒去腐，生肌长肉。血竭、珍珠生肌敛疮。乳香活血止痛，消肿生肌。琥珀活血止血，生肌敛疮。蜂蜡解毒敛疮，润肤生肌。冰片清热止痛。轻粉攻毒疗疮。

【注意事项】急性炎症性皮损，新鲜肉芽勿用。此药膏具有一定毒性，若大面积皮损面使用时，应注意汞剂吸收中毒。对汞过敏者禁用。

【现代研究】轻粉 1∶3 的水浸液在体外对堇色毛菌、奥杜盎氏小孢子菌等皮肤真菌有抑制作用。由于对蛋白质有沉淀反应，故可用作消毒剂。血竭水浸液（1∶2）在试管内对堇色毛菌、石膏样毛癣菌、许兰氏黄癣菌、奥杜盎氏小孢子菌、腹股沟表皮菌、白假丝酵母菌、星形奴卡氏菌等有不同程度的抑制作用，还能显著缩短家兔血浆再钙化时间，起到止血作用。冰片用平板混合法和平板小沟法，对金黄色葡萄球菌、白色葡萄球菌、乙型溶血性链球菌、肺炎链球菌有抑制作用，其最低有效浓度为 0.5%。试管法，能抑制猪霍乱弧菌、大肠埃希菌的生长。外用有微弱的防腐作用。其含有右旋龙脑对感觉神经末梢有轻微的刺激作用，并有某些止痛作用。

【用方经验】锅内盛油，在火上数开后离火，将前五种粉入油内溶匀，再入蜂蜡，使其完全融化，将冷却时兑入冰片、珍珠粉，搅匀成膏。腐肉未去，新肉未生时，方可应用此药，每日或隔日 1 次，药膏范围大于创面 1 cm 左右。疮面较深者，可在疮面上撒少许拔毒散再贴次药膏。待脓腐已去，新肉渐生之时停用。

第十节　流　痰

流痰是发生于全身骨与关节的疾病，俗称"穿骨流注"。本病命名具有两大特点：①流者流动之意，它能随痰流窜于脊柱、环跳等全身骨与关节之间，雍阻而发病。②本病溃后脓出之性状与一般脓液不同，为清稀之脓液伴有豆腐花样之物质，故命名为痰，此乃津液壅滞凝聚而成。本病后期可出现虚劳现象，因此又称"骨痨"。本病相当于西医医学的骨与关节结核。其特点是起病缓慢，局部皮色不变，漫肿酸痛，化脓亦迟，溃后脓水清稀夹有豆腐花块物，脓出肿仍不消，继之胬肉突出，形成瘘管窦道，迁延数年不

愈，其病深达筋骨关节，轻则形成残废，重则危及生命。流痰的形成，究其病因，先天不足，肾亏骼空是病之根本，而痰浊凝滞，风寒侵袭，或有所损失，则是病之标。在整个病程中，其始为寒，其久为热，既有其先天不足，肾亏骼空之虚，又有其气血不和，痰浊凝滞之实。当其化脓之时，不仅寒化为热，阴转为阳，而且肾阴不足的情况更逐渐显露，此后阴愈亏，火愈旺，所以在病之中、后期，常出现阴虚火旺的证候。由于病久脓水淋漓，脓是气血所化，故可出现气血两虚的症状。初期治疗宜益养肝肾，补益气血为

主，温经通络，散寒化痰为辅，促其消散。成脓期治宜温补托毒，以促速溃。溃后期治宜培补为主，以促收口。

四虎散（张赞臣经验方）

【组成】生草乌9g，狼毒9g，生天南星9g，生半夏9g。

【功效】温散寒湿，消散镇痛。

【主治】流痰结块，阴疽色白肿硬，木痛抽掣等症。

【方解】生草乌味辛、苦，性热，有大毒，能祛风除湿，温经止痛。狼毒味苦、辛，性平，有大毒，有泻水逐饮，破积杀虫之功。生天南星味苦、辛，性温，有毒，具有燥湿化痰，祛风止痉，散结消肿之功能。生半夏味辛，性温，有毒。有燥湿化痰，降逆止呕，消痞散结之功能。四药都能温散寒湿，消散镇痛，对寒湿阴疽或痰湿流注的阴证有两行的作用，如半阴半阳之证可与阳证大发散配合应用，疗效较强。

【注意事项】本方作用基本与阴证铁箍散相仿，但阴证铁箍散多用于肿胀面积较大的病症，须调成糊状外敷。而本品则常用于肿胀面积较小的病症，放膏药中外贴。

【现代研究】草乌对小鼠（热板法）有较强的镇痛作用，与秦艽配伍，其镇痛效力可互相增强。草乌经甘草、黑豆法炮制后，毒性降低而不影响其镇痛效力。草乌注射液对五联菌苗（霍乱、伤寒、副伤寒甲乙、破伤风类毒素）所致之发热家兔有解热作用。北乌头煎剂对大鼠蛋清性足跖肿胀有明显抑制作用。狼毒中乙素的作用显著，六种提取组分中，乙醚，醋酸乙酯提取物对非耐药型和耐药型结核分枝杆菌亦有不同程度的抑制作用，醋酸乙酯提取物作用最强。

【用方经验】将以上诸药研极细末，过筛备用。置黑膏药内，贴于患处，或用陈醋、蜂蜜调成糊状，敷于患处。阴寒痰湿者宜阳和汤加减，消散之品，最宜加入引经之药。托毒之法至为重要，非但已溃当用，即使未溃，或脓毒已清，又见疮势内陷或真元不足者，如配用补托之法，往往能收到较好疗效。

第十一节 窦 道

体表溃口与体内空腔脏器有内孔相通者称为"瘘管"；仅有外口而无内口相通之盲管称"窦道"。祖国医学称为"漏"或"漏疮"。其特点为：病程经过缓慢，脓水淋漓不尽，较难愈合。发病与年龄、性别、季节无关。本病早在《黄帝内经》中就有记载。《素问·生气通天论》："陷脉为瘘，流连肉腠。"本病的发生总以气血不足为本。或因素体气血虚衰，或久溃气血亏耗而致，或疮溃医治不当以及手术中异物留滞而发。总之，气血亏耗，脓腐不脱，新肉难生，久则漏成。治疗宜补益气血，托里生肌。气血虚衰甚者，宜大补气血。若肿痛明显，可用和营解毒托里之剂。

红肉药捻（赵炳南经验方）

【组成】京红粉五钱、肉桂面五钱、雄黄一钱、煅珍珠一钱。

【功效】回阳生肌，活血提脓。

【主治】阴证窦道，瘘管，脓疡，瘰疬，以及附骨阴疽，久溃不敛者。

【加减】疮口虚陷者加人参一钱。

【方解】本方红粉拔毒提脓，祛腐生肌，燥湿杀虫；肉桂味辛、甘，性热，补火助阳，引火归源，散寒止痛，活血通经，可治疗阴疽、流注；雄精味辛、苦，归胃、大肠经与煅珍珠同用解毒生肌。4药共用，共奏提脓祛腐，收敛生肌的作用。

【注意事项】阳证窦道及对汞剂过敏者

14

禁用。

【现代研究】现代研究发现红粉具有抗菌、促进创面愈合的作用。桂皮油有强大的杀菌作用，对革兰氏阳性菌的效果较好。雄精具有杀虫、止痛作用。煅珍珠粉换药 7 日可见大量肉芽组织生长，10～14 日肉芽新鲜。

【用方经验】本方用于无头疽属附骨疽溃后期，脓腐未尽，且阳气不足时方可使用。

使用时将棉纸制成药捻蘸少许药粉插于窦道内，使药捻能活动为宜，以利于脓液流出。能腐蚀瘘管，攻溃瘰疬，使腐肉去而新肉生。因本品含有重金属，使用时"中病即止"，脓去不用，疮面红活者禁用，以免蓄积中毒。阳证窦道及对汞剂过敏者禁用。对大面积疮面，应慎用。

外科国医圣手时方

第二章 瘿

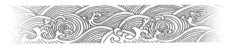

第一节 气 瘿

气瘿是以颈前漫肿，边缘不清，皮色如常，按之柔软，可随喜怒而消长为主要表现的甲状腺大性疾病。相当于西医的单纯性甲状腺肿。本病好发于缺碘的高原山区；平原地带亦有散发。多见于妊娠期、哺乳期、青春期、绝经期的女性。本病的病因与情志不遂、饮食因素和冲任失调关系最为密切。早期表现为甲状腺弥漫性肿大，肿势逐渐增大，边缘不清，无疼痛感，皮色如常，按之柔软，有的肿胀过大而呈下垂，感觉局部沉重。日久可形成结节，结节常为多个，表现凹凸不平，漫肿和结节可随吞咽动作上下移动。若肿块进一步发展可成巨大甲状腺肿，并压迫气管、食管、血管、神经，产生一系列压迫症状。结节性甲状腺肿可继发甲状腺功能亢进，也可发生恶变。

柴胡疏肝散（段富津经验方）

【组成】柴胡 15 g，酒白芍 15 g，枳实 15 g，郁金 15 g，法半夏 15 g，川芎 15 g，香附 20 g，青皮 15 g，生牡蛎 30 g，炙甘草 15 g，丹参 20 g。

【功效】疏肝理气，化痰散结。

【主治】气郁痰阻之气瘿。症见胸胁胀闷不舒，心烦易怒，舌苔白，脉弦滑。

【加减】胸胁胀减轻后，上方加厚朴 15 g，姜黄 10 g，木香 10 g。

【方解】本方所治之证因肝气郁滞，致气瘿之证。气郁则肝失疏泄，致胸胁胀闷不舒。治宜疏肝理气，化痰散结。

方中柴胡疏肝解郁，香附理气疏肝，川芎行气活血，3 药相合，行气止痛之力益增。方中陈皮易为青皮，取其走胸胁，疏肝气之功。佐以芍药、甘草柔肝缓急止痛；枳实理气解郁，泄热破结，与柴胡为伍，一升一降，调畅气机，并奏升清降浊之效；与白芍相配，又能理气和血，使气血调和；法半夏、生牡蛎以化痰软坚散结。甘草兼调诸药，为使药之用。诸药相合，疏肝行气，化痰散结，使肝气条达，血行通畅，痛止而肿块亦除。

【注意事项】本方芳香辛躁，易耗气伤阴，不可久服。

【现代研究】方中柴胡能使四氯化碳肝损伤大鼠的肝功能恢复正常，还能使半乳糖所致的肝功能与组织损伤恢复，具有保护肝细胞损伤和促进肝脏中脂质代谢，能促进肝细胞核的核糖核酸及蛋白质的合成，能提高小鼠体液和细胞免疫功能，还能抑制胃酸的分泌。川芎对血小板凝聚具有解聚作用。川芎挥发油、水煎剂有镇静作用。香附水煎剂对正常大鼠有较强的利胆作用，可促进胆汁分泌，提高胆汁流量，同时对由四氯化碳引起的肝损伤大鼠的肝细胞功能有保护作用。还有抗肿瘤的作用。青皮对正常及四氯化碳肝损伤大鼠均有促进胆汁分泌，提高胆汁流量，保护肝细胞功能的作用。还有抗血小板聚集及血栓形成作用。枳实有抗炎、抗变态反应、抗肿瘤和抗血小板聚集作用。白芍具有抗炎、保肝、解毒、增强免疫力、中枢抑制、耐缺氧和抗肿瘤作用。郁金对肝损害具有保护作用，有改善血液流变学及抗氧自由基损伤作用。丹参有增强体液免疫功能，对肝损伤有保护作用；对肝细胞再生有促进作用；有抗肝纤维化的作用；还有抗肿瘤、抗氧化、抗炎及抗过敏、抗凝及抗血栓作用。半夏有镇咳、祛痰、抗肿瘤作用。牡蛎具有增强免疫、镇静作用。甘草具有保肝、抗炎、镇痛、祛痰、解毒、抗氧化、增强免疫功能及抗肿瘤作用。

【用方经验】本方主要用于肝气郁滞之证。《黄帝内经》："木郁达之。"治宜疏肝理气之法，以柴胡疏肝散为基础方治疗。

周仲瑛经验方

【组成】醋柴胡 5 g，当归 10 g，炒白芍 10 g，夏枯草 10 g，制香附 10 g，法半夏 10 g，炙僵蚕 10 g，牡蛎（先煎）20 g，玄参 10 g，海藻 10 g，天冬 10 g，丹参 10 g。

【功效】养血柔肝，理气化痰解郁。

【主治】血虚肝郁，痰气互结之气瘿证。症见颈部肿胀隆起，肿块随吞咽上下而活动，有时因情绪激动而胸闷憋气、心慌，舌苔黄薄腻，舌质偏红，脉细弦。

【加减】颈部瘿肿明显减小，间有憋气，咽部阻塞感不著，汗出减少，面黄不华，舌苔黄，舌质红偏暗，脉细滑兼数。上方加海浮石 10 g，大贝母 10 g。

【方解】本方所治气瘿，因血虚肝郁，痰气互结所致。肝郁气滞，津聚痰凝，痰气搏结颈前，故颈部肿胀隆起。治当养血柔肝、理气化痰解郁。

方中用柴胡、当归、白芍、香附养血柔肝、疏泄肝郁；夏枯草清泄肝火，兼有化痰散结之功；法半夏、僵蚕、海藻、生牡蛎化痰散结；玄参、天冬养阴生津；病程尚短，瘀象不显，故仅投以丹参活血化瘀，以助肝气疏泄条达。

【注意事项】注意调节情志。

【现代研究】方中柴胡具有抗炎、解热、镇静、肝脏保护、增强免疫功能、抑制胃酸分泌及抗肿瘤作用。当归有护肝利胆作用；抗炎及抗损伤作用；抗肿瘤作用；增强机体免疫功能作用。白芍具有抗炎、保肝、解毒、增强免疫力、中枢抑制、抗肿瘤作用。香附水煎剂对正常大鼠有较强的利胆作用，可促进胆汁分泌，提高胆汁流量，同时对由四氯化碳引起的肝损伤大鼠的肝细胞功能有保护作用。夏枯草有抗心律失常、保护心肌、抗炎及免疫抑制作用。法半夏有祛痰、抗心律失常、抗肿瘤作用。牡蛎具有增强免疫、镇静作用。丹参有增强体液免疫功能、对肝损伤有保护作用、对肝细胞再生有促进作用、有抗肝纤维化的作用；还有抗肿瘤、抗氧化、抗炎、抗凝及抗血栓作用。天冬有抗肿瘤作

用。海藻有抗凝、增强免疫功能、抗感染、抗氧化、抗肿瘤作用；含有的碘化物还可进入组织和血液，能促进病理产物的吸收，并能使病态的组织崩溃和溶解。玄参有解热、抗炎、抗氧化、保肝作用。僵蚕有抗凝、抗肿瘤作用。

【用方经验】周仲瑛认为治疗本病应从肝论治。中医治疗瘿病不能与治疗其他营养不良性疾病一样，非运用健脾补益法所能奏功。究其根由有三：一者本病多见于年轻女性，而女子以肝为先天，中医治疗女子疾病每须从肝论治，且本病患者除甲状腺肿大外，每有性情急躁易怒之"肝旺"特征。日久还可能影响女性经、孕、产、乳等生理功能。二者除饮食缺碘可引起本病外，长时间情绪失调亦是本病形成的原因之一，正如《济生方·瘿瘤论治》所云："夫瘿瘤者，多由喜怒不节，忧思过度，而成斯疾焉。"三者中医认为土壅可致木郁，长期缺碘致脾虚内生痰湿，影响肝木疏泄。验于临床，本病初期多为肝郁气滞，津聚痰凝，痰气搏结颈前，日久引起血脉瘀阻，气、痰、瘀三者合而为患。因此，本病病位主要在肝，气滞、痰凝、血瘀壅结颈前是其基本病机。

活血消瘿方（陈如泉经验方）

【组成】蜣螂虫 50 g，土鳖虫 100 g，莪术 300 g，蜈蚣 50 条，桃仁 300 g，猫爪草 700 g，柴胡 170 g，王不留行 300 g。

【功效】活血通络，消瘿化结。

【主治】痰血瘀结型的瘿病。症见颈前结块肿大，按之较硬、活动，局部觉胀或有压迫感，胸闷不舒或乳房作胀，舌质暗或有瘀斑，苔薄少津或白腻，脉涩或濡。

【方解】本方所治之瘿病多以痰凝血瘀为主，患者大多颈肿难消，肿块坚硬而韧或疼痛不适，口黏多痰，舌质暗或有瘀斑，苔薄少津或白腻，脉涩或濡。故多以活血消瘿为大法，参以疏肝理气，清热解毒等法。

方中蜣螂虫活血化瘀为君药。土鳖虫破瘀血，消癥瘕，散瘀止痛；蜈蚣解毒散结，通络止痛，两药相伍活血消瘿共为臣药。莪

术行气破血、消积止痛，化瘀血之要药；王不留行活血通经；桃仁活血祛瘀、润肠通便；猫爪草清热解毒、软坚化痰、散结消肿，四药相合化瘿病之痰血瘀阻为佐药。柴胡疏肝解郁为使药。全方药物配伍合用，共奏活血通络、消瘿化结之效。

【注意事项】长期服用无效者，考虑手术治疗。

【现代研究】方中土鳖虫有抗凝血作用。莪术有抗炎、抗血小板聚集和血栓形成、抗肿瘤作用。蜈蚣有抗炎、增强免疫功能、改善微循环、降低血液黏度作用、抗肿瘤作用。桃仁有抗凝血和抗血栓形成作用；抗炎作用；抗肿瘤作用。猫爪草具有明显的抗肿瘤作用。柴胡具有抗炎、肝脏保护、增强免疫功能、抑制胃酸分泌作用、抗肿瘤作用。王不留行能显著降低血液黏度，改善微循环的作用。

【用方经验】陈师认为对于无症状的结节性甲状腺肿，可先服用活血消瘿片3个月以上观察疗效，对较小的结节，若无效或结节增大，可继续观察或手术治疗；对较大的结节，若无效或结节增大，宜手术治疗。对于单发的较大的结节或短期内增大较迅速、质地较硬、活动差、局部淋巴结肿大等，倾向于优先考虑手术治疗。

颜乾麟经验方

【组成】柴胡10 g，黄芩9 g，法半夏10 g，党参10 g，桂枝2 g，白芍10 g，赤芍10 g，煅龙骨15 g，煅牡蛎15 g，香附10 g，黄连3 g，炒麦芽15 g，海藻10 g，昆布10 g，茯苓30 g，灵芝15 g，青皮6 g，陈皮6 g，炙甘草5 g。

【功效】清利肝胆，疏肝解郁。

【主治】少阳郁热所致瘿病。症见右侧甲状腺结节日渐增加，咽部不适感加重，伴心烦易怒，心悸易惊，口苦口干，胃纳不振，入夜梦多，盗汗，消瘦，舌红苔薄黄，脉细弦。

【加减】服药后，患者口干口苦、心悸易惊消失；汗出、咽部不适感减轻，入夜安睡，仍心烦易怒，胃纳不振。原方去茯苓、灵芝，加栀子6 g，淡豆豉6 g，菟丝子10 g。

【方解】本方所治之瘿病多因情志郁结，气滞血瘀所致。治宜清利肝胆，疏肝解郁。

方中小柴胡汤清利肝胆，疏肝解郁；加香附、青皮、陈皮助疏肝理气之功；海藻、昆布以清热软坚散结；赤芍、白芍和营养血；半夏、煅牡蛎化痰散结；交泰丸、茯苓、灵芝安神养心。诸药合用，标本兼顾，共奏清利肝胆，疏肝解郁之效。

【注意事项】阴虚血少者慎用。

【现代研究】方中柴胡具有抗炎、解热、镇静、肝脏保护、增强免疫功能、抑制胃酸分泌作用、抗肿瘤作用。黄芩有双向调节免疫功能、抗血小板聚集和抗凝、抗氧化和抗肿瘤作用。法半夏有抗心律失常、抗实验性胃溃疡、抗肿瘤作用。青皮对正常及四氯化碳肝损伤大鼠均有促进胆汁分泌，提高胆汁流量，保护肝细胞功能的作用。还有抗血小板聚集及血栓形成作用。陈皮有增强消化功能、保肝、祛痰、增强免疫功能、抗炎、抗氧化作用。党参有增强机体应激能力、增强机体免疫功能、降低血液黏度、抗肿瘤作用。桂枝有解热、镇静作用；抗炎、抗凝、改善微循环作用。白芍具有抗炎、保肝、解毒、增强免疫力、中枢抑制、抗肿瘤作用。赤芍有抗血栓及抗血小板聚集、抗红细胞凝集及保护红细胞、保肝、抗肿瘤作用。龙骨有增强免疫和促进损伤组织修复、镇静作用。牡蛎具有增强免疫、镇静作用。香附水煎剂对正常大鼠有较强的利胆作用，可促进胆汁分泌，提高胆汁流量，同时对由四氯化碳引起的肝损伤大鼠的肝细胞功能有保护作用。黄连有抗心律失常、解热、抑制血小板聚集、抗炎、保护胃黏膜、抗肿瘤作用。麦芽有抗氧化作用。海藻有抗凝、增强免疫功能、抗氧化、抗肿瘤作用；含有的碘化物还可进入组织和血液，能促进病理产物的吸收，并能使病态的组织崩溃和溶解。昆布有抗凝、增强免疫功能、抗氧化、抗肿瘤作用。茯苓有预防胃溃疡、防止肝损伤、增强免疫、抗肿瘤作用。灵芝镇痛、抗血小板聚集及抗血栓形成、保肝、保胃、抗氧化、免疫加强、抗肿瘤作用。甘草具有保肝、抗炎、祛痰、解

外科国医圣手时方

毒、抗氧化、增强免疫功能及抗肿瘤作用。

【用方经验】颜老根据"治病必求于本"，将本病病位定位为肝经，基本病机定位为肝经气机不利，临床常用小柴胡汤随证加减化裁治疗。颜乾麟在运用小柴胡汤治疗甲状腺疾病时亦善于病症结合，圆机活法。甲状腺结节者，重在化痰消结，加海藻、昆布、牡蛎、当归、贝母共奏化痰散结软坚之效。

甲亢汤（王正宇经验方）

【组成】柴胡 6 g，香附 9 g，郁金 9 g，浙贝母 9 g，连翘 9 g，生地黄 15 g，玄参 15 g，白芍 15 g，牡蛎 15 g，柏子仁 15 g，黄药子 15 g，海藻 15 g，昆布 15 g，夏枯草 12 g。

【功效】疏肝解郁，化痰消瘿。

【主治】肝郁气滞，痰浊阻滞所致气瘿。症见颈前结喉两侧或一侧漫肿，边界不清，皮色不变，质软不痛，随喜怒而消长，病程缠绵，舌红，脉弦数。

【加减】纳差，神疲乏力者加白术 12 g，陈皮 9 g。

【方解】本方所治之气瘿多因肝郁气滞，痰浊阻滞所致。治宜疏肝解郁，化痰消瘿。

方中柴胡、香附、郁金疏肝解郁；玄参、牡蛎、生地黄、浙贝母养阴软坚，化痰散结；海藻、昆布、夏枯草、连翘，清热软坚散结消瘿；佐以白芍、柏子仁养阴敛汗安神，其中柏子仁养心安神以治心悸，白芍养血柔肝以除手颤；黄药子化痰消肿散结；诸药合用共奏疏肝解郁，化痰消瘿之功。

【注意事项】黄药子味苦，有泻下作用，久用必引起脾胃虚弱，大便溏泄，临床应用时应佐以健脾强胃之品，以防损伤脾胃。

【现代研究】方中柴胡具有抗炎、肝脏保护、增强免疫功能、抗肿瘤作用。香附水煎剂对正常大鼠有较强的利胆作用，可促进胆汁分泌，提高胆汁流量，同时对由四氯化碳引起的肝损伤大鼠的肝细胞功能有保护作用。郁金对肝损害具有保护作用，有改善血液流变学及抗氧自由基损伤作用。浙贝母有抗炎作用。连翘有抗肝损害作用。生地黄有增强

免疫功能、抑瘤、抗炎、保护胃黏膜作用。玄参有抗炎、抗氧化、保肝作用。白芍具有抗炎、保肝、解毒、增强免疫力、抗肿瘤作用。牡蛎具有增强免疫作用；镇静作用。柏子仁有改善睡眠的作用。黄药子有抑瘤作用。海藻有抗凝、增强免疫功能、抗感染、抗氧化、抗肿瘤作用；含有的碘化物还可进入组织和血液，能促进病理产物的吸收，并能使病态的组织崩溃和溶解。昆布有抗凝、增强免疫功能、抗氧化、抗肿瘤作用。夏枯草有抗炎及免疫抑制作用。

【用方经验】王正宇认为本方主要用于瘿病治疗。症见颈前结喉两侧或一侧漫肿，边界不清，皮色不变，质软不痛，随喜怒而消长，病程缠绵；或肿块呈半球形或卵圆形，质地坚实，表面光滑，按之不痛，可随吞咽动作上下移动，发展缓慢，难以消散。有时伴有胸闷不舒，烦躁易怒，心悸，突眼，易汗，月经紊乱，手足震颤，消谷善饥，形体消瘦，舌淡红，苔薄白或薄黄，脉弦滑或弦数。

海藻玉壶汤加减（程益春经验方）

【组成】柴胡 12 g，青皮 12 g，枳实 12 g，浙贝母 30 g，海藻 30 g，连翘 15 g，昆布 12 g。

【功效】行气化痰散结。

【主治】痰气交阻型瘿病。症见颈部两侧或一侧漫肿，边缘不甚清楚，肤色如常，按之软，不痛，或有轻度胀感，常伴有胸闷、胁痛或胀，易怒，舌苔白或腻，脉弦或滑。

【加减】纳差，神疲乏力者加白术 12 g，陈皮 9 g。

【方解】本方所治之气瘿多因情志内伤，肝脾不调，气滞痰凝，发于结喉两旁，聚而成块所致。治宜行气化痰散结。

方中海藻、昆布化痰软坚，消散瘿瘤为君药；柴胡、枳实、青皮疏肝理气；连翘清热解毒，消肿散结；浙贝母化痰消肿散结；诸药合用共奏行气化痰散结之功。

【注意事项】本方主要用于瘿瘤早期阶段，长期服用无效者，考虑手术治疗。注意饮食宜忌。

【现代研究】方中海藻有抗凝、增强免疫功能、抗感染、抗氧化、抗肿瘤作用；含有的碘化物还可进入组织和血液，能促进病理产物的吸收，并能使病态的组织崩溃和溶解。昆布有抗凝、增强免疫功能、抗氧化、抗肿瘤作用。柴胡具有抗炎、增强免疫功能、抑制胃酸分泌、抗肿瘤作用。青皮有抗血小板聚集及血栓形成作用。枳实具有抗炎、抗肿瘤和抗血小板聚集作用。浙贝母有抗炎、抗腹泻作用。

活血散结汤（程益春经验方）

【组成】川芎9 g，红花12 g，莪术12 g，栀子12 g，白芥子9 g，浙贝母30 g。

【功效】行气活血，化痰散结。

【主治】痰瘀互结型瘿病。症见颈前粗肿较大，因病积日久而质地稍硬，发胀或按之轻度疼痛，皮色不变或赤络显露，呼吸不畅，或吞咽有阻碍感觉，胸闷，胁痛，易怒，舌质暗，脉沉涩。

【现代研究】川芎对血小板凝聚具有解聚作用。川芎挥发油、水煎剂有抗肿瘤的作用。红花有扩张血管，增加血流量，改善微循环的作用；抗凝的作用；增强免疫活性及抗炎的作用；抗氧化及抗疲劳的作用。莪术有抗炎、抗血小板聚集和血栓形成、抗肿瘤的作用。栀子有镇静、抑瘤的作用。白芥子有抗炎的作用。浙贝母有镇静、抗炎、抗腹泻的作用。

化痰解毒汤（程益春经验方）

【组成】连翘15 g，栀子9 g，猫眼草9 g，白花蛇舌草9 g，浙贝母30 g，海藻30 g，龙胆9 g，玄参9 g。

【功效】化痰解毒散结。

【主治】痰热壅盛型瘿病。症见甲颈部粗肿，急躁易怒，头晕目眩，两目外凸而感觉干涩等表现。面部烘热，舌红苔黄腻，脉弦数。

【现代研究】方中连翘有抗肝损害作用。栀子有保护肝细胞，保护肝损伤、镇静、解热、抗炎和抑瘤的作用。猫眼草有祛痰的作用。白花蛇舌草有增强免疫、抗氧化、保护胃黏膜、抗肿瘤的作用。浙贝母有镇静、抗炎、解痉、抗腹泻的作用。海藻有抗凝、增强免疫功能、抗感染、抗氧化、抗肿瘤的作用；含有的碘化物还可进入组织和血液，能促进病理产物的吸收，并能使病态的组织崩溃和溶解。龙胆有保肝、利胆、健胃、抗炎、镇静作用。玄参有解热、抗炎、抗氧化、保肝的作用。

消瘿汤（程益春经验方）

【组成】生黄芪30 g，鸡金12 g，鳖甲9 g，牡蛎30 g，连翘9 g，栀子9 g，夏枯草9 g，莪术9 g，玄参9 g，生地黄9 g。

【功效】益气养阴，散结消肿。

【主治】气阴两虚型瘿病。症见颈部粗肿或大或小，亦可不甚肿大，心烦不眠，自汗盗汗，腰膝酸软，短气等，或男子梦遗滑精，女子月经不调，舌红少苔，脉细数无力。

【现代研究】方中黄芪有增强体液免疫作用；增强细胞免疫作用；抗氧化作用；抗炎、抗血栓、抗肿瘤的作用。鸡内金有增强胃肠功能作用。鳖甲有补血、抗肿瘤、抗突变、增强免疫的作用。牡蛎具有增强免疫、镇静的作用。栀子有镇静、解热的作用；抗炎和抑瘤的作用。夏枯草有抗炎及免疫抑制的作用。莪术有抗炎、抗血小板聚集和血栓形成、抗肿瘤的作用。玄参有解热、抗炎、抗氧化的作用。生地黄有增强免疫功能、抑瘤、抗炎的作用。

【用方经验】程益春认为，本病病因病机不外气、瘀、痰、火四端。气，包括气虚和气滞。长期忧思恼怒，肝气不舒，气机郁滞，或素体气虚，不能运化水湿，聚湿成痰，凝于颈前；瘀，气郁痰凝日久血液运行障碍，可出现血瘀，或火热灼伤脉络，迫血妄行，离经之血瘀于脉外；痰，由于饮食水土失宜，影响脾胃功能，脾失健运，运化水湿失职，聚而成痰；火，包括实火和虚火。气血运行不畅，郁而化火；素体阴虚，或火热伤阴，可致阴虚火旺。根据上述病机，程益春认为，本病属本虚标实，在治本的同时注意散结消肿，并提出了以下几种治疗方法。化痰散结：常采用浙贝母、海藻、昆布等药物；活血散结：常采用川芎、红花、莪术等药物；解毒散结：常采用连翘、栀子、夏枯草、白花蛇舌草、猫眼草等药物；养阴散结：常采用鳖甲、牡蛎等药物；益气散结：常采用黄芪和鸡内金配伍。

第二节 肉瘿

肉瘿是以颈前结喉处出现半球形柔软肿块，可随吞咽上下移动为主要表现的甲状腺良性肿瘤。相当于西医的甲状腺腺瘤。好发于青年及中年人，女性多见。本病因情志抑郁，肝失调达，致肝郁气滞，肝旺侮脾，脾失健运，痰湿内蕴，痰浊血瘀留注于结喉，聚而成形而发。多数患者无自觉症状，多在无意中发现。肿块多单发，呈圆形或椭圆形，表面光滑，边界清楚，质地韧实，与皮肤无粘连，无压痛，可随吞咽上下活动。一般肿块生长缓慢，若突然增大，并出现局部疼痛，多因腺瘤囊内出血所致，可感到憋气或有压迫感。巨大的瘿体可产生邻近器官受压征象。若伴有性情急躁、胸闷易汗、心悸、手颤等症，应考虑高功能腺瘤。少数病例可发生癌变。

四逆散合消瘰丸（段富津经验方）

【组成】柴胡 15 g，酒白芍 15 g，郁金 15 g，玄参 15 g，浙贝母 15 g，生牡蛎 40 g，姜半夏 15 g，陈皮 15 g，枳实 15 g，青皮 15 g，连翘 20 g，甘草 15 g。

【功效】疏肝理气，化痰散结。

【主治】肝郁痰结型的肉瘿。症兼见颈前肿块，边界清楚，表面光滑，随吞咽上下活动，质软，无特殊不适，舌红苔白，脉弦滑。

【加减】肿块渐消，舌苔仍略厚，上方加茯苓 20 g。

【方解】本方所治之证乃因气郁、痰湿留注结喉致肉瘿之证。肝郁致脾失健运，痰湿内盛，故质软不痛，表面光滑，能随吞咽上下移动，无全身症状，舌苔腻，脉弦滑。治宜疏肝理气，化痰散结。

方中以柴胡、白芍、香附、郁金、青皮等疏肝散结；浙贝母、姜半夏、生牡蛎化痰软坚散结；玄参、连翘清热散结。全方标本兼治，终达软坚散结之功。

【注意事项】热盛厥甚的热厥和阳微阴盛的寒厥者，忌用四逆散。

【现代研究】方中柴胡具有抗炎、肝脏保护、增强免疫功能、抗肿瘤作用。白芍具有抗炎、增强免疫力、抗肿瘤作用。郁金对肝损害具有保护作用，有改善血液流变学作用。玄参有抗炎、抗氧化、保肝作用。浙贝母有抗炎、抗腹泻作用。牡蛎具有增强免疫作用。半夏有祛痰、抗肿瘤作用。陈皮有增强消化功能的作用；保肝、祛痰、增强免疫功能、抗炎作用。枳实有抗炎、抗变态反应、抗肿瘤和抗血小板聚集作用。青皮对正常及四氯化碳肝损伤大鼠均有促进胆汁分泌，提高胆汁流量，保护肝细胞功能的作用。还有抗血小板聚集及血栓形成作用。连翘有抗肝损害作用。甘草具有保肝、抗炎、祛痰、抗氧化、增强免疫功能及抗肿瘤作用。

【用方经验】肉瘿一般质软不痛，表面光滑，能随吞咽上下移动，无全身症状，舌苔腻，脉弦滑，属痰湿内盛。《锦囊秘录》："善治痰者，不治痰而治气，气顺则一身之津液亦随气而顺；更不治痰而补脾，脾得健运，而痰自化矣。"《医宗必读》："脾为生痰之源，治痰不理脾胃非其治也。"治疗甲状腺腺瘤重在化痰散结，但应以疏肝理气化痰与健脾益气化痰交替使用。散瘀血、减轻症状等方面均获得较好的疗效。

消结合剂（吕绍光经验方）

【组成】橘核 15 g，路路通 15 g，小茴香 10 g，三棱 10 g，莪术 10 g，红藤 15 g，丹参 15 g，王不留行 15 g，当归 10 g，皂角刺 15 g，浙贝母 10 g，白花蛇舌草 15 g，重楼 10 g。

【功效】理气化痰，活血散结。

【主治】气滞痰凝兼有血瘀所致之肉瘿。症见自觉咽部阻滞感，偶有胸闷，颈前肿大，以左侧为甚，质地较硬，舌淡暗、苔薄白、脉弦。

【加减】兼头晕，加用天麻、鸡冠花以平肝止晕；兼心烦易怒，加用炒栀子、淡豆豉以清心除烦；兼失眠，加百合、地黄养心安神；兼胃脘不适，加黄芪、党参健脾和胃；兼腹痛，加炒白芍、炙甘草以缓急止痛；兼肾虚尿频、夜尿多，加益智、桑螵蛸以固肾缩尿；泌尿系感染，加猫须草、六角仙以清利湿热；兼便秘，加黄精、何首乌以润肠通便；兼肠炎腹泻，加野麻草、凤尾草以调肠止泻；兼白带量多，加椿根皮、鸡冠花以除湿止带；兼风湿骨痛且有胃脘不适，加威灵仙、徐长卿以祛风通络止痛，二药合用又可健胃；兼全身酸痛，加忍冬藤、桑枝以通络止痛等。

【方解】本方所治肉瘿，因气滞痰凝兼有血瘀所致。治宜理气化痰，活血散结。

方中橘核、路路通、小茴香疏肝理气，三棱、莪术、红藤、丹参、王不留行、当归活血化瘀，皂角刺、浙贝母化痰散结，白花蛇舌草、重楼清热解毒。以上十三味药除了白花蛇舌草、浙贝母外，其余的药均归肝经。寒温并用，药性和缓，体现吕绍光用药贵在平和，重在综合的特点。对于复杂的、慢性的病证讲究用药杂而不乱。

【注意事项】吕绍光平素用药强调平衡、平和，讲究阴阳平补，气血和调，寒热适中，标本兼顾，综合调治。根据这一思路自拟消结合剂用以治疗甲状腺结节、甲状腺腺瘤、单纯性甲状腺肿、乳腺小叶增生、乳腺腺瘤、子宫肌瘤、卵巢囊肿、前列腺增生等疾病。

【现代研究】方中橘核有抗肿瘤作用。路路通有保肝、抗炎作用。小茴香有促进胃肠蠕动、抗溃疡、利胆、抗肿瘤、抗突变作用。三棱有抗凝和抗血栓形成、抗肿瘤作用。莪术有抗炎、抗血小板聚集和血栓形成、抗肿瘤及保肝作用。红藤有抗组胺、抗凝、抗炎作用。丹参有增强体液免疫功能对肝损伤有保护作用、对肝细胞再生有促进作用、有抗肝纤维化的作用；还有抗肿瘤、抗氧化、抗炎、抗凝及抗血栓作用。王不留行能显著降低血液黏度，改善微循环的作用。当归有护肝利胆、抗炎及抗损伤、抗肿瘤、增强机体免疫功能的作用。皂角刺有抗肿瘤作用。浙贝母有抗炎、抗腹泻作用。白花蛇舌草有增强免疫、抗氧化、保护胃黏膜、抗肿瘤作用。重楼有抗肿瘤作用。

【用方经验】吕绍光在应用消结合剂时，总不离活血化瘀药。瘀血轻症者以丹参、赤芍药、当归、川芎、益母草、泽兰等平和之品；较重者以三棱、莪术、桃仁、红花、路路通、王不留行等破血逐瘀之品；重症者则以水蛭、虻虫、土鳖虫、全蝎、蜈蚣等搜剔入络之品，逐步加重用药。

消瘿散结汤（吴光烈经验方）

【组成】柴胡 9 g，青皮 9 g，浙贝母 9 g，半夏 9 g，穿山甲 9 g，皂刺 9 g，海藻 9 g，昆布 9 g，黄药子 9 g，夏枯草 9 g，桔核仁 9 g，僵蚕 6 g，当归 9 g，川芎 9 g，黄芪 15 g。

【功效】理气解郁，化痰软坚。

【主治】肝郁气滞，痰瘀互结之肉瘿。症见轻度突眼，在结喉正中处有一圆形肿块，按之不痛，可以随吞咽动作而上下移动，伴急躁易怒，心悸，气短，多汗，头晕，全身乏力，四肢倦怠，上楼及下蹲无力等症状，舌质红，苔薄黄，脉细数。

【方解】本方所治肉瘿，因肝郁气滞，痰瘀互结所致。内伤七情，肝郁气滞，津液运行受阻，凝集成痰，气滞日久导致血瘀。气痰瘀互结于颈前，渐成肉瘿。

方中柴胡、青皮疏肝解郁；海藻、昆布

外科国医圣手时方

消痰软坚，散结行水；穿山甲、皂刺消肿破癥，散瘿结气；半夏、僵蚕、浙贝母化痰散结，消肿散瘿；夏枯草、桔核仁、黄药子消瘿散结，解毒软坚；再益以当归、川芎、黄芪不但可以益气补血，防止久服消坚散结之药损伤正气，而且有助于加快消散瘿瘤之作用。如当归善于走散，调气活血，治疗气血凝滞，脉络不和有特效；川芎味薄气雄，性最疏通，走而不守，是理气活血生血之要药；黄芪有补气活血鼓舞正气以破癥消瘿之效用。本方可以长服，妙在归、芎、芪这3味药物，既扶正，又祛邪之效能。

【现代研究】方中柴胡具有抗炎、解热、镇静、肝脏保护、增强免疫功能、抑制胃酸分泌、抗肿瘤作用。青皮对正常及四氯化碳肝损伤大鼠均有促进胆汁分泌，提高胆汁流量，保护肝细胞功能的作用。还有抗血小板聚集及血栓形成作用。浙贝母有镇静、抗炎、抗腹泻作用。半夏有祛痰、抗心律失常、抗实验性胃溃疡、抗肿瘤作用。穿山甲有抗炎、抗凝血、降低血液黏度作用。皂角刺有抗肿瘤作用。海藻有抗凝、增强免疫功能、抗感染、抗氧化、抗肿瘤作用；含有的碘化物还可进入组织和血液，能促进病理产物的吸收，并能使病态的组织崩溃和溶解。昆布有抗凝、增强免疫功能、抗氧化、抗肿瘤作用。黄药子有抑瘤作用。夏枯草有抗心律失常、抗炎及免疫抑制作用。桔核仁有抗肿瘤作用。僵蚕有抗凝、抗肿瘤作用。当归有护肝利胆、抗炎镇痛及抗损伤、抗肿瘤、增强机体免疫功能、抗心律失常作用。川芎能促进动脉微循环，对血小板凝聚具有解聚作用。川芎挥发油、水煎剂有镇静作用。还有抗肿瘤的作用。黄芪有增强体液免疫、增强细胞免疫、抗氧化作用；促进大鼠肝细胞RNA合成作用及促进肝内蛋白等保肝作用；抗炎、抗血栓、抗肿瘤作用。

【用方经验】吴光烈认为如没有其他合并症，可不必更改处方，服至瘿瘤消散为止。

钱伯文经验方1

【组成】柴胡9 g，当归9 g，白术12 g，茯苓12 g，白芍12 g，生甘草6 g，昆布24 g，夏枯草24 g，橘叶6 g，象贝母12 g。

【功效】疏肝解郁，理气散结。

【主治】肝郁气结所致之肉瘿。症见甲状腺右侧肿块，质偏硬，表面光滑，边缘清楚，烦躁易怒，胃纳不佳，月经不调，经来腹胀，苔薄腻，脉细弦。

【加减】服上药后自觉胃纳稍佳肿块略见柔软然未见缩小，动辄烦躁易怒，苔薄，脉弦，原方加牡丹皮12 g，玄参12 g，天龙2条。药后肿块略有缩小，胃纳尚可，苔薄，脉弦，前方既效，毋用更弦易辙。原方去玄参，加黄药子12 g，煅牡蛎24 g，天龙改3条。连续服药18剂，甲状腺右侧肿块显著缩小，惟烦躁易怒，睡眠不熟，苔薄，脉弦，再按原方治之。原方去橘叶，加地骨皮24 g，炒酸枣仁12 g。

【方解】本方所治肉瘿，因肝郁气结，日久化火，灼伤津液，痰火胶结，凝结成核所致。治宜疏肝解郁，理气散结。

方中柴胡疏肝解郁，白术、茯苓、当归、芍药等药益气养血，促进血行，提高机体功能活力，同时以夏枯草清泄肝火，昆布、海藻、牡蛎等药消肿软坚，以助消散痰涎肿核之功。消补结合，使补不碍滞，消不伤正，相辅相成，共奏消散之功。此外，天龙对甲状腺腺瘤也有一定的消散作用，故常配合应用。

【现代研究】柴胡具有抗炎、解热、肝脏保护、增强免疫功能、抑制胃酸分泌、抗肿瘤作用。当归有护肝利胆、抗炎及抗损伤、抗肿瘤、增强机体免疫功能。白术有增强消化功能、保胃、保肝、利胆、增强免疫功能、抗氧化抗肿瘤、镇静、抗凝血作用。茯苓有预防胃溃疡、防止肝损伤、增强免疫、抗肿瘤作用。白芍具有抗炎、保肝、增强免疫力、抗肿瘤作用。甘草具有保肝、抗炎、祛痰、抗氧化、增强免疫功能及抗肿瘤作用。昆布有抗凝、增强免疫功能、抗氧化、抗肿瘤作用。夏枯草有抗炎及免疫抑制作用。橘叶有抗肿瘤作用。浙贝母有镇静、抗炎、止泻作用。

钱伯文经验方2

【组成】夏枯草、昆布、海藻、黄芪、玄参、煅牡蛎、象贝母、水红花子、炒白术、香附、天龙。

【功效】疏肝解郁，滋阴降火。

【主治】肝郁化火所致之肉瘿。症见甲状腺右侧肿块，质偏硬，表面光滑，边缘清楚，低热不退，精神疲惫，心情急躁易怒，胃纳不佳，月经不调，经来腹胀腹痛，腰际酸楚，苔薄腻，脉细弦。

【加减】服药后肿块未见改动，动辄烦躁易怒，颧红肢麻，苔薄，脉弦，治法以消肿软坚化痰，佐以滋阴降火。原方加牡丹皮、六味地黄丸。药后肿块稍转柔软，胃纳较佳，苔薄，脉弦，治法仍宗上意加减。原方加橘皮叶、苦桔梗，去炒白术。服药后躁怒颧红肢麻均有好转，肿块也稍见缩小。药方见效，再宗上意治之。原方加黄药子，去香附。患者低热已退，甲状腺右侧种块显著缩小，惟睡眠不熟，苔薄，脉弦，药方既效，毋用改弦易辙，原方加茯苓、首乌藤。

【方解】本方所治肉瘿，因肝郁化火，灼伤津液，痰火胶结，凝结成核所致。治宜疏肝解郁，滋阴降火。

方中夏枯草、昆布、海藻、牡蛎、水红花子软坚散结，加香附行气解郁之品以疏肝郁，和玄参滋阴之品以降其火，其中黄芪、白术益气健脾，不致寒凉太过而影响脾胃的运化。此外，天龙对甲状腺腺瘤也有一定的消散作用，故常配合应用。

【现代研究】夏枯草有抗炎及免疫抑制作用。昆布有抗凝、增强免疫功能、抗氧化、抗肿瘤作用。海藻有抗凝、增强免疫功能、抗氧化、抗肿瘤作用；含有的碘化物还可进入组织和血液，能促进病理产物的吸收，并能使病态的组织崩溃和溶解。黄芪有增强体液免疫、增强细胞免疫、抗氧化、促进大鼠肝细胞RNA合成作用及促进肝内蛋白等保肝作用；抗炎、抗血栓、抗肿瘤作用。玄参有解热、抗炎、抗氧化、保肝作用。牡蛎具有增强免疫、镇静作用。浙贝母有镇静、抗炎、抗腹泻作用。水红花子有抗组胺、抗肿瘤作用。白术有增强消化功能、保胃、保肝、利胆、增强免疫功能、抗氧化、抗肿瘤、镇静、抗凝血作用。香附水煎剂对正常大鼠有较强的利胆作用，可促进胆汁分泌，提高胆汁流量，同时对由四氯化碳引起的肝损伤大鼠的肝细胞功能有保护作用。天龙有抗炎、镇痛、增强免疫功能作用、改善微循环、降低血液黏度及降压志、抗肿瘤作用。

【用方经验】常规用量：夏枯草15 g、昆布12 g、海藻15 g、黄芪12 g、玄参12 g、煅牡蛎30 g、浙贝母10 g、水红花子10 g、炒白术15 g、香附12 g、天龙3 g。

钱伯文经验方3

【组成】炒白术、茯苓、陈皮、姜半夏、当归、昆布、煅牡蛎、浙贝母、夏枯草、橘叶、天龙。

【功效】健脾化湿，消肿软坚。

【主治】痰湿凝聚所致之肉瘿。症见甲状腺左侧肿块，质较硬，表面光滑，按之不痛，胃纳稍差，苔腻质淡，脉细涩。

【加减】上药服后肿核续见缩小，首方既效，仍宗上意治之，原方加黄药子。服上药后，左侧肿核续见缩小，胃纳亦可，苔腻已化，在原方的基础上加天葵子、大枣，去白术。肿块缩小至蚕豆样大，嘱原方再服用，以后复查肿核消失。

【方解】本方所治肉瘿，因痰湿积滞，凝聚成核所致。治宜健脾化湿，消肿软坚。

方中白术、茯苓、陈皮、半夏等健脾化湿之品，消散痰凝，夏枯草、昆布、牡蛎、浙贝母软坚散结，加橘叶行气解郁之品以疏肝郁，当归活血散结。此外，天龙对甲状腺腺瘤也有一定的消散作用，故常配合应用。

【现代研究】白术有增强消化功能、保胃、保肝、利胆、增强免疫功能、抗氧化、抗肿瘤、抗凝血作用。茯苓有预防胃溃疡、防止肝损伤、增强免疫、抗肿瘤作用。陈皮有增强消化功能、保肝、祛痰、增强免疫功能、抗炎、抗氧化作用。半夏有祛痰作用；抗实验性胃溃疡作用；抗肿瘤作用。当归有

外科国医圣手时方

护肝利胆、抗炎及抗损伤、抗肿瘤、增强机体免疫功能作用。昆布有抗凝、增强免疫功能、抗氧化、抗肿瘤作用。牡蛎具有增强免疫、镇静作用。浙贝母有镇静、抗炎、抗腹泻作用。夏枯草有抗炎及免疫抑制作用作用。橘叶有抗肿瘤作用。天龙有抗炎、增强免疫功能、改善微循环、降低血液黏度及降压、抗肿瘤作用。

【用方经验】常规用量：炒白术 15 g、茯苓 15 g、陈皮 10 g、姜半夏 10 g、当归 15 g、昆布 12 g、煅牡蛎 30 g、浙贝母 10 g、夏枯草 15 g、橘叶 10 g、天龙 3 g。

钱伯文在治疗肿瘤性疾病时认为，应扶正与祛邪辨证运用，攻破补养并举兼施；辨证与辨病相结合；百病皆因正气虚，重视肝脾肾的补益；积聚之成乃气滞之故，理气乃治本之法；遣方用药以固护胃气为要。在用药方面，好用黄芪、人参、天龙。钱伯文认为，正气是机体对病邪的抵抗力和自然修复力，所以正气在肿瘤的发生、发展与转归中是起主导作用的。从临证所见，肿瘤患者确实常见神疲乏力、胃纳不佳、少气懒言等虚象，而其中气虚之象尤为明显，因此他把黄芪应用于肿瘤临床。人参是一味补气的重要药物。其补气力强，适应范围广泛。对人体的各个系统有多种药理作用，其中包括直接或间接的抗肿瘤作用。钱伯文认为，只有坚持在中医辨证施治的原则下，正确运用人参，才能充分发挥其作用。现代药理证明：黄芪中含有较丰富的微量元素-硒，同时黄芪还能调整人体细胞内 cAMP 与 cGMP 的含量，以及增强网状内皮系统的吞噬功能，从而有利于抑制肿瘤的发生和发展。人参能增强机体对有害刺激的防御能力，加强机体的适应性。对物理的、化学的、生物的各种有害刺激有非特异性的抵抗力，使紊乱的功能恢复正常；能增强机体免疫功能，可防治多种原因引起的白细胞下降，并能增强网状内皮系统的吞噬功能，提高淋巴细胞转化率和 γ-球蛋白、IgM 的含量。同时，人参还有直接的抗肿瘤作用。能促使肿块缩小。药理实验也证实，人参除了通过增强免疫功能间接对抗肿瘤外，人参皂苷 Rh2 有抑制癌细胞生长的作用。天

龙治疗肿瘤，主要用其消肿、止痛、散结之功。

艾儒棣经验方

【组成】柴胡 10 g，白芍 20 g，枳实 6 g，陈皮 15 g，香附 15 g，郁金 15 g，法半夏 8 g，茯苓 15 g，夏枯草 20 g，白芥子 15 g，淡昆布 15 g，淡海藻 15 g，山慈菇 6 g，合欢皮 20 g，甘草 3 g。

【功效】疏肝行气，化痰散结。

【主治】气滞痰凝所致之肉瘿。症见颈部肿块，质地坚韧，表面光滑，局部胀闷不适，情志偶有不舒，兼之平素多痰，肿块能随吞咽而动，舌淡红苔薄白，脉弦滑。

【加减】月经不调加鹿角片、菟丝子、益母草。

【方解】本方所治肉瘿，因情志内伤，肝气疏泄失司，郁结不化，脾气随之受累，运化失司，津液失去布敷，凝聚成痰，痰凝与气郁相互搏结，交阻于颈所致。治宜健脾化湿，消肿软坚。

方中柴胡、白芍、香附、郁金、陈皮等疏肝散结；夏枯草、法半夏、白芥子、淡昆布、淡海藻、山慈菇等化痰软坚散结；枳实行气散结；甘草调和诸药。全方标本兼治，终达软坚散结之功。

【注意事项】实者用枳实，虚者用枳壳，且用量最多 6 g。

【现代研究】方中柴胡具有抗炎、增强免疫功能、抗肿瘤作用。白芍具有抗炎、增强免疫力、抗肿瘤作用。枳实有抗炎、抗变态反应、抗肿瘤和抗血小板聚集作用。陈皮有增强消化功能、祛痰、增强免疫功能、抗炎作用。郁金有改善血液流变学及抗氧自由基损伤作用。半夏有祛痰、抗肿瘤作用。茯苓有增强免疫、抗肿瘤作用。夏枯草有抗炎及免疫抑制作用。白芥子有祛痰、抗炎作用。昆布有抗凝、增强免疫功能、抗肿瘤作用。海藻有抗凝、增强免疫功能、抗氧化、抗肿瘤作用；含有的碘化物还可进入组织和血液，能促进病理产物的吸收，并能使病态的组织崩溃和溶解。合欢皮有增强免疫、改善睡眠、

抗肿瘤作用。甘草有抗炎、镇祛痰作用；抗氧化、增强免疫功能及抗肿瘤作用。

【用方经验】艾儒棣认为，肉瘿在临床上可分为4型，治疗应采用不同的理法方药。①气滞痰凝型：颈部一侧或两侧肿块，呈圆形或卵圆形，不红不热，随吞咽动作上下移动，若肿块过大可产生呼吸不畅、吞咽不利等症状，苔薄腻，脉弦滑。治则：理气解郁，化痰软坚。方用逍遥散合海藻玉壶汤加减，药用当归、芍药、柴胡、茯苓、白术、甘草、生姜、薄荷、海藻、陈皮、贝母、连翘、昆布、半夏、青皮、独活、川芎、海带。②肝阳上亢型：临床症见颈部肿块，伴有心烦易怒、失眠多梦、口干口苦、食欲亢进等症状，舌质红苔黄，脉弦数。治则：疏肝泻火，化痰散结。方用丹栀逍遥散合二陈汤加减，药用柴胡、白芍、牡丹皮、栀子、白术、茯苓、法半夏、陈皮、合欢皮、杭菊花、黄芩、淡海藻、淡昆布、甘草。心悸易汗加茯神、玉竹、酸枣仁；消谷善饥加石膏、知母。③气滞夹瘀型：发病日久，肿块中等硬度，情志不畅，舌边有瘀点，脉弦涩。治则：疏肝行气，活血散结。方用逍遥蒌贝散加减，药用柴胡、白芍、当归、茯苓、玄参、白术、瓜蒌、浙贝母、法半夏、胆南星（先煎15分钟）、生牡蛎、山慈菇、淡海藻、淡昆布、白芥子、生黄芪。④血瘀毒聚型：肿块日久，中等硬度，活动，表面欠光滑或触之有结节，舌质淡红苔薄白，脉弦涩。治则：活血化瘀，解毒散结。方用海藻玉壶汤加减，药用淡海藻、淡昆布、陈皮、浙贝母、玄参、生牡蛎、法半夏、炒青皮、川芎、当归、连翘、桃仁、红花、生黄芪。

艾儒棣在治疗上坚持从痰论治，同时不忘疏肝。艾儒棣根据"无痰不成块""百病皆由痰作祟"理论，从痰入手治疗本病，但艾老认为痰之生，由于液不化；而液之结，由于气不化，故必查其所因之气，而后可治其所因之痰，因于火则当治火，因于气则当调理气机，是为治痰之本。肝主疏泄条达，一是指调节人的情志，二是助脾胃生化精微，三是使人体气机条达。肉瘿病位在颈前结喉处，为肝经之脉所循之地。情志不畅，肝失

条达，肝旺侮土，脾不健运，滋生痰浊，气机不利挟痰浊循经上行，气、痰、瘀血凝结于颈部，遂发为肉瘿。故治疗以疏肝理气为先，兼以化痰散结、活血化瘀。

艾儒棣指出：肉瘿之成，多则数年，少则数月，治疗时须假以时日，以缓图之，一般1个月为1个疗程，并认为痰瘀为患，痼疾胶着，其治有如抽丝剥茧，往往须坚持较长时间的治疗，故治疗常须守法守方，不宜操之过急，朝令夕改。又因病程较长，久用攻伐之品，恐伤其正，故久治必用扶正之品。肉瘿有合并甲状腺功能亢进症，甚至恶变的可能，本病应注意中医药治疗本病的适应证，对于服药3个疗程，肿块无明显缩小，或肿块坚硬如石者，则为滞毒难化，应当建议手术治疗，以防恶变。平素应注意保持心情舒畅愉快，以预防本病的发生，在治疗期间舒畅情志，以助疾病恢复。

杜雨茂经验方

【组成】柴胡12 g，昆布12 g，海藻12 g，贝母10 g，青皮10 g，香附10 g，赤芍12 g，川芎12 g，延胡索12 g，当归12 g，三棱10 g，莪术10 g，玄参12 g，黄药子12 g，太子参12 g，乳香8 g，没药8 g。

【功效】行气化痰，化瘀散结。

【主治】痰凝血瘀所致之肉瘿。症见颈项下肿块皮色不变，质地柔软，垂直而隆起，随吞咽而移动，舌红中心少苔薄黄，脉沉缓。

【加减】患者自觉颈部不适有所缓解，感觉口干。舌淡红中心少苔，脉缓。上方加石斛15 g。服至30剂，感觉瘤体明显缩小，除汗多外，余无不适。瘤体表面光滑无结节，无触痛。舌淡红有裂纹苔薄白。前方再加牡蛎30 g。续服20余剂，外观瘤体已经消失，右侧结喉旁有不适感，但颈部局部已不能触及肿块，B超示甲状腺超声未见异常。原方，去乳香、没药，加牡蛎20 g。

【方解】本方所治肉瘿，因长期的愤怒或忧郁愁闷，使肝气郁滞，进而津液、气血郁结凝滞，久聚成痰，气滞痰凝，痰气交阻，聚结于颈前所致。治宜行气化痰，化瘀散结。

外科国医圣手时方

方中柴胡、青皮、香附、三棱、莪术疏肝行气解郁，海藻、昆布、贝母、黄药子、玄参软坚散结消肿，赤芍、当归、川芎、延胡索、乳香、没药活血化瘀通络，太子参补气益气，防止克伐太过。药味搭配精当，在平凡中显奇效，体现了和法的功力。

【现代研究】方中柴胡具有抗炎、增强免疫功能、抑制胃酸分泌、抗肿瘤作用。海藻有抗凝、增强免疫功能、抗感染、抗氧化、抗肿瘤作用；含有的碘化物还可进入组织和血液，能促进病理产物的吸收，并能使病态的组织崩溃和溶解。昆布有抗凝、增强免疫功能、抗氧化、抗肿瘤作用。贝母有抗炎、抗腹泻作用。青皮有抗血小板聚集及血栓形成作用。赤芍有抗血栓及抗血小板聚集、抗红细胞凝集及保护红细胞、抗肿瘤作用。川芎能促进动脉微循环，对血小板凝聚具有解聚作用。川芎挥发油、水煎剂有抗肿瘤的作用。延胡索有抗溃疡作用；抗血小板聚集作用。当归有抗炎及抗损伤作用；抗肿瘤作用；增强机体免疫功能作用。三棱有抗凝和抗血栓形成、抑制自然杀伤（NK）细胞的活性和抑制B淋巴细胞转化功能、抗肿瘤作用。莪术有抗炎、抗血小板聚集和血栓形成、抗肿瘤作用。玄参有抗炎、抗氧化作用。黄药子有抑瘤作用。太子参有增强免疫作用；调节消化功能；抗疲劳、抗应激作用。乳香有抗炎作用。没药有甲状腺素样作用；抗炎作用。

【用方经验】杜雨茂认为甲状腺瘤的中医药治疗原则是采用"八法"之一的"和法"，其所制之方多系调和阴阳、调和肝脾、补泻兼施等，"和"既是治法，同时也是目的。临床重点是疏肝健脾，化痰散结消瘀。对于兼夹症候，处置的方案是本治法基础上调整加减。如兼气虚、兼心悸气短、兼潮热、兼纳差等，需临时增减。

消瘿汤（张志钧经验方）

【组成】海藻15 g，黄药子15 g，夏枯草15 g，海浮石（布包先煎）15 g，昆布15 g，浙贝母15 g，片姜黄15 g，鳖甲（先煎）15 g，山豆根15 g，莪术10 g，山慈菇10 g，生牡蛎（先煎）20 g。

【功效】理气解郁，化痰软坚，活血祛瘀。

【主治】气痰郁结所致肉瘿。症见颈前左侧肿块，伴夜半咽部灼热，时而情绪急躁，舌尖边红，苔薄黄，脉细弦。

【加减】肿块迅速增大并有出血者加三七、丹参、赤芍；体倦乏力，消瘦加黄芪、党参、山药、白术；肝郁气滞者加柴胡、郁金、绿萼梅；能食善饥者加生石膏、黄芩、知母；胸闷不舒，性格急躁，声音嘶哑者加郁金、桔梗、川楝子；眼球突出，手震颤而情绪急躁者加桑椹、生石决明、钩藤、白蒺藜；心慌心悸，自汗，脉数者加生地黄、麦冬、五味子、黄芪；月经不调者加益母草、当归。

【方解】本方所治之肉瘿多因情志抑郁，肝失疏泄，致肝旺气滞，肝旺侮土，脾失健运，痰浊内蕴，气滞痰凝随经脉而行，留注于任、督脉所辖结喉部位，气血为之壅滞，积久聚而成形而成。治宜理气解郁，化痰软坚，活血祛瘀。

方中海藻消痰软坚散结；黄药子、昆布、莪术、山慈菇、海浮石化痰散结；鳖甲、牡蛎滋阴潜阳，软坚散结；夏枯草清肝降火散结；片姜黄行气活血，通络祛瘀；山豆根清火解毒，消肿止痛。全方共奏理气解郁，化痰软坚，活血祛瘀之功。

【注意事项】同时内服小金丹，每次1粒（0.6 g），每日2次。以云南白药半瓶加75%乙醇适量调为糊状，以纱布涂于肿块局部，每日换药1次。

【现代研究】消瘿汤中黄药子、昆布、莪术、山慈菇、夏枯草对癌细胞具有抑制及杀灭作用；昆布可促进病理产物和炎性渗出物吸收，并使病态组织崩溃和溶解。

【用方经验】张志钧治疗肉瘿采取内服自拟消瘿汤，同时内服小金丹，外敷云南白药的方法。用消瘿汤理气解郁，化痰软坚，活血祛瘀，同时配以小金丹通经活络，散结消肿；外敷云南白药祛瘀生新，解毒消肿。如果患者甲状腺结节坚硬而不规则，表面凹凸不平，或经治疗肿块未缩小反而增大者，应

外科国医圣手时方

尽快动员患者手术治疗，以免贻误患者。

消瘿汤（姜兆俊经验方）

【组成】柴胡 10 g，夏枯草 15 g，胆南星 10 g，土贝母 10 g，黄药子 10 g，昆布 30 g，海藻 15～30 g，半夏 10 g，陈皮 10 g，穿山甲 10 g，生牡蛎 30 g，茯苓 10 g，三棱 10 g，莪术 10 g。

【功效】理气化痰，活血祛瘀。

【主治】气滞痰凝血瘀所致瘿病。症见甲状腺结节。

【加减】急躁易怒者加栀子 6 g，郁金 10 g；憋气者加紫苏子 10 g，咽干者加玄参 10 g，肿块突然增大而胀痛者加三七粉 3 g 冲服，有肝病者原方去黄药子。

【方解】本方所治之瘿病多因气滞痰凝血瘀循经结聚于颈前结喉处所致。治宜理气化痰，活血祛瘀。

方中柴胡疏肝解郁，调畅气机；半夏、陈皮、胆南星、土贝母化痰散结；穿山甲、三棱、莪术破血逐瘀散结；海藻、昆布、牡蛎、夏枯草、黄药子软坚散结，为治瘿要药；茯苓健脾行气化痰。全方共奏理气化痰，活血祛瘀之功。

【现代研究】现代药理研究证实：方中柴胡具有抗炎、增强免疫功能、抑制胃酸分泌、抗肿瘤作用。夏枯草有抗炎及免疫抑制作用。胆南星有祛痰、镇静、抗肿瘤作用。土贝母有镇静、抗炎、解痉、抗腹泻作用。黄药子有解痉、抑瘤作用。昆布有抗凝、增强免疫功能、抗氧化、抗肿瘤作用。海藻有抗凝、增强免疫功能、抗感染、抗氧化、抗肿瘤作用；含有的碘化物还可进入组织和血液，能促进病理产物的吸收，并能使病态的组织崩溃和溶解。半夏有祛痰、抗实验性胃溃疡、抗肿瘤作用。陈皮有增强消化功能、增强免疫功能、抗炎、抗氧化作用。穿山甲有抗炎、抗凝血、降低血液黏度作用。牡蛎具有增强免疫作用；镇静作用。茯苓有增强免疫、抗肿瘤作用。三棱有抗凝和抗血栓形成、抗肿瘤作用。莪术有抗炎、抗血小板聚集和血栓形成、抗肿瘤作用。

动物实验证明本方可对抗丙基硫氧嘧啶所致小鼠甲状腺肿，改善甲状腺滤泡上皮细胞功能，促进甲状腺素的合成，使滤泡形态恢复正常，但对甲状腺素的释放无促进作用。结合现代药理研究消瘿汤有下列作用：①具有纠正碘缺乏、抗放射、抗硫脲类物质的作用，从而能够预防和治疗由上述因素引起的甲状腺良性结节；②有抗病毒、调节机体免疫的作用，可治疗与病毒感染有关的漫性淋巴细胞性甲状腺炎；③可抗肿瘤，而且对甲状腺激素的释放影响小，从而可以防治良性结节的恶变，避免用药引发或加重甲状腺功能亢进症。

【用方经验】姜兆俊认为引起甲状腺良性结节的主要因素有三：碘缺乏、抗甲状腺物质（如硫脲类）、放射性损伤，并有伴发甲状腺功能亢进症和恶变的可能。本方可补充碘的不足、改善甲状腺功能、对抗放射性损伤，从而发挥很好的治疗和预防作用；可抗病毒、调节机体免疫，对慢性淋巴细胞性甲状腺炎也有较好的疗效；能抗肿瘤和放射性损伤，从而可以预防结节的恶变。另外，本方所用活血化瘀药三棱、莪术不但破血之力强，而且在活血药中升高血中 T_3、T_4 的作用又较小，故而从一定程度上讲可以避免因甲状腺滤泡功能改善引起的甲状腺功能亢进症。本方的治疗作用是综合的、较为全面的，可以作为治疗甲状腺良性结节的基本方。

唐汉钧经验方

【组成】柴胡 9 g，郁金 9 g，八月札 9 g，生黄芪 12 g，党参 12 g，白术 12 g，茯苓 12 g，陈皮 9 g，半夏 9 g，海藻 9 g，浙贝母 9 g，婆婆针 12 g，桃仁 12 g，生甘草 6 g。

【功效】健脾理气，化痰散结。

【主治】脾虚痰凝型肉瘿。症见双侧甲状腺可触及多个散在的大小不等的结节，以右侧结节为大，质中等，活动度一般，边缘光滑，可随吞咽而活动，按之不痛。伴颈前胀闷不适，诉平时乏力感明显，无心悸、汗出、手抖等症，夜寐尚可，大便偏干，苔薄白，脉濡细。

外科国医圣手时方

【加减】对于青春期、更年期或月经不调者，佐仙茅、淫羊藿、鹿角片等调摄冲任；阴虚火旺、虚火灼痰而伴发甲状腺功能亢进症者，佐生地黄、玄参、知母等养阴清热；乍发肿大压痛或触痛明显者，属于甲状腺炎或囊内血肿，佐大青叶、金银花、连翘、茜草、仙鹤草等清热消肿；肿块质地坚硬，久治不愈，痰凝血瘀者，佐三棱、莪术、土鳖虫、穿山甲、桃仁、蛇六谷等消肿软坚；病程长者，恐其久病入络，瘀久生毒，再酌加僵蚕、龙葵以剔络解毒散结。

【方解】本方所治肉瘿，因饮食失宜，情志失调，思虑过度或劳逸失调，而致脾气受损。情志不畅，则肝气郁结，木郁克土，脾气自虚。脾为生痰之源，脾虚则水液运行失常，日久聚液为痰，痰阻气机，痰湿凝聚，久而成瘀，痰瘀互结于颈前所致。治宜健脾理气，化痰散结。

方中党参、白术、茯苓健脾，取法四君子汤而加减，以温运脾阳，助化痰湿；柴胡、郁金、八月札理气，以疏肝解郁，抑木扶土；佐以陈皮、半夏以理气化痰；浙贝母、海藻、桃仁以破解痰结；婆婆针解毒散瘀消肿；甘草调和诸药。诸药合用，攻补兼施，共奏健脾理气，化痰散结之功。

【现代研究】方中柴胡具有抗炎、增强免疫功能、抗肿瘤作用。郁金有改善血液流变学及抗氧自由基损伤作用。黄芪有增强体液免疫、增强细胞免疫、抗氧化、抗炎、抗血栓、抗肿瘤作用。陈皮有增强消化功能、祛痰、增强免疫功能、抗炎、抗氧化作用。党参有增强机体应激能力、增强机体免疫功能、降低血液黏度、抗肿瘤作用。白术有增强消化功能、增强免疫功能、抗氧化、抗肿瘤、抗凝血作用。茯苓有增强免疫、抗肿瘤作用。半夏有祛痰、抗肿瘤作用。海藻有抗凝、增强免疫功能、抗氧化、抗肿瘤、含有的碘化物还可进入组织和血液，能促进病理产物的吸收，并能使病态的组织崩溃和溶解。浙贝母有抗炎、抗腹泻作用。婆婆针有抗血栓形成、有抗炎、抗肿瘤作用。桃仁有抗凝血和抗血栓形成、抗炎、抗肿瘤作用。甘草具有抗炎、祛痰、解毒、抗氧化、增强免疫功能

及抗肿瘤作用。

【用方经验】在用药中，唐汉钧认为对于甲状腺腺瘤、囊肿、结节性甲状腺肿等无明显自觉症状的患者，应以香附、郁金、柴胡等理气疏肝，抑木扶土，海藻、贝母、婆婆针等软坚散结，健脾取法于四君子汤，用党参、白术、茯苓、黄芪、大枣等，山茱萸、淫羊藿等补肾扶正。诸药合用，攻补兼施，临证每收良效。如果患者兼有慢性淋巴细胞性甲状腺炎者，在原方基础上加入黄芩、玄参、板蓝根等清热解毒之品。如果兼有甲状腺功能亢进症者，在原方基础上加生地黄、麦冬、沙参、玉竹等养阴清热之品。如果伴有甲状腺功能减退症者，加入升麻、肉苁蓉、紫苏梗、野赤小豆、防己、木香等温肾健脾，行气化湿之品。

许芝银经验方 1

【组成】香附 5 g，郁金 10 g，青皮 10 g，陈皮 10 g，法半夏 10 g，茯苓 10 g，白芥子 10 g，昆布 10 g，海藻 10 g，牡蛎 20 g，山慈菇 15 g。

【功效】理气化痰，消肿散结。

【主治】气滞痰凝型肉瘿。症见颈部肿块，质地坚韧，表面光滑，局部胀闷不适，舌淡红，苔薄白，脉弦滑。

【方解】本方所治之肉瘿多因忧思郁怒，湿痰凝结而成。治宜理气化痰，消肿散结。

【现代研究】香附水煎剂对正常大鼠有较强的利胆作用，可促进胆汁分泌，提高胆汁流量，同时对由四氯化碳引起的肝损伤大鼠的肝细胞功能有保护作用。郁金对肝损害具有保护作用，有改善血液流变学及抗氧自由基损伤作用。青皮对正常及四氯化碳肝损伤大鼠均有促进胆汁分泌，提高胆汁流量，保护肝细胞功能的作用。还有抗血小板聚集及血栓形成作用。陈皮有增强消化功能、祛痰、增强免疫功能、抗炎、抗氧化作用。半夏有祛痰、抗肿瘤作用。茯苓有预防胃溃疡、防止肝损伤、增强免疫、抗肿瘤作用。白芥子有祛痰、抗炎作用。昆布有抗凝、增强免疫功能、抗氧化、抗肿瘤作用。海藻有抗凝、

增强免疫功能、抗感染、抗氧化、抗肿瘤、含有的碘化物还可进入组织和血液，能促进病理产物的吸收，并能使病态的组织崩溃和溶解。牡蛎具有增强免疫作用。

许芝银经验方 2

【组成】郁金 10 g，昆布 10 g，海藻 10 g，牡蛎 20 g，桃仁 10 g，红花 10 g，当归 10 g，丹参 20 g，三棱 20 g，莪术 20 g，山慈菇 15 g。

【功效】理气化痰，活血消瘿。

【主治】痰凝内结型肉瘿。症见颈前肿块，质地坚韧，表面光滑，舌淡暗，边有齿痕，脉弦滑。

【加减】脾虚者加党参、白术；气血虚者加当归、熟地黄、丹参、太子参、黄芪；月经不调者加鹿角片、肉苁蓉、益母草、菟丝子等。

【方解】本方所治之肉瘿多因气郁湿痰内生，随经络而行，留注于结喉，气血为之壅滞，聚而成形而成。治宜理气化痰，活血消瘿。

【现代研究】郁金有改善血液流变学及抗氧自由基损伤作用。昆布有抗凝、增强免疫功能、抗氧化、抗肿瘤作用。海藻有抗凝、增强免疫功能、抗感染、抗氧化、抗肿瘤作用。牡蛎具有增强免疫、镇静作用。桃仁有抗凝血和抗血栓形成、抗炎、抗肿瘤作用。红花有改善微循环、抗凝、增强免疫活性、抗炎、抗氧化及抗疲劳作用。当归有抗炎及抗损伤、抗肿瘤、增强机体免疫功能作用。丹参有增强体液免疫功能；还有抗肿瘤、抗氧化、抗炎、抗凝及抗血栓作用。三棱有抗凝和抗血栓形成、抑制自然杀伤（NK）细胞的活性和抑制 B 淋巴细胞转化功能、抗肿瘤作用。莪术有抗炎、抗血小板聚集和血栓形成、抗肿瘤作用。

【用方经验】许芝银在治疗肉瘿过程中，特别强调：①化痰破瘀为本，结合整体辨证。"肉瘿"患者或全身以肝郁不舒为主，证见易怒烦躁，胸闷抑郁；或以忧思伤脾为主，证见面黄乏力，纳谷不香。治疗时宜配以舒肝理气或健脾养血，使患者全身自觉症状改善，不仅增强服药治疗之信心，而且有助于化痰破瘀药力之发挥。②遣方用药，结合现代研究成果。中医学乃经验医学，宏观辨证是其特长，虽然数千年医疗实践证明，化痰破瘀法可以缩减甚至消除体内肿块，然而可重复性较差。故许芝银在遣方用药时，非常重视现代医学的最新成果。③喜用山慈菇，用量由小到大。山慈菇，其性味辛、寒，有小毒，具有化痰解毒、散结消肿的作用。现代药理研究表明，其有抗组织增生的作用，书载常用剂量为 3～6 g，但许芝银在临床上常根据患者的体质与病情先从常规量用起，逐渐加量，并久煎，一般用 10～20 g，少数患者用至 30 g，其促使腺瘤缩小作用明显。结合使用丹参、桃仁、红花等破瘀散结药物，及石见穿、白花蛇舌草、八月札等具有肿瘤抑制作用药物的联合应用，临床常可取得满意治疗效果。④疗效标准统一，配合心理疏导。疗效标准参照国家中医药管理局发布的《中医病证诊断疗效标准》，以 B 超检查为准，每月 1 次，记录腺瘤大小、形态，使患者能客观地了解疗效。另外，许芝银特别强调患者须有长期治疗的思想准备，一般中药治疗 3 个月起效，6 个月见效，1 年效果最为满意。若经治疗 3 个月，肿块无明显缩小，或伴有甲状腺功能亢进症或质地坚硬者，宜手术治疗。

第三节　瘿　痈

瘿痈是以急性发病，结喉两侧结块，肿胀，灼热，疼痛为主要表现的急性炎症性疾病。相当于西医的急性甲状腺炎。本病因肝郁胃热，风温、风火客于肺胃，积热上壅，灼津为痰，蕴阻经络，以致气血运行不畅，气血痰热凝滞，结于喉部而成。多见于中年

外科国医圣手时方

女性。发病前有上呼吸道感染史。颈部肿胀突然发生，寒战高热，甲状腺肿大，色红灼热，触痛，疼痛掣引耳后枕部，活动或吞咽时加重，严重者可有声嘶、气促、吞咽困难等。若化脓则胀痛跳痛，成脓后可出现波动感。

近年来亚急性甲状腺炎、慢性淋巴细胞性甲状腺炎的发病逐渐增多，而在中医外科疾病中没有相应的病名，故把亚急性甲状腺炎、慢性淋巴细胞性甲状腺炎的名医经验也放在本节论述。

急性甲状腺炎

普济消毒饮（程益春经验方）

【组成】柴胡 9 g，牛蒡子 9 g，连翘 15 g，僵蚕 9 g，薄荷 6 g，黄芩 9 g，黄连 6 g，玄参 15 g，马勃 9 g，桔梗 9 g，板蓝根 15 g，蒲公英 15 g，升麻 6 g，陈皮 9 g，甘草 3 g。

【功效】疏风清热，解毒化痰。

【主治】风火热毒，痰壅于颈之颈痛。症见寒战发热，颈前肿胀灼热，疼痛剧烈，掣及耳后枕部，吞咽时加重，二便正常，舌红苔黄，脉弦数。

【加减】病情轻者，可用银翘散加减。

【方解】本方所治之证因风火热毒，痰壅于颈致瘿痛之证。风热之邪，壅于上焦，故寒战发热，颈前肿胀灼热；热毒蕴蓄于少阳阳明不解，致疼痛剧烈，掣及耳后枕部。治宜疏风清热，解毒化痰。

方中柴胡、牛蒡子、连翘、薄荷、僵蚕疏风散热解毒；黄芩、黄连、板蓝根、玄参、马勃、升麻清热解毒，消肿止痛；陈皮理气而疏通壅滞；桔梗合升麻、柴胡挟诸药上达头面结喉，使药力直达病所，诸药合用，使风热散，毒邪去，肿消而病除。

【注意事项】病情轻者，可用银翘散加减，疏风清热，化痰消肿。

【现代研究】方中柴胡具有抗炎、解热、镇痛、增强免疫功能、抗菌、抗病毒作用。牛蒡子有增强免疫、抗病毒、抗菌、解热作用。连翘有抗细菌、抗病毒作用。僵蚕有抗凝、抑菌作用。薄荷有发汗解热、抗炎、抗菌及抗病毒作用。黄芩有抗微生物、双向调节免疫功能、抗血小板聚集和抗凝作用。黄连有抗微生物及抗病毒、解热、镇痛、抑制

血小板聚集、抗炎作用。玄参有解热、抗菌、抗炎作用。马勃有抗菌作用。桔梗有抗炎、镇痛、溶血作用。板蓝根有抗菌、抗病毒、抗内毒素、增强免疫作用。蒲公英有抗病原微生物、抗内毒素、增强免疫、抗氧自由基作用。升麻有解热、降温、镇痛、镇静、抗炎、增强免疫、抗菌、抗病毒作用。陈皮有祛痰、增强免疫功能、抗炎、抗氧化作用。甘草具有抗炎、镇痛、祛痰、解毒、抗氧化、增强免疫功能作用。

【用方经验】急性化脓性甲状腺炎多因化脓性细菌如葡萄球菌、链球菌、肺炎链球菌、大肠埃希菌等由血行或淋巴道、颈部邻近化脓性感染引起，本病属于中医学"瘿痈"范畴。《疡科心得集》："颈痈生于颈之两旁，多因风温痰热而发。"程益春认为除因风温为病外，热毒蕴蓄于少阳阳明不解亦为其重要病机，轻者散风清热，化痰消肿即效，可用银翘散加减；重者必须清热解毒，以普济消毒饮加减。

范新发经验方

【组成】金银花 20 g，玄参 20 g，当归 20 g，甘草 6 g，牛膝 20 g，瓜蒌 15 g，黄连 10 g，清半夏 10 g，薤白 10 g，桂枝 10 g，丹参 30 g，檀香 6 g，砂仁 6 g，厚朴 10 g，枳实 10 g，葶苈子 20 g，延胡索 10 g，牛蒡子 10 g，赤芍药 10 g，白芍药 10 g，茜草 20 g，首乌藤 30 g，水红花子 20 g。

【功效】清热养阴，宣痹通阳。

【主治】热毒壅盛，痹阻胸阳之瘿痈。症见结喉两侧结块，肿胀，色红灼热，触痛，疼痛掣引耳后枕部，活动或吞咽时加重，声音嘶哑，气促，吞咽困难。且颈部淋巴结肿

外
科
国
医
圣
手
时
方

痛，伴有胸闷气短，胸痛彻背、头晕、恶心、少寐，舌黯红，脉弦滑。

【方解】本方所治之证因风温、风火客于肺胃，或肝郁胃热，积热上壅，灼津为痰，蕴阻经络，以致气血运行不畅，热毒瘀结、凝滞于肺胃之外系，结于喉部而成瘿痛之证。治宜清热养阴，宣痹通阳。

方中金银花清热解毒，玄参滋阴凉血清热，二药共奏滋阴解毒功效，直击病本；当归养血活血、化瘀散结以治其标；甘草调和诸药。枳实薤白桂枝汤提振胸阳。牛蒡子利咽散结，解毒消肿；赤芍药、白芍药养阴和营；丹参饮化瘀行气止痛；善用茜草、水红花子，取其清热凉血。

【现代研究】方中金银花有抗病原微生物、抗毒、抗炎、增强免疫作用。玄参有解热、抗菌、抗炎、抗氧化。当归有抗炎镇痛及抗损伤、增强机体免疫功能作用。甘草具有抗炎、镇痛、祛痰、解毒、抗氧化、增强免疫功能作用。牛膝有镇痛、抗炎、活血、增强免疫作用。瓜蒌有增强免疫力、抑菌作用。黄连有抗微生物及抗病毒、解热、镇痛、抑制血小板聚集、抗炎作用。清半夏有祛痰作用。薤白有抗血小板聚集、抗氧化作用。桂枝有抗菌、抗病毒、解热、镇痛、镇静、抗炎、抗凝、改善微循环作用。丹参有增强体液免疫功能；还有抗氧化、抗炎、抗凝及抗血栓作用。檀香有抗菌及中枢镇静作用。砂仁有抗血小板聚集、镇痛作用。厚朴有抗病原微生物、抗炎、镇痛、抗凝、增强免疫作用。枳实有抗炎、抗血小板聚集、抗菌、抗病毒作用。延胡索有镇痛、催眠、镇静、安定、抗血小板聚集、提高学习能力及抗氧化作用。牛蒡子有增强免疫、抗肿瘤、抗突变、抗病毒、抗菌、解热作用。赤芍有抗血栓及抗血小板聚集，抗红细胞凝集及保护红细胞作用。白芍具有抗炎、镇痛、保肝、解毒、增强免疫力、抗病原微生物、中枢抑制作用。茜草有抗血小板聚集、升高白细胞作用。首乌藤有镇静、催眠、抗菌作用。水红花子有抗组胺、抗菌作用。

【用方经验】范新发临证多以经方辨证论治，但患者有时主诉较多，需要通过四诊合参，抓住反映疾病本质的临床表现对症治疗。治疗瘿痛常选用四妙勇安汤合枳实薤白桂枝汤、丹参饮加减。

亚急性甲状腺炎

亚急性甲状腺炎是以颈前肿块和疼痛为主要表现的疾病。本病病因尚未完全阐明，一般认为和病毒感染有关。发病前 1～2 周有上呼吸道感染史。本病多见于 30～40 岁女性。多数表现为甲状腺突然肿胀、发硬、吞咽困难及疼痛，并向患侧耳颞处放射。常始于甲状腺的一侧，很快向腺体其他部位扩展。患者可有发热，血沉增快。病程约为 3 个月，愈后甲状腺功能多不减退。病后 1 周内因部分滤泡破坏可表现基础代谢率略高，但甲状腺摄取^{131}I量显著降低，这种分离现象和泼尼松实验治疗有效有助于诊断。本病近年来逐渐增多，临床变化复杂，可有误诊及漏诊，且易复发，但多数患者可得到痊愈。

阳和汤化裁（陈如泉经验方）

【组成】熟地黄 30 g，炮姜 3 g，鹿角胶 10 g，麻黄 3 g，白芥子 15 g，赤芍 15 g，制乳香 10 g，制没药 10 g，郁金 10 g，延胡索 15 g，土贝母 15 g，生黄芪 24 g，生甘草 10 g。

【功效】温阳散寒，活血化瘀。

【主治】阳虚寒凝，痰血瘀滞型的瘿病。症见甲状腺结节，且质韧，有压痛及舌苔薄白，脉细缓。

【加减】病情明显缓解，局部疼痛已不明显，局部仍有结节，月经正常，舌苔薄白，脉缓。该处方为：熟地黄 30 g，炮姜 3 g，鹿角胶 10 g，肉桂 3 g，白芥子 12 g，山慈菇 15 g，郁金 10 g，夏枯草 15 g，橘叶

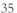

15 g，土贝母 15 g，黄芪 24 g，黄药子 10 g，王不留行 15 g，海浮石 20 g，猫爪草 20 g。

【方解】本方所治之证因多由素体阳虚，营血不足，寒凝湿滞，痹阻于肌肉、筋骨、血脉所致。治宜温阳散寒，活血化瘀。

方中重用熟地黄温补营血，填精益髓；配以血肉有情之品鹿角胶补肾助阳，生精补髓，两药相伍则温助阳气，补益精血之效更强；寒痰凝滞，非温通而不足以化，故配伍炮姜、肉桂等温热之品，温阳散寒而通利血脉，此即温阳之法，正如《外科证治全生集》所云："夫色之不明而散漫者，乃气血两虚也……治之之法，非麻黄不能开其腠理，非肉桂、炮姜不能解其寒凝……腠理一开，寒凝一解，气血乃行，毒亦随之消矣。"同时针对邪实之症，也兼用化瘀之法，用白芥子善消皮里膜外之痰，配伍乳香、没药、赤芍、郁金有行气通络止痛，活血化瘀之功，此则属化瘀之法。诸药相合，使全方共奏温阳补血，温经散寒，活血化瘀，通络止痛之效。

【现代研究】熟地黄能对异常的甲状腺素状态起到调节、还有补血作用。炮姜有有抗溃疡和止血作用。鹿角胶有补血、抗炎作用。麻黄有祛痰、解热、抗炎、抗病毒作用。白芥子有祛痰、抗炎作用。赤芍有抗血栓及抗血小板聚集，抗红细胞凝集及保护红细胞作用。乳香有抗炎、镇痛作用。没药有甲状腺素样、有抗炎、镇痛、退热、抗菌作用。郁金有改善血液流变学及抗氧自由基损伤作用。延胡索有镇痛、催眠、镇静和安定，抗血小板聚集作用，提高学习能力及抗氧化作用。土贝母有抗炎作用。黄芪有增强体液免疫、增强细胞免疫、抗氧化、抗炎、抗血栓、抗病毒、镇痛作用。甘草有抗炎、镇痛、祛痰、解毒、抗氧化、增强免疫功能作用。

【用方经验】陈如泉在临证时，不囿于疾病之病名，而能从纷繁复杂的证候中抓住主症，把握病机，秉承经书中"观其脉证，知犯何逆，随证治之"的宗旨，在强调辨证施治的同时，又能把辨病与辨证有机的结合起来，选用经方或时方随证加减化裁，"顺其法而不泥其方"，用药虽平淡，但辨证准确，配伍精当，且将温阳化瘀的治疗思想和方法贯穿于临证的始末，故常可取得奇效。

牛蒡解肌汤（许芝银经验方）

【组成】牛蒡子 10 g，防风 10 g，金银花 20 g，连翘 20 g，大青叶 20 g，板蓝根 20 g，荆芥 10 g，桔梗 10 g，生甘草 5 g。

【功效】疏风清热，消瘿散结。

【主治】外感风热所致之瘿病。症见发热，咽痛，随后自感颈前肿痛，并放射到下颌、咽喉、耳后，咀嚼、吞咽时加剧，舌红，苔黄，脉数。

【加减】有肝经郁热，口苦者加柴胡、黄芩；疼痛明显者加乳香；苔腻者选加陈皮、法夏、茯苓、胆南星。

【方解】本方所治之证因外感风热所致之瘿病，治宜疏风清热，消瘿散结。方中牛蒡子清利头目，解毒利咽，疏风散热；金银花、连翘疏散风热，清热解毒，避秽化浊；板蓝根、大青叶清热解毒；防风、荆芥疏风清热；桔梗、甘草宣肺止咳，清利咽喉，解毒。诸药合用，共奏疏风清热，消瘿散结之功。

【现代研究】牛蒡子有增强免疫、抗病毒、解热作用。防风有解热、降温、镇痛、镇静、抗炎、增强免疫、抗菌作用。金银花有抗病原微生物、抗毒、抗炎、增强免疫作用。连翘有抗病毒作用。大青叶有抗病原微生物、抗内毒素、抗氧化作用。板蓝根有抗病毒、抗内毒素、增强免疫作用。荆芥有解热、降温、镇静、镇痛、抗炎、抗氧化、抗微生物作用。桔梗有祛痰、抗炎、镇痛作用。甘草具有抗炎、镇痛、祛痰、解毒、抗氧化、增强免疫功能作用。

丹栀逍遥散（许芝银经验方）

【组成】柴胡 10 g，黄芩 10 g，栀子 20 g，牡丹皮 20 g，赤芍 20 g，生地黄 20 g，薄荷 10 g，当归 10 g，制乳香 10 g，生甘草 5 g。

【功效】疏肝清热，消瘿散结。

【主治】肝郁胃热所致之瘿病。症见颈前肿痛，伴有胸闷不舒，心悸，烦躁易怒，消谷善饥等症，舌红，苔黄，脉弦数。

【加减】肿块质硬者加穿山甲片、鬼箭羽；自汗者加碧桃干、糯稻根；心悸、手抖者加茯神、酸枣仁、龙齿；便结不通者加大黄、枳实。

【方解】本方所治之证因肝郁胃热所致之瘿病。治宜疏肝清热，消瘿散结。方中柴胡疏肝解郁，使肝气条达；当归甘苦温养血和血；佐以芍药、甘草柔肝缓急止痛；薄荷疏散郁遏之气，透达肝经郁热；牡丹皮、赤芍、生地黄、乳香清血中之伏火，黄芩、炒栀子善清肝热，并导热下行。诸药相合，疏肝清热，消瘿散结，使肝气条达，血行通畅，痛止而肿块亦除。

【现代研究】柴胡具有抗炎、解热、镇静、镇痛、增强免疫、抗病毒作用。黄芩有抗微生物、双向调节免疫功能、抗血小板聚集、抗凝、抗氧化作用。栀子有镇静、解热、抗菌、抗炎作用。牡丹皮有镇静、降温、解热、镇痛等中枢抑制、还有抗炎、抗菌作用。赤芍有抗血栓及抗血小板聚集，抗红细胞凝集及保护红细胞作用。生地黄有增强免疫功能、抗炎、抗真菌作用。薄荷有发汗解热及抗炎、抗病毒作用。当归有抗炎镇痛及抗损伤，增强机体免疫功能作用。乳香有抗炎、镇痛作用。甘草具有抗炎、镇痛、祛痰、解毒、抗氧化、增强免疫功能作用。

阳和汤化裁（许芝银经验方）

【组成】麻黄 10 g，制附片 5 g，肉桂 3 g，白芥子 10 g，鹿角片 10 g，党参 10 g，黄芪 10 g，赤芍 10 g，丹参 10 g，郁金 10 g，法半夏 10 g，茯苓 10 g，陈皮 5 g，徐长卿 20 g，甘草 5 g。

【功效】益气温阳，化痰破瘀。

【主治】阳虚寒凝，痰瘀阻络所致之瘿病。症见颈部肿块疼痛，伴面色少华，神疲乏力，形寒怕冷，舌质淡红，苔薄白，脉细。

【加减】甲状腺肿硬者，加三棱、莪术、穿山甲；伴有浮肿者，加淫羊藿、泽泻；腹胀纳呆者，加木香、陈皮；胸闷抑郁者加郁金、川楝子；性情急躁易怒者加柴胡、黄芩、

白芍；大便秘结者，加瓜蒌；甲状腺疼痛较甚者加白芷、炙乳香。

【方解】本方所治瘿病，因阳虚寒凝，痰瘀阻络所致。治宜益气温阳，化痰破瘀。

方中附片、肉桂温阳通腠，温补气血；党参、黄芪补益中气；丹参、赤芍、徐长卿活血化瘀，散结止痛；法半夏、茯苓、陈皮化痰散结，全方共凑益气温阳，化痰破瘀之效。

【注意事项】阳证，如红肿热痛或阴虚有热，或阴疽已经破溃等，均不宜使用。

【现代研究】麻黄有平喘、祛痰、镇咳、解热、抗炎、抗菌、抗病毒作用。附子有抗凝血、抗血栓形成、镇痛、镇静、麻醉、增强免疫作用。肉桂有增强消化功能、解痉、抗血小板聚集、增强免疫、抗氧化、抗炎、抗菌作用。白芥子有镇咳、祛痰、平喘、抗炎作用。鹿角片有增强免疫、抗炎作用。党参有增强机体应激能力、增强机体免疫、降低血液黏度作用。黄芪有增强体液免疫、增强细胞免疫、抗氧化、抗炎、抗血栓、抗病毒、镇痛作用。赤芍有抗血栓及抗血小板聚集，抗红细胞凝集及保护红细胞作用。丹参有增强体液免疫功能；还有抗氧化、抗炎、抗凝及抗血栓作用。郁金有改善血液流变学及抗氧自由基损伤作用。法半夏有镇吐、催吐、镇咳、祛痰作用。茯苓有增强免疫、抑菌作用。陈皮有增强消化功能、祛痰、平喘、增强免疫功能、抗炎、抗氧化作用。徐长卿有镇痛、镇静、解热、抗血小板聚集及抗血栓形成、抗炎、抗变态反应、增强免疫、抗菌作用。甘草具有抗炎、镇痛、祛痰、解毒、抗氧化、增强免疫功能作用。

【用方经验】许芝银认为本病的发病与外感风热及内伤七情有关。病初多由风热袭表所致，或肝郁胃热，病久则痰气瘀结，经络失养出现阳虚见证。在治疗上许芝银一般不主张用激素，但对于病情严重者可配合泼尼松治疗，剂量一般不超过每日 15 mg，用药时间一般不超过 3 周。中医治疗分 3 型：①外感风热型；②肝郁胃热型；③阳虚痰凝型。遵照此法此方治疗亚急性甲状腺炎，疗效颇为显著。

许芝银认为在应用阳和汤时一定要把握

好前提-阳虚阴寒证。临证阳虚或久病伤阳为其适应症。其次使用该方时应注意舌象、脉象、辨寒热、湿热之轻重，以决定用药之比例及药之加减。许芝银在临证中重视辨证和辨病相结合，以证统方，异病同治。他认为：阳和汤是标本兼治之法，既可调理全身阴阳偏盛偏衰，使甲状腺功能得以纠正，又可配合行气、活血、化痰、散瘿诸法使肿大者恢复正常。

银翘散化裁（袁占盈经验方）

【组成】牛蒡子12 g，金银花30 g，连翘20 g，竹叶10 g，豆豉6 g，桔梗10 g，薄荷10 g，荆芥穗10 g，厚朴10 g，半夏10 g，赤芍15 g，蒲公英30 g，紫草10 g，生姜3片，甘草6 g。

【功效】清热解毒凉血。

【主治】热毒蕴结、气血壅滞所致之瘿病。症见颈部疼痛，乏力，发热，纳寐欠佳，二便调，舌紫红有瘀点，苔黄腻，脉弦数。

【加减】热毒重咽痛重，可加蒲公英、马勃解毒利咽，紫草凉血解毒；若胸膈满闷可加菖蒲、藿香、佩兰芳香化浊；且可酌加疏肝活血、软坚散结之品如夏枯草、山慈菇、赤芍、牡丹皮、柴胡等药。

【方解】本病多因情志不舒，加之素体气虚，卫表不固，风热邪毒乘虚入侵，热毒蕴结、气血壅滞所致，久则成肝郁热蕴、痰气瘀结、瘿络瘀结而发病。治宜清热解毒凉血。温阳益气，化痰活血。

方中金银花、连翘疏散风热，清热解毒，避秽化浊；薄荷、牛蒡子清利头目，解毒利咽，疏风散热；豆豉、芥穗辛而不烈，温而不燥，助上药辛散透热；竹叶清上焦热；桔梗、甘草宣肺止咳，清利咽喉，解毒。诸药合用，共凑解毒清热之功。

【现代研究】现代药理研究证实：牛蒡子有增强免疫、抗病毒、解热作用。金银花有抗病原微生物、抗毒、抗炎、增强免疫作用。连翘有抗病毒作用。竹叶有抗氧化作用。豆豉有抗肿瘤作用。桔梗有祛痰、镇咳、抗炎、镇痛、溶血作用。薄荷有发汗解热及抗炎、

抗病毒作用。荆芥穗有解热和降温、镇静、镇痛、抗炎、抗氧化、抗微生物作用。厚朴有抗病原微生物、抗炎、镇痛、抗凝、增强免疫作用。半夏有镇吐、催吐、镇咳和祛痰作用。赤芍有抗血栓及抗血小板聚集，抗红细胞凝集及保护红细胞作用。蒲公英有抗病原微生物、抗内毒素、增强免疫、抗氧自由基作用。紫草有抗炎、抗微生物作用。生姜有镇痛、镇吐、抗炎消肿、抗氧化、抗微生物、抗血小板聚集作用。甘草具有抗炎、镇痛、祛痰、解毒、抗氧化、增强免疫功能作用。

实验研究证实：本方能促进大鼠足跖部汗腺分泌；能直接作用于热敏神经元，从而使正常动物体温下降，提示本方为一中枢解热药，方中所含多种药物均有抗病毒、退热功效。

【用方经验】袁占盈认为本病多因情志久郁不舒，加之素体气虚，卫表不固，风热邪毒乘虚入侵，热毒蕴结、气血壅滞所致，久则成肝郁热蕴、痰气瘀结、瘿络瘀滞等症，"热""毒""瘀"是其病机关键。虽临床兼症不一，但以发热、咽痛、腺体肿痛就医较多，而常用银翘散加减收益显著。

袁占盈根据多年临床经验，结合各家学说，将本病分为以下3型：①风热蕴结型。临床症状：一侧或双侧甲状腺肿痛，恶寒发热，咽痛头痛，颈项痛，舌苔薄黄，脉浮数。治宜疏风清热、凉血解毒，给予银翘散加减（金银花、连翘、薄荷、牛蒡子、淡豆豉、荆芥穗、桔梗、甘草）。②肝郁化火型。临床症状：一侧或双侧甲状腺肿痛，咽痛口苦，口干欲饮，心悸心烦，失眠多梦，多汗，急躁易怒，舌质红，苔黄，脉弦数。治宜疏肝解郁、理气泻火，给予丹栀逍遥散加减（牡丹皮、栀子、柴胡、当归、白芍、白术、茯苓、薄荷、煨姜、甘草）。③痰气瘀阻型。临床症状：一侧或双侧甲状腺肿，肿块质地坚韧，畏寒喜暖，乏力，纳呆，舌暗淡、微胖，边有齿痕、瘀点，苔白，脉沉细或细涩。治宜健脾化痰、活血散瘀，给予六君子汤（人参、白术、茯苓、炙甘草、陈皮、半夏）合血府逐瘀汤（桃仁、红花、当归、生地黄、川芎、

赤芍、牛膝、桔梗、柴胡、枳壳、甘草）加减。

消瘤丸（亓鲁光经验方）

【组成】玄参20 g，浙贝母15 g，夏枯草30 g，鸡内金10 g，牡丹皮15 g，山药30 g，赤芍10 g，忍冬藤30 g，桑枝10 g。

【功效】清火化痰，凉血化瘀，疏肝通络。

【主治】肝郁化火，灼津为痰，痰气瘀结所致瘿病。症见甲状腺肿大，质韧，压痛，多汗，怕热，纳差，夜寐欠佳，舌红苔少，脉细弦。

【加减】烦躁易怒、口干口苦者，酌加柴胡10 g、郁金10 g、栀子10 g以疏肝解郁、清肝泻火；失眠多梦者，酌加首乌藤30 g、炒酸枣仁15 g以养心安神；手颤明显者，加钩藤15 g、地龙10 g、白芍20 g，以熄风止痉；头昏眼花、视物模糊者，加桑叶20 g、菊花15 g、蔓荆子30 g以清利头目。

【方解】本方所治瘿病，因肝郁化火，灼津为痰，痰气瘀结所致。肝气郁结，肝郁化火，可见心悸、多汗、手颤、烦躁易怒、口干口苦、失眠、纳差、消瘦等症状，气机不利，痰瘀互结，发为瘿瘤。治宜清火化痰，凉血化瘀，疏肝通络。

方中玄参清热滋阴、凉血散结，浙贝母清热化痰，夏枯草散结消肿，牡丹皮、赤芍清热凉血、活血祛瘀止痛，忍冬藤、桑枝通络止痛，山药、鸡内金补脾养胃防诸药凉遏伤胃，牡丹皮、赤芍、桑枝、夏枯草四药共奏疏肝通络散瘀之功。全方合用，可使热除阴复、气机通利、痰化结散，使瘿瘤自消。

【现代研究】玄参有解热、抗菌、抗炎、抗氧化、保肝作用。浙贝母有镇咳、镇静、镇痛、抗炎、解痉、止泻作用。夏枯草有抗炎及免疫抑制、抗病毒作用。鸡内金有增强胃肠功能。牡丹皮有镇静、降温、解热、镇痛等中枢抑制、抗炎、抗菌作用。山药有增强免疫、抗氧化作用。赤芍有抗血栓及抗血小板聚集，抗红细胞凝集及保护红细胞，保肝作用。忍冬藤有抗菌、消炎、解痉作用。

桑枝有提高免疫和抗炎作用。

【用方经验】亓鲁光认为亚急性甲状腺炎不离火、痰、瘀，与肝气郁结密切相关，临床上应以清火化痰、凉血化瘀、疏肝通络为治则。同时，指出在本病的治疗中，勿忘健脾益胃。《金匮要略》："上工治未病……夫治未病者，见肝之病，知肝传脾，当先实脾。"故在治肝的同时不忘实脾，且苦寒之药多凉遏伤胃，因此在治疗本病时常加入少许健脾益胃药。

陈如泉经验方

【组成】柴胡10 g，黄芩10 g，郁金12 g，赤芍10 g，牡丹皮10 g，蒲公英24 g，板蓝根15 g。

【功效】肝郁热结，气滞血瘀。

【主治】疏肝泻热，化痰活血型的瘿病。症见甲状腺肿大、疼痛、触痛、质硬，伴发热、乏力、食欲不振，舌质暗红，苔薄黄，脉弦细。

【加减】病情疼痛显著者，加延胡索15 g、忍冬藤10 g，或加川楝子10 g，或将蒲公英24 g改为紫背天葵15 g；痰阻明显者，加瓜蒌皮15 g、浙贝母15 g；热甚伤津者，加天花粉12 g，茯苓15 g。合并甲状腺结节者，加三棱、莪术各12 g，制乳没、橘核各15 g，生甘草6 g。

【方解】本方所治之瘿病多因情志不舒，肝郁化火，灼津成痰，痰热互结，积于颈部，复感受风寒或风热之邪，郁而化热，上犯颈咽；或热毒直接侵犯颈咽而发病。热邪郁久，灼伤阴液，煎津为痰，热毒痰凝结于颈咽则出现甲状腺肿大疼痛、咽痛、低热。治宜疏肝泻热，化痰活血。

方中柴胡疏肝解郁、与黄芩共行疏散邪热之用；郁金活血行气止痛，解郁清心；赤芍善走血分，清肝火，具有清热凉血、散瘀止痛之用；牡丹皮清热凉血，活血散瘀；蒲公英、板蓝根清热解毒兼利咽喉；且柴胡、郁金、赤芍、牡丹皮、蒲公英皆归肝经，黄芩归胆经，表里相和，全方共奏疏肝泻热、化痰活血之功。

外科国医圣手时方

【注意事项】服本方同时，服用泼尼松每日5 mg。半个月后，疼痛明显减轻，原方去蒲公英、牡丹皮、板蓝根，加制乳没10 g，制香附10 g，生黄芪24 g，并将泼尼松减至每日2.5 mg，15日后复诊，血沉恢复正常。停服泼尼松后1周，偶有颈部轻微不适，但甲状腺功能正常，再以上方加桔梗10 g，7剂而愈。

【现代研究】柴胡具有抗炎、解热、镇静、镇痛、保护肝脏、增强免疫、抑制胃酸分泌作、抗病毒作用。黄芩有抗微生物、双向调节免疫功能、抗血小板聚集和抗凝、抗氧化作用。郁金对肝损害具有保护作用，有改善血液流变学及抗氧自由基损伤作用。赤芍有抗血栓及抗血小板聚集，抗红细胞凝集及保护红细胞，保肝作用。牡丹皮有镇静、降温、解热、镇痛中枢抑制，还有抗炎、抗溃疡、抑制胃酸分泌及抗菌作用。蒲公英有抗病原微生物、抗内毒素、抗胃溃疡、利胆及保肝、增强免疫、抗氧自由基作用。板蓝根有抗菌、抗病毒、抗内毒素、增强免疫作用。

【用方经验】西医常用肾上腺皮质激素治疗，虽见效快，但疗程长，减药过程中容易反复，而长期使用激素治疗不仅副作用较多，还可诱发高血压、糖尿病、结核病、消化道溃疡等疾病。故对于亚急性甲状腺炎病机为肝郁热结，气滞血瘀的患者，陈如泉认为在常规西药治疗基础上，采用疏肝泻热、化痰活血的中西医结合疗法。

蔡炳勤经验方

【组成】柴胡20 g，黄芩15 g，法半夏15 g，夏枯草15 g，连翘15 g，野菊花15 g，海蛤壳15 g，生姜10 g，露蜂房10 g，牡丹皮10 g，浙贝母10 g，玄参10 g，薄荷（后下）5 g。

【功效】清热化痰，活血散结。

【主治】痰瘀化火所致瘿病。症见颈前肿物，局部疼痛，肤温不高，无红，右耳后放射痛，发热，恶寒，口苦，咽干，胃纳、睡眠差，小便黄，大便可，舌红苔白，脉弦。

【加减】服后大热已去，颈前疼痛缓解。患者觉咽部不适，大便结，守前方加用牛蒡子10 g。心慌，睡眠欠佳，前方加用牡蛎、浮小麦以平肝潜阳、镇心安神。

【方解】本方所治之瘿病多因气郁、痰湿、瘀血留注于任脉、督脉汇集于喉，聚而成形。痰邪可郁久而化火，痰火互结，临床除颈部包块外，可见发热、疼痛、咽痛、脉滑数等症。治宜清热化痰，活血散结。

方中柴胡疏肝解郁，与黄芩合用清少阳经之热；法半夏化痰散结；夏枯草、连翘、野菊花清热散结；露蜂房祛风止痛，功毒消肿；海蛤壳、浙贝母清热化痰软坚；牡丹皮清热凉血，活血散瘀；玄参养阴清热散结；薄荷清热利咽；生姜解半夏之毒。全方共奏清热化痰，活血散结之功。

【现代研究】柴胡具有抗炎、解热、镇静、镇痛、增强免疫、抗病毒作用。黄芩有抗微生物、双向调节免疫功能、抗血小板聚集、抗凝、抗氧化作用。半夏有镇吐、催吐、镇咳和祛痰作用。夏枯草有抗炎及免疫抑制、抗病毒作用。连翘有抗病毒作用。野菊花有抗菌、解热、增强免疫、抗氧化作用。生姜有促进消化液分泌、促进食欲、镇痛、镇吐、抗炎消肿、抗氧化、抗微生物、抗血小板聚集作用。露蜂房有抗炎、镇痛、降温作用。牡丹皮有镇静、降温、解热、镇痛中枢抑制、还有抗炎、抗菌作用。浙贝母有镇静、镇痛、抗炎、抗腹泻作用。玄参有解热、抗菌、抗炎、抗氧化作用。薄荷有发汗解热及抗炎、解痉、抗病毒作用。

【用方经验】蔡炳勤认为，对于甲状腺疾病即瘿病的辨证治疗，需整体与局部表现相结合，这才是真正意义上的整体观。具体到本例患者，局部症状就是颈部肿物、疼痛，这是痰瘀化火之象，宜清热化痰、活血化瘀散结；整体表现为往来寒热、口苦、咽干、脉弦，此为少阳经证，《伤寒论》云"但见一症，不必悉具"，治需和解少阳。整体、局部相结合，从局部的病位、经络辨证入手，颈前之位乃少阳、阳明所系，颈部肿物伴疼痛，同时出现耳后疼痛，这实为少阳之病；故可豁然开朗，一切尽从少阳论治，选用小柴胡汤为主方，并加用清热化痰散结之品。对症下药，病方可愈。

丁学屏经验方

【组成】冬桑叶9 g，牡丹皮6 g，夏枯草12 g，青蒿15 g，炒子芩4.5 g，法半夏9 g，小青皮6 g，新会皮6 g，茯苓15 g，紫草12 g，蒲公英12 g，马勃（包）5 g，玄参15 g，瓜蒌15 g，浙贝母15 g，白芥子9 g，天花粉30 g。

【功效】清泄厥少，蠲化痰浊。

【主治】厥少气火，砾液成痰所致瘿病。症见甲状腺弥漫性肿大，伴烦躁易怒，大便多解，成形，易出汗，心悸、胸闷、手抖，舌质红，苔黄燥，脉弦滑且数。

【方解】本方所治之瘿病多因患者劳倦过度，正气受损，藩篱不固，则易感外邪。风热疫毒外袭，引动肝胆伏热，煎熬津液变成痰浊，阻于少阳阳明经络，发为瘿瘤。邪留少阳气分，致身热起伏。舌边尖红，苔黄腻，脉弦滑数。治宜清泄厥少，蠲化痰浊。

方中桑叶、牡丹皮、夏枯草、青蒿、茯苓等清胆利湿，和胃化痰；陈皮、青皮、半夏、浙贝母、白芥子化痰软坚；马勃、蒲公英、浙贝母、玄参、黄芩、紫草清热解毒、消肿散结。天花粉益气养阴。

【现代研究】桑叶有抗炎、增强免疫、抗凝、抗菌作用。牡丹皮有镇静、降温、解热、镇痛等中枢抑制、还有抗炎、抗溃疡、抑制胃酸分泌及抗菌作用。夏枯草有抗炎及免疫抑制、抗病毒作用。青蒿有抗病毒、增强免疫、解热作用。黄芩有抗微生物、双向调节免疫功能、抗血小板聚集和抗凝、抗氧化作用。法半夏有镇吐、催吐、镇咳和祛痰作用。青皮对正常及四氯化碳肝损伤大鼠均有促进胆汁分泌，提高胆汁流量，保护肝细胞功能的作用。还有抗血小板聚集及血栓形成作用。陈皮有增强消化功能、保肝、祛痰、增强免疫、抗炎、抗氧化作用。茯苓有预防胃溃疡、防止肝损伤、增强免疫、抑菌作用。紫草有抗炎、抗微生物作用。蒲公英有抗病原微生物、抗内毒素、抗胃溃疡、利胆及保肝、增

强免疫、抗氧自由基作用。马勃有抗菌作用。玄参有解热、抗菌、抗炎、抗氧化、保肝作用。瓜蒌有增强免疫力、抑菌作用。浙贝母有镇静、镇痛、抗炎、解痉、抗腹泻作用。白芥子有镇咳、祛痰、抗炎作用。天花粉有抗病毒作用。

【用方经验】丁学屏常用桑叶、牡丹皮、夏枯草、青蒿等；治湿病以少阳阳明为出路；寒热起伏；热多寒少者；常用《通俗伤寒论》蒿芩清胆汤治疗。常用青蒿、黄芩、半夏、陈皮、茯苓等。有痰浊之症，常用青陈皮、半夏、浙贝母、白芥子等；清热解毒、消肿散结常用马勃、夏枯草、浙贝母、玄参等。亚急性甲状腺炎为病毒感染所致；常加用马勃、蒲公英、紫草等清热解毒。

冯建华经验方 1

【组成】金银花30 g，连翘15 g，板蓝根20 g，蒲公英30 g，牛蒡子10 g，薄荷9 g，芦根30 g，杏仁（炒）10 g，桔梗12 g，竹叶9 g，甘草6 g。

【功效】疏风清热，辛凉解表。

【主治】风温犯表所致瘿病。症见甲状腺弥漫性肿大、疼痛，伴发热、微恶风寒，咽干而痛，口渴喜冷饮，咳嗽，痰黏而少，头痛，周身酸楚，倦怠乏力，舌红、苔薄黄，脉浮数。

【加减】无汗加荆芥、防风；高热不退、舌红、苔黄、便秘加石膏、黄芩、知母、大黄；口渴、咽干痛甚加玄参、生地黄、麦冬、赤芍；甲状腺肿痛加玄参、浙贝母、全蝎、牡丹皮、赤芍、皂角刺。

【方解】本方所治之瘿病多因风温之邪侵入肺卫，致卫表不和，肺失宣肃而见发热、恶寒、咳嗽、咽喉肿痛、汗出、头痛、周身酸楚。风温夹毒结毒，壅滞于颈前，则见瘿肿而痛。治宜疏风清热，辛凉解表。

方中金银花、连翘疏散风热，清热解毒，避秽化浊；薄荷、牛蒡子清利头目，解毒利咽，疏风散热；蒲公英清热解毒；芦根清热生津，防解毒药物伤阴；竹叶清上焦热；炒杏仁下气止咳；桔梗、甘草宣肺止咳，清利

外科国医圣手时方

咽喉，解毒。诸药合用，共凑疏风清热解毒之功。

【现代研究】金银花有抗病原微生物、抗毒、抗炎、增强免疫作用。连翘有抗病毒作用。板蓝根有抗病毒、抗内毒素、增强免疫作用。蒲公英有抗病原微生物、抗内毒素、增强免疫作用。牛蒡子有增强免疫、抗病毒、解热作用。薄荷有发汗解热及抗炎、抗病毒作用。芦根有免疫促进作用。杏仁有止咳平喘、润肠通便、抗炎、镇痛、增强免疫作用。桔梗有抗炎、有镇痛、溶血作用。竹叶有抗氧化作用。甘草有抗炎、镇痛、解毒、抗氧化、增强免疫功能及抗肿瘤作用。

冯建华经验方 2

【组成】牛蒡子15 g，黄连12 g，板蓝根30 g，蒲公英15 g，石膏30 g，连翘15 g，生地黄30 g，牡丹皮9 g，玄参15 g，薄荷9 g，栀子9 g，石斛15 g，夏枯草20 g，桔梗12 g，竹叶9 g，浙贝母12 g，马勃10 g，全蝎9 g，甘草9 g。

【功效】清热解毒，散结消瘿。

【主治】热毒炽盛所致瘿病。症见高热不退，汗出而热不解，恶寒甚或寒战，头身疼痛，咳嗽，吐黄黏痰，咽喉肿痛，吞咽困难，颈前肿痛，转侧不利，口渴喜饮，舌红或红绛、少津、苔黄或黄燥，脉弦而数。

【方解】本方所治之瘿病多因疫毒之邪侵入，而见高热不退，汗出而热不解，恶寒甚或寒战，头身疼痛，咳嗽，吐黄黏痰。疫毒夹痰结毒，壅滞于颈前，结聚日久以致气血阻滞而不畅，痰瘀毒邪互结，则见瘿肿坚硬而痛。治宜清热解毒，散结消瘿。

【现代研究】牛蒡子有增强免疫、抗病毒、解热作用。黄连有抗微生物及抗病毒、解热、镇痛、抑制血小板聚集、抗炎作用。板蓝根有抗病毒、抗内毒素、增强免疫作用。蒲公英有抗病原微生物、抗内毒素、增强免疫、抗氧自由基作用。石膏有解渴、消炎、镇痛、增强免疫作用，还有缩短血凝时间作用。连翘有抗病毒作用。生地黄有增强免疫功能、抗炎、抗真菌作用。牡丹皮有镇静、

降温、解热、镇痛等中枢抑制，还有抗炎、抗菌作用。玄参有解热、抗菌、抗炎、抗氧化作用。薄荷有发汗解热及抗炎、抗病毒作用。栀子有镇静、解热、抗菌、抗炎作用。石斛有增强免疫、抗凝作用。夏枯草有抗炎及免疫抑制、抗病毒作用。桔梗有祛痰、抗炎、镇痛、溶血作用。竹叶有抗氧化作用。浙贝母有镇静、镇痛、抗炎、解痉、抗腹泻作用。马勃有抗菌作用。全蝎有镇痛、镇静、抗血栓形成作用。甘草具有抗炎、镇痛、祛痰、解毒、抗氧化、增强免疫功能作用。

冯建华经验方 3

【组成】当归15 g，川芎12 g，白芍12 g，柴胡12～15 g，牛蒡子10 g，连翘15 g，生地黄15 g，黄连9 g，龙胆9 g，薄荷9，栀子9 g，天花粉30 g，玄参15 g，夏枯草20 g，白蒺藜12 g，浙贝母12 g，龙骨30 g，牡蛎30 g，甘草9 g。

【功效】疏肝清热，化痰消肿。

【主治】肝郁化火所致瘿病。症见颈前肿痛，结块较硬，咽喉干痛，咳嗽痰少，心悸心烦，失眠多梦，头目眩晕，双手细颤，遇恼怒而诸症加重，大便或干，舌红少苔或苔薄黄，脉弦数。

【方解】本方所治之瘿病多因情志内伤，肝气郁结，气郁化火所致。肝火上炎，扰乱心神，可见心悸、心烦、失眠。肝阳上亢，肝风内动可见双手颤抖、急躁易怒等。治宜清热解毒，散结消瘿。

【现代研究】当归有护肝利胆、抗炎镇痛及抗损伤、增强机体免疫功能、抗心律失常作用。川芎能促进动脉微循环，对血小板凝聚具有解聚作用。川芎挥发油、水煎剂有镇静作用。白芍具有抗炎、镇痛、保肝、解毒、增强免疫力、抗病原微生物、中枢抑制作用。柴胡具有抗炎、有解热、镇静、镇痛、有肝脏保护、增强免疫、抑制胃酸分泌、抗病毒作用。牛蒡子有增强免疫、抗病毒、解热作用。连翘有抗病毒、抗肝损害作用。生地黄有增强免疫功能、抗炎、抗真菌、保护胃黏膜作用。黄连有抗病毒、抗心律失常、解热、

镇痛、抑制血小板聚集、抗炎、保护胃黏膜作用。龙胆有保肝、利胆、健胃、抗炎、镇静、镇痛作用。薄荷有发汗解热及抗炎、保肝利胆、抗病毒作用。栀子有保护肝细胞、保护肝损伤；促进胆汁及胰腺分泌，增强胰腺抗病能力；抑制胃酸分泌；镇静、解热、泻下、抗菌、抗炎作用。天花粉有抗病毒作用。玄参有解热、抗菌、抗炎、抗氧化、保肝作用。夏枯草有抗心律失常、抗炎及免疫抑制、抗病毒作用。浙贝母有镇静、镇痛、抗炎、解痉、抗腹泻作用。龙骨有增强免疫和促进损伤组织修复、镇静作用。牡蛎具有增强免疫、镇静、抗实验性胃溃疡作用。甘草具有保肝、抗炎、镇痛、祛痰、解毒、抗氧化、增强免疫功能作用。

冯建华经验方4

【组成】黄芪30 g，麦冬30 g，青果9 g，党参15～20 g，胖大海10 g，玄参15 g，白芍10 g，五味子9 g，茯苓15 g，当归15 g，海藻30 g，昆布30 g，夏枯草20 g，牡蛎30 g，山慈菇12 g，浙贝母12 g。

【功效】益气养阴，通络散结。

【主治】气阴两虚所致瘿病。症见咽干或声音嘶哑，干咳，气短，瘿肿坚硬、触痛，倦怠乏力，自汗，舌淡红、苔薄，脉细或细数。

【方解】本方所治之瘿病多见于瘿病反复不愈，病程日久者，出现气阴两虚之证，如咽干或声音嘶哑，干咳，气短，倦怠乏力，自汗等症。治宜益气养阴，通络散结。

方中黄芪、党参、茯苓健脾益气；青果、胖大海解毒生津；白芍、五味子敛阴收汗；当归活血散结；夏枯草解毒散结；玄参、浙贝母滋阴散结；麦冬养阴生津；牡蛎、海藻、昆布软坚散结；山慈菇化痰散结。全方共奏益气养阴，通络散结之功。

【现代研究】黄芪有增强体液免疫、增强细胞免疫、抗氧化、抗炎、抗血栓、抗病毒、镇痛作用。麦冬有增强免疫、抗菌作用。党参有增强机体应激能力；增强机体免疫功能；降低血液黏度作用。胖大海有泻下、杀菌作用。玄参有解热、抗菌、抗炎、抗氧化作用。白芍具有抗炎、镇痛、解毒、增强免疫力、抗病原微生物作用。五味子有镇咳和祛痰、增强免疫及抗菌、抗氧化作用。茯苓有增强免疫、抑菌作用。当归有抗炎镇痛及抗损伤、增强机体免疫功能作用。海藻有抗凝、增强免疫功能、抗氧化、抗肿瘤作用。昆布有抗凝、增强免疫功能、镇痛、抗氧化、抗肿瘤作用。夏枯草有抗炎及免疫抑制、抗病毒作用。牡蛎具有增强免疫、镇静作用。浙贝母有镇静、镇痛作用。

冯建华经验方5

【组成】黄芪30 g，干姜9 g，桂枝9 g，(熟)附子9 g，白术30 g，山药15 g，茯苓30 g，茯苓皮30 g，泽泻9 g，山茱萸12 g，鹿角胶15 g，五味子9 g，熟地黄15 g，当归15 g，丹参30 g，炙甘草9 g。

【功效】健脾益气，温肾助阳。

【主治】脾肾阳虚所致瘿病。症见瘿肿痛减，或只肿不痛，倦怠乏力，喜静多寐，声音低沉，懒言，畏寒肢冷，食纳减少，毛发干枯或稀疏，肢体虚浮，性欲减退，女子月经稀少或闭经，男子阳痿，舌体胖大质淡、苔薄或薄腻，脉沉细。

【方解】本方所治之瘿病多用于瘿病反复不愈，病程日久者，出现阴盛阳衰之证，如怕冷、神疲懒动、多寐、声低懒言、虚浮等症。治宜健脾益气，温肾助阳。

方中黄芪、白术、山药、茯苓健脾益气渗湿；干姜、桂枝、附子、温补肾阳；茯苓皮、泽泻泄肾中水邪；熟地黄、山茱萸补益肾阴而摄精气；鹿角胶补血益精；五味子益气补肾；当归、丹参活血散结；甘草调和诸药。诸药合用，共成健脾益气，温肾助阳之功。

【现代研究】黄芪有增强体液免疫、增强细胞免疫、抗氧化、抗炎、抗血栓、抗病毒、镇痛作用。干姜有镇静、镇痛、抗炎、抗凝血、镇呕、抗缺氧作用。桂枝有抗病毒、解热、镇痛、镇静、抗炎、抗凝、改善微循环作用。附子有抗凝血和抗血栓形成、镇痛、镇静、麻醉、增强免疫作用。白术有增强消化功能；增强免疫功能；抗氧化、还有镇静、抑菌、抗凝血作用。山药有增强免疫、抗氧化作用。茯苓有增强免疫、抑菌作用。泽泻有抑菌作用。山茱萸有增强免疫、抗炎、抗血小板聚集、抗疲劳作用。鹿角胶有补血、抗炎作用。五味子有祛痰、增强免疫及抗菌、抗氧化作用。熟地黄有能对异常的甲状腺素状态起到调节、还有补血作用。当归有抗炎镇痛及抗损伤、增强机体免疫功能作用。丹参有增强体液免疫功能作用；还有抗氧化、抗炎、抗凝及抗血栓作用。甘草具有抗炎、镇痛、祛痰、解毒、抗氧化、增强免疫功能作用。

【用方经验】冯建华的处方用药有以下几个方面的独到之处：①在疾病初期治疗偏表以清热解毒、利咽散肿为主；疾病中期治疗侧重理气解郁、化痰散结；疾病后期则以调整气血阴阳平衡为侧重，往往临床症状改善明显。②重视验方和成药的运用。冯建华认为，除了汤剂外，应该辅以验方和成药，才能取得更好的临床疗效。如临证时根据患者的证型和病情需要，应用消瘰丸解毒散结、丹栀逍遥丸疏肝理脾兼清郁热。③擅长内治与外治相结合，如在用内服药治疗的同时，常配合外治方法以增强消瘿散结之功，以如意金黄散、大青膏、消瘿膏等外敷于肿大的甲状腺处。

在亚急性甲状腺炎整个疾病发展过程中，由于风温疫毒壅肺，肺气失宣，炼液为痰；情志郁结，气滞络阻，瘀血阻滞，故痰瘀交阻可出现在疾病的任何一型中。临床可表现为：颈前肿痛，颈前或颌下淋巴结肿大，甚至瘿肿坚硬不消，苔腻，脉滑等。在治疗中可适当加入化痰活血散结的药物，如牛蒡子、连翘、蒲公英、桔梗、半夏、夏枯草、海藻、浙贝母、玄参、牡蛎、皂角刺、山慈菇、赤芍、桃仁、红花、牡丹皮等。

龟山香草合剂（裴正学经验方）

【组成】党参 15 g，黄芪 30 g，生地黄 12 g，丹参 10 g，何首乌 10 g，金银花 15 g，连翘 15 g，蒲公英 15 g，败酱草 15 g，龟甲 15 g，鳖甲 15 g，夏枯草 10 g，香附 6 g，白芍 15 g，山药 10 g，甘草 6 g。

【功效】益气养血，清热解毒，软坚散结。

【主治】肝郁化火，气滞血瘀所致瘿病。症见甲状腺肿大、疼痛、触痛、质硬，伴发热、乏力、食欲不振。

【加减】热毒重者加重金银花、连翘、蒲公英、败酱草之用量；肿胀明显者加重龟甲、鳖甲、夏枯草之用量；正气虚甚加重黄芪、生地黄、白芍、丹参之用量；疼痛甚时加延胡索、川楝子、制乳香、制没药；伴明显外感证候时加用麻黄桂枝合剂；咽干、咽痛时加用裴氏养阴清肺汤；甲状腺肿痛明显者加用五味消毒饮；全身关节疼痛者用复方桑枝汤。

【方解】本方所治之瘿病多因正气虚损，加之风邪外犯，入里化热，久病入络所致。正气虚损，热毒乃犯，咽颈部随之而疼痛，久则气滞血瘀甲状腺肿大。肝郁则化火，与外热相合，煎熬津液，则见阴虚火旺之证。治宜益气养血，清热解毒，软坚散结。

方中党参补脾气，黄芪固肺气，以生地黄、丹参、何首乌养血补血、扶正以固其本。其中生地黄兼有清热之功，以防内火伤阴。金银花、连翘、蒲公英、败酱草清热解毒；龟甲、鳖甲、夏枯草软坚散结以治其标。香附行气，白芍养阴，山药健脾而养阴，以防诸药之寒燥而伤脾，方用甘草调和诸药，从而形成了治疗亚急性甲状腺炎的有效方药。

【现代研究】党参有增强机体应激能力、增强机体免疫功能、降低血液黏度作用。黄芪有增强体液免疫、增强细胞免疫、抗氧化、抗炎、抗血栓、抗病毒、镇痛作用。生地黄有增强免疫功能、抗炎作用。丹参有增强体液免疫功能；还有抗氧化、抗炎、抗凝及抗血栓作用。何首乌有增强免疫、有抗炎、镇痛作用。金银花有抗病原微生物、抗毒、抗炎、增强免疫作用。连翘有抗病毒作用。蒲公英有抗病原微生物、抗内毒素、增强免疫作用。败酱草有镇静、抗病毒、升白细胞作用。鳖甲有补血、增强免疫作用。龟甲有增强细胞及体液免疫功能作用。夏枯草有抗炎及免疫抑制、抗病毒作用。白芍具有抗炎、镇痛、解毒、增强免疫力、抗病原微生物作用。山药有增强免疫、抗氧化作用。甘草具有抗炎、镇痛、解毒、抗氧化、增强免疫功能及抗肿瘤作用。

【用方经验】裴正学在对亚急性甲状腺的治疗过程中坚持"西医诊断，中医辨证，中药为主，西药为辅"的中西医结合学术观点。亚急性甲状腺炎初期合并感染以抗生素治疗为首选。裴正学认为抗生素的应用在控制感染方面，应辅佐中药疗法。亚急性甲状腺炎之治疗西医除使用糖皮质激素外别无良法。中医治疗本病以益气养血固其本，清热解毒、软坚散结以治其标。裴正学创龟山香草合剂加减取得了显著疗效，不仅短期疗效显著，远期疗效也较可靠，克服了现代西医激素治疗本病复发率高的不足。

魏子孝经验方

【组成】金银花 15 g，连翘 12 g，板蓝根 30 g，蒲公英 15 g，煅牡蛎 30 g，土贝母 15 g，玄参 15 g，法半夏 12 g，莪术 10 g，葛根 15 g，石菖蒲 15 g，远志 10 g，煅龙骨 30 g，白花蛇舌草 30 g。

【功效】清热解毒，利咽散结。

【主治】风火热毒夹痰、夹瘀所致瘿病。症见低热、咽痛、甲状腺肿痛，伴见后枕部疼痛，心慌，耳鸣，月经稀发，眠差，大便偏干，舌边齿痕，略暗红，舌苔薄黄微腻，脉弦细稍数。

【加减】伴发热、体温较高者，魏老师一般仿银翘白虎汤，酌加生石膏、知母；长期低热，加青蒿、鳖甲；舌苔厚腻，加厚朴、苏叶；甲状腺疼痛明显，可加延胡索（冲服）、虎杖。

【方解】本方所治之证因风火热毒夹痰、夹瘀所致，发病初期常外感风热，加之情志失调，肝气郁结化火，逼迫气血上行，火热灼津为痰、为瘀血，故发为发热、恶寒、颈前肿痛、咽痛等风火热毒为主，夹痰、夹瘀表现。治宜清热解毒，利咽散结。

方中金银花、连翘疏散风热，清热解毒，避秽化浊；板蓝根、玄参解毒利咽；蒲公英、白花蛇舌草、土贝母解毒散结；莪术破血散结软坚；法半夏化痰散结、石菖蒲避秽化浊、清心；葛根生津，防苦寒之品伤阴；远志、煅龙骨、煅牡蛎安神定志。

【现代研究】金银花有抗病原微生物、抗毒、抗炎作用。连翘有抗病毒作用。板蓝根有抗病毒、抗内毒素、增强免疫作用。蒲公英有抗病原微生物、抗内毒素、增强免疫作用。白花蛇舌草有增强免疫、抗氧化作用。土贝母有抗炎作用。玄参有解热、抗菌、抗炎、抗氧化作用。法半夏有镇咳和祛痰作用。莪术有抗菌、抗炎、抗血小板聚集和血栓形成作用。葛根有抑制血小板聚集、抗氧化作用。石菖蒲有镇静、安神、促进学习、提高记忆、抗心律失常、抑菌作用。远志有镇静、催眠、抑菌及促进体力和智力作用。龙骨有增强免疫和促进损伤组织修复、镇静作用。牡蛎具有增强免疫、镇静作用。

【用方经验】亚急性甲状腺炎以短暂疼痛的破坏性甲状腺组织损伤伴全身炎症反应为特征，常在病毒感染后 1～3 周发病，多有上呼吸道感染病史，咽痛、甲状腺肿有疼痛或压痛。可伴有发热、头痛、乏力、饮食不振等上呼吸道感染前驱症状。与甲状腺功能变化的临床表现有：发病初期可有一过性甲状腺功能亢进症，但随着病情的进展可能会出现甲状腺功能减退症或亚临床甲状腺功能减退症，多数患者短时间甲状腺功能恢复，少数成为永久性甲状腺功能减退症。魏老认为疾病初期清热解毒、利咽散结为先；伴见暂时性甲状腺功能亢进症，治疗分标本先后；甲状腺功能减退症阶段益气温阳为主；甲状腺肿大（甲状腺功能恢复阶段）宜行气解郁、健脾化痰。

姜兆俊经验方 1

【组成】柴胡 9 g，夏枯草 12 g，连翘 15 g，蒲公英 30 g，浙贝母 9 g，金银花 30 g，雷公藤 9 g，赤芍 12 g，白芍 12 g，虎杖 12 g，生牡蛎 18 g，僵蚕 9 g，全蝎 6 g，生甘草 6 g，板蓝根 15 g，山慈菇 6 g。

外科国医圣手时方

外科国医圣手时方

【功效】疏肝清热，解毒散结。

【主治】热毒内结所致瘿病。症见双侧甲状腺弥漫性肿大，以左侧明显，质硬韧，压痛明显，边界不清，随吞咽上下移动，伴咽部不适、疼痛，发热，苔白厚腻，脉细弦。

【加减】服药后，颈前疼痛明显减轻，体温降至正常，但甲状腺时有肿大，压痛，以上方去赤芍、白芍、生甘草，加黄连 6 g、海藻 15 g、昆布 21 g、丹参 15 g、威灵仙 15 g，以加强活血通络，化痰散结作用。

【方解】本方所治之证因肝郁胃热、外感风热、热毒循经上攻致热毒郁结所致。治宜疏肝清热，解毒散结。

方中虎杖微苦酸平，善于祛风胜湿，清热解毒；雷公藤苦寒大毒，能祛风除湿，消肿止痛，以毒攻毒，可用于疔疮热毒；余药共奏疏肝清热，解毒散结之功。

【现代研究】柴胡具有抗炎、有解热、镇静、镇痛、增强免疫功能；抗菌抗病毒作用。夏枯草有抗炎、免疫抑制、抗病毒作用。连翘有抗病毒。蒲公英有抗病原微生物、抗内毒素、增强免疫作用。浙贝母有镇静、镇痛、抗炎、解痉、抗腹泻作用。金银花有抗病原微生物、抗毒、抗炎、增强免疫作用。雷公藤具有抗炎、抗免疫作用，用以治疗亚急性甲状腺炎起效快、疗效肯定。赤芍有抗血栓及抗血小板聚集、抗红细胞凝集及保护红细胞作用。白芍具有抗炎、镇痛、解毒、增强免疫力、抗病原微生物、中枢抑制作用。虎杖有抗氧化、抗病毒作用。牡蛎具有增强免疫、镇静作用。僵蚕有抗凝、抑菌作用。全蝎有镇痛、镇静、抗血栓形成作用。甘草具有抗炎、镇痛、解毒、抗氧化、增强免疫功能作用。板蓝根有抗病毒、抗内毒素、增强免疫作用。

姜兆俊经验方 2

【组成】柴胡 12 g，夏枯草 12 g，青蒿 12 g，鳖甲 9 g，玄参 12 g，生牡蛎 30 g，浮小麦 15 g，龙胆 9 g，虎杖 12 g，板蓝根 18 g，雷公藤 9 g，山慈菇 9 g，赤芍 12 g。

【功效】疏肝清热，滋阴解毒散结。

【主治】阴虚内热所致瘿病。症见前双侧甲状腺弥漫性肿大，质韧硬，压痛，不光滑，随吞咽上下移动，咽部充血，伴午后低热，口干不欲饮，多汗，盗汗，手足心热，乏力，纳差，苔白，脉沉细。

【加减】服药后，颈前部疼痛明显减轻，午后低热，汗出减少，但因劳累、着急致病情反复较前加重。即以上方柴胡改 15 g，玄参改 15 g，加地骨皮 12 g、秦艽 12 g、黄芩 9 g。

【方解】本方所治之证因热盛伤阴，阴不制阳所致。治宜疏肝清热，滋阴解毒散结。

方中虎杖微苦酸平，善于祛风胜湿，清热解毒；雷公藤苦寒大毒，能祛风除湿，消肿止痛，以毒攻毒，可用于疔疮热毒；余药共奏疏肝清热，滋阴解毒散结之功。

【现代研究】柴胡具有抗炎、有解热、镇静、镇痛、增强免疫功能；抗病毒作用。夏枯草有抗炎及免疫抑制、抗病毒作用。青蒿有抗病毒、增强免疫、解热作用。鳖甲有补血、增强免疫作用。玄参有解热、抗菌、抗炎、抗氧化作用。牡蛎具有增强免疫、镇静作用。龙胆有抗炎、镇静、镇痛作用。板蓝根有抗病毒、抗内毒素、增强免疫作用。虎杖有抗氧化、抗病毒作用。雷公藤具有抗炎、抗免疫作用，用以治疗亚急性甲状腺炎起效快、疗效肯定。赤芍有抗血栓及抗血小板聚集、抗红细胞凝集及保护红细胞作用。

【用方经验】姜兆俊认为亚急性甲状腺炎相当于中医学"瘿病"范畴。一般认为多由肝郁胃热、外感风热、热毒循经上攻所致。症见发热咽痛、颈前肿痛、恶热喜凉、胸闷不舒、急躁易怒、心悸汗出、口苦唇干、舌红苔黄、脉弦数。我们在临床上观察到，部分患者除有颈前肿痛等表现外，还伴有潮热盗汗、手足心热、咽干口燥、乏力、舌红少苔、脉细数等阴虚内热表现，可见于发病早期或中期，多由热盛伤阴、阴不制阳所致。此类患者单用清热解毒药物效果欠佳，而且常常导致病程延长或愈后复发。因此姜兆俊在分析病情时特别注重阴虚内热在发病中作用，认为根据上述临床表现可将亚急性甲状腺炎急性期分为热毒内结和阴虚内热 2 个证型，进行辨证论治。对热毒内结型以疏肝清胃、散风透邪为治疗原则，选用柴胡、夏枯草、黄连、知母、生石膏、金银花、连翘、大青叶、板蓝根、薄荷、牛蒡子等药物。阴虚内热型在应用上述药物基础上加用青蒿、鳖甲、地骨皮、玄参、生地黄等药物滋阴清热，诸药配合使热毒得清，疾病痊愈。

姜兆俊在治疗临床治疗亚急性甲状腺炎的过程中重用虎杖、雷公藤。姜兆俊认为亚急性甲状腺炎病因中的"热毒"不同于一般感染中的"火热之毒"，如急性化脓性甲状腺炎，其性质类似于风湿病或免疫系统疾病的病因，或者说亚急性甲状腺炎病因可能为"风湿热毒"。用药时除疏肝清热、解毒散结外，还要祛风除湿，这样才能将病因完全消除，减少复发。因此姜兆俊在临床上常常重用虎杖、雷公藤二味药。二药合用，既可消除病因，又能改变亚急性甲状腺炎基本病理过程，可以缩短病程，减少复发，具有较好疗效。

慢性淋巴细胞性甲状腺炎

慢性淋巴细胞性甲状腺炎又称自身免疫性甲状腺炎、桥本病、桥本甲状腺炎，是一种自身免疫性疾病，以甲状腺肿大合并甲状腺功能减退为主要表现。本病多为 30～50 岁女性，主要表现为无痛性弥漫性甲状腺肿，对称，质硬，表面光滑，多伴甲状腺功能减退症状，较大腺肿可有压迫症状。本病发展缓慢，起病隐匿，有时甲状腺肿在几年内似无明显变化。初期时甲状腺功能正常。病程中有时也可出现甲状腺功能亢进症、继而功能正常、甲状腺功能减退症、再正常，其过程类似于亚急性甲状腺炎，但不伴疼痛、发热等，故称为无痛性甲状腺炎，产后发病则称为产后甲状腺炎。但当甲状腺破坏到一定程度，许多患者逐渐出现甲状腺功能减退症，少数呈黏液性水肿。本病有时可合并恶性贫血。

活血消瘿汤（陈如泉经验方）

【组成】柴胡 10 g，郁金 10 g，香附 10 g，青皮 10 g，瓜蒌皮 15 g，山慈菇 15 g，土贝母 20 g，三棱 10 g，莪术 10 g，自然铜 15 g，蜣螂虫 3 枚。

【功效】疏肝理气，化痰活血。

【主治】痰凝血瘀，兼有气郁型的瘿病。症见颈部逐渐肿大，吞咽时感不适，无明显急躁易怒等现象，偶有心慌，纳食一般，月经正常，二便自调，舌苔薄白，脉细数。

【加减】若局部较韧或较硬，经久不消者，选加蜈蚣、全蝎、土鳖虫等药物。若甲状腺肿大明显、质地较软者，则加用荔枝核、橘核、瓦楞子等破气化瘀之品。若本病合并有甲亢，表现有气阴不足者，以生脉散合二至丸加减为主，酌情伍以活血消瘿汤。若本病表现脾肾阳虚证为主，则以温补脾肾为主，宜右归饮合活血消瘿汤以温通散结。

【方解】本方所治之证因痰凝血瘀，兼有气郁致瘿病之证。主要由于情志不舒，抑郁不畅，肝失调达，气滞、痰凝、血瘀等交阻凝滞于颈前，遂成本病。本病之病位属于肝经循行之部位。肝属木，其气喜条达舒畅。因七情不舒，肝气抑郁，肝失疏泄，则致肝郁化火，肝阳过亢，甚或心火亦亢，表现机体代谢功能亢进，产生心悸、手颤、心烦易怒、消谷善饥、消瘦等一系列症状。若肝木疏泄不及，可致脾胃功能减弱，甚至脾肾亏虚，产生机体代谢功能减低，表现恶食、面色萎黄、肢体畏冷、肢体肿胀等一系列脾肾阳虚之症。可见，形成本病的病机，始于肝郁气滞，血行不畅，气滞血瘀，进而木郁克土，累及于肾，水之运化失常，肝、脾、肾功能相互失调，终至痰浊、气滞、血瘀交集于颈前，发生瘿肿。治宜疏肝理气，化痰活血。

方中以柴胡、郁金、香附、青皮等疏肝理气，舒达肝气；以瓜蒌皮、山慈菇、土贝母等化痰涤痰；以三棱、莪术、蜣螂虫、自然铜等破血行瘀。方中蜣螂虫为必用之品，《本草纲目》记载蜣螂虫"治瘿"。自然铜有活血行瘀之功，《本草纲目》记载有"消瘿"之说。

外科国医圣手时方

外科国医圣手时方

【现代研究】柴胡具有抗炎、有肝脏保护、增强免疫功能、抑制胃酸分泌、抗肿瘤作用。郁金对肝损害具有保护作用，有改善血液流变学及抗氧自由基损伤作用。香附水煎剂对正常大鼠有较强的利胆作用，可促进胆汁分泌，提高胆汁流量，同时对由四氯化碳引起的肝损伤大鼠的肝细胞功能有保护作用。青皮对正常及四氯化碳肝损伤大鼠均有促进胆汁分泌，提高胆汁流量，保护肝细胞功能的作用。还有抗血小板聚集及血栓形成作用。瓜蒌皮有增强免疫力、抗肿瘤作用。土贝母有抗炎和抗肿瘤作用。三棱有抗凝和抗血栓形成、抑制自然杀伤（NK）细胞的活性和抑制B淋巴细胞转化功能；抗肿瘤作用。莪术有抗炎、抗血小板聚集和血栓形成、抗肿瘤及保肝作用。

【用方经验】陈如泉认为慢性淋巴细胞性甲状腺炎，属于中医学"瘿病"范畴。分别类似于气瘿或肉瘿或石瘿。然而，本病不等于中医学"瘿病"，中医学"瘿病"还包括地方性甲状腺肿、单纯性甲状腺肿、甲状腺功能亢进症、甲状腺癌、亚急性甲状腺炎等甲状腺疾病。并且，部分慢性淋巴细胞性甲状腺炎还兼夹有其他病症，如有的患者除甲状腺肿大外，还有畏寒肢冷、脸面浮肿、面色萎黄等一系列脾肾阳虚症状，这些患者大多数兼有虚劳病，或以"虚劳"病为主。有的患者以心悸为主要表现就诊者，则兼夹有"心悸"病。有的患者兼有眼突者，则兼有"目珠突出症"。

生脉散合柴胡疏肝散化裁
（程益春经验方）

【组成】太子参30 g，麦冬15 g，五味子10 g，桑叶10 g，金银花20 g，连翘10 g，柴胡10 g，香附9 g，川芎10 g，芍药9 g，枳壳6 g。

【功效】疏肝解郁，益气养阴，清热散结。

【主治】阴虚火旺型的瘿瘤。颈前肿大，怕热多汗，易劳累，气短，胸闷心悸，焦虑不安，失眠多梦，急躁易怒，手指颤抖，喜太息，善饥，略消瘦，颧红，眼突目涩，大便频数，舌红、苔少，脉弦细或细数。

【加减】心悸汗多者常合用牡蛎散；手颤者加石决明、钩藤；能食善饥者加生石膏、知母；大便稀者加炒白术、炒山药；阴虚者加女贞子、制何首乌等。

【方解】方中生脉散益气养阴；金银花、连翘、桑叶清解郁热之邪；柴胡疏肝散疏肝解郁。诸药合用清补结合，益气生津，清热敛阴止汗；患者郁热得清，肝阴得养，气行郁解，结块可散。

【现代研究】太子参有增强免疫、调节消化功能、抗疲劳、抗应激作用。麦冬有增强免疫、抗心律失常作用。五味子有保肝、利胆、增强免疫、抗氧化及抗肿瘤作用。桑叶有抗炎、增强免疫、抗凝作用。金银花有抗毒、抗炎、增强免疫、抗肿瘤作用。连翘有抗肝损害作用。柴胡具有抗炎、镇静、有肝脏保护、增强免疫功能、抗肿瘤作用。香附水煎剂对正常大鼠有较强的利胆作用，可促进胆汁分泌，提高胆汁流量，同时对由四氯化碳引起的肝损伤大鼠的肝细胞功能有保护作用。川芎能促进动脉微循环，对血小板凝聚具有解聚作用。川芎挥发油、水煎剂有镇静作用。还有抗肿瘤的作用。白芍具有抗炎、保肝、解毒、增强免疫力、中枢抑制、抗肿瘤作用。枳壳有抗炎、抗变态反应、抗肿瘤和抗血小板聚集作用。

当归补血汤加清热散结药
（程益春经验方）

【组成】生黄芪30 g，当归15 g，鳖甲10 g，浙贝母10 g，夏枯草15 g，金银花15 g，连翘10 g。

【功效】补养气血，清热解毒，化痰散结。

【主治】痰瘀血凝型的瘿瘤。症见甲状腺肿大如马蹄形，质地坚韧，按之如橡皮状外，全身症状多不典型。

【加减】若见神疲气短，胸闷心慌，易劳累，善太息，情志抑郁，易怒，舌淡红、苔薄白，脉沉弦等气滞症状明显者，加用柴胡、郁金、川楝子、香附等行气解郁；伴见皮下青紫，牙龈易出血，女性月经不调，经中血块，舌紫黯、苔薄白，脉细涩等血瘀症状明显者，加用桃仁、红花、鸡血藤、莪术、三棱、全蝎等活血化瘀；伴见下肢非指凹性水肿，或有关节酸痛，表情淡漠，舌淡胖边有齿痕、苔薄白腻，脉沉滑等痰凝症状明显者，加用海藻、昆布、白芥子、穿山甲等化痰散结；另酌的加栀子、白花蛇舌草、猫眼草等以清热解毒散结。

【方解】方中当归补血汤补养气血，调补阴阳；金银花、连翘清热解毒；鳖甲、浙贝母、夏枯草养阴化痰散结。

【现代研究】黄芪有增强体液免疫、增强细胞免疫、提高自然杀伤（NK）细胞的活性；抗氧化、抗炎、抗血栓、抗肿瘤作用。当归抗炎及抗损伤、抗肿瘤、增强机体免疫功能作用。鳖甲有补血、抗肿瘤、抗突变、增强免疫作用。浙贝母有抗炎作用。夏枯草有抗炎及免疫抑制作用。金银花有抗毒、抗炎、增强免疫、抗肿瘤作用。连翘有抗肝损害作用。

桂附地黄丸加软坚散结药
（程益春经验方）

【组成】熟附子 6 g，肉桂 6 g，淫羊藿 15 g，益智 30 g，熟地黄 15 g，山茱萸 9 g，白术 9 g，白芥子 9 g，浙贝母 9 g，牡蛎 30 g，鳖甲 9 g，三棱 9 g，莪术 9 g，甘草 6 g。

【功效】温补脾肾，化痰活血。

【主治】脾肾阳虚，痰瘀互结型的瘿瘤。症见甲状腺呈弥漫性或结节性肿大，质地坚韧或坚硬，可伴有疼痛，伴见面色苍白，形寒肢冷，腰膝酸软，头晕目眩，男子阳痿，女子闭经，纳少懒言，颜面四肢浮肿，舌质淡，苔白，脉沉细。

【加减】甲状腺质地较韧伴有结节者加三棱、莪术破血逐瘀散结；水肿者加猪苓、车前草利水消肿；气血虚者加太子参、当归、制何首乌等

【方解】方中以附桂益火之源；淫羊藿、益智补肾中之阳气；熟地黄、山茱萸补肾中之阴精，为阴中求阳之法；白术健脾燥湿，如此则阳气复，脾气健，津液布散有节，痰亦无生，此培本之策也。白芥子去皮里膜外之痰；浙贝母、牡蛎化痰软坚散结；鳖甲滋阴软坚；三棱、莪术破血逐瘀软坚，如此则痰消血散，治标之法也。

【注意事项】程老指出温补脾肾时，不忘滋补肾阴，临床善用养阴药，故常少佐熟地黄、女贞子、枸杞子之类，使阳得阴助而生化无穷。

【现代研究】附子有抗凝血和抗血栓形成、增强免疫、抑瘤作用。肉桂有增强消化功能、抗血小板聚集、有增强免疫、抗氧化、抗炎、抗肿瘤作用。淫羊藿有拮抗丙基硫氧嘧啶的抑制甲状腺肿、抗氧化及增强记忆能力；增强免疫、抗肿瘤作用。益智有抗肿瘤作用。熟地黄能对异常的甲状腺素状态起到调节、还有补血作用。山茱萸有增强免疫、抗炎、抗血小板聚集、抗癌、抗疲劳、增强记忆力的作用。白术有增强消化功能、保胃、保肝、利胆、增强免疫功能、抗氧化、抗肿瘤、还有抗凝血作用。白芥子有抗炎作用。浙贝母有抗炎作用。牡蛎具有增强免疫作用。鳖甲有补血、抗肿瘤、抗突变、增强免疫作用。三棱有抗凝和抗血栓形成、抑制自然杀伤（NK）细胞的活性和抑制B淋巴细胞转化功能；抗肿瘤作用。莪术有抗炎、抗血小板聚集和血栓形成、抗肿瘤作用。甘草具有抗炎、祛痰、解毒、抗氧化、增强免疫功能及抗肿瘤作用。

【用方经验】程益春认为本病呈现颈前肿块，属中医学"瘿瘤"范畴；因其晚期常伴有甲状腺功能减退症，表现为精、气、神的虚衰，故又可归于虚劳病范畴。本病病因主要与先天禀赋不足、饮食及水土失宜、情志内伤、六淫邪气、体质等因素关系密切。病变部位主要在肝、脾、肾，与心相关。病理属性总属本虚标实。本虚表现为由阴亏到阳虚，而以阳虚为主；标实始以郁热为患，继则气、瘀、痰三邪作祟，诸邪可各自为患，也可兼而有之。

本病患者应注重饮食、情志、体质的调

外科国医圣手时方

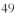

理。在饮食方面，本病发病率有随碘摄入增加而上升的趋势，国内外也有文献表明碘摄入量增加与本病发病率上升有一定关系，故应少食含碘量高的海产品；在情志方面，本病与人们工作、生活、学习压力的加大，而呈现年轻化上升趋势，病愈患者遇到情绪激动等因素也容易复发，故保持积极健康的心态，心情愉快，肝气条达，气血调和，对于本病的治疗很重要；还强调患者应注重适当锻炼身体。通过整体调护，有助于取得更好的治疗效果，提高患者的生活质量。

丹栀逍遥散合柴胡清肝汤（许芝银经验方）

【组成】柴胡 10 g，牡丹皮 10 g，栀子 20 g，陈皮 10 g，当归 15 g，香附 20 g，郁金 10 g，法半夏 10 g，茯苓 10 g，夏枯草 10 g。

【功效】疏肝理气，佐以活血。

【主治】肝郁蕴热所致瘿病。症见颈部肿大，局部胀感不适，触之质软，未触及明显肿块，伴胸胁胀满不适，舌红，苔薄白，脉弦。

【加减】热象较甚者加黄芩、夏枯草、生地黄等；肿块较硬者加赤芍药、丹参、桃仁等；失眠多梦者加磁石、灵芝；伤阴明显者加一贯煎加减。

【方解】本方所治瘿病，因肝郁蕴热所致。治宜疏肝理气，佐以活血。

方中柴胡疏肝解郁，使肝气条达；香附理气疏肝；当归甘苦活血和血；佐牡丹皮、郁金清血中之伏火，夏枯草味苦、辛，性寒，归肝、胆经，清火散结，宣泄肝胆之郁火；栀子善清肝热，并导热下行；陈皮疏肝，半夏、茯苓化痰软坚散结。诸药相合，疏肝理气清热，消瘿散结。

【现代研究】柴胡具有抗炎、有肝脏保护、增强免疫功能、抗肿瘤作用。牡丹皮有解热、抗炎作用。栀子有保护肝细胞，保护肝损伤；促进胆汁及胰腺分泌，增强胰腺抗病能力；解热、抗炎和抑瘤作用。陈皮有增强免疫功能、抗炎、抗氧化作用。香附水煎剂对正常大鼠有较强的利胆作用，可促进胆汁分泌，提高胆汁流量，同时对由四氯化碳引起的肝损伤大鼠的肝细胞功能有保护作用。当归有护肝利胆、抗炎及抗损伤、抗肿瘤、增强机体免疫功能作用。郁金对肝损害具有保护作用，有改善血液流变学及抗氧自由基损伤作用。法半夏有祛痰、抗肿瘤作用。茯苓有防止肝损伤、增强免疫、抗肿瘤作用。夏枯草抗炎及免疫抑制作用。

逍遥散和二陈汤（许芝银经验方）

【组成】法半夏 10 g，郁金 10 g，青皮 10 g，陈皮 5 g，川芎 10 g，茯苓 10 g，桃仁 10 g，红花 10 g，三棱 10 g，莪术 10 g。

【功效】破瘀化痰。

【主治】痰瘀互结所致瘿病。症见颈部肿大，可扪及肿块，肿块可偏于一侧或两侧，质地较韧或较硬，可伴有局部压迫紧缩感或胀痛不适，胸脘痞闷，苔白或薄腻，脉弦或滑。

【加减】热象较甚者加黄芩、夏枯草、生地黄等；肿块较硬者加赤芍药、丹参、桃仁等；失眠多梦者加磁石、灵芝。

【方解】本方所治之瘿病，因痰瘀互结所致。治宜行气活血，破瘀化痰。

方中陈皮、青皮疏肝行气；法半夏、茯苓化痰软坚散结；郁金、桃仁、红花活血破瘀；川芎行气活血；三棱、莪术破血祛瘀软件。诸药合用，共奏破血逐瘀散结之功。

【现代研究】法半夏有祛痰、抗肿瘤作用。郁金有改善血液流变学及抗氧自由基损伤作用。青皮有抗血小板聚集及血栓形成作用。陈皮有祛痰、增强免疫功能、抗炎、抗氧化作用。川芎能促进动脉微循环，对血小板凝聚具有解聚作用。川芎挥发油、水煎剂有抗肿瘤的作用。茯苓有增强免疫、抗肿瘤作用。桃仁有抗凝血和抗血栓形成、抗炎、抗肿瘤作用。红花有改善微循环、抗凝、增强免疫活性、抗炎、抗氧化及抗疲劳作用。三棱有抗凝和抗血栓形成、抑制自然杀伤（NK）细胞的活性和抑制 B 淋巴细胞转化功能；抗肿瘤作用。莪术有抗炎、抗血小板聚集和血栓形成、抗肿瘤作用。

阳和汤化裁（许芝银经验方）

【组成】黄芪 10 g，党参 10 g，麻黄 10 g，制附片 5 g，肉桂 3 g，白芥子 10 g，鹿角片 10 g，当归 10 g，白芍 10 g，牡丹皮 10 g，赤芍 10 g，法半夏 10 g，茯苓 10 g，陈皮 5 g，皂角刺 20 g，桃仁 10 g，甘草 5 g。

【功效】温阳破瘀。

【主治】阳虚寒凝，气血不足所致之瘿病。症见颈部肿大或有肿块，质硬而韧，伴有畏寒肢冷，面色虚浮，精神萎靡，肢体虚肿，大便溏泻，食少纳呆，体重增加，舌边齿印，苔白腻，脉沉细或沉缓。

【加减】甲状腺肿硬者，加三棱、莪术、穿山甲；伴有浮肿者，加淫羊藿、泽泻；腹胀纳呆者，加木香、陈皮；胸闷抑郁者加郁金、川楝子；性情急躁易怒者加柴胡、黄芩、白芍；大便秘结者，加瓜蒌；甲状腺疼痛较甚者加白芷、炙乳香。

【方解】本方所治瘿病，因阳虚寒凝，气血不足所致。久病痰瘀互结，故甲状腺局部弥漫性肿大；久病致虚，故面色少华，畏寒肢冷，气短乏力，甚则腹胀纳呆，浮肿，舌质淡，苔薄白，脉沉细。辨证当为气血不足，气虚及阳，阳虚寒凝，痰瘀互结而成瘿瘤。治宜温阳破瘀。

方中黄芪、党参补益正气；麻黄开腠理以达表；制附子、肉桂合用能够温脾阳，补肾阳；鹿角填精补髓，强壮筋骨，籍血肉有情之物以养血；白芥子能祛皮里膜外之痰，配合法半夏、茯苓、陈皮、皂角刺共达化痰散结之效；桃仁、当归、赤芍、牡丹皮、徐长卿补血活血，破瘀止痛；甘草有化毒之功。全方共具补益气血、温阳散寒、破瘀化痰之效，使阳气得复，痰瘀得散，肿胀得消。

【注意事项】阳证，如红肿热痛或阴虚有热，或阴疽已经破溃等，均不宜使用。

【现代研究】黄芪有增强体液免疫、增强细胞免疫、抗氧化、抗炎、抗血栓、抗肿瘤作用。党参有增强机体应激能力、增强机体免疫功能、降低血液黏度、抗肿瘤作用。麻黄有抗炎、抗肿瘤、抗突变作用。附子有抗凝血和抗血栓形成、增强免疫、抑瘤作用。肉桂有增强消化功能、抗血小板聚集、有增强免疫、抗氧化、抗炎、抗肿瘤作用。白芥子有抗炎作用。鹿角有增强免疫、抗炎和抗肿瘤作用。当归有抗炎及抗损伤、抗肿瘤、增强机体免疫功能作用。白芍具有抗炎、解毒、增强免疫力、抗肿瘤作用。牡丹皮有抗炎作用。赤芍有抗血栓及抗血小板聚集、抗红细胞凝集及保护红细胞、抗肿瘤作用。法半夏有抗肿瘤作用。茯苓有增强免疫、抗肿瘤作用。陈皮有增强消化、增强免疫、抗炎、抗氧化作用。皂角刺有抗肿瘤作用。桃仁有抗凝血和抗血栓形成、抗炎、抗肿瘤作用。甘草具有抗炎、抗氧化、增强免疫功能及抗肿瘤作用。

【用方经验】许芝银临证时，根据患者的主要症状、发病诱因及舌苔脉象，判断其虚实缓急，若慢性淋巴细胞性甲状腺炎伴有甲状腺功能亢进症者，辨之为实证、热证，主要表现为肝郁蕴热和痰瘀互结 2 种证型；若慢性淋巴细胞性甲状腺炎伴有甲状腺功能减退症者，多辨之为虚证，虚证主要表现为脾肾阳虚证。故许芝银将慢性淋巴细胞性甲状腺炎分为肝郁蕴热、痰瘀互结、脾肾阳虚 3 个证型。

许芝银认为采用中医中药能够治愈本病，使甲状腺肿硬得消，甲状腺功能趋于正常，并使 TGAb、TMAb、TPOAb 恢复正常。由于患者免疫调节紊乱，虽经过治疗好转，但亦有少部分患者因劳累而复发。许芝银认为，劳则伤精，思则伤神，正气虚损则外邪易犯，以致机体阴阳失调。故许芝银反复叮嘱患者注意劳逸结合，防止病情反复。

许芝银认为在应用阳和汤时一定要把握好前提——阳虚阴寒证。临证阳虚或久病伤阳为其适应证。其次使用该方时应注意舌象、脉象，辨寒热、湿热之轻重，以决定用药之比例及药物之加减。许芝银在临证中重视辨证和辨病相结合，以证统方，异病同治。他认为：阳和汤是标本兼治治法，既可调理全身阴阳偏盛偏衰，使甲状腺功能得以纠正，又可配合行气、活血、化痰、散瘀诸法使肿大者恢复正常。

外科国医圣手时方

散结消瘿方（陈如泉经验方）

【组成】蜣螂虫 5 g，莪术 15 g，三棱 15 g，土贝母 15 g，瓦楞子 15 g，郁金 10 g，猫爪草 30 g，柴胡 10 g。

【功效】活血通络，消瘿化结。

【主治】痰瘀互结型瘿病。症见颈部可及肿块，随吞咽上下移动，一侧或两侧均有，质地较硬，可伴局部胀痛或压痛。

【加减】患者颈下结节、肿块明显，或伴局部疼痛，可加王不留行、鬼箭羽、赤芍、桃仁等药物配伍。必要时可与大贝、瓜蒌皮等化痰药配伍。

【方解】本方所治之证多因情志内伤，忧思郁怒，木失疏达，肝郁不达，气机郁结，而致脾失健运，津液无以敷布输送，以致气滞痰凝而成。凝聚为痰，壅结颈部而成。治宜活血通络，消瘿化结。

方中蜣螂虫，味咸，性寒，活血化瘀，定惊，破瘀，通便，攻毒。《长沙药解》："蜣螂，善破癥瘕，能开燥结。《金匮》鳖甲煎丸用之，治病疟日久结为疟痕，以其破癥而开结也。"《本草纲目》称治"瘿病"。为方中之君药。莪术，味辛、苦，性温。归肝、脾经。功效行气破血、消积止痛。《医家心法》："凡行气破血，消积散结，皆用之。属足厥阴肝经气分药，大破气中之血。"《医学衷中参西录》："莪术：性皆微温，为化瘀血之要药。以治男子痃癖，女子癥瘕，月闭不通，性非猛烈而建功甚速。其行气之力，又能治心腹疼痛，胁下胀疼，一切血凝气滞之证。"《草图经》："莪术，今医家治积聚诸气，为最要之药。"三棱，味苦、辛，性平。归肝、脾二经。行气止痛，活血祛瘀，《开宝本草》："主老癖癥瘕结块。"《本草经疏》："三棱，从血药则治血，从气药则治气。老癖癥瘕积聚结块，未有不由血瘀、气结、食停所致，苦能泄而辛能散，甘能和而入脾，血属阴而有形，此所以能治一切凝结停滞有形之坚积也。"莪术与三棱配伍，破血行瘀，散结消瘿，为方中之臣药。土贝母味苦，性凉，清热化痰，散结解毒。治痰核、瘰疬等因痰所致者诸疾。

猫爪草味甘、辛，性温，归肝、肺经，具有清热解毒、软坚化痰、散结消肿等多方面的功效。瓦楞子，咸寒，软坚散结，除清痰、软坚散结，治疗瘿瘤、瘰疬、痰核之外，又有化痰软坚消肿，兼能制酸止痛。《本草纲目》："咸走血而软坚，故瓦楞子能消血块，散痰积。"郁金，性寒，长于行气解郁，善治肝郁气滞血瘀所致的胸胁胀痛等证。《本草经疏》："郁金本入血分之气药，其治已上诸血证者，正谓血之上行，皆属于内热火炎，此药能降气，气降即是火降，而其性又入血分，故能降下火气，则血不妄行。"郁金、土贝母、瓦楞子、猫爪草配伍，共化瘿病之痰血瘀阻，为方中佐药。柴胡，味苦、辛，性微寒。归肝、胆经。功效解表退热、截疟、疏肝解郁、升举阳气，柴胡苦平而微寒，能除热散结而解表故能愈以上诸病。《本草纲目》："诸经之疟，皆以柴胡为君，十二经疮疽，须用柴胡以散结聚。"其性升而散，属阳，故能达表散邪也。邪结则心下烦热，邪散则烦热自解。阳气下陷则为饮食积聚，阳升则清气上行。脾胃之气行阳道，则饮食积聚自消散矣。诸痰热结实，胸中邪逆，五脏间游气者，少阳实热之邪所生病也，柴胡苦平而微寒，能除热散结而解表故能愈以上诸病。为方中使药，是少阳、厥阴的引经之药。全方药物配伍共奏活血行瘀，消瘿散结之效。

【现代研究】方中莪术有抗肿瘤作用、抗菌作用、抗炎及升白细胞及肝保护作用。土贝母含有三萜皂苷，有抗肿瘤和抗病毒的作用。柴胡含有有效成份总皂苷、皂苷元，有镇静、镇痛、抗菌、抗病毒、抗炎、促进免疫功能及保肝作用。其成分柴胡多糖有提高细胞和体液免疫功能，抑制 T 淋巴细胞受体的生成，有免疫抑制的作用。郁金对肝损害具有保护作用，有改善血液流变学及抗氧自由基损伤作用。猫爪草具有明显的抗肿瘤作用。三棱有抗凝和抗血栓形成，抑制自然杀伤（NK）细胞的活性和抑制 B 淋巴细胞转化功能、镇痛、抗肿瘤作用。实验研究发现：①散结消瘿方能减抑制慢性淋巴细胞性甲状腺炎的自身抗体形成的胞毒作用，散结消瘿方能减少炎性细胞的浸润，散结瘿方能明显缩小甲状腺肿。②散结消瘿方对大鼠肝、肾功能及血液系统有保护作用。③散结消瘿方能减少甲状腺细胞凋亡，来逆转慢性淋巴细胞性甲状腺炎的发生。④散结消瘿方能减轻炎症因子 TNF-α、IL-6 的表达减少慢性淋巴细胞性甲状腺炎的甲状腺破坏。

【用方经验】陈如泉认为慢性淋巴细胞性甲状腺炎与痰瘀及脾肾关系密切，根据临床总结将其分为 4 型：①气郁痰阻型；②痰结血瘀型；③气阴两虚型；④脾肾阳虚型。在临床上上述证型并非孤立存在，常互相兼夹和转化。主要由于素体因素及内伤七情致使肝气郁结，条达不畅，气滞、痰凝血瘀交阻于颈前部，而成斯疾。若肝失疏泄，可致脾肾功能减弱，久病致虚，甚则脾肾亏虚，使机体代谢功能减低，若肝郁气滞，血行不畅，可致血瘀，脾肾不足又致水湿运化失常，可形成痰浊。因此三者互为因果，形成虚实夹杂之证。我们从临床上看以痰结血瘀型及脾肾阳虚型最为常见，很多患者表现出形寒、乏力、精神不济、大便干燥的表现，且其临床症状可以先于甲状腺功能表现出来，基于此，我们从临床上总结出了散结消瘿方，疗效较好，并从痰瘀方面来进一步认识、比较散结消瘿方对慢性淋巴细胞性甲状腺炎病理改变、炎性细胞浸润、炎性因子、细胞凋亡等多方面的作用。

温肾健脾方（陈如泉经验方）

【组成】肉苁蓉 20 g，淫羊藿 15 g，补骨脂 12 g，桑椹 30 g，炙黄芪 24 g，丹参 15 g，法半夏 10 g。

【功效】温补脾肾，益气养血。

【主治】脾肾阳虚型瘿病。症见颈部肿块，神疲乏力，面色苍白，少气懒言，头晕目眩，四肢不温，纳食腹胀，口淡，脉缓或沉迟。

【加减】肠燥便秘者滑肠，可酌与何首乌、黑芝麻、火麻仁等养血润肠之品同用，以增强疗效。

【方解】本方所治之证因脾肾阳虚所致之瘿病。瘿病迁延不愈，久则耗伤阳气，渐成

脾肾阳虚之证。脾阳不振，阳不温煦，症见神疲乏力，面色苍白，少气懒言，四肢不温等证。治宜温补脾肾，益气养血。

方中肉苁蓉，味甘、酸、咸，性温，归肾、大肠经，补肾阳，益精血，润肠燥，滑大便。治男子阳痿，女子不孕，腰膝冷痛，血枯便秘。《神农本草经》将肉苁蓉列为上品："主五劳七伤，补中，除茎中寒热痛，养五脏，强阴，益精气。"《本草经疏》："肉苁蓉，滋肾补精血之要药，气本微温，相传以为热者误也，甘能除热补中，酸能入肝，咸能滋肾，肝肾为阴，阴气滋长，阴经中寒热痛自愈。肝肾足则精血日盛，妇人癥瘕，病在血分，血盛则行，行则癥瘕消矣。"《本草汇言》："肉苁蓉，养命门，滋肾气，补精血之要药也。"肉苁蓉，"温"养命门，益精血而通阳气，亦少火生气而壮元气也；"润"滋肾，补精血、养五脏、充髓海、益真阴也。为方中君药。淫羊藿，味辛，性温，归肝、肾经，补肾壮阳、强筋健骨、消瘰疬、赤痈，善治肾阳衰虚所致的阳痿、遗精、尿频、腰膝酸软、神疲体倦等症候。《本草正义》："消瘰疬、赤痈盖因其温通气血，故能消化凝结。"《本草纲目》："淫羊藿，性温不寒，能益精气，真阳不足者宜之。"补骨脂，味辛、苦，性温，归肾、脾经。补肾壮阳，温脾，敛精止脱。治肾虚冷泻，五更泻，遗尿，滑精，小便频数，阳痿，腰膝冷痛，虚寒喘嗽。《本草经疏》："补骨脂，能暖水脏，阴中生阳，壮水益土之要药也。其主五劳七伤，盖缘劳伤之病，多起于脾肾两虚，以其能暖水脏、补火以生土，则肾中真阳之气得补而上升，则能腐熟水谷，蒸糟粕而化精微，脾气散精上归于肺，以荣养乎五脏，故主五脏之劳，七情之伤所生病。"淫羊藿、补骨脂助肉苁蓉补益肾阳，为方中之臣药。桑椹，味甘、酸，性寒，归肝、肾经。滋阴养血，生津润肠。《随息居饮食谱》："滋肝肾，充血液，祛风湿，健步履，息虚风，清虚火。"《滇南本草》："益肾脏而固精，久服黑发明目。"《玉楸药解》："治疮淋、痹疬。"主治肝肾不足和血虚精亏的头晕目眩，腰酸耳鸣，须发早白，失眠多梦，津伤口渴，消渴。桑椹滋补肾阴，

外科国医圣手时方

旨在阴阳互济之妙用也。正如张景岳《景岳全书》所云："善补阳者，必于阴中求阳，则阳得阴助而生化无穷；善补阴者，必于阳中求阴，则阴得阳升而泉源不竭。"黄芪甘平，大补元气，健脾益气。李时珍曰："耆者，长也，黄耆，色黄，为补药之长。"黄宫绣称黄芪"为补气诸药之最"。《日华子本草》："黄芪，助气壮筋骨，长肉补血，破癥癖，治瘰疬，瘿赘。"桑椹与黄芪为方中佐药。法半夏，味辛，性温，有毒，归脾、胃、肺经。燥湿化痰，降逆止呕，消痞散结。治湿痰冷饮，呕吐、反胃、咳嗽痰多，膈胀满，痰厥头痛，头晕、失眠，外消痈肿。《神农本草经》："主伤寒，寒热，心下坚，下气，喉咽肿痛，头眩胀，咳逆，肠鸣，止汗。"《药性论》："消痰涎，开胃健脾，去胸中痰满，能除瘿瘤。"丹参，味苦，性微寒，归心、心包、肝经，活血化瘀、治癥瘕，积聚。《本草正义》："丹参通调血滞，温养气机，寒热积聚癥瘕，又皆气凝血瘀之证，非温通气血不消。"丹参，活血化瘀、通调经脉。综观全方，以少火生气振奋肾脾，滋补阴血，益气活血，宣通血脉。肾阳能促进全身诸阳，肾阳旺则全身诸阳皆旺。阳气入甲状腺以改善甲状腺功能减退症状。

【现代研究】方中肉苁蓉有增强免疫功能、抗衰老、通便、抗动脉粥样硬化、强壮机体、拮抗蛋白质分解、调整肝脏细胞超微结构、促进蛋白质合成等作用。肉苁蓉提取物能明显提高实验大鼠血浆超氧化物歧化酶活性，抑制过氧化脂质的生成。淫羊藿炮制品能使小鼠血浆睾酮含量明显提高，睾丸和提肛肌增重，提示炮制品有促性功能作用。对阳虚动物模型具有"助阳"作用，现代药理研究表明有抗炎、平喘、降压作用。补骨脂有抗菌、调节免疫作用，并具有扩张冠状动脉、止血、抗菌、抗衰老、抗肿瘤、抗着床和雌激素样作用。黄芪有升阳益气之功，且能调节细胞免疫与体液免疫功能，可改善机体对抗原的清除能力。法半夏具有镇吐（催吐）、镇咳、抗肿瘤、降眼压，促进胆汁分泌增强肠道输送能力等作用。丹参有增强体液免疫功能、对肝损伤有保护、对肝细胞

再生有促进、抗肝纤维化、抗肿瘤、抗氧化、抗炎及抗过敏、抗凝及抗血栓作用。桑椹有增强免疫、促进造血、降低 Na^+-K^+-ATP 酶活性作用。实验研究发现：①温肾健脾方能减少炎性细胞的浸润。②温肾健脾方能明显改善慢性淋巴细胞性甲状腺炎大鼠脾肾亏虚的症状，调节甲状腺功能，提高大鼠基础代谢及抗病力。③温肾健脾方对大鼠肝、肾功能及血液系统有保护作用。④温肾健脾方能减少甲状腺细胞凋亡，来逆转慢性淋巴细胞性甲状腺炎的发生。⑤温肾健脾方能减轻炎症因子 TNF-α、IL-6 的表达，减少慢性淋巴细胞性甲状腺炎的甲状腺破坏。

【用方经验】陈如泉认为本病之初始，多因情志内伤，木失疏达，气机郁结，而致脾失健运，津液无以敷布转输，凝聚为痰，壅结颈部而成。若病延日久，气滞痰壅，血行不畅，瘀阻于内，其病日深，其症益著，则成瘀积之状。若肝失疏泄，可致脾肾功能减弱，久病致虚，甚则脾肾亏虚，使机体代谢功能减低，若肝郁气滞，血行不畅，可致血瘀，脾肾不足又致水湿运化失常，可形成痰浊。因此三者互为因果，形成虚实夹杂之证。我们从临床上看，以痰结血瘀型及脾肾阳虚型最为常见，很多患者表现出形寒、乏力、精神不济、大便干燥的表现，且其临床症状可以先于甲状腺功能表现出来，基于此，我们从临床上总结出了温肾健脾方，疗效较好，并从脾肾阳虚方面来进一步认识温肾健脾方对慢性淋巴细胞性甲状腺炎病理改变、炎性细胞浸润、炎性因子、细胞凋亡等多方面的作用。

张琪经验方

【组成】柴胡 15 g，香附 15 g，枳实 15 g，熟地黄 20 g，茯苓 20 g，泽泻 20 g，郁金 20 g，丹参 20 g，益母草 20 g，桃仁 20 g，川芎 20 g，当归 20 g，红花 20 g，夏枯草 20 g，石菖蒲 20 g，猪苓 20 g，赤芍 20 g，白芍 20 g。

【功效】疏肝解郁，活血散结，健脾补肾。

【主治】肝郁气滞，脾肾阳虚，水湿内停，血脉瘀阻所致瘿病。症见情志抑郁，急躁易怒，面色晦暗无光，颜面虚浮，腰膝酸软，毛发干枯脱落，心悸气短，纳呆腹胀，尿少，自觉双目肿胀，舌体大，有齿痕，舌质淡紫，苔白厚，脉沉而无力。

【加减】服药后，情绪明显好转，体力增加，双目肿胀、腹胀消失，加附子（先煎）15 g，巴戟天 20 g，淫羊藿 20 g。

【方解】本方所治之瘿气多因肝郁气滞，脾肾阳虚，水湿内停，血脉瘀阻所致。治宜疏肝解郁，活血散结，健脾补肾。

方中柴胡、香附、枳实、郁金、白芍疏肝解郁；熟地黄、茯苓、泽泻、猪苓健脾补肾，利水渗湿；丹参、益母草、桃仁、川芎、当归、红花、赤芍活血化瘀散结；夏枯草、石菖蒲清热化痰散结。全方共奏疏肝解郁，活血散结，健脾补肾，利水渗湿之功。

【现代研究】柴胡具有抗炎、有肝脏保护、增强免疫、抑制胃酸分泌、抗肿瘤作用。香附水煎剂对正常大鼠有较强的利胆作用，可促进胆汁分泌，提高胆汁流量，同时对由四氯化碳引起的肝损伤大鼠的肝细胞功能有保护作用。枳实有抗炎、抗变态反应、抗肿瘤和抗血小板聚集作用。熟地黄能对异常的甲状腺素状态起到调节、还有补血作用。茯苓有预防胃溃疡、防止肝损伤、增强免疫、抗肿瘤作用。郁金对肝损害具有保护作用，有改善血液流变学及抗氧自由基损伤作用。丹参有增强体液免疫、对肝损伤有保护、对肝细胞再生有促进、抗肝纤维化、抗肿瘤、抗氧化、抗炎、抗凝及抗血栓作用。川芎能促进动脉微循环，对血小板凝聚具有解聚作用。川芎挥发油、水煎剂有抗肿瘤的作用。益母草有抗血小板聚集及血栓形成、增强免疫作用。桃仁有抗凝血和抗血栓形成、抗炎、抗肿瘤作用。当归有护肝利胆、抗炎及抗损伤、抗肿瘤、增强机体免疫功能作用。红花有抗凝、增强免疫活性及抗炎、抗氧化及抗疲劳作用。夏枯草有抗炎及免疫抑制作用。石菖蒲有镇静、安神、促进学习、提高记忆、抗肿瘤作用。猪苓有促进免疫、抗肿瘤、保肝作用。赤芍有抗血栓及抗血小板聚集、抗

红细胞凝集及保护红细胞、保肝、抗肿瘤作用。白芍具有抗炎、保肝、解毒、增强免疫力、中枢抑制、抗肿瘤作用。

【用方经验】慢性淋巴细胞性甲状腺炎为自身免疫性病，临床表现往往为甲状腺功能亢进症、甲状腺功能减退症交替出现，经过大量临床实践张琪发现，中医治疗甲状腺疾病，不同于西医单纯激素治疗，中医治疗不仅可以有效改善症状，而且能够双向调节体内激素水平，双向调解免疫反应。

扶正消瘿方（唐汉钧经验方）

【组成】黄芪 30 g，党参 15 g，白术 12 g，茯苓 12 g，柴胡 9 g，广郁金 9 g，制香附 9 g，八月札 12 g，婆婆针 12 g，板蓝根 30 g，黄芩 9 g，桃仁 12 g，大枣 20 g，生甘草 6 g。

【功效】健脾益气，扶正消瘿。

【主治】脾虚肝郁，痰凝瘀滞型瘿病。症见两侧甲状腺轻度肿大，质韧，伴结喉旁有紧压感，时有心悸，平时易疲乏，易患感冒，胃纳尚可，夜寐欠安。苔薄腻尖红，脉濡。

【加减】若舌红苔少，脉细数，症见气阴两虚之证者，可酌加生地黄、石斛等；若火热之邪盛，证见舌红苔薄黄，脉数者，可酌加金银花、菊花、蒲公英、冰球子、栀子、连翘、苦参等。如果本病兼有甲状腺功能亢进症者，加生地黄、麦冬、沙参、玉竹等养阴清热之品；甲状腺功能亢进症伴手颤者加天麻、石决明、钩藤、磁石等平肝息风潜阳之品；如果本病兼有甲状腺功能减退症者，加淫羊藿、肉苁蓉、巴戟天、何首乌、白芍药等调补肝肾之品。

【方解】本方所治瘿病多因外感风温之邪，内因正气虚弱，虚邪客于颈前结喉，气滞血瘀，郁而化热，火热炼液灼津成痰所致。治宜健脾益气，扶正消瘿。

方中生黄芪、党参、白术、茯苓、甘草以健脾补气，使正气滋生，则邪气自不能肆虐；以柴胡、婆婆针、板蓝根、黄芩疏解郁热之温邪，佐以广郁金、制香附、八月札理气解郁，以助疏邪清热、泄火解毒之功，诸

药合用，则颈前之风温痰火之邪自可清解，正胜则邪祛，诸症平复。

【现代研究】黄芪有增强体液免疫、增强细胞免疫、抗氧化、促进大鼠肝细胞RNA合成作用及促进肝内蛋白等保肝、抗炎、抗血栓、抗肿瘤作用。党参有增强机体应激能力、增强机体免疫、降低血液黏稠度、抗肿瘤作用。白术有增强消化、保胃、保肝、利胆、增强免疫、抗氧化、抗肿瘤、还有抗凝血作用。茯苓有预防胃溃疡、防止肝损伤、增强免疫、抗肿瘤作用。柴胡具有抗炎、有肝脏保护、增强免疫、抑制胃酸分泌、抗肿瘤作用。郁金对肝损害具有保护作用，有改善血液流变学及抗氧自由基损伤作用。香附水煎剂对正常大鼠有较强的利胆作用，可促进胆汁分泌，提高胆汁流量，同时对由四氯化碳引起的肝损伤大鼠的肝细胞功能有保护作用。婆婆针有抗血栓形成、抗胃溃疡、抗炎、抗肿瘤作用。板蓝根有增强免疫及抗肿瘤作用。黄芩有双向调节免疫功能、抗血小板聚集和抗凝、抗氧化和抗肿瘤作用。桃仁有抗凝血和抗血栓形成、抗炎、抗肿瘤作用。大枣有催眠、增强睡眠、护肝、抗变态反应、免疫兴奋、抗氧化、增强肌力、抗肿瘤作用。甘草具有保肝、抗炎、镇痛、祛痰、解毒、抗氧化、增强免疫功能及抗肿瘤作用。实验研究发现：扶正清瘿方能明显降低慢性淋巴细胞性甲状腺炎动物模型甲状腺抗体水平，明显改善慢性淋巴细胞性甲状腺炎动物模型甲状腺病理分级，调节T淋巴细胞亚群比例恢复正常，抑制淋巴细胞因子IFN-γ分泌，减轻慢性淋巴细胞性甲状腺炎的自身免疫反应性，其作用机制关键可能是其通过调节T淋巴细胞亚群的功能，从而达到对自身免疫反应的抑制作用。

【用方经验】唐汉钧认为脾虚肝郁，痰凝瘀滞为本病的病机特点，治疗以扶正消瘿为主。扶正即是以益气健脾为主，常用生黄芪、太子参、白术、茯苓、陈皮、姜半夏等益气健脾化痰，其中生黄芪重用，以增强益气健脾的作用。大枣健脾补中，从而健运水谷，使气血生化机能正常，气血充盛，则邪气不能胜正。同时，佐用柴胡、郁金、香附、绿萼梅、八月札以疏肝理气，使肝气升降正常，则木不克土，脾土自安。消瘿以化痰软坚、清热解毒为主，用浙贝母、玄参、海藻等化痰软坚散结；鬼针草、板蓝根、金银花、黄芩清热解毒泻火；桃仁活血以疏通经络气血。若患者甲状腺炎症明显，则以清热解毒、消肿散结治标为主，佐以健脾益气治疗。若患者病情缓和，则以健脾益气、滋阴降火治本为主，佐以清热解毒祛邪。若兼有甲状腺功能亢进症，加生地黄、麦冬、沙参、玉竹等养阴清热之品；若甲状腺功能亢进症伴手颤者加天麻、石决明、钩藤、磁石等平肝息风潜阳之品。若兼有甲状腺功能减退症者，加淫羊藿、肉苁蓉、巴戟天、何首乌、白芍等调补肝肾之品。对于甲状腺功能正常者，以健脾疏肝、消瘿化痰为主，适当配合灵芝草、淫羊藿、黄精、山茱萸、何首乌、蚕茧等平补肝肾之品，同时注重滋阴固本，常选用生地黄、玄参、天冬、枸杞子、莲子、丹参、玉竹、白芍坚五脏之阴，以巩固疗效，提高患者的免疫力，使人体脾安肝调，气血生化功能健旺，从根本上纠正正虚邪犯的发病机制，从而防止复发。

唐汉钧认为本病还可制成膏方服用，拟方如下：软柴胡100 g，广郁金100 g，制香附100 g，八月札100 g，夏枯草100 g，象贝母100 g，海藻100 g，莪术200 g，赤芍100 g，广陈皮100 g，姜半夏100 g，黄芩100 g，金银花100 g，婆婆针100 g，炙黄芪300 g，潞党参200 g，白术200 g，茯苓200 g，生地黄、熟地黄各200 g，玄参150 g，天冬200 g，黄精300 g，山茱萸200 g，丹参200 g，白芍100 g，天麻200 g，杜仲200 g，当归300 g，淫羊藿200 g，肉苁蓉200 g。上方一料。另加核桃仁200 g，大枣200 g，莲子100 g，枸杞子150 g，阿胶500 g，西洋参200 g，生晒参200 g，饴糖200 g，锦纹冰糖250 g，依法制膏。每日晨起或睡前沸水冲饮1匙。

外科国医圣手时方

第四节 瘿 气

瘿气是一种甲状腺肿大伴性急、多汗、心悸、善饥症状为特征的疾病。相当于西医的甲状腺功能亢进。本病多因情志内伤，肝郁脾虚，气滞化火，炼液为痰，痰气互结而成；或肝火伤津灼液，致阴虚火旺，或阳亢而动风。本病多发于20～40岁女性，颈前甲状腺弥漫性对称性肿大，或结节性肿大，质地中等，皮色不变，表面光滑，无痛，随吞咽动作上下移动，在肿块上可触及震颤，听诊可闻及血管杂音。全身可伴有性急易怒，善思多疑，失眠多梦，畏热多汗，两手震颤，消谷善饥，心悸乏力或形体消瘦，或眼球突出，甚或闭经、阳痿。脉数，脉压差大。

消瘿汤（程益春经验方）

【组成】 生黄芪30 g，生地黄15 g，连翘9 g，夏枯草9 g，栀子9 g，浙贝母9 g，生牡蛎30 g，丹参9 g，北刘寄奴30 g，炒酸枣仁30 g。

【功效】 益气养阴，清热泻火，化痰软坚，活血化瘀，宁心安神。

【主治】 气阴双亏，痰瘀互结，心神失调型的瘿气。症兼见心悸，心烦，消瘦，乏力，头晕，手颤，汗多，伴有目涩、失眠，舌暗红、苔黄腻，脉弦数。

【加减】 若兼见面红目赤、身热烦躁、便秘溲赤等心肝火旺象者，加用黄芩、黄连、龙胆、栀子清泄心肝火热；兼见目胀突出，目干涩作痒，或目痛者，加用枸杞子、菊花、桑叶、钩藤等清肝明目之品；兼见消谷善饥、大便溏泄为胃肠火盛，胃火盛则消谷，大肠火盛传导急迫，大便溏泄，夹杂未消化食物，治宜清泄胃肠火热，加用大黄、黄连、黄芪、栀子、石膏、知母等药；如以颈前肿大，而它症并不明显者，常加用三棱、莪术、当归、川芎、半夏、陈皮、海藻、昆布、贝母等药以祛瘀化痰散结；兼见手颤、舌颤者，常加

用钩藤、石决明、天麻、全蝎、地龙以清热熄风止痉；兼见气阴两虚者常合用生脉散，即加用太子参、麦冬、五味子等以益气养阴。刘寄奴有活血化瘀、保肝利胆作用。枣仁有镇静、催眠、镇痛、抗惊厥、降温、抗氧化、益智作用。

【方解】 本方所治之证因气阴两虚，痰瘀互结，心神失调致瘿气之证。益气养阴以固其本，清热泻火、化痰软坚、活血化瘀、疏肝理气，以治其标，同时以药物宁心安神。治宜益气养阴，清热泻火，化痰软坚，活血化瘀，宁心安神。

方中生黄芪、生地黄健脾益气，补肾滋阴，扶正以治本，连翘、夏枯草、栀子清无形之火，浙贝母、牡蛎化痰散结，丹参、北刘寄奴活血化瘀。如此配伍，补虚而不敛邪，泻实而不伤正，扶正、祛邪两得相助，邪去正安则其病自解。方中栀子、连翘清心火；丹参、酸枣仁、生地黄清血热，补肝血，养心阴；牡蛎咸寒质重而涩，虽只归肝、肾二经，然其咸寒可益肝清火，质重可镇肝安神，涩可收敛止汗以护心阴，故亦有宁心安神之效。诸药配伍，共起清心、养心、镇静安神之功。选取含碘较少的中药进行组方。程益春在组方时选用了含碘量较少的中药，临床观察证实具有满意疗效。程益春认为，火旺痰结是甲亢的重要病机，而连翘、玄参、浙贝母、夏枯草等含碘量较少的中药均具有清热散结之效，用于治疗甲亢符合中医学辨证论治的基本原则，且复方应用不同于西药碘剂。以上诸药合用，扶正祛邪，标本兼顾，阴阳同调，共奏益气养阴、清热泻火、化痰软坚、活血化瘀、宁心安神之效。

【注意事项】 少用含碘量较多的中药。

【现代研究】 黄芪有增强体液免疫、增强细胞免疫、抗氧化、抗炎、抗血栓、抗肿瘤作用。生地有增强免疫功能、抑瘤、抗炎作用。夏枯草有抗炎及免疫抑制作用。栀子有

抗炎和抑瘤作用。浙贝母有抗炎作用。牡蛎具有增强免疫、镇静作用。丹参有增强体液免疫功能；还有抗肿瘤、抗氧化、抗炎、抗凝及抗血栓作用。

【用方经验】①程益春结合临床实践，以新久虚实为纲，以病变脏腑为目，将甲亢分为初期、中期和后期，并概括出其初期多实、中期虚实并见、后期为虚中夹实的病程发展特点，临床证治分为肝气郁结、肝脾郁结、肝火旺盛、肝胃火盛、心肝火旺、痰凝血瘀、阴虚火旺、气阴两虚8种证型。初期治疗强调疏肝解郁，清泄肝胃之火，兼以化痰活血；中期以行气化痰，活血散结为法，兼以益气养阴；后期益气养阴为主，兼以活血化痰散结。②程益春非常重视年龄、体质在甲状腺功能亢进辨证论治的作用。他指出，中青年患者因工作繁忙，竞争压力大，精神紧张，易出现情志失调，肝气郁结，而且因其气血充实，阳气偏盛，易有化火之变，故认为对这类患者宜以清泄为主；中老年患者多起于忧思郁虑，且体质渐衰，故以肝脾郁结、痰凝血瘀型多发，其治当注重疏肝理脾，化痰活血散结。体质强者多见实证，体质弱者多见虚证、瘀证。③程益春治疗本病时，每多喜用牡蛎等介壳类药物，且均用量较大，取其滋阴潜阳，软坚散结，镇惊安神之功。甲状腺功能亢进症患者每多项前肿大，心悸不安，头晕目眩，面部烘热，手指颤抖，或舌颤并见，为肝阴不足，肝阳上亢，甚肝阳化风之证。用牡蛎等潜阳熄风，散结安神之功，一药而多用，多药而一用，病证相符，为临证不可缺之药。④程益春除以药物达到养心、宁心的治疗目的外，还善于运用中医情志疗法。

田文经验方

【组成】黄药子20 g，夏枯草20 g，黄精20 g，生地黄20 g，赤芍20 g，白茅根30 g，牡丹皮10 g，栀子10 g，桔梗12 g，郁金10 g。

【功效】平肝息风，滋阴凉血，化痰解毒。

【主治】心肝阴虚，肝郁气结，火盛阳亢，气痰瘀火互结型的瘿气。症见心悸不宁，心烦失眠，眼干目眩，出汗多，舌红少苔，脉细数。

【加减】气虚加党参，补中益气、养血生津；阴虚加女贞子、生地黄、黄精；血虚者，以四物汤为主，加黄药子、夏枯草、白茅根等；伴心悸者加珍珠母，平肝潜阳、镇心定惊。

【方解】本方所治之证因肝郁气结，火盛阳亢。为忧思恼怒；肝失条达气郁、失疏泄、犯脾生湿，聚痰化火而成。治宜平肝熄风，滋阴凉血，化痰解毒。

方中黄药子，味苦，性平，归肝、胃、心肺经，解毒软坚，凉血止血，此药苦平偏凉，方书谓能"凉血降火消瘿解毒"，治"恶肿疮瘘"；夏枯草，味苦、性辛寒，归肝、胆经，清火散结，宣泄肝胆之郁火；黄精、生地黄，前者可滋阴又能补中益气，后者滋阴清热，又能凉血生津止血；赤芍、白茅根，二药均为清热凉血药，前者活血化瘀清肝，后者生津利尿消肿；牡丹皮、栀子，前者清热凉血、活血消瘀，后者泻火除烦，泄热凉血利湿；郁金，疏肝理气；桔梗，宣肺祛痰、排脓消痈，为引经药。

【注意事项】肝功能不全，脾虚便溏者慎用。

【现代研究】黄药子有抑瘤作用。夏枯草有抗心律失常、抗炎及免疫抑制作用。黄精有增强免疫功能、抗衰老、耐缺氧、抗疲劳、增强代谢作用。生地黄有增强免疫功能、抑瘤、抗炎作用。牡丹皮有镇静、抗炎作用。赤芍有抗血栓及抗血小板聚集、抗红细胞凝集及保护红细胞、抗肿瘤作用。白茅根有增强免疫作用。栀子有镇静、抗炎和抑瘤作用。桔梗有抗炎作用。郁金有改善血液流变学及抗氧自由基损伤作用。

【用方经验】田文认为，甲状腺功能亢进症多肝郁气结，火盛阳亢。为忧思恼怒；肝失条达气郁、失疏泄、犯脾生湿，聚痰化火而成。其病机：①病位在颈前，与心肝脾相关。②病性为素体阳盛，心肝火旺；久病或阴虚而致心肝阴虚形成火旺证，以阴虚气虚为主，渐成虚实夹杂。③病理为气痰瘀火互

外科国医圣手时方

结于颈前。治以平肝息风、滋阴凉血、化痰解毒。用药基本方：黄药子、夏枯草、黄精、生地黄、赤芍、白茅根、牡丹皮、栀子、郁金、桔梗。

张曾譻经验方

【组成】黄芪 30 g，枸杞子 15 g，玄参 15 g，生地黄 15 g，桂枝 10 g，土贝母 10 g，牡蛎 20 g，谷精草 10 g。

【功效】健脑宁心、柔肝滋肾。

【主治】肝肾阴虚型的瘿气。症见心悸、乏力、出燥汗、身体消瘦、手颤、眼颤、纳可、二便调、夜寐欠佳、舌红、苔白腻、脉滑数。

【加减】患者心悸加苦参 10 g，烦躁易怒加白芍 10 g，乏力加杜仲 10 g、牛膝 20 g，夜寐不安加龙齿 20 g、酸枣仁 20 g。

【方解】本方所治之证因肝肾阴虚。情志所伤，肝郁气滞，肝阳上亢，肝肾阴亏，致心阴亏耗，心失所养而心悸，肝木乘脾土，身体消瘦，舌红、苔白腻，脉细数为阴虚内热之症。治宜健脑宁心、柔肝滋肾。

方中黄芪、玄参、生地黄、枸杞子益气养阴为君，土贝母、牡蛎软坚散结为臣，桂枝通阳养心为佐，谷精草柔肝为使，全方可达健脑宁心、柔肝滋肾目的。

【现代研究】现代药理研究证实：黄芪有增强体液免疫、增强细胞免疫、抗氧化、促进大鼠肝细胞 RNA 合成作用及促进肝内蛋白等保肝、抗炎、抗血栓、抗肿瘤作用。玄参有抗炎、抗氧化、保肝作用。枸杞子有增强细胞与体液免疫、有促进造血功能的、有抗衰老、抗肿瘤、抗突变、保肝作用。生地黄有增强免疫功能、抑瘤、抗炎作用。桂枝有镇静、抗炎、抗凝、改善微循环作用。土贝母有抗炎和抗癌作用。牡蛎具有增强免疫、镇静作用。

经动物实验证实，该制剂能有效降低 T_3、T_4 水平及脑组织和心肌的耗氧量，对肝脏有明显的保护和修复作用，具有起效快、疗效确切、安全性强、复发率低等特点。

【用方经验】张曾譻认为，由于紧张、焦虑、忧思、恚怒（七内伤）等因素导致精明（脑）失养，进而造成肝失条达，痰气郁结（甲状腺肿大）和心气不宁，水火不济（自主神经功能紊乱），久病最终肾阴亏耗不能滋精明（脑），恶性循环。张曾譻突破了传统中医“软坚散结”“益气养阴”“涤痰化瘀”治疗本病的法则，提出“甲亢之本在于脑”，指出了甲状腺功能亢进症的发病与“脑”有密切关系。因此，本着“治病必求于本”的原则，创立了以健脑宁心、柔肝滋肾为治疗大法，以改善脑疲劳为本，调节大脑功能，恢复丘脑-垂体-甲状腺轴功能，从而达到调节甲状腺功能的目的。

甲安口服液（张曾譻经验方）

【组成】茺蔚子、枸杞子、苦参、白芍、玄参、生地黄、桂枝、土贝母。

【功效】健脑宁心、柔肝滋肾。

【主治】肝肾阴虚型的瘿气。症见甲状腺肿大，伴心慌、乏力、出燥汗、身体消瘦、手颤、眼颤、纳可、二便调、夜寐欠佳、舌红苔白腻，脉滑数。

【方解】本方所治之证因情志内伤导致精明失养，累及脏腑，致肝肾阴虚。因情志所伤，肝郁气滞，肝阳上亢，肝肾阴亏，致心阴亏耗，心失所养而心慌，肝木乘脾土，脾失健运，脾虚肌肉失于濡养则消瘦、手颤，心脾两虚、心神失养则寐差，舌红苔白腻，脉滑数为阴虚内热之症。治宜健脑宁心、柔肝滋肾。

方中茺蔚子清肝明目；生地黄、玄参清热凉血，滋阴生津；枸杞子柔肝滋肾；桂枝通阳养心；土贝母、苦参清热散结消肿；全方可达健脑宁心、柔肝滋肾目的。

【现代研究】现代药理研究证实：茺蔚子有降压作用。枸杞子有增强细胞与体液免疫的作用，有促进造血功能的作用，有抗衰老、抗肿瘤、抗突变、保肝作用。苦参有防止白细胞减低、抗炎、抗肿瘤作用。白芍具有抗炎、保肝、解毒、增强免疫力、中枢抑制、耐缺氧和抗肿瘤作用。玄参有抗炎、抗氧化、保肝作用。生地黄有增强免疫功能、抑瘤、抗炎作用。桂枝有镇静、抗炎、抗凝、改善微循环作用。土贝母有抗炎和抗癌作用。

经动物实验证实，甲安口服液对实验性甲亢小鼠肝细胞损伤有明显改善作用，肝细胞损伤得以修复，高、中、低 3 浓度相比，中、高浓度作用对肝细胞损伤改善明显。动物实验还证实，甲安口服液对改善甲状腺肿大等临床体征，降低血清 T_3、T_4 水平的疗效观察中显示了优于硫脲类药物的良好效果。提示该方剂具有抑制甲状腺激素分泌过多的作用。实验性甲状腺功能亢进症鼠出现了体重增长缓慢，血清 T_3、T_4 水平显著升高等与人类甲状腺功能亢进症相近的临床指征与病理变化。给予不同浓度甲安口服液，实验性甲状腺功能亢进症鼠体重显著增加，体征有所改善，血清 T_3、T_4、FT_3、FT_4 值降低。

【用方经验】张曾譻提出"甲亢之本在于脑"，指出了甲状腺功能亢进症的发病与"脑"有关。因此本着"治病必求于本"的原则，创立了以"健脑宁心、柔肝滋肾"为治疗大法，抛开了传统中医对瘿瘤的认识，突破了"气""痰""瘀"的病因病机，开创了"甲亢之本在于脑"的认识先河，创造性地提出了以"健脑"为本的甲状腺功能亢进症治疗大法，以改善脑疲劳为本，调节脑垂体功能，使其恢复正常，从而达到调节甲状腺功能的目的。

张曾譻自行研制出以健脑宁心柔肝滋肾法则配制的纯中药制剂"甲安汤"以健脑为本，突破了传统中医"软坚散结""益气养阴""涤痰化瘀"治疗本病的法则，避免了传统的消瘿散结药物因含碘量高而导致的甲状腺体变硬的弊端，多靶点治疗本病，从根本上调节皮质、脑垂体和甲状腺功能。甲安汤经临床近 30 年临床验证，对甲状腺功能亢进症的疗效确切，呈多靶点治疗，有效率达 90%，且无须做血常规跟踪观察，具有起效快、疗效好、服用方便、安全性强、复发率低等优点，在改善多汗、易激动、纳亢易饥、腹泻、消瘦、心动过速、突眼、甲状腺肿大等临床特征，降低血清中 T_3、T_4 水平的疗效观察中显示了优于硫脲类药物的良好效果，提示了该方具有抑制甲状腺素分泌过多，改善心肌损伤的多向性作用。常用剂量：芫蔚子 9 g，枸杞子 15 g，苦参 10 g，白芍 15 g，玄参 15 g，生地黄 10 g，桂枝 10 g，土贝母 9 g。

消瘿制亢汤（薛盟经验方）

【组成】黄芪 30 g，夏枯草 15 g，海藻 15 g，昆布 15 g，八月札 10 g，天葵子 10 g，玄参 10 g，浙贝母 10 g，牡蛎 20 g，葎草 10 g，丹参 10 g，龙齿 15 g，海浮石 15 g，酒炒黄药子 12 g。

【功效】平肝养心，化痰消瘿。

【主治】瘿气。症见颈部中央漫肿，按之无物，不痛不痒，微有压迫感。多数自觉胸闷心悸，动视气急，心情烦躁不安，能食善饥，失眠，盗汗，时有轰热，口干，手指轻度震颤，神疲乏力，或形体呈进行性消瘦，严重者可出现突眼症。

【方解】方中以黄芪益气扶正，夏枯草、海藻、昆布、酒炒黄药子、天葵子、玄参、浙贝母、牡蛎、葎草等软坚散结之品为君，配伍丹参、龙齿宁心通络，海浮石、八月扎涤除痰浊，全方合用可使肝经虚阳自敛，心营获养，诸症渐次消失或控制。

【注意事项】方中黄药子是消瘿散结的主要药物，但对肝脏有一定损害，兼有肝病患者，以慎用或不用为妥。

【现代研究】黄芪有增强体液免疫、增强细胞免疫、抗氧化、促进大鼠肝细胞 RNA 合成作用及促进肝内蛋白等保肝、抗炎、抗血栓、抗肿瘤作用。夏枯草有抗心律失常、抗炎及免疫抑制作用。海藻有抗凝、增强免疫功能、抗感染、抗氧化、抗肿瘤作用，含有的碘化物还可进入组织和血液，能促进病理产物的吸收，并能使病态的组织崩溃和溶解。昆布有抗凝、增强免疫功能、抗氧化、抗肿瘤作用。黄药子有抑瘤作用。玄参有抗炎、抗氧化、保肝作用。浙贝母有镇静、抗炎、解痉、抗腹泻作用。牡蛎具有增强免疫、镇静作用。葎草有抗菌作用。丹参有增强体液免疫、对肝损伤有保护、对肝细胞再生有促进、抗肝纤维化、抗肿瘤、抗氧化、抗炎、抗凝及抗血栓作用。龙齿有中枢镇静作用。

甲亢平复汤（吕承全经验方）

【组成】玄参30 g，生地黄30 g，天花粉20 g，夏枯草30 g，知母10 g，黄柏10 g，昆布10 g，海藻10 g，牡丹皮10 g。

【功效】养阴清火，化痰散结。

【主治】瘿气。症见颈前肿大，柔软光滑，可随吞咽动作上下移动，燥热汗出，心悸失眠，急躁易怒，多食善饥，身体消瘦，手指颤抖。严重者睛珠突起发胀，发热；女子月经前错，月经量少，甚至经闭；男子气短乏力，甚至阳痿。舌质红，苔薄白，脉弦数或细数。

【加减】心悸失眠者，加炒酸枣仁、炙甘草之类养心安神；急躁易怒、肝火偏旺者，加郁金、白芍、龙胆、黄芩以清肝泻火、开郁除烦；手指颤抖、肝风内动者，加石决明、龙骨、白芍、钩藤、川芎之类平肝熄风；声音嘶哑者，加南沙参、北沙参、麦冬之类利咽消肿；大便溏泻者，加茯苓、泽泻、山药健脾止泻；大便秘结者，加草决明、肉苁蓉、厚朴润通大便；消瘦乏力、女子经少经闭者，加何首乌、熟地黄、川牛膝、当归、川芎之类滋养精血；瘿肿不消、结块坚硬者，加羊靥、三棱、莪术化痰散结。

【方解】本方所治之证以忧思郁虑、恼怒太过等情志内伤为主要诱因，其病机与气、痰、瘀、火及脏腑气虚、阴虚密切相关。初病气、痰、瘀壅结于颈前，多为实证；久病则致脏腑气虚或阴虚，而成虚实夹杂之证。

方中首用玄参、生地黄、天花粉、麦冬之类养阴生津；伍以夏枯草、知母、黄柏在于清热泻火；佐以煅牡蛎、石决明、海浮石、浙贝母等平肝潜阳、化痰散结；佐以羊靥、昆布、海藻以软坚消瘿；配用牡丹皮、三棱、莪术以活血化瘀。诸药合用，既可养阴清热，又能化痰散结。

【注意事项】忌食辛辣、油腻之品。

【现代研究】玄参有抗炎、抗氧化、保肝作用。生地黄有增强免疫功能、抑瘤、抗炎作用。天花粉有抗肿瘤作用。夏枯草有抗心

律失常、抗炎及免疫抑制作用。知母有祛痰、抗血小板聚集、抗炎、抗肿瘤作用。黄柏有抗炎、抗血小板聚集作用。海藻有抗凝、增强免疫功能、抗感染、抗氧化、抗肿瘤作用，含有的碘化物还可进入组织和血液，能促进病理产物的吸收，并能使病态的组织崩溃和溶解。昆布有抗凝、增强免疫功能、抗氧化、抗肿瘤作用。牡丹皮有镇静、抗炎作用。

【用方经验】发作期首用甲亢平复汤控制病情发展，每周服6剂。轻者一般治疗2～3周症状即可缓解，重者则需服用2～3个月。善后需用甲亢平复丸（羊靥40个，玄参100 g，天花粉100 g，麦冬60 g，夏枯草60 g，知母60 g，黄柏60 g，煅牡蛎60 g，浙贝母150 g，海浮石60 g，石决明100 g，昆布120 g，海藻120 g，牡丹皮50 g，三棱60 g，莪术60 g，共研细面，炼蜜为丸，每次10 g，每日2次。注：羊靥即羊的甲状腺，在羊颈部，如蚕大，切下烘干入药）。巩固疗效。同时要防止情志内伤，保持精神愉快，并且多食富于营养的食品和新鲜蔬菜。

抑亢丸（任继学经验方）

【组成】珍珠母50 g，生地黄15 g，白芍15 g，黄药子15 g，天竺黄20 g，白蒺藜25 g，沉香15 g，香附10 g，紫贝齿25 g，莲子心15 g，羚羊角（先煎）2 g。

【功效】平肝清热，消瘿散结。

【主治】瘿气。症见心悸，汗出，心烦，消瘦，易怒，瘿瘤肿大，两眼突出，舌质红，苔黄干，脉弦数。

【方解】方中羚羊角、生地黄、白芍平肝清热为君；黄药子、天竺黄、白蒺藜降火熄风、消瘿疾为臣；沉香、香附理气散结为佐；莲子心、珍珠母潜阳镇肝、安魂定魄为使。诸药合用，共奏平肝理气，清热熄风，消瘿散结之功效。

【注意事项】服药期间停服一切中西药，肝旺脾虚者不宜用之。

【现代研究】羚羊角有镇静作用。生地黄有增强免疫功能、抑瘤、抗炎作用。白芍具有抗炎、保肝、解毒、增强免疫力、中枢抑

制、耐缺氧和抗肿瘤作用。黄药子有抑瘤作用。天竺黄有镇痛、抗炎作用。白蒺藜有降压及抗心肌缺血作用。沉香有促进胃液分泌及胆汁分泌作用。香附能使血压降低。香附水煎剂对正常大鼠有较强的利胆作用，可促进胆汁分泌，提高胆汁流量，同时对由四氯化碳引起的肝损伤大鼠的肝细胞功能有保护作用。珍珠母有保肝、抗溃疡、抗氧化作用。

【用方经验】甲状腺功能亢进症患者多为肝旺之证，并易挟脾虚之证，故治疗当以平肝为主，佐以健脾。《金匮要略》："见肝之病，知肝传脾，当先实脾。"说明即使无脾虚兼证亦当注意培土。

生脉散和消瘿丸化裁
（邓铁涛经验方）

【组成】太子参30 g，麦冬10 g，五味子6 g，山慈菇10 g，浙贝母10 g，玄参15 g，生牡蛎30 g，白芍15 g，甘草5 g。

【功效】益气养阴，化痰散结。

【主治】瘿气。症见形体消瘦，乏力，多贪易饥，畏热多汗，手颤，精神紧张，惊悸，健忘，失眠，烦躁易怒、多语多动，舌红少苔，脉细数。

【加减】肝气郁结者，宜疏肝解郁，合四逆散等；心悸心烦、失眠梦多者，宜养心安神，选加酸枣仁、首乌藤、柏子仁、远志等；烦躁易怒、惊悸健忘者，配合用脏躁方之麦芽、大枣等；汗多者加浮小麦、糯稻根等；手颤者重用白芍、甘草，或配合养血熄风，用鸡血藤、钩藤、何首乌等；突眼各加白蒺藜、菊花、枸杞子等；胃阴虚者加石斛、山药等；气虚较甚者加黄芪、白术、云苓、五爪龙等；肾虚者合用二至丸或加菟丝子、山茱萸、补骨脂等。

【方解】本方所治之证多为先天禀赋不足，后天失调，或兼情志刺激，内伤饮食，或疾病失治误治，或病后失养，导致人体阴阳气血失和、脏腑功能失调所造成。治宜益气养阴，化痰散结。

方中用生脉散益气养阴以治其本；配合程氏消瘿丸（玄参、浙贝、生牡蛎）以祛痰清热、软坚散结；白芍、甘草滋阴和中；山慈菇功能祛痰散结，为治甲状腺功能亢进症必用之药。

【注意事项】保持精神愉快，以防情志所伤，说服家人对患者予以理解和谦让，避免患者情绪波动。慎起居，避风寒，预防感冒，避免过劳。饮食上宜多吃高营养食物和蔬菜、水果，少吃辛辣食物和含碘多的食品如海带、海虾、海鱼等，少喝浓茶、咖啡，不吸烟，不饮酒。

【现代研究】太子参有增强免疫、调节消化、抗疲劳、抗应激作用。麦冬有增强免疫、抗心律失常作用。五味子有祛痰、保肝、利胆、增强免疫、抗氧化及抗肿瘤作用。山慈菇有明显降压作用。浙贝母有镇静、抗炎、解痉、抗腹泻作用。玄参有抗炎、抗氧化、保肝作用。牡蛎具有增强免疫、镇静作用。白芍具有抗炎、保肝、解毒、增强免疫力、中枢抑制、耐缺氧和抗肿瘤作用。甘草具有保肝、抗炎、祛痰、解毒、抗氧化、增强免疫功能及抗肿瘤作用。

【用方经验】甲状腺功能亢进症合并肝炎者合用四君子汤加珍珠草、黄皮树等；甲状腺功能亢进症伴贫血者在原方基础上酌加养血之品，如何首乌、黄精、熟地黄、阿胶等；合并重症肌无力者则在重用补中益气汤的基础上配伍玄参、浙贝母、牡蛎、山慈菇等祛痰散结之品；合并糖尿病者宜在原方基础上合用六味地黄丸并重用淮山药、仙鹤草、玉米须等；合并闭经者在原方基础上选加王不留行、晚蚕沙、牛膝、益母草等通经药。慢性甲亢性肌病见肌肉萎缩者重用黄芪、党参、白术、五爪龙、鸡血藤、千斤拔等；甲亢性肢体麻痹者合用黄芪桂枝五物汤，或加威灵仙、豨莶草、木瓜、老桑枝、桑寄生等。由于甲状腺功能亢进症属内分泌系统方面疾病，病情顽固，容易复发，因此，治疗必须持之以恒，临床治愈后仍需坚持服药半年，以防复发。对于已经服用抗甲状腺药的患者，应在中药显效以后才开始逐渐减量，切勿骤然停药。对于出现甲状腺功能亢进症危象的患者则应及时采取抢救措施，综合处理。

甲亢汤（王正宇经验方）

【组成】柴胡 6 g，香附 9 g，郁金 9 g，浙贝母 9 g，连翘 9 g，生地黄 15 g，玄参 15 g，白芍 15 g，牡蛎 15 g，柏子仁 15 g，黄药子 15 g，海藻 15 g，昆布 15 g，夏枯草 12 g。

【功效】舒肝理气，化痰消肿。

【主治】肝郁气滞，痰浊阻滞所致瘿气。症见甲状腺肿大，伴胸闷不舒，烦躁易怒，心悸，突眼，易汗，月经紊乱，手足震颤，消谷善饥，形体消瘦，舌淡红，苔薄，脉弦数。

【加减】纳差，神疲乏力者加白术 12 g，陈皮 9 g。

【方解】本方所治之瘿气多因肝郁气滞，痰浊阻滞所致。治宜舒肝理气，化痰消肿。方中柴胡、香附、郁金疏肝解郁；玄参、牡蛎、生地黄、浙贝母养阴软坚，化痰散结；海藻、昆布、夏枯草、连翘，清热软坚散结消瘿；佐以白芍、柏子仁养阴敛汗安神，其中柏子仁养心安神以治心悸，白芍养血柔肝以除手颤；黄药子化痰消肿散结；诸药合用共奏疏肝理气，化痰消肿之功。

【注意事项】黄药子味苦，有泻下作用，久用必引起脾胃虚弱，大便溏泄，临床应用时应佐以健脾强胃之品，以防损伤脾胃。

【现代研究】柴胡具有抗炎、有镇静、有肝脏保护、增强免疫、抑制胃酸分泌、抗肿瘤作用。香附水煎剂对正常大鼠有较强的利胆作用，可促进胆汁分泌，提高胆汁流量，同时对由四氯化碳引起的肝损伤大鼠的肝细胞功能有保护作用。郁金对肝损害具有保护作用，有改善血液流变学及抗氧自由基损伤作用。浙贝母有镇静、抗炎、解痉、抗腹泻作用。连翘有抗肝损害、降压作用。生地黄有增强免疫功能、抑瘤、抗炎作用。玄参有抗炎、抗氧化、保肝作用。白芍具有抗炎、保肝、解毒、增强免疫力、中枢抑制、耐缺氧和抗肿瘤作用。牡蛎具有增强免疫、镇静作用。柏子仁有改善睡眠的作用。黄药子有抑瘤作用。海藻有抗凝、增强免疫功能、抗

感染、抗氧化、抗肿瘤作用，含有的碘化物还可进入组织和血液，能促进病理产物的吸收，并能使病态的组织崩溃和溶解。昆布有抗凝、增强免疫功能、抗氧化、抗肿瘤作用。夏枯草有降压、抗心律失常、抗炎及免疫抑制作用。

【用方经验】王正宇认为本方主要用于瘿病治疗。症见颈前结喉两侧或一侧漫肿，边界不清，皮色不变，质软不痛，随喜怒而消长，病程缠绵；或肿块呈半球形或卵圆形，质地坚实，表面光滑，按之不痛，可随吞咽动作上下移动，发展缓慢，难以消散。有时伴有胸闷不舒，烦躁易怒，心悸，突眼，易汗，月经紊乱，手足震颤，消谷善饥，形体消瘦，舌淡红，苔薄白或薄黄，脉弦滑或弦数。

复方甲亢片（陈如泉经验方）

【组成】炙黄芪、生地黄、白芍、麦冬、墨旱莲、女贞子、玄参、钩藤、生牡蛎、夏枯草、五味子、郁金等。

配合少量甲疏咪唑组成。

【功效】益气养阴，理气活血，化痰散结。

【主治】气阴两虚型瘿气。症见甲状腺肿大，性情急躁易怒，神疲乏力，口干咽燥，怕热多汗，心悸，纳亢易饥，四肢颤抖，眼胀，舌质偏红，苔薄白，脉细数无力。

【方解】本方所治之气瘿多因气阴两虚，阴虚火旺之故。情志不畅，所欲不遂，致肝气郁结，肝郁气滞。气郁化火，火随气升，上攻于头，故急躁易怒。肝郁化火，肝火旺盛，灼伤胃阴，胃火炽盛，消谷善饥，饮水量多。脾为后天之本，主四肢肌肉。脾气虚弱，运化无权则肌肉无以充养，故消瘦乏力。肝阴不足，肝阳上亢，四肢颤抖。治宜益气养阴，理气活血，化痰散结。

方中黄芪补中益气健脾，生地清热养阴，玄参滋阴降火，三药相伍为君；麦冬滋阴生津，白芍养血敛阴、平抑肝阳，钩藤清热平肝，三者共为臣药；墨旱莲、女贞子滋阴补益肝肾，夏枯草清肝散结，牡蛎敛阴潜阳、

止汗涩精、化痰软坚，郁金理气活血化瘀，五药相合滋阴补益肝肾、消瘿散结软坚为佐使。诸药合用，共奏益气养阴，理气活血，化痰散结之功。全方驱邪不伤正，扶正不留邪，可使肝疏泄条达，畅中利胆，行护肝之功。

【现代研究】现代药理研究证实：方中黄芪有升阳益气之功，且能调节细胞免疫与体液免疫功能，可改善机体对抗原的清除能力，与玄参、生地益气养阴，间接达到升高白细胞的作用；五味子、白芍等药物，本身具有降酶护肝等作用。

实验研究证实：复方甲亢片在改善 GD 甲亢大鼠症状、降低其耗料耗水量中显示出明显的协同作用。同时使他巴唑药量减少 1/3。复方甲亢片本身可抑制甲状腺素合成，有扶正保肝，减少肝损伤及防止血细胞减少的作用。

【用方经验】陈如泉认为气阴两虚是甲状腺功能亢进症病机之本，火热、痰凝、血瘀是其标，益气养阴之法适用于甲状腺功能亢进症治疗的全过程。复方甲亢片正是立足于益气养阴为主，辅少量西药治疗能迅速控制甲状腺功能亢进症临床症状，也可治疗和预防甲状腺功能亢进症病程中的其他相关并发症，如合并心脏病变、合并肝损害等。临床运用中可见：甲状腺功能亢进症合并肝损害的患者可出现甲状腺功能亢进症好转而肝损害明显减缓；经复方甲亢片治疗的患者合并肝损害发生率明显降低；减少或避免西药毒副作用。常用剂量：黄芪 12 g，生地黄 10 g，白芍 15 g，麦冬 10 g，墨旱莲 10 g，女贞子 10 g，玄参 10 g，钩藤 10 g，生牡蛎 30 g，夏枯草 15 g，五味子 6 g，郁金 12 g。

消瘿甲亢片（陈如泉经验方）

【组成】炙黄芪、玄参、白芥子、王不留行等。

配以少量甲巯咪唑组成。

【功效】益气养阴，活血消瘿，化痰散结。

【主治】气阴两虚兼痰瘀交阻型瘿气。症见甲状腺肿大，性情急躁易怒，神疲乏力，口干咽燥，怕热多汗，心悸，消谷善饥，四肢颤抖，眼胀，舌质偏红，苔薄白，脉细数无力。

【方解】本方所治之气瘿多因气阴两虚，阴虚火旺之故。情志不畅，所欲不遂，致肝气郁结，肝郁气滞。气郁化火，火随气升，上攻于头，故急躁易怒。肝郁化火，肝火旺盛，灼伤胃阴，胃火炽盛，消谷善饥，饮水量多。脾为后天之本，主四肢肌肉。脾气虚弱，运化无权则肌肉无以充养，故消瘦乏力。肝阴不足，肝阳上亢，四肢颤抖。治宜益气养阴，活血消瘿，化痰散结。

方中炙黄芪补中益气，玄参滋阴降火，二者相伍，以达益气养阴之功，共为君药；配以白芥子化痰散结；王不留行活血化瘀通络，全方共奏益气养阴，活血消瘿，化痰散结之功。全方祛邪不伤正，扶正不留邪，在治疗中显示出良好疗效。

【现代研究】现代药理研究证实：方中黄芪有升阳益气之功，且能调节细胞免疫与体液免疫功能，可改善机体对抗原的清除能力，与玄参益气养阴，间接达到升高白细胞的作用。

实验研究证实：消瘿甲亢片在改善甲状腺功能亢进症痰瘀症状及甲状腺肿、突眼等痰瘀兼证方面有突出作用。消瘿甲亢片还有减少肝损伤及防止血细胞减少的作用。

【用方经验】陈如泉指出，甲状腺功能亢进症临床表现十分复杂，不能以中医某个病来统括本病，根据其临床表现不同，分别类属于瘿病、心悸、消渴、目睛突出等疾病，不典型的甲状腺功能亢进症患者，还类属于泄泻、痿证等疾病，甲状腺功能亢进症危象则类属于温热病。其病机多责之于肝的功能失调，并涉及心、脾、胃、肾等脏腑。根据患者临床特点，本病以气阴两虚为本，火热、痰凝、血瘀为标，治疗大法为益气养阴、活血化痰、软坚散结。陈如泉根据此治疗大法研制的消瘿甲亢片标本兼治，祛邪不伤正，扶正不留邪，且毒副作用小，在治疗中显示出良好的疗效。常用剂量：黄芪 12 g，白芥子 6 g，玄参 10 g，王不留行 10 g。

外科国医圣手时方

丁学屏经验方

【组成】玄参 15 g，夏枯草 9 g，白芥子 15 g，炙鳖甲（先煎）18 g，象贝母 15 g，莪术 15 g，紫草 9 g，生牡蛎（先煎）15 g，连翘 15 g，玉竹 30 g，珠儿参 30 g，天冬 9 g，麦冬 9 g，五味子 3 g，百合 15 g，淮小麦 30 g，丹参 15 g，白薇 13 g，白芍 15 g，大枣 10 枚，炙甘草 4.5 g。

【功效】清泄厥少，软坚化痰。

【主治】厥少气火，炼液成痰所致瘿病。症见甲状腺弥漫性肿大，伴烦躁易怒，大便多解，成形，易出汗，心悸、胸闷，手抖，舌质红，苔黄燥，脉弦滑且数。

【加减】甲状腺肿大明显者，可合四味消瘰丸；心火尚显致心肾不交，烦躁失眠严重者，可合黄连阿胶汤。

【方解】本方所治之瘿病多因厥少气火有余，炼液成痰，阻于少阳阳明经络而成本病。厥少气火有余，见颈前弥漫性肿大，烦躁易怒，面热目赤，眼球突出，手舌震颤，怕热多汗，多食易饥等，舌红苔黄，脉弦滑。治宜清泄厥少，软坚化痰。

方中夏枯草味辛能散，苦寒泄热，功善宣泄肝胆郁火，清痰火，散郁结，舒畅气机，为治甲亢必用之药。夏枯草清热解毒，化痰散结；其中白芥子辛温化痰浊，能祛皮里膜外之痰，有冲墙倒壁之功，并能双向调节甲状腺功能；牡蛎息风潜阳；玄参、鳖甲、白芍、白薇、百合、象贝母滋阴泄热，化痰软坚。白薇走任脉经，有镇静、强心、安神之功，丁老常以白薇、白芍合用，和营敛阴，对阴虚火旺之心悸失眠等症效效尤捷。珠儿参、麦冬、五味子、玉竹、天冬益气养阴。莪术、紫草活血散结，甘草调和诸药。

【注意事项】慎用含碘较高的海藻、昆布等化痰散结药，因有"碘脱逸现象"，故长期大量使用该类药反而会导致病情反复甚至加重病情。

【现代研究】玄参有解热、抗炎、抗氧化、保肝作用。夏枯草有降压、抗心律失常、抗炎及免疫抑制作用。白芥子有祛痰、抗炎作用。鳖甲有补血、抗肿瘤、抗突变、抗肝纤维化、增强免疫作用。浙贝母有镇静、抗炎、解痉、抗腹泻作用。莪术有抗炎、抗血小板聚集和血栓形成、抗肿瘤及保肝作用。紫草有抗炎、抗肿瘤作用。牡蛎具有增强免疫、镇静作用。连翘有抗肝损害、降压作用。玉竹有抗肿瘤、抗突变、增强免疫作用。珠儿参有增强免疫、镇静、抗实验性溃疡作用。天冬有抗肿瘤作用。麦冬有增强免疫、抗心律失常作用。五味子有祛痰、降压、保肝、利胆、增强免疫及抗菌、抗氧化及抗癌作用。百合有祛痰、抗应激性损伤、镇静催眠、增强免疫、抗氧化作用。丹参有增强体液免疫、对肝损伤有保护、对肝细胞再生有促进作用，抗肝纤维化、抗肿瘤、抗氧化、抗炎、抗凝及抗血栓作用。白薇有抗炎、祛痰作用。白芍具有抗炎、保肝、解毒、增强免疫力、中枢抑制、耐缺氧和抗肿瘤作用。大枣有催眠、增强睡眠、护肝、抗变态反应、免疫兴奋、抗氧化、增强肌力、抗肿瘤作用。甘草具有保肝、抗炎、祛痰、解毒、抗氧化、增强免疫功能及抗肿瘤作用。

【用方经验】丁学屏认为，甲状腺功能亢进症病因，不外水土饮食、先天禀赋、情志失调等所致，而现代甲状腺功能亢进症之发病，与人们工作压力大，精神压力重、思虑过度、忧郁等关系更为密切。心神过用，暗吸肾阴，水不涵木，阳愈燔灼，致肝气肝火上炎；肝为风木之脏，胆寄少阳相火，风火相煽，煎熬津液成痰，阻于少阳阳明经络，发为本病。初期厥少气火有余，属火属实，见颈前弥漫性肿大，烦躁易怒，面热目赤，眼球突出，手舌震颤，怕热多汗，多食易饥等，舌红苔黄，脉弦滑；继则火郁伤阴，阴虚火旺，见五心烦热，心烦少寐，潮热易汗，舌红少苔，脉细数之证日久则耗气伤津，耗精伤血，可见心气心血不足、脾虚气弱、肝肾不足等症，见心悸，动则气促，纳谷不化，大便溏薄，腰膝酸软，眩晕耳鸣，视物模糊等；治疗过程重点注意疾病虚实的转变。

冯建华经验方

【组成】黄芪 45 g，当归 15 g，茯苓

15 g，浙贝母 12 g，夏枯草 20 g，麦冬 30 g，玄参 15 g，生牡蛎 30 g，黄连 9 g，蒲公英 30 g，连翘 15 g，生甘草 9 g。

【功效】益气养阴，清热解毒。

【主治】气阴两虚，热毒内盛所致瘿气。症见心悸气短，易汗出，烦躁易怒，多食易饥，消瘦乏力，双侧甲状腺肿大，质软，舌红少津，苔薄黄，脉弦细数。

【加减】气虚明显，加党参；出现肝功能异常时可调方为，黄芪、党参、茵陈、大黄、蒲公英、当归、浙贝母、玄参、牡蛎、夏枯草、白芍、丹参、生甘草；甲状腺Ⅲ度肿大，质韧，症见心烦易怒，口渴而善饮，大便干，舌红，苔薄，脉数，可调方为黄芪、云苓、枳壳、天花粉、玄参、蒲公英、生牡蛎、皂刺、夏枯草、浙贝母、生甘草，甲状腺质地变软，上方加山慈菇。

【方解】本方所治之瘿气多因气阴两虚，热毒内盛所致。治宜益气养阴，清热解毒。

方中黄芪、茯苓健脾益气；当归活血散结；夏枯草、黄连、连翘解毒散结；玄参、浙贝母滋阴散结；麦冬养阴生津；生牡蛎软坚散结；甘草调和诸药。全方共奏益气养阴，清热解毒之功。

【注意事项】配以甲疏咪唑 5 mg，3 次/d 口服。

【现代研究】黄芪等补气中药具有调节人体免疫力、增强抗病能力的作用。当归有护肝利胆、抗炎镇痛及抗损伤、抗肿瘤、增强机体免疫功能、扩张冠状动脉及降低心肌耗氧及抗心律失常、舒张外周血管、降压、增加血流量的作用。茯苓有增强免疫、抗癌作用。浙贝母有镇静、抗炎、解痉、抗腹泻作用。夏枯草有抗心律失常、抗炎及免疫抑制作用。麦冬有增强免疫、抗心律失常、提高耐缺氧能力作用。玄参有解热、抗炎、抗氧化、保肝作用。牡蛎具有增强免疫、镇静作用。黄连有抗心律失常、解热、抑制血小板聚集、抗炎、抗肿瘤作用。蒲公英有增强免疫、抗氧自由基、抗肿瘤作用。连翘有抗肝损害、降压作用。甘草具有抗炎、抗氧化、增强免疫功能及抗肿瘤作用。

【用方经验】冯建华的处方用药有以下特点：①善用黄芪补气，其用药常以大剂量黄芪以益气扶正，气虚明显者还常配以党参之类，重在补益正气，既针对患者的气虚证候，又不会因为补益而使原有的亢进症状增加，且同时通过益气扶正达到调节免疫，纠正患者免疫系统的紊乱，可谓是独具匠心。②茵陈治疗轻度肝功能异常。现代医学的引入极大的丰富了对疾病的诊疗手段，为患者和医生均带来了极大的便利，但其在治疗疾病的同时所带来的不良反应也是不容忽视的。不少药物都是通过肝胆途径排出体外，不少患者在原发疾病得到治疗的同时肝功却受到了损伤，一些患者出现肝功能异常，虽无自觉症状但是患者的心理负担却在无形中增加了。茵陈在用于治疗药物性肝功异常方面有独特的疗效。张锡纯："其禀少阳初生之气，与少阳同气相求，是以善清肝胆之热，兼理肝胆之郁，热消郁开……凡欲提出少阳之邪，而其身弱阴虚不任柴胡之升散者，皆可以茵陈代之。"③擅用蒲公英清胃热，且不伤胃气。冯建华在临床治疗此类疾病时多用蒲公英清热，而蒲公英在治疗甲状腺功能亢进症时既可以起到清热解毒以减轻甲状腺功能亢进患者的高热、多汗、多食的高代谢症状，同时又可以消肿散结来治疗甲状腺功能亢进症患者的甲状腺肿大，且久服亦不会过寒伤中，以致损伤胃气。

何炎燊经验方

【组成】玄参 30 g，龟甲 30 g，牡蛎 30 g，生地黄 20 g，太子参 20 g，夏枯草 20 g，白芍 25 g，麦冬 15 g，香附 15 g，瓜蒌子 15 g，鳖甲 30 g，石决明 30 g。

【功效】育阴潜阳，除痰散结。

【主治】阴虚阳亢，痰火郁结所致瘿气。症见形瘦，眼突，两侧甲状腺漫肿，质软平滑无结节，扪之震颤，听之血管性杂音，虚里（心尖部）抖动应衣，隔衣两重亦可见其搏动，自觉心悸心慌，烘热自汗，夜烦少寐，咽干喉燥，气逆痰多，月汛愆期 5 月未至，舌红瘦敛、苔薄黄干，脉弦细滑数。

【加减】连服 3 个月，诸症大减，但甲状腺漫肿如故，气逆依然，脉仍细滑数，何老于方中加入莱菔子 30 g，炒穿山甲 15 g，王不留行 20 g，以增强散结透络除痰作用。

【方解】本方所治之瘿气多因阴液损耗，阳热亢盛，气郁痰凝所致。治宜育阴潜阳，除痰散结。

方中龟甲、牡蛎育阴潜阳；夏枯草、玄参、生地黄、太子参、白芍、麦冬、香附、瓜蒌子益气养阴，化痰散结。全方共奏育阴潜阳，除痰散结之功。

【现代研究】玄参有解热、抗炎、抗氧化、保肝作用。龟甲对甲状腺功能的影响：可降低甲状腺功能亢进症大鼠血清中 T_3、T_4 的含量，降低红细胞膜 Na^+-K^+-ATP 酶活性、血浆 cAMP 和血浆黏度，使萎缩的甲状腺恢复生长；降低大鼠的整体耗氧量，升高血糖，提高痛阈，减慢心率，使大鼠的饮水量减少，增加尿量，体重增加。还有增强细胞及体液免疫功能作用。牡蛎具有增强免疫、镇静作用。生地黄有增强免疫功能、抑瘤、抗炎作用。太子参有增强免疫、调节消化、抗疲劳、抗应激作用。夏枯草有抗心律失常、抗炎及免疫抑制作用。白芍具有抗炎、保肝、解毒、增强免疫力、中枢抑制、耐缺氧和抗肿瘤作用。麦冬有增强免疫、抗心律失常作用。香附水煎剂对正常大鼠有较强的利胆作用，可促进胆汁分泌，提高胆汁流量，同时对由四氯化碳引起的肝损伤大鼠的肝细胞功能有保护作用。瓜蒌子有抑制血小板聚集、抗肿瘤作用。鳖甲有补血、抗肿瘤、抗突变、抗肝纤维化、增强免疫作用。石决明有镇静、保肝、中和胃酸作用。

【用方经验】何炎燊认为：瘿瘤患者若摄[131]I 率偏高者当忌用含大量碘质之昆布、海藻。龟甲、牡蛎不含碘，石决明含碘甚微，鳖甲产于大海者含少量碘，而内河所产者则几乎不含碘，用之起着育阴潜阳作用，使病情加速好转。

软坚散结汤（洪子云经验方）

【组成】昆布 15 g，海藻 15 g，玄参 15 g，夏枯草 15 g，生牡蛎 15 g，黄药子 15 g，浙贝母 10 g，川郁金 10 g，丹参 10 g，炒酸枣仁 10 g，柏子仁 10 g，墨旱莲 10 g，女贞子 10 g。

【功效】清热化痰，软坚散结。

【主治】阴虚火旺，痰气郁结所致瘿气。症见头昏，心慌，易饥，易怒，畏寒，畏热，汗多，肢软，消瘦，月经后期量少，结喉两旁有弥漫性肿块，硬度一般，两眼稍突出，舌质红，脉细数。

【加减】服药 2 个月后，结喉肿块缩小过半，眼球不再突出，自觉症状消失，吸[131]I 率 50%，基础代谢率基本正常。上方加橘核、荔核为丸，继服 2 个月。

【方解】本方所治之瘿气多因阴虚火旺，痰气郁结所致。治宜清热化痰，软坚散结。

方中昆布、海藻、生牡蛎软坚散结；玄参、夏枯草、浙贝母清热散结；黄药子清热解毒，凉血消瘿；川郁金、丹参疏肝解郁；墨旱莲、女贞子滋阴降火；炒酸枣仁、柏子仁养心安神，全方共奏清热化痰，软坚散结，滋阴降火，疏肝解郁，养心安神之功。

【现代研究】海藻有抗凝、增强免疫功能、抗感染、抗氧化、抗肿瘤、含有的碘化物还可进入组织和血液，能促进病理产物的吸收，并能使病态的组织崩溃和溶解。昆布有抗凝、增强免疫功能、抗氧化、抗肿瘤作用。玄参有解热、抗炎、抗氧化、保肝作用。夏枯草有降压、抗心律失常、抗炎及免疫抑制作用。牡蛎具有增强免疫、镇静作用。黄药子有抑瘤作用。浙贝母有镇静、抗炎作用。郁金有改善血液流变学及抗氧自由基损伤作用。丹参有增强体液免疫、抗肿瘤、抗氧化、抗炎抗凝及抗血栓作用。酸枣仁有镇静、催眠、抗氧化作用。柏子仁有改善睡眠的作用。女贞子有抗炎、增强免疫、抑制变态反应、保肝、促进造血、升高白细胞、抗癌作用。墨旱莲有增强免疫、抗突变、保肝、镇静作用。

【用方经验】洪子云认为：甲状腺功能亢进症治疗以清热化痰，软坚散结为大法，对全身症状明显者，适当配伍滋阴降火、疏肝解郁、养心安神之品，一般服药 1～2 周即可出现疗效，2～3 个月症状可全部消失，最后改服消瘿丸（即软坚散结汤加柴胡、香附、橘核、荔枝核、川楝子）以巩固疗效。其中黄药子为瘿病专药。

黄祥武经验方

【组成】龙胆 9 g，炒栀子 9 g，黄芩 45 g，醋柴胡 9 g，生地黄 30 g，熟地黄 30 g，车前子 9 g，甘草 6 g，黄芪 30 g，木香 12 g，厚朴 12 g，三棱 15 g，莪术 15 g，川贝母 9 g，煅龙骨 30 g，煅牡蛎 30 g，当归 12 g，夏枯草 15 g。

【功效】清肝泄热，化痰逐瘀，佐以益气养阴。

【主治】肝火旺盛，痰瘀互结，兼气阴两虚型瘿病。证见心悸气急，怕热汗多，食多消瘦，甲状腺Ⅲ度弥漫型肿大，质地柔软，随吞咽动作上下移动，双侧眼球对称性突出，眼裂增宽，两眼直瞪，呈状腺功能亢进症面容，手抖。舌质红，苔薄黄，脉弦数。

【加减】二诊：自诉服上方 20 剂后，诸证明显减轻，怕热不甚，剧烈活动方出汗，心慌不显，体重增加，手抖不显，舌质红，苔薄白，脉弦偏数。守上方加川芎、路路通。续服 20 剂。三诊：目突明显减轻，甲状腺肿大为Ⅰ度，肉眼已不能看见，触及，余症已不显，体重增加。守二诊方续服 10 剂；另外；继守二诊方去醋柴胡、煅龙骨、煅牡蛎，加茯苓 9 g，苍术、白术各 12 g，党参 15 g，10 剂，为丸，每次 6 g，每日 3 次，温开水送服，服完停药。

【方解】本方所治之瘿气多因气郁化火，灼津炼液为痰，痰阻血行不畅而成瘀，痰瘀互结于颈前而成本病。治宜清肝泄热，化痰逐瘀，佐以益气养阴。

方中龙胆泻肝汤清肝泻火，养心安神；黄芪、煅龙骨、煅牡蛎益气固涩；木香、厚朴通腑泄热；三棱、莪术破血散结；川贝母、夏枯草清热养阴，散结消肿。诸药合用，共奏清肝泄热，化痰逐瘀，益气养阴之功。

【现代研究】龙胆有保肝、利胆、健胃、抗炎、镇静用。栀子有保护肝细胞，保护肝损伤；促进胆汁及胰腺分泌，增强胰腺抗病能力；抑制胃酸分泌；镇静、解热、抗炎和抑瘤作用。黄芩有双向调节免疫功能、抗血小板聚集和抗凝、抗氧化和抗癌作用。柴胡具有抗炎、解热、镇静、有肝脏保护、增强免疫、抑制胃酸分泌、抗肿瘤作用。生地黄有增强免疫功能、抑瘤、抗炎作用。熟地黄有改善甲状腺功能亢进症型阴虚大鼠阴虚症状，能对异常的甲状腺素状态起到调节、还有补血作用。车前子有祛痰作用。甘草具有保肝、抗炎、祛痰、解毒、抗氧化、增强免疫功能及抗肿瘤作用。黄芪有增强体液免疫、增强细胞免疫、抗氧化、促进大鼠肝细胞 RNA 合成作用及促进肝内蛋白等保肝、抗炎、抗血栓、抗癌作用。木香对胃肠道有双向调节、抗炎、促进消化液分泌、促进纤维蛋白溶解作用。厚朴有抗溃疡、抗炎、抗凝、增强免疫、保肝、抗肿瘤作用。三棱有抗凝和抗血栓形成、抑制自然杀伤（NK）细胞的活性和抑制 B 淋巴细胞转化、抗肿瘤作用。莪术有抗炎、抗血小板聚集和血栓形成、抗肿瘤及保肝作用。川贝母有祛痰、降压作用。煅龙骨有增强免疫和促进损伤组织修复、镇静作用。煅牡蛎具有增强免疫、镇静作用。当归有护肝利胆、抗炎、抗损伤、抗肿瘤、能够增强机体的免疫功能；抗心律失常作用。夏枯草有降压、抗心律失常抗炎及免疫抑制作用。

【用方经验】黄祥武认为本病基本病因为气滞痰瘀，阴虚火旺。理气化痰软坚，养阴清热泻火为治疗的基本法则。若瘿肿大变硬兼有血瘀者，当佐以活血化瘀；肝火旺盛者佐以清热泻火；火盛伤阴者当养阴清热泻火；肝肾阴虚者又当滋补肝肾，佐以滋阴柔肝，总之，宜"观其脉证，知犯何逆，随证治之"。黄祥武认为本病主要有 3 种证型：①气滞痰瘀型。症见颈前瘿肿软而不痛，胸闷气短心悸，喜太息，手微抖，舌质红，苔薄腻，脉弦滑数。治当理气化痰，活血散结。方取四海舒郁丸和海藻玉壶汤化裁。若见瘿肿硬有结节者，加桃仁、红花、川芎、石见穿等活血化瘀之品；若便结，加熟大黄；便溏加白术、白扁豆、薏苡仁等健脾利湿之品。②肝火旺盛型。症见瘿肿眼突，性急易怒，怕热汗出，面颧发红，口苦口干，目赤手抖，舌红，苔薄黄，脉数。治当清肝泻火，养心安神。方用龙胆泻肝汤化裁。若汗多加黄芪、煅龙骨、煅牡蛎益气固涩之品；若胃热消谷善饥，加黄连、生石膏以清胃火；腑气不通加厚朴、熟大黄；瘿肿质硬加三棱、莪术、路路通；五心潮热、面红加生地黄、熟地黄、牡丹皮等。③心肝阴虚型。症见心悸，心烦不寐，胁痛，口干，舌红，苔黄，脉细数。治当养心安神，滋阴柔肝。方用天王补心丹合一贯煎化裁。若腰酸耳鸣，加女贞子、何首乌、蔓荆子等滋补肝肾；若肝阳暴涨于上，阴液亏竭于下，而见面红手抖，加珍珠母、钩藤、煅牡蛎、生地黄、熟地黄、麦冬、黄芩等平肝潜阳、养阴清热。

黄祥武在治疗甲状腺功能亢进症时指出临证时须注意以下3点。①"火郁发之"的运用：临床出现火热内郁之证，在运用清解方法的同时，加用少许辛散透邪之品。因若用纯苦寒之品，则热为寒凉所遏，火热难消。此时，黄老常用夏枯草，其味辛、苦，性寒，苦寒能清火，辛则能散，最善清肝胆郁火，此乃取"火郁发之"之意。②注重情志调养：本病多与情志因素有关，治疗时不仅要采取药物治疗，而且要引导患者调畅情志，戒忧患，适劳逸，保持心情舒畅，注意休息，能取得事半功倍的效果。③注意调理脾胃：本病患者常有脾胃不适的症状，治疗应注重健脾药物的运用。因脾胃为后天之本，生痰之源，如脾胃功能正常，则利于化痰祛浊，促进甲状腺功能亢进症的治愈。

路志正经验方1

【组成】太子参9 g，杏仁泥9 g，柴胡9 g，夏枯草15 g，天竺黄6 g，黄药子9 g，胆南星3 g，陈海藻9 g，青皮6 g，醋香附9 g，玄参9 g，川贝母6 g，生牡蛎（先下）24 g。

【功效】理气解郁，清肝泻火。

【主治】肝郁气滞，夹痰阻络型瘿气。证见颈前喉结两旁结块肿大，质软不痛，或颈部发胀，面热目赤，或眼球突出，精神紧张，或情绪不稳，急躁易怒，手指震颤，心慌失眠，怕热多汗，多食善饥，口干口苦，小便黄，大便秘结。舌质红，苔黄，脉弦数。

【加减】理气可用橘叶、预知子、木蝴蝶、枇杷叶等；柔肝解郁可用白梅花、玫瑰花、白菊花等。清肝泻火常用龙胆泻肝汤和泻心汤加减，但前方中不用关木通，常以通草配滑石代替，龙胆等凉药也宜短期选用，以免伤及脾胃和正气。甲状腺功能亢进症甚者，常热盛火旺而化毒，可用蒲公英、连翘等以清热解毒，兼散郁开结。

【方解】本方所治之瘿气多因长期情志抑郁或紧张，或突遭剧烈的精神创伤，致气机不疏，肝郁气结，津液输布失常；或气郁日久，化火伤阴，炼液为痰；或肝旺乘脾，脾失健运，聚湿成痰，痰气交阻，随肝气上逆，搏结颈前而成瘿气。肝郁化火，横逆犯胃，胃热炽盛则见急躁易怒，面热目赤，口苦而干，多食善饥。克犯脾土，脾失健运见便溏，消瘦，倦怠乏力；火热伤阴，心阴不足，心神不宁则心悸怔忡，心烦不寐，自汗；肝旺风动则见手抖舌颤。治宜理气解郁，清肝泻火。

方中玄参、川贝母、生牡蛎、胆南星、天竺黄等清化痰热；夏枯草性平和，平肝柔肝兼可养血益阴、化痰散结；柴胡、青皮、香附疏肝解郁；海藻软坚散结，全方共奏理气解郁，清肝泻火之功。

【注意事项】本证型所用药物大多香燥而易伤阴，故不可过用重剂。肝体阴用阳，喜柔忌刚，需与养血柔肝、滋水涵木等药物配伍使用，以治病求本。

【现代研究】太子参有增强免疫、调节消化、抗疲劳、抗应激作用。杏仁有润肠通便、抗炎、增强免疫、抗肿瘤作用。柴胡具有抗炎、有解热、镇静、保护肝脏、增强免疫、抑制胃酸分泌、抗肿瘤作用。夏枯草有抗心律失常、抗炎及免疫抑制作用。天竺黄有抗炎作用。黄药子有抑瘤作用。胆南星有祛痰、镇静、抗心律失常、抗肿瘤作用。海藻有抗凝、增强免疫功能、抗感染、抗氧化、抗肿瘤、含有的碘化物还可进入组织和血液，能促进病理产物的吸收，并能使病态的组织崩溃和溶解。青皮对正常及四氯化碳肝损伤大鼠均有促进胆汁分泌，提高胆汁流量，保护肝细胞功能的作用。还有抗血小板聚集及血栓形成作用。香附水煎剂对正常大鼠有较强的利胆作用，可促进胆汁分泌，提高胆汁流量，同时对由四氯化碳引起的肝损伤大鼠的肝细胞功能有保护作用。玄参有解热、抗炎、抗氧化、保肝作用。川贝母有祛痰、降压作用。牡蛎具有增强免疫、镇静作用。

路志正经验方 2

【组成】党参 9 g，麦冬 9 g，玉竹 12 g，黄芩 6 g，当归 9 g，白芍 9 g，生地黄 12 g，玄参 9 g，蛤蚧粉 15 g，天竺黄 7.5 g，生龙骨（先下）30 g，生牡蛎（先下）30 g。

【功效】益气养阴，软坚散结。

【主治】气阴两虚型瘿气。证见颈前喉结两旁结块质软，或大或小，形体消瘦，神疲乏力，心悸气短，目干睛突，面部烘热，口干咽燥，五心烦热，失眠多梦，动则汗出。舌质淡，边有齿印，苔薄白；或舌红少苔，脉沉细数。

【加减】滋阴可选用黄精、生山药、浮小麦、百合等，以补养五脏之亏耗，后三者分别重在养脾阴、养心阴和养肺阴；若肝肾阴虚明显，可加用一贯煎；胃阴不足，加用沙参麦冬汤或竹叶石膏汤。益气可选用西洋参、太子参、黄精、黄芪等补气而不温燥助火之品。养心常用炒酸枣仁、柏子仁、五加皮以养心安神。

【方解】本方所治之瘿气多因气、血、痰壅结于颈日久气阴耗伤而成本病。治宜益气养阴，软坚散结。

方中党参、麦冬、玉竹益气生津；龙骨、牡蛎重镇安神，软坚散结；蛤蚧粉滋阴补肾；黄芩、天竺黄清肝化痰；生地黄、玄参、白芍养阴敛阴。全方共奏益气养阴，软坚散结之功。

【注意事项】补气药不宜用之过早、量不宜大，以免助热伤阴，致病情反复。

【现代研究】党参有增强机体应激能力、增强机体免疫、降低血液黏度、抗肿瘤作用。

麦冬有增强免疫、抗心律失常作用。玉竹有抗肿瘤、抗突变、增强免疫作用。黄芩有双向调节免疫功能、抗血小板聚集、抗凝、抗氧化和抗肿瘤作用。白芍具有抗炎、保肝、解毒、增强免疫力、中枢抑制、耐缺氧和抗肿瘤作用。生地黄有增强免疫功能、抑瘤、抗炎作用。玄参有解热、抗炎、抗氧化、保肝作用。蛤蚧有抗应激、抗炎、增强免疫作用。天竺黄有抗炎作用。龙骨有增强免疫和促进损伤组织修复、镇静作用。牡蛎具有增强免疫、镇静作用。

路志正经验方 3

【组成】生黄芪 45 g，党参 30 g，白术 24 g，茯苓 30 g，杏仁泥 18 g，黄药子 24 g，蛤蚧粉 30 g，夏枯草 30 g，川贝母 24 g，海藻 30 g，玄参 30 g，佛手 18 g，丹参 45 g，何首乌 60 g，旋覆花 24 g，黄精 24 g，制鳖甲 60 g，玉竹 24 g，白芍 24 g，生牡蛎 30 g，醋香附 30 g，当归 24 g，白芥子（炒）24 g。

【功效】健脾补肾，化痰祛瘀散结。

【主治】脾肾两虚，痰瘀互结型瘿气。证见颈前肿物，质韧不痛，经久未消，眼突目眩，面色少华，多思善疑，心悸胆怯，健忘失眠，头晕神疲，纳差腹泻。舌淡暗，边有齿痕，苔薄白或白腻，脉细涩或弦滑。

【加减】阳虚者加淫羊藿、菟丝子、鹿茸。病程较长者可郁金、醋莪术、姜黄、青皮、陈皮等破结消散重剂以软坚攻结。

【方解】本方所治之瘿气多因瘿气日久致肾气不足、后天匮乏，脾失健运、真阴耗伤，虚火妄动，煎熬津液而成痰，痰瘀气郁阻，血脉不畅，痰瘀互结，凝聚颈部而成本病。治宜健脾补肾，化痰祛瘀散结。

方中白术、黄芪、茯苓、黄精、党参益气健脾化痰；杏仁、白芥子、旋覆花健脾宣肺、化痰散结；白芍敛阴，以免温燥劫阴；香附、当归、丹参活血化瘀散结；牡蛎、海藻、鳖甲，配合佛手等破结消散重剂以软坚攻结；黄药子、夏枯草、川贝母化痰散结；蛤蚧粉、玄参、玉竹滋阴补肾。全方共奏健脾补肾，化痰祛瘀散结之功。

【注意事项】郁金、醋莪术、姜黄、青皮、陈皮等破结消散重剂不宜久用和过量使用。以免破气伤正。

【现代研究】黄芪有增强体液免疫、增强细胞免疫、抗炎、抗血栓、抗肿瘤作用。党参有增强机体应激能力、增强机体免疫、降低血液黏度、抗肿瘤作用。白术有增强消化、增强免疫、抗氧化、抗肿瘤、还有镇静、抗凝血作用。茯苓有增强免疫、抗肿瘤作用。杏仁有抗炎、镇痛、增强免疫、抗肿瘤作用。黄药子有抑瘤作用。蛤蚧有抗应激、抗炎、增强免疫作用。夏枯草有抗心律失常、抗炎及免疫抑制作用。川贝母有祛痰、降压作用。海藻有抗凝、增强免疫功能、抗感染、抗氧化、抗肿瘤，含有的碘化物还可进入组织和血液，能促进病理产物的吸收，并能使病态的组织崩溃和溶解。玄参有抗炎、抗氧化、保肝作用。佛手有中枢抑制、抗炎、降压作用。丹参有增强体液免疫、还有抗肿瘤、抗氧化、抗炎、抗凝及抗血栓作用。何首乌有增强免疫、抗炎作用。旋覆花有抗炎、免疫抑制作用。白芥子有祛痰、抗炎作用。鳖甲有补血、抗肿瘤、抗突变、增强免疫作用。玉竹有抗肿瘤、抗突变、增强免疫作用。白芍具有抗炎、保肝、解毒、增强免疫力、中枢抑制、耐缺氧和抗肿瘤作用。牡蛎具有增强免疫、镇静作用。当归有抗炎及抗损伤、抗肿瘤、能够增强机体的免疫功能作用。黄精有增强免疫功能、耐缺氧、抗疲劳、增强代谢作用。

【用方经验】路老认为：本病初起多实，其主要病理因素为气滞、肝火，夹有痰凝和血瘀，而以气郁为先；久病多虚或虚实夹杂，且以阴虚为主。该病在不同时期，病机虚实有异。故治疗以疏肝解郁为先，针对病情变化而分阶段予以内外并治，消补兼施。①早期：治宜理气解郁，清肝泻火。疏肝解郁常用逍遥散、丹栀逍遥散、柴胡疏肝散、四逆散等。②中期：治以益气养阴，软坚散结。常用生脉散加减。③后期：治以健脾补肾，化痰祛瘀散结。

路志正在治疗瘿气时根据症状不同选择不同的药物进行治疗。①突眼颈肿：路志正认为突眼颈肿，因肝郁脾虚、肝火上炎夹痰瘀互结所致，应予以滋阴潜阳、软坚散结、涤痰通窍、活血化瘀以祛实攻邪为主，兼养肝血。常用药物：蜂房、木槿花、密蒙花、蝉蜕、白蒺藜、枸杞子、白芍、当归等。②腹泻：路志正认为腹泻因虚火亢盛、胃纳失常、耗气伤脾致脾虚运化无权而成，非肠胃湿热实证。治疗上当清胃补脾为主。常用药物：黄连、知母、葛根、山药、扁豆、薏苡仁、茯苓、鸡内金、生麦芽等。③心悸、失眠：路志正认为心悸、失眠因肝气郁久化火，耗气伤阴，扰动心神，故致心悸、汗出、失眠、夜寐不安，可加瓜蒌、黄连、龙胆、牡丹皮等清心泻热、宁心安神，或加酸枣仁、远志、柏子仁、浮小麦、合欢皮等养心安神。

路志正常用桔梗等引药上行，以使药达病所，更好发挥诸药的疗效。又因病位在上，属肺卫，凡见肺卫证候，均可加用清肺化痰之品如桑白皮、地骨皮以清肃肺气，而少用温燥。其他药如胆南星（天南星不可生用）、僵蚕、蜂房、木槿花、密蒙花、蝉蜕、白蒺藜、枸杞子、菟丝子等药也较常选用，但仍需辨证并视所及脏腑的不同选用相应药物发挥引经报使作用。

路志正认为本病"并非全系水土缺碘所致"，故不宜必用海藻、昆布等含碘丰富的中药。但在辨证论治的前提下，含碘中药也并不是不可以使用，若运用恰当可收良效。

路志正尚重视给予黄药子等药物外敷甲状腺（此法既能局部增强软坚散结的功效，又可避免药物口服导致肝功能损害的毒副作用），若联合针灸治疗则可以达到疏通经络、调和五脏的良好作用。同时还强调，心理治疗具有药物等治疗不可替代的特殊作用，也不可忽视；并且坚持日常合理的饮食宜忌和生活习惯，以及配合气功等综合治疗措施，都能对治疗起到一定的辅助效果。

亓鲁光经验方

【组成】沙参 30 g，麦冬 15 g，五味子 20 g，知母 10 g，黄精 15 g，山药 30 g，夏枯草 20 g，炒酸枣仁 10 g，牛膝 30 g，制何首

乌 20 g，甘草 3 g。

【功效】益气养阴，化痰逐瘀。

【主治】气阴两虚，痰凝阻络所致瘿气。症见甲状腺肿大，伴汗多怕热，手足心热，急躁易怒，舌质红苔薄白，脉细数。

【加减】乏力眠多者去知母，加桑椹 15 g、荔枝核 10 g。

【方解】本方所治之瘿气多因气阴两虚，痰凝阻络所致。治宜益气养阴，化痰逐瘀。

方中沙参、麦冬、知母养阴生津；五味子、黄精、山药益气生津；夏枯草软坚散结；制何首乌养血安神；炒酸枣仁敛汗宁心安神；怀牛膝补益肝肾；甘草调和诸药。全方共奏益气养阴，化痰逐瘀之功。

【注意事项】同时口服西药甲疏咪唑 10 mg，每日 2 次。如发生药物性加减，将甲疏咪唑改为早 10 mg，晚 5 mg，并加用左甲状腺素 12.5 μg，每日 1 次。

【现代研究】麦冬、五味子具有增加机体巨噬细胞系统吞噬功能，抑制 IgE 介导的体液免疫，使机体免疫功能处于相对激活状态。沙参有增强免疫、祛痰作用。知母有解热、祛痰、抗血小板聚集、抗炎、抗肿瘤作用。黄精有增强免疫功能、耐缺氧、抗疲劳、增强代谢作用。山药有增强免疫、抗氧化作用。夏枯草有降压、抗心律失常、抗炎及免疫抑制作用。酸枣仁有镇静、催眠、降温、抗氧化作用。牛膝有抗炎、活血、增强免疫、抗肿瘤作用。何首乌有增强免疫、抗炎作用。甘草具有抗炎、祛痰、抗氧化、增强免疫功能及抗肿瘤作用。

【用方经验】亓鲁光认为从整体观而言，甲状腺功能亢进症就是自身免疫功能失调，抑制与促进功能不平衡，而中医正是强调整体观念。通过阴阳虚实理论进行全身性的整体调节，对身体的免疫功能起到了调节作用。人体只有在阴阳平和协调并保持相对平衡时，则身体健康，精神愉快。采用中西医结合的方法治疗甲状腺功能亢进症，可明显缩短疗程、提高疗效、降低复发率、减少西药的用量和毒副作用。

气瘿汤（王寿康经验方）

【组成】党参 30 g，麦冬 20 g，五味子 10 g，生地黄 30 g，炙黄芪 20 g，丹参 15 g，夏枯草 15 g，煅牡蛎 30 g。

【功效】益气养阴，散结消肿。

【主治】气阴两虚，痰凝阻络所致瘿气。症见形体消瘦，双侧甲状腺轻度肿大，质软无结节，双手细微震颤，不突眼，舌质红，少苔，细弦。

【加减】突眼重者加青葙子、枸杞子，手抖重者加钩藤、珍珠母，心悸甚者加酸枣仁、茯苓，汗出不已加糯稻根、浮小麦，便溏泄泻加白术、木香，激动大烦加赭石，夜不能寐加酸枣仁、合欢皮，食多加黄连、石斛等。

【方解】本方所治之瘿气多因气阴两虚，痰凝阻络所致。治宜益气养阴，散结消肿。

方中党参、黄芪、麦冬、生地黄、五味子等扶正之品，既能提高机体抗病能力，又能调节人体之免疫功能，对甲状腺功能亢进症之治疗起到釜底抽薪的作用，为气瘿汤之主要组成部分。夏枯草，苦辛而寒，清肝明目，散风消瘿，牡蛎咸涩而凉，敛阴潜阳，软坚化痰，丹参活血化痰，又为调经要药。以上 3 药合用具有平肝清热，软坚化痰，活血化瘀之功，在气瘿汤中起到良好的辅助作用。

【现代研究】党参有增强机体应激能力、增强机体免疫、降低血液黏度、抗肿瘤作用。麦冬有增强免疫、抗心律失常提高耐缺氧能力作用。五味子有祛痰、增强免疫、抗氧化及抗肿瘤作用。生地黄有增强免疫功能、抑瘤、抗炎作用。黄芪有增强体液免疫、增强细胞免疫、抗氧化、抗炎、抗血栓、抗肿瘤作用。丹参有增强体液免疫、还有抗肿瘤、抗氧化、抗炎、抗凝及抗血栓作用。夏枯草有降压、抗心律失常、抗炎及免疫抑制作用。牡蛎具有增强免疫、镇静作用。

【用方经验】王寿康认为本病多因体质素虚，气阴不足，又因七情内伤，正不胜邪，从而导致肝气郁结，痰湿内蕴，气滞血瘀，肝阳上亢等本虚标实之证。其早期多表现为

外科国医圣手时方

阴虚火旺，后期则渐露气阴两虚之候。故王寿康以养阴益气法贯穿于全过程，以求养阴制阳，维持阴阳平衡。

化痰清火通络方（王淑玲经验方）

【组成】瓜蒌20 g，浙贝母10 g，黄连10 g，夏枯草15 g，土鳖虫5 g，穿山甲6 g，橘核10 g，生牡蛎30 g，生龙骨30 g。

【功效】化痰清火通络。

【主治】痰火阻络所致瘿气。症见甲状腺肿大，伴性情急躁，心烦易怒，容易激动，心悸，汗出，怕热，消谷善饥，脉数。

【方解】本方所治之瘿气多因火热内盛，煎熬津液，炼液为痰，致痰火内阻，络脉不通，壅结颈前所致。治宜化痰清火通络。

【现代研究】瓜蒌有增强免疫力、抗肿瘤作用。浙贝母有镇静、抗炎作用。黄连有抗心律失常、解热、抑制血小板聚集、抗炎、抗肿瘤作用。夏枯草有抗心律失常、抗炎及免疫抑制作用。土鳖虫有抗凝血作用。穿山甲有抗炎、抗凝血、降低血液黏度作用。橘核有抗肿瘤作用。牡蛎具有增强免疫、镇静作用。龙骨有增强免疫和促进损伤组织修复、镇静作用。

【用方经验】王淑玲认为本病发生的内在条件是情志内伤，痰火阻络，壅结颈前是本病发生的关键。甲状腺功能亢进症初期多以痰火阻络为主，基本治法为化痰清火通络为主，治用自拟化痰清火通络方治疗。甲状腺功能亢进症日久需兼顾正气，王淑玲认为本病后期的治疗必须固护正气，常加入滋阴及补气之品。王淑玲认为甲状腺功能亢进症发病的整个过程中皆有痰火存在，故化痰清火通络应贯穿治疗始终。痰是人体水液代谢障碍的病理产物，又是重要的致病因素而导致各种疾病的发生，也是形成本病的主要原因。王淑玲在总结前人治疗甲状腺功能亢进症的理论和经验基础上，以化痰清火通络为主，兼顾正气（气阴），强调辨证施治，急性期以祛邪为主治其标，后期兼顾扶正治其本，临床效果较好。另外，王淑玲在治疗中强调中西医结合，各取所长，优势互补，当西药减

量时可使症状无加重，使用中药还可以避免或减轻治疗甲状腺功能亢进症的西药引起的药物副作用，如白细胞减少、氨基转移酶升高（氨基转移酶升高也可以由甲状腺功能亢进症病变本身所引起）等。

魏子孝经验方

【组成】黄连6 g，竹茹12 g，枳实10 g，法半夏12 g，茯苓20 g，陈皮10 g，炙甘草6 g，石菖蒲15 g，远志10 g，炒酸枣仁12 g，郁金12 g，紫石英（先煎）30 g，茯神12 g，煅牡蛎（先煎）30 g。

【功效】清热化痰，养心安神。

【主治】阴虚火旺，痰热内扰所致瘿气。证见阵汗出，周身烘热，心悸，情绪易激动，失眠，体重下降，舌略暗红，苔黄腻，脉细稍数。

【加减】服药2周后再诊：患者汗出减少，心悸减轻，睡眠好转，仍烦热，易急躁，大便软、每日2次，舌红、苔薄黄，脉细稍数。辨证：阴虚火旺，肝郁化热。立法：清热养血疏肝。处方：牡丹皮12 g，栀子10 g，白芍20 g，丹参15 g，柴胡10 g，苍术、白术各10 g，茯苓12 g，生甘草6 g，薄荷（后下）6 g，炒酸枣仁20 g，夏枯草12 g，玄参15 g。再次复诊仍易激动，偶心悸，面部烘热每日2～3次，无明显多汗，大便干、每日一行，舌略红、苔薄黄，脉细稍数。前方加麦冬15 g，北沙参15 g，柏子仁12 g。

【方解】本方所治之瘿气多因情志不畅，肝气郁结，则易怒；气郁日久，化热伤阴，郁热内扰，心神不宁，则心悸、失眠、怕热、多汗；木郁克土，脾失健运，聚湿生痰，蕴而化热，痰热内扰，则失眠、舌苔黄腻；阴虚内热则脉细略数。治宜清热化痰，养心安神。

方中黄连温胆汤清热化痰，菖蒲、远志祛痰宁心；炒酸枣仁、紫石英、茯神养心安神；煅牡蛎收敛止汗；郁金行气解郁，全方共奏清热化痰、养心安神之功。

二诊患者汗出、心悸缓解，睡眠好转，仍烦热易急，舌红，苔薄黄，脉细稍数，考

虑前方治疗有效，病情缓解，痰浊已祛，肝郁内热突显，故立法重在疏肝清热养血，予丹栀逍遥散为基础组方，丹栀逍遥散清热疏肝，恐当归温燥助热，故以丹参取代当归养血活血；夏枯草清肝热、散郁结；炒酸枣仁养心安神；玄参育阴清热，全方共奏疏肝清热，养心安神之功。再诊患者诸症缓解，唯大便偏干，考虑热灼津液，阴虚肠燥，前方加麦冬、沙参、柏子仁以养阴润燥。

【注意事项】对于多数患者而言，还应中药与抗甲状腺药协同应用。治疗过程中还要注意监测甲状腺功能指标、血常规及肝功能，以便掌握病情变化和药物的副作用，及时调整治疗方案。

【现代研究】黄连有抗心律失常、解热、抑制血小板聚集、抗炎、抗肿瘤作用。竹茹有抑制 cAMP 磷酸二酯酶活性作用。枳实有抗炎、抗变态反应、抗肿瘤和抗血小板聚集作用。法半夏有祛痰、抗心律失常、抗肿瘤作用。茯苓有增强免疫、抗肿瘤作用。陈皮有祛痰、增强免疫、抗炎、抗氧化作用。甘草具有抗炎、祛痰、解毒、抗氧化、增强免疫功能及抗肿瘤作用。石菖蒲有镇静、安神、抗心律失常、抗肿瘤作用。远志有镇静、催眠、祛痰、抗突变、促进体力和智力作用。酸枣仁有镇静、催眠、降温、抗氧化作用。郁金有改善血液流变学及抗氧自由基损伤作用。紫石英有兴奋中枢神经功能。牡蛎具有增强免疫、镇静作用。

【用方经验】魏子孝认为甲亢辨证要善抓主症，施治当分标本缓急。同时坚持辨病与辨证相结合。魏子孝临床善抓主症，选取一个或几个相互联系的症状作为主症，使主要矛盾简单化、明朗化，从而反映患者的个体状态，针对患者特点进行辨证施治，辨证思路更加清晰，更有利于临床遣药组方，更体现中医个体化治疗的优势。辨证明确之后，施治还要注意标本缓急。以发病先后而论，先病为本，后病为标。在标、本治疗没有矛盾的情况下，根据病情轻重标本兼顾；若标、本治疗相互影响，则应本着"先易后难"的原则进行治疗，由于"标病"多为新病、兼病，治疗比"本病"较为容易，故此时多采用"先标后本"的治疗原则。

魏子孝认为甲状腺功能亢进症从总体而言当以滋阴为主，根据证候分型特点配以行气、清热、活血、祛痰之法。针对本病常以颈部肿大、眼球突出为特征，还应配合软坚散结之品。①滋阴：魏子孝临床注重滋补肝肾之阴，一方面"肝体阴而用阳"，养阴柔肝可助肝气疏泄，以解肝郁；另一方面，"壮水之主以制阳光"，滋下清上。阴虚者多伴有虚热，临床常以当归六黄汤为基础方养阴清热，其中当归、细生地黄育阴养血、培本清热；黄芩、黄连、黄柏泻火除烦、清热坚阴；黄芪益气固表；因恐熟地滋腻，临床多用细生地黄而慎用熟地黄。魏子孝选择养阴药物喜用清润之品，如细生地黄、麦冬、玄参、白芍、女贞子等，避免滋腻之药阻碍气机。②行气：甲状腺功能亢进症发病多与情志刺激有关，表现为急躁易怒，精神紧张，精神、情志异常，用药当以顺气为先，又因肝为藏血之脏，体阴用阳，故疏肝时勿忘养血，临床以逍遥散（柴胡、当归、白芍、白术、茯苓、甘草、生姜、薄荷）为基础方，疏肝解郁，健脾和营，另可酌加郁金、香附、川楝子等药行气疏肝。③清热：甲状腺功能亢进症病情发展至盛期，多见火旺之证。清热宜明确病位，有清肝热、清心热、清胃热之分。而且清热的同时还要注意顾护阴津。肝经火旺表现为烦躁易怒、头晕手颤，多治以平肝清热，还需配伍滋补肝肾之品，以育阴潜阳，取镇肝熄风汤之意，以怀牛膝、生龙骨、生牡蛎、赭石滋补肝肾、平肝潜阳；白芍、玄参、天冬滋养阴液；酌加黄芩、夏枯草、茺蔚子、川楝子清热疏肝。心火亢盛，表现为心悸、心烦、多汗、失眠，可予导赤散（生地黄、生甘草、竹叶、木通）合黄连、栀子清热，同时配伍炒酸枣仁、茯神、首乌藤以养心安神。胃火旺盛可见消谷善饥、烦渴，多以泻黄散（生石膏、栀子、藿香、防风、甘草）直折其火，并配伍沙参、麦冬、石斛等滋养胃阴。④活血：若见月经失调，或舌质紫暗，甚至有瘀点瘀斑者，可选用活血化瘀之莪术、生蒲黄、益母草、赤芍等。⑤祛痰：如喉中如有物堵，困倦乏力，舌苔白腻，常予半夏厚朴汤（半夏、厚朴、茯苓、紫苏叶、生姜）加浙贝母、白芥子以化痰散结。若痰郁化热，见失眠、舌苔黄腻，多用黄连温胆汤（黄连、半夏、枳实、竹茹、陈皮、茯苓、甘草）配夏枯草、龙胆、浙贝母、生龙骨、生牡蛎以清热化痰散结。此时，若患者痰热较重，为使药力专一，依据"先标后本"原则，可先清痰热后养阴津。⑥甲状腺肿及突眼：多从痰瘀论治，以行气化痰，活血散结为法，酌加祛风之品。常用半夏、厚朴、茯苓、浙贝母、白芥子、夏枯草、生牡蛎化痰散结，莪术、生蒲黄、穿山甲、赤芍、丹参、郁金活血化瘀，"肝开窍于目"，故祛风药多选用走肝经的菊花、白蒺藜。对于年老久病，气阴亏虚的患者，可予生脉散或补中益气汤加减益气养阴扶正治疗。

甲亢方（夏少农经验方）

【组成】黄芪 30 g，党参 20 g，鳖甲 15 g，龟甲 12 g，何首乌 15 g，生地黄 15 g，夏枯草 30 g，白芍 30 g，制香附 12 g，八月札 15 g，佛手 9 g。

【功效】益气养阴，疏气化痰。

【主治】气阴两虚，痰凝气滞所致瘿气。症见双侧甲状腺肿大，伴乏力、心慌、怕热汗出，形体消瘦，消谷善饥，性急易怒，口渴欲饮，舌红少苔，脉细数。

【加减】脾虚去生地黄，加山药、白术、建曲；心火旺加黄连；肝火旺加龙胆。

【方解】本方所治之瘿气多因肝气郁结，郁久则灼伤津液，炼液为痰，痰气互结所致。久病则多虚，气虚则乏力，表不固则汗出；阴虚生内热则口干怕热；水不制火而心火旺盛则心悸、急躁；热蓄于胃则消谷善饥；且多见舌红少苔，脉细数。治宜益气养阴，疏气化痰。

方中黄芪、党参补中益气升阳，生津养血；鳖甲、龟甲滋阴潜阳，软坚散结；何首乌补肝肾、益精血；生地黄清热凉血，养阴生津；白芍养血敛阴，平抑肝阳；夏枯草、制香附、八月札、佛手理气散郁结。上药合用，共奏益气养阴，软坚散结，疏气化痰之

功效。

【现代研究】甲状腺功能亢进症方既有益气养阴，提高机体非特异性免疫功能，调节免疫因子，促进蛋白质合成和能量代谢等扶正作用；又有理气化痰散结和直接抑制甲状腺素的合成等祛邪作用，通过调节自主神经功能而达到治疗效果。

【用方经验】①夏少农在治疗甲状腺功能亢进症过程中善用黄芪，养阴药中重用一味黄芪，以取"阳生阴长""气阴互补"之妙。文献还报道：黄芪不仅有效地改善临床症状，而且对降低血清 T_3、T_4 的含量和改善亢进的甲状腺功能均具有明显的效果。通过大量的实验证明，黄芪还具有改善机体免疫功能的作用。②夏少农认为，临床若重用海藻玉壶汤此类含碘较高的化痰软坚等方药治甲状腺功能亢进症，在短期内虽可见效，但到后期病情多致反复且更加严重。甲状腺功能亢进症患者多见阴虚之证，治疗也多以养阴药为多。故夏老生前致力于益气养阴法治疗甲状腺功能亢进症的研究，继而根据此理论创制了"甲亢方"。

消瘿汤（米烈汉经验方）

【组成】柴胡 14 g，白芍 14 g，制香附 14 g，川芎 15 g，枳壳 30 g，陈皮 30 g，夏枯草 14 g，甘草 10 g，瓜蒌 30 g，煅牡蛎 30 g，浙贝母 14 g。

【功效】疏肝理气，化痰散结。

【主治】肝郁气滞，肝失疏泄所致瘿气。症见颈前喉结两旁有结块或漫肿，伴性情急躁，烦热，汗出，胸胁胀痛，身倦乏力，手颤，易激动，眼球突出，体重下降。

【加减】心悸者加龙齿 30 g；胁胀者加青皮 10 g；内热明显者加胡黄连 6 g。

【方解】本方所治之瘿气多因长期恼怒及思虑劳累，肝失条达，气机郁滞，影响津液的正常运行及输布，则津液易于凝聚成痰，气滞痰凝，壅结颈前而成。治宜疏肝理气，化痰散结。

方中柴胡能条达肝气，疏肝解郁；香附理气疏肝，助柴胡以解肝郁；川芎行气活血

外科国医圣手时方

外科国医圣手时方

而止痛，助柴胡以解肝经之郁滞，二药相合，增其行气止痛之功。陈皮、枳壳理气行滞；白芍、甘草养血柔肝，缓急止痛；夏枯草辛以散结，苦以泄热，主归肝经，有清肝火散郁结之效；浙贝母能苦泄清热毒，开郁散结；瓜蒌清热化痰，宽胸散结；煅牡蛎味咸，软坚散结，与浙贝母为消瘿之要药。诸药合用，具有疏肝行气，化痰散结之功效。

【现代研究】柴胡具有抗炎、解热、镇静、肝脏保护、增强免疫、抑制胃酸分泌、抗肿瘤作用。白芍具有抗炎、保肝、解毒、增强免疫力、中枢抑制、耐缺氧和抗肿瘤作用。香附水煎剂对正常大鼠有较强的利胆作用，可促进胆汁分泌，提高胆汁流量，同时对由四氯化碳引起的肝损伤大鼠的肝细胞功能有保护作用。川芎能促进动脉微循环，对血小板凝聚具有解聚作用。川芎挥发油、水煎剂有镇静作用。还有抗肿瘤的作用。陈皮有增强消化功能、保肝、祛痰、增强免疫功能、抗炎、抗氧化作用。枳壳有抗炎、抗变态反应、抗肿瘤和抗血小板聚集、作用。夏枯草有抗心律失常、抗炎及免疫抑制作用。甘草具有保肝、抗炎、祛痰、解毒、抗氧化、增强免疫功能及抗肿瘤作用。瓜蒌有增强免疫力、抗肿瘤作用。牡蛎具有增强免疫、镇静作用。浙贝母有镇静、抗炎、解痉、抗腹泻作用。

颜乾麟经验方

【组成】柴胡 10 g，黄芩 6 g，法半夏 10 g，党参 10 g，桂枝 3 g，白芍 15 g，赤芍 15 g，桑叶 6 g，牡丹皮 10 g，石斛 15 g，黄连 3 g，枳实 10 g，桔梗 6 g，决明子 30 g，茯苓 30 g，灵芝 15 g，炙甘草 5 g。

【功效】疏肝化痰，轻利经枢。

【主治】肝经郁热，痰气交阻所致瘿气。症见颜面红赤，目突、胀，多言好动，紧张焦虑。头晕，口干，口腔溃疡频发且日渐加重，阵发性汗出，胸闷气促时作，下肢抽搐，夜卧早醒，不能再眠，大便隔日而行，胃纳不振。舌红苔薄黄，脉弦缓。

【加减】胸闷气促，目突、胀症状改善不

明显上方加入煅牡蛎、夏枯草、川牛膝，通络软坚，引火归元。

【方解】本方所治之瘿气多因情志不畅，肝失条达，肝旺侮土，脾失健运，滋生痰浊，气机不利夹痰浊循经上行，气、痰、血凝结于颈部所致。久郁化火，灼伤阴液，症见一派阳亢之象。治宜疏肝化痰，轻利经枢。

方中小柴胡汤清利枢机；加桑叶助清利之效；枳实、桔梗以助其调畅气机；同用活血化瘀之赤芍、牡丹皮，以期痰瘀同治；石斛、白芍养阴柔肝；黄连加桂枝，取交泰丸之意，交通心肾；茯苓、灵芝养心安神。诸药合用，标本兼顾，共奏疏调肝郁，清利化浊之效。

【现代研究】柴胡具有抗炎、有解热、镇静、有肝脏保护、增强免疫、抑制胃酸分泌、抗肿瘤作用。黄芩有双向调节免疫功能、抗血小板聚集和抗凝、抗氧化和抗肿瘤作用。半夏有祛痰、抗心律失常、抗实验性胃溃疡、抗肿瘤作用。党参有增强机体应激能力、增强机体免疫、降低血液黏度、抗肿瘤作用。桂枝有解热、镇静、抗炎、抗凝、改善微循环作用。白芍具有抗炎、保肝、解毒、增强免疫力、中枢抑制、耐缺氧和抗肿瘤作用。赤芍有抗血栓及抗血小板聚集、抗红细胞凝集及保护红细胞、保肝、抗肿瘤作用。桑叶有抗炎、增强免疫、抗凝作用。牡丹皮有镇静、降温、解热、抗炎、抗溃疡、抑制胃酸分泌作用。石斛有促消化、增强免疫、抗凝、抗突变、抗肿瘤作用。黄连有抗心律失常、解热、抑制血小板聚集、抗炎、保护胃黏膜、抗肿瘤作用。枳实有抗炎、抗变态反应、抗肿瘤和抗血小板聚集作用。桔梗有祛痰、抗炎、抗溃疡作用。决明子有降压、抗血小板聚集、泻下作用。茯苓有预防胃溃疡、防止肝损伤、增强免疫、抗肿瘤作用。灵芝降压、抗血小板聚集及抗血栓形成、保肝、保胃、抗氧化、免疫加强、抗肿瘤作用。甘草具有保肝、抗炎、祛痰、解毒、抗氧化、增强免疫功能及抗肿瘤作用。

【用方经验】颜乾麟根据"治病必求于本"，将本病病位定位为肝经，基本病机定位为肝经气机不利，临床常用小柴胡汤随证加减化裁治疗。颜乾麟认为：其一，小柴胡汤为"和法"的代表方剂，组方攻补兼施，寒热并用，具有补而不腻，攻而不剧，寒而不凝，温而不燥的作用，对甲状腺功能亢进症起到"和"的作用。其二，颜乾麟在运用小柴胡汤治疗甲状腺疾病时亦善于病症结合，圆机活法。对甲状腺功能亢进症多有阴虚阳亢表现者，加石斛、沙参、天冬、麦冬等养阴生津；赤芍、白芍等柔肝和血。

张琪经验方

【组成】海藻 30 g，昆布 30 g，夏枯草 30 g，浙贝母 20 g，三棱 15 g，青皮 15 g，生牡蛎 30 g，白术 20 g，茯苓 20 g，山药 20 g，太子参 20 g，何首乌 20 g。

【功效】疏肝解郁，软坚散结，健脾益气。

【主治】肝气郁结，脾虚失运所致瘿气。症见颈部有瘿瘤，触之软不硬，全身疲倦乏力，心悸自汗，大便溏日 2～3 次。

【方解】本方所治之瘿气多因情志不调而致肝气郁结，郁久化火，耗伤津液，引起气阴两虚所致。治宜疏肝解郁，软坚散结，健脾益气。

方中海藻、夏枯草、昆布、三棱、生牡蛎、浙贝母、青皮软坚消积散结，白术、茯苓、山药健脾补中，太子参、何首乌益气补肾，消与补合用则消坚之力可增强，而不伤正气，补得消相伍，则补而不壅。全方共奏疏肝解郁，软坚散结，健脾益气之功。

【现代研究】海藻有抗凝、增强免疫功能、抗感染、抗氧化、抗肿瘤、含有的碘化物还可进入组织和血液，能促进病理产物的吸收，并能使病态的组织崩溃和溶解。昆布有抗凝、增强免疫功能、抗氧化、抗肿瘤作用。夏枯草有抗心律失常、抗炎及免疫抑制作用。浙贝母有镇静、抗炎、解痉、抗腹泻作用。三棱有抗凝和抗血栓形成、抑制自然杀伤（NK）细胞的活性和抑制 B 淋巴细胞转化功能；镇痛、抗肿瘤作用。青皮对正常及四氯化碳肝损伤大鼠均有促进胆汁分泌，提高胆汁流量，保护肝细胞功能的作用。还有

抗血小板聚集及血栓形成作用。牡蛎具有增强免疫、镇静作用。白术有增强消化、保胃、保肝、利胆、增强免疫、抗氧化、抗肿瘤、还有镇静、抗凝血作用。茯苓有预防胃溃疡、防止肝损伤、增强免疫、抗肿瘤作用。山药有增强免疫、抗氧化作用。太子参有增强免疫、调节消化、抗疲劳、抗应激作用。何首乌有增强免疫、抗炎作用。

【用方经验】张琪认为甲状腺功能亢进症不宜用海藻、昆布之说法值得商榷。中医用海藻、昆布等药系取其软坚散结消瘿，《千金方》治瘿有效方皆用海藻。可以认为瘿包括甲状腺肿，也包括甲状腺功能亢进症在内，随瘿之消，甲状腺功能亢进症亦随之痊愈。两者既是相分的一面，又有不可分割的一面，因此不能认为海藻可以治甲状腺肿瘤而不能治甲状腺功能亢进症。

柴夏煎（段富津经验方）

【组成】连翘 15 g，大贝 15 g，土鳖虫 10 g，赤芍 15 g，生牡蛎 30 g，夏枯草 30 g，柴胡 15 g，郁金 15 g。

【功效】理气化痰，活血祛瘀，软坚散结。

【主治】气滞痰凝血瘀所致瘿气。症见瘿肿而硬，急躁易怒，口苦，心悸怔忡，烦躁不寐，多汗，消谷善饥，腰膝无力，消瘦便溏，胫肿，舌红，脉细数。

【加减】腹泻停止，大便成形，体重增加。原方去赤石脂，加连翘 30 g。

【方解】本方所治之瘿气多因肝气郁结疏泄失职，肝气郁滞，影响津液的正常输布，导致津液不归正化而凝聚为痰。痰气不消与瘀血相搏则瘿肿而硬。肝气郁久化火，肝阳上亢，而见急躁、易怒、口苦等肝郁化火之证。肝病及胃，胃热则消谷善饥，肝郁乘脾，脾失健运，出现倦怠乏力，消瘦、便溏、胫肿等症。肝火上灼心阴，母病及子，而致心阴亏虚，心神失养故见心悸怔忡，烦躁不寐，多汗，舌红，脉细数等症。久病及肾，水不涵木，可致阳亢风动，则手足震颤。治宜理气化痰，活血祛瘀，软坚散结。

外科国医圣手时方

外科国医圣手时方

方中重用夏枯草为君药，本品味辛苦性寒，入肝经，善能散结，消瘿。且苦寒而不伤阴，辛散而不耗气。早在《神农本草经》就有"散瘿结气"的记载。《本草求真》："夏枯草专入肝，辛苦微寒……散结解热，能治一切瘿病、湿痹。"《景岳全书》："善解肝气，养肝血，故能散结开郁，尤治瘰疬鼠瘘，乳痈瘿气。"《本草逢原》："有补养厥阴血脉之功，以辛能散结，苦能除热，而瘿结瘿气散矣。"《本草通玄》："夏枯草，补养厥阴之脉，又能疏通结气。目痛、瘰疬皆系肝症，故建神功。"方中以土鳖虫、牡蛎为臣药，软坚散结，活血祛瘀。土鳖虫味咸微寒，善能软坚破血，《神农本草经》："血积癥瘕，破坚，下血闭。"《本草通玄》："破一切血积。"《本草经疏》："乃厥阴经药也……咸能入血软坚，故主心腹血积癥瘕血闭诸证，和血而营卫通畅，寒热自除，经脉调匀。"《长沙药解》："土鳖虫善化瘀血，最补损伤。"牡蛎味咸性平，归肝经，善于软坚化痰，《本草纲目》："化痰软坚，清热除湿……消疝瘕积块，瘿疾结核。"《本草备要》："咸以软坚化痰，消瘰疬结核，老血疝瘕。"《景岳全书》："消瘀血，化老痰，去烦热，止惊悸心脾气痛，解喉痹咳嗽，疝瘕积块……消上焦瘿瘤瘰疬结核。"此二者与夏枯草合用，大有散结软坚，化痰活血，消瘿之功。佐以浙贝母、连翘、赤芍、郁金，化痰、行气、活血、散结，以助君臣之力。其中浙贝母味苦性寒，能清热化痰，开郁散结。《药性论》："主项下瘤瘿疾。"《本草正》："最降痰气，善开郁结。"《药品化义》："贝母，味苦能下降，微辛能散郁……用疗肺痈肺痿……瘿瘤痰核，痈疽疮毒……此皆开郁散结，血脉流通之功也。"郁金味辛苦性凉，归肝经。能行气解郁，凉血破瘀。既协助土鳖虫、赤芍药活血祛瘀，又行气以助活血，行气更助散结。《本草汇言》："郁金，清气化痰，散瘀血之药也。其性轻扬，能散郁滞，顺逆气。"《本草备要》："行气，解郁，泄血，破瘀，凉心热，散肝郁。"连翘味苦性凉，能清热散结消肿。《神农本草经》："主寒热，鼠瘘，瘰疬，痈肿、恶疮、瘿瘤、结热。"《医学衷中参西录》："连翘具

升浮宣散之力，流通气血，治十二经血凝气聚，为疮家要药。"赤芍药味苦性寒，能凉血消肿。《滇南本草》："降气，行血，破瘀，散血块，止腹痛，退血热，攻痈疮，治疔癫。"与土鳖虫相伍，可入血分，凉血破瘀消肿。故本方主治肝气郁结，痰凝血瘀之证。方中柴胡为佐使药。柴胡味苦性平，善于疏肝解郁行气。《滇南本草》："除肝家邪热，痨热，行肝经逆结之气。"本品归于肝经，为常用肝胆二经的引经药。同时又能疏肝解郁，条达肝气，在方中亦兼使药之用。综观全方，诸药相伍共奏理气化痰、软坚散结，活血祛瘀之功。

【现代研究】现代药理研究证实：夏枯草含夏枯草苷、乌苏酸、花色苷和矢车菊素，具有免疫抑制作用，抗炎作用及增强肾上腺皮质作用。大鼠肌内注射夏枯草水煎醇沉液，可使肾上腺质量增加，而胸腺和脾脏质量减轻，并可改变肾上腺皮质、胸腺及脾脏组织结构。同时可使血中淋巴细胞数量减少。表现为免疫抑制效应。给小鼠腹腔注射夏枯草水煎醇沉液，对巴豆油所致耳肿胀有明显抑制作用，并呈量效关系。牡蛎主要含碳酸钙、镁、铁、磷盐、硅酸盐等多种无机盐成分，具有抑制神经肌肉兴奋性，增加小鼠肝、肾细胞内 RNA 及肝糖元，改善酶活性的作用。对牡蛎水溶性抽提物的研究表明，其能够明显提高小鼠脾脏 T 淋巴细胞转化功能及 NK 细胞活性。牡蛎多糖可促进机体免疫功能和具有抗白细胞下降的作用。土鳖虫主要成分为氨基酸，尚有砷、钡、钴、镁等 28 种微量元素及淄醇和直链脂肪族化合物。另有报道土鳖虫中含有生物碱。具有抗血栓、溶解血栓、调脂保肝及抗缺氧作用。给清醒家兔耳缘静脉注射土鳖虫提取液 1 g/kg，可明显抑制体外血栓形成。雄性鹌鹑口服土鳖虫水煎液 2.4 g/（kg·d），同时饲以高脂饲料，14日后给药组总胆固醇降低，高密度脂蛋白胆固醇与总胆固醇比值较对照组显著升高等。大鼠口服土鳖虫提取物，其乙烷可溶部分及四氯化碳可溶部分可抑制 D-半乳糖所致肝损害。小鼠腹腔注射土鳖虫总生物碱提取物（$ATEs_1$） 200 mg/kg，可延长夹闭小鼠气管

后心电消失时间。提示土鳖虫可提高心肌和脑对缺血的耐受力，并可降低心、脑组织的耗氧量。另试验表明，土鳖虫有相当的抗突变能力，为其临床用于抗肿瘤提供一定实验依据。赤芍的主要成分是芍药苷，具有抗脂质过氧化、降解血浆纤维蛋白原及抗平滑肌细胞增殖的作用，抑制肿瘤细胞生成，抑制中枢神经兴奋的作用。柴胡主要含有柴胡皂苷、挥发油、醇类及柴胡多糖，能够抑制中枢神经兴奋，对免疫系统具有调节作用，解热降温，保肝降脂。柴胡保肝作用机制为：对肝细胞膜有直接保护作用；能增加血浆中ACTH，从而促进肾上腺皮质分泌糖皮质激素，减轻肝细胞损害。研究证明，柴胡多糖可增强巨噬细胞和 NK 细胞的功能，对非特异性和特异性免疫功能均有促进作用。柴胡的解热、抗菌、抗病毒、抗炎、促进免疫功能等是柴胡疏散退热的药理基础；保肝、利胆、降脂、抗炎、镇痛等是其疏肝解郁的药理依据。连翘主要成分为苯乙醇苷，木脂体及其苷类，挥发油。具有抗炎、解热、保肝作用。本品对四氯化碳所致大鼠肝损伤有明显对抗作用，可使血清 ALT 降低，明显减轻肝变性和坏死，并使肝细胞内肝糖元恢复。浙贝母具有抗菌、镇静的作用。从上述药理研究可知，柴夏煎具有针对甲状腺功能亢进症病因、病机及高代谢症候群等多重多环节综合作用。

实验研究证实：柴夏煎具有改善甲状腺功能亢进症大鼠一般情况及增加体重的作用；具有改善甲状腺功能亢进症大鼠甲状腺组织形态的作用；具有降低甲状腺功能亢进症大鼠血清 FT_3、FT_4 的作用；具有抑制 c-fos 表达的作用；具有增强 $TGF\text{-}\beta_1$ 表达的作用。柴夏煎具有调节下丘脑-垂体-甲状腺轴，升高 TSH，抑制甲状腺激素的合成与分泌，加速对已进入血液循环的甲状腺激素降解的作用。其过程可能是通过影响细胞信息传导、碘离子的转运、c-fos、$TGF\text{-}\beta_1$ 的表达及病理改变等综合作用实现的。

【用方经验】①段富津认为辨证施治应贯穿于甲状腺功能亢进症治疗的始终，辨证施治是中医的精髓，甲状腺功能亢进症大体可分为初期、中期和后期，其初期以肝气郁结为多见，可见肝脾郁结、肝火旺盛、肝胃火盛等；中期则见有痰凝血瘀；后期为虚中夹实以阴虚火旺、气阴两虚为多见。临床治疗以理气化痰、消瘿散结，特别中期者为最佳。瘿肿质地较硬者及有结节者，应适当配合活血化瘀药；火郁伤阴而表现阴虚火旺者，当以滋阴降火为主；出现脾胃气虚、脾肾阳虚或其他正虚表现者，当根据具体情况虚实兼顾，攻补兼施。同时要注重年龄与体质的区别。中青年患者多因工作繁忙、竞争压力大、精神紧张等因素而易出现情志失调，肝气郁结，而且因其气血充实，阳气偏盛，易有化火之变。故对此类患者宜以清泄为主。中老年患者多起于忧思郁虑，且体质渐衰，故以肝脾郁结，痰凝血瘀型多发。其治当注重疏肝理脾，化痰活血散结。体质强者多见实证，体质弱者多见虚证、瘀证。②段富津在治疗甲状腺功能亢进症过程中一般仍不主张使用海藻、昆布等含碘较多的药物。

林兰经验方 1

【组成】柴胡 10 g，枳实 10 g，白芍 10 g，半夏 9 g，山慈菇 10 g，郁金 10 g，浙贝母 10 g，砂仁 6 g，夏枯草 15 g，当归 12 g，丹参 10 g，桔梗 10 g，连翘 10 g，生甘草 6 g。

【功效】舒肝理气，化痰散结。

【主治】气滞痰凝型瘿气。症见颈前正中肿大，质柔软或偏硬韧，颈部觉胀，胸闷喜太息，或兼胸胁窜痛。舌质红，苔薄腻或黄，脉弦滑或兼数。

【方解】本方所治之瘿气多因情志抑郁，气机不畅，肝气不舒，疏泄失职，水湿停聚，气不行血，血运迟缓，进而痰凝血瘀，肝气痰上逆，聚于颈则成瘿肿所致。治宜疏肝理气，化痰散结。

方中柴胡、枳实相配，一升一降，解郁开结以疏达阳气，增强疏肝理气之功；柴胡、白芍相伍，一散一敛，疏肝而不伤阴，且有相反相成之效；白芍、甘草相合为芍药甘草汤，酸甘化阴，柔肝缓急；枳实、白芍相配

外科国医圣手时方

外科国医圣手时方

为枳实芍药散，调和气血，即"治其阳者，必调其阴，理其气者，必调气血"。肝气得舒，血行通畅，痰瘀得解，则瘿肿自消。半夏、桔梗、浙贝母化痰散结；砂仁、郁金行气化痰；山慈菇、当归、丹参活血散结；夏枯草、连翘清热化痰散结。诸药合用，共奏舒肝理气，化痰散结之功。

【注意事项】不用海藻、昆布等含碘丰富之药物，以免加重甲状腺功能亢进症病情。

【现代研究】柴胡具有抗炎、肝脏保护、增强免疫、抑制胃酸分泌、抗肿瘤作用。枳实有抗炎、抗变态反应、抗肿瘤和抗血小板聚集作用。白芍具有抗炎、保肝、解毒、增强免疫力、中枢抑制、耐缺氧和抗肿瘤作用。半夏有祛痰、抗实验性胃溃疡、抗肿瘤作用。山慈菇有明显降压作用。郁金对肝损害具有保护作用，有改善血液流变学及抗氧自由基损伤作用。浙贝母有抗炎作用。砂仁有抗血小板聚集，促进胃液分泌作用。夏枯草有抗炎及免疫抑制作用。当归有护肝利胆、抗炎、抗损伤、抗肿瘤、增强机体的免疫功能作用。丹参有增强体液免疫功能、肝脏保护、对肝细胞再生有促进作用；有抗肝纤维化、抗肿瘤、抗氧化、抗炎、抗凝及抗血栓作用。桔梗有祛痰、抗炎、抗溃疡作用。连翘有抗肝损害作用。甘草具有保肝、抗炎、祛痰、解毒、抗氧化、增强免疫功能及抗肿瘤作用。

林兰经验方 2

【组成】生龙骨 30 g，白芍 10 g，连翘 10 g，夏枯草 15 g，磁石 20 g，浙贝母 10 g，麦冬 10 g，生地黄 15 g，熟地黄 15 g，何首乌 20 g，女贞子 15 g，墨旱莲 15 g，太子参 15 g，五味子 10 g，柏子仁 15 g，炒酸枣仁 20 g。

【功效】滋阴潜阳，化痰散结。

【主治】阴虚阳亢型瘿气。症见颈前肿大，质柔软或偏硬韧，烦热易汗，性情急躁易怒，眼球突出，手指颤抖，心悸不宁，眠差，食纳亢进，消瘦，口咽干燥，月经不调，舌质红，苔薄黄或少苔，脉弦细数。

【方解】本方所治之瘿气多因肝郁气滞，气郁化火，下灼肾阴，阴虚阳亢所致。治宜滋阴潜阳，化痰散结。

方中龙骨、磁石为主药镇肝潜阳；墨旱莲、女贞子、生地黄、熟地黄、白芍、何首乌滋养肝肾；夏枯草、连翘清热散结；柏子仁、炒酸枣仁宁心安神；五味子收敛固涩，补肾宁心；与麦冬、太子参合用养阴益气生津。全方合用，共奏滋阴潜阳，化痰散结之效。

【注意事项】不主张使用牡蛎、石决明、珍珠母等介类药物，因其含碘，不利于甲亢的治疗。

【现代研究】龙骨有增强免疫和促进损伤组织修复作用；镇静作用。白芍具有抗炎、增强免疫力、中枢抑制、耐缺氧和抗肿瘤作用。连翘有抗肝损害、降压作用。夏枯草有降压、抗心律失常、抗炎及免疫抑制作用。磁石有镇静、补血作用。浙贝母有镇静、抗炎、解痉、抗腹泻作用。麦冬有增强免疫、抗心律失常、提高耐缺氧能力作用。生地黄有增强免疫功能、抑瘤、抗炎作用。熟地黄有改善甲亢型阴虚大鼠阴虚症状，能对异常的甲状腺素状态起到调节作用；还有补血作用。何首乌有增强免疫、抗炎作用。女贞子有抗炎、增强免疫、抑制变态反应、促进造血、抗肿瘤作用。墨旱莲有增强免疫、抗突变、镇静作用。太子参有增强免疫、调节消化、抗疲劳、抗应激作用。五味子有祛痰、降压、增强免疫、抗氧化及抗肿瘤作用。柏子仁有改善睡眠的作用。酸枣仁有镇静、催眠、抗氧化作用。

林兰经验方 3

【组成】生地黄 10 g，熟地黄 10 g，白芍 10 g，连翘 10 g，夏枯草 15 g，浙贝母 10 g，麦冬 10 g，太子参 10 g，五味子 10 g，丹参 10 g，生龙骨 30 g。

【功效】滋阴补肾，息风止痉。

【主治】阴虚动风型瘿气。症见颈前肿大，质柔软或偏硬韧，怕热多汗，眼球突出，心悸不宁、心烦少寐，手指及舌体颤抖，甚至全身颤抖。舌质红少苔，脉弦细。

【方解】本方所治之瘿气多因情志内伤，肝气郁结，日久化火伤阴，肝风内动所致。治宜滋阴补肾，息风止痉。

【现代研究】生地黄增强免疫功能、抑瘤、抗炎作用。熟地黄有改善甲状腺功能亢进症型阴虚大鼠阴虚症状，能对异常的甲状腺素状态起到调节作用；还有补血作用。白芍具有抗炎、增强免疫力、中枢抑制、耐缺氧和抗肿瘤作用。连翘有抗肝损害、降压作用。夏枯草有降压、抗心律失常、抗炎及免疫抑制作用。浙贝母有镇静、抗炎作用。麦冬有增强免疫、抗心律失常作用。五味子有降压、增强免疫、抗氧化及抗肿瘤作用。太子参有增强免疫、调节消化、抗疲劳、抗应激作用。丹参有增强体液免疫、抗肿瘤、抗氧化、抗炎、抗凝及抗血栓作用。龙骨有增强免疫和促进损伤组织修复作用；镇静作用。

林兰经验方 4

【组成】玄参 10 g，麦冬 10 g，生龙骨 10 g，山慈菇 10 g，五味子 10 g，砂仁 6 g，浙贝母 10 g，夏枯草 15 g，太子参 15 g，炒酸枣仁 15 g，柏子仁 15 g，茵陈 15 g，大枣 7 枚。

【功效】益气养阴，宁心安神。

【主治】气阴两虚型瘿气。症见颈前肿大，质柔软或偏硬韧，易汗出，倦怠乏力，心悸怔忡，胸闷气短，失眠多梦，手指颤抖，眼干，目眩，大便稀溏。舌红少苔，脉细数无力。

【方解】本方所治之瘿气多因肝气郁滞，日久化火致气阴两虚所致。治宜益气养阴，宁心安神。

【现代研究】玄参有解热、抗炎、抗氧化、保肝作用。麦冬有增强免疫、抗心律失常作用。龙骨有增强免疫和促进损伤组织修复，镇静作用。山慈菇有明显降压作用。五味子有增强抗氧化及抗肿瘤作用。砂仁有抗血小板聚集作用。浙贝母有镇静抗炎、解痉、抗腹泻作用。夏枯草有降压、抗心律失常、抗炎及免疫抑制作用。太子参有增强免疫、调节消化、抗疲劳、抗应激作用作用。酸枣仁有镇静、催眠、抗氧化、益智作用。柏子仁有改善睡眠的作用。茵陈有解热、消炎、抗凝、降压、抗肿瘤作用。大枣有催眠、增强睡眠、抗变态反应、免疫兴奋、抗氧化、增强肌力、抗肿瘤作用。

【用方经验】林兰在临床治疗中，针对阴虚阳亢的基本病机，治疗甲状腺功能亢进症以滋阴潜阳、化痰散结为甲状腺功能亢进症的基本治疗大法，根据患者病情变化转归而灵活变通，并不拘泥于一方一证。如病情较重，则酌情加用小剂量抗甲状腺药，采用中西医结合的治疗方法，使甲状腺功能亢进症治疗周期缩短，症状缓解率提高，临床疗效满意。林兰临证时还注重标本兼治，认为治疗甲状腺功能亢进症当重在化痰散结活血。活血化瘀常用桃仁、红花、郁金、赤芍、茜草、益母草、泽兰、姜黄、牛膝、丹参、三七粉、莪术、三棱等，健脾化痰祛浊常用天南星、茯苓、半夏、白芥子、皂角刺、陈皮、竹茹、竹沥、贝母、瓜蒌、车前子、泽泻等。另外，林兰还重视虫类药的应用，认为其善搜剔，有使"血无凝者，气可流通"之功用，可促进结节的消散，常用中药包括土鳖虫、水蛭、蜂房、地龙、白花蛇等。

唐汉钧经验方

【组成】生地黄 30 g，当归 15 g，白芍 15 g，何首乌 15 g，枸杞子 12 g，黄精 12 g，山茱萸 12 g，灵芝 10 g，丹参 30 g，生黄芪 30 g，党参 15 g，白术 15 g，珍珠母 30 g，磁石 30 g，夏枯草 9 g，酸枣仁 12 g，五味子 12 g，炙甘草 12 g。

【功效】滋阴降火，健脾益气。

【主治】阴虚阳亢型瘿气。症见甲状腺弥漫性肿大，两手闭眼平伸震颤明显。伴突眼明显，手抖，动则汗出，乏力感明显，苔薄腻，脉濡细数。

【方解】本方所治瘿气多因瘿病日久，耗气伤阴，致气阴两虚，阴虚不摄阳所致。治宜滋阴降火，健脾益气。

方中重用生地黄，以填补肾阴，肾为五脏真阴之本，肾阴充足，五脏之阴方可生化

外科国医圣手时方

有源；用天冬补肺阴；用黄精补脾阴；用枸杞子、白芍补肝阴；酸枣仁补心阴；用山茱萸、何首乌、灵芝、五味子滋补肝肾；佐以玄参、夏枯草清火解毒；黄芪、党参、白术、茯苓健脾益气以助五脏阴气之化生；磁石重镇安神，震慑浮越之亢阳；当归、丹参活血散结；甘草调和诸药。诸药合用，则阴平阳秘而甲状腺功能亢进症得平，共奏滋阴降火、健脾益气之功。

【现代研究】生地黄有增强免疫功能、抑瘤、抗炎、作用。当归抗炎及抗损伤作用；抗肿瘤作用；能够增强机体的免疫功能作用。白芍具有抗炎、保肝、解毒、增强免疫力、中枢抑制、耐缺氧和抗肿瘤作用。何首乌有增强免疫、抗炎作用。枸杞子有增强细胞与体液免疫的作用；有促进造血功能、抗肿瘤、抗突变作用。黄精有增强免疫功能、耐缺氧、抗疲劳、增强代谢作用。山茱萸有增强免疫、抗炎、抗血小板聚集、抗肿瘤、降压、抗疲劳、耐缺氧及增强记忆力的作用。灵芝降压、抗血小板聚集及抗血栓形成、抗氧化、增强免疫、抗肿瘤作用。丹参有增强体液免疫功能；还有抗肿瘤、抗氧化、抗炎、抗凝及抗血栓作用。黄芪有增强体液免疫、增强细胞免疫、抗氧化、抗炎、抗血栓、抗肿瘤作用。党参有增强机体应激能力，增强机体免疫功能，降低血液黏度，抗肿瘤作用。白术有增强免疫、降压、抗氧化、抗肿瘤、镇静、抗凝血作用。珍珠母有保肝、抗溃疡、抗氧化作用。磁石有镇静、补血作用。夏枯草有降压、抗炎及免疫抑制作用。酸枣仁有镇静、催眠、抗氧化作用。五味子有降压、增强免疫、抗氧化及抗肿瘤作用。甘草具有抗炎、抗氧化、增强免疫功能及抗肿瘤作用。

【用方经验】唐汉钧认为，本病的病机以五脏阴虚为主，久病可致阴阳两虚，治疗当以滋补五脏真阴为主，佐以补脾益气。盖脾为后天之本，为气血阴阳生化之源，而滋阴药性多偏凉，味多甘甜滋腻，易碍脾运，在重用滋阴药的同时佐以健脾之药，可促进药效的发挥，以使阴阳平衡，虚火得降，则甲状腺功能亢进症自平。

陆德铭经验方

【组成】生黄芪60 g，生地黄30 g，玄参12 g，麦冬9 g，女贞子15 g，天花粉15 g，柴胡9 g，夏枯草30 g，制半夏9 g，山慈菇12 g，当归12 g，桃仁15 g，莪术30 g。

【功效】益气养阴，疏肝化痰活血。

【主治】气阴两虚，痰瘀凝滞型瘿气。症见甲状腺弥漫性肿大，伴神疲乏力，口干欲饮，月经衍期、量少，心悸汗出，两目外突，两手震颤，舌质红，苔薄，脉细数。

【加减】脾虚者，加党参、白术、茯苓健脾益气，

【方解】本方所治瘿气多因多因情志不遂，郁久化热，热盛则伤阴，阴不复则火旺，火盛易伤气所致。治宜益气养阴，疏肝化痰活血。

方中黄芪其性善补，为补气药之长，能补气升阳，化气回津，而达阳生阴长，阴复火平，"少火生气"之目的；生地黄、玄参、麦冬、女贞子、天花粉养阴清热；柴胡疏肝行气化痰；夏枯草、制半夏、山慈菇化痰软坚；当归、桃仁、莪术活血化瘀。诸药合用，共奏益气养阴，疏肝化痰活血之功。

【注意事项】在服中药同时逐渐递减西药的用量。

【现代研究】黄芪有增强体液免疫、增强细胞免疫、抗氧化、促进大鼠肝细胞 RNA 合成作用及促进肝内蛋白等保肝作用；抗炎、抗血栓、抗肿瘤作用。生地黄有增强免疫功能、抑瘤、抗炎作用。玄参有解热、抗炎、抗氧化、保肝作用。麦冬有增强免疫、抗心律失常、提高耐缺氧能力作用。天花粉有抗肿瘤作用。女贞子有抗炎、增强免疫、抑制变态反应、保肝、促进造血、抗癌作用。柴胡具有抗炎、解热、镇静、肝脏保护、增强免疫、抑制胃酸分泌、抗肿瘤作用。夏枯草有降压、抗心律失常、抗炎及免疫抑制作用。半夏有祛痰、抗心律失常、抗肿瘤作用。当归有护肝利胆、抗炎、抗损伤、抗肿瘤、增强机体的免疫功能及抗心律失常作用。山慈菇有明显降压作用。桃仁有抗凝血和抗血栓

形成、抗炎、抗肿瘤作用。莪术有抗炎、抗血小板聚集和血栓形成、抗肿瘤及保肝作用。

【用方经验】陆德铭认为，甲状腺疾病的病因不外乎肝郁、脾虚、外邪入侵、气滞、湿痰为患，由于病久必气阴两虚，以致阴阳两虚。临床根据病情变化而辨证施用育阴清热、疏气化痰、活血软坚等法，取效良好。具体方法如下：①疏肝理气，化痰活血。此法针对情志内伤，肝脾气逆，痰浊内生，气郁痰浊结聚不散，气血为之壅滞，且血随气滞而成瘀之证而设。处方以柴胡、当归、赤芍、山慈菇、桃仁、丹参、象贝母、三棱、莪术、制半夏、海藻等。方中柴胡有疏肝解郁，疏通气机，推动血行；当归、赤芍、丹参、三棱、莪术、桃仁有活血祛瘀，能抑制良性异常组织增生，使增生变化的组织吸收、软化；象贝母、半夏、海藻有化痰散结作用。②养阴清热，疏肝化痰。此法针对肝郁胃热，风热、风火客于肺胃挟痰蕴结，积聚化痰化火。火性炎上，最易伤灼脏腑，消耗津液，以致阴液亏虚之证。处方以生地黄、玄参、天冬、麦冬、黄芩、大青叶、金银花、紫草、牛蒡子、夏枯草等。方中生地黄、玄参、天冬、麦冬有养阴生津的功效，具有免疫促进作用及抗菌之效；黄芩、大青叶、金银花、牛蒡子疏风清热解毒，具有抗炎、抗病原微生物作用；夏枯草有化痰软坚之功。③益气养阴，疏气化痰。此法针对气滞痰结，郁久化火，火盛伤阴耗气，以致气阴两亏。处方以生黄芪、党参、生地黄、玄参、麦冬、女贞子、天花粉、夏枯草、制半夏、柴胡、广郁金等。方中生黄芪、党参益气；生地黄、玄参、麦冬、女贞子、天花粉养阴；夏枯草、制半夏、柴胡、广郁金疏气化痰。④益气养阴，软坚活血佐以解毒。此法针对气滞、痰浊、瘀毒瘤结而成结块。久病或手术、放、化疗后气阴两亏，症见颈部肿块坚硬不平、固定不移或声音嘶哑、神疲乏力、汗出、口干欲饮、舌红苔少中裂等。处方以生黄芪、党参、白术、茯苓、南沙参、枸杞子、龟甲、鳖甲、石斛、石见穿、莪术、三棱、白花蛇舌草、蛇莓、蛇六谷、山慈菇、海藻。方中生黄芪、党参、白术、茯苓有补气的功效，

盖虚证患者往往内分泌功能呈不同程度的退行性变化，补气药有促进肾上腺皮质激素分泌或对其分泌有双向调节作用，提高免疫功能；南沙参、枸杞子、龟甲、鳖甲、石斛以养阴生津；莪术、三棱、山慈菇、海藻、石见穿活血软坚；白花蛇舌草、蛇莓、蛇六谷有清热解毒抗肿瘤之功。

甲亢宁（许芝银经验方）

【组成】黄芩5 g，夏枯草10 g，生地黄10 g，牡丹皮10 g，赤芍10 g，白芍10 g，五味子10 g，白芥子20 g，茯苓15 g，天冬10 g，麦冬10 g，丹参20 g，牡蛎20 g，黄连3 g，生甘草5 g。

【功效】益气养阴，配以疏肝理气，清热泻火，活血化瘀，化痰软坚散结。

【主治】气阴两伤，阴虚火旺型瘿气。症见烦躁易怒，心悸不宁，手指震颤，口苦舌痛，胸胁胀痛，颈前肿大，头晕目眩，目胀多泪，伴消瘦，恶热多汗，少寐多梦，倦怠乏力，口渴多饮，舌质红，舌苔薄黄少津，脉弦数。

【加减】胸闷不适者加香附、郁金；脉数、心悸者加茯神；易汗者加糯稻根须、浮小麦；手足震颤者加钩藤、珍珠母、龙骨；能食善饥者加生石膏、知母；消瘦便溏者加扁豆、地锦草；眼球突出者加石决明、决明子；眠差者加首乌藤。若眼球突出严重者可配合外用药物（桃仁20 g、蒲公英20 g）熏洗，每日1次；若胸闷气憋者，可加厚朴、瓜蒌以理气解郁；咽颈不适，声音嘶哑者，可加桔梗、牛蒡子、木蝴蝶、射干以利咽消肿；脘腹胀满，大便溏薄者，可加白术、山药、扁豆以健脾益气；泛恶者，可加竹茹、茯苓和胃降逆；心悸者加珍珠母、赭石镇心宁神；甲状腺肿大者，可加鳖甲以软坚散结；烘热盗汗，舌红苔少者，可加玄参、知母、黄柏以养阴清热。

【方解】本方所治之瘿气多因正气不足，以致外邪乘虚侵入，结聚于经络、脏腑，导致气滞、血瘀、痰凝而成。治宜益气养阴，配以疏肝理气，清热泻火，活血化瘀，化痰

外科国医圣手时方

第二章 瘿

83

软坚散结。

方中黄芩、夏枯草、黄连泻心、肺、肝胃之火，清热散结；生地黄、天冬、麦冬、五味子益气养阴；茯苓健脾化痰；白芍柔肝敛阴；丹参、赤芍、牡丹皮活血化瘀，凉血消痈，清心安神；夏枯草、牡蛎、白芥子软坚散结；甘草调和诸药。本方补气重在补益脾气，脾气健运，气血旺盛，脾健水湿得以运化，痰浊得以消散，脾健气旺帅血而行，气血通畅则瘿肿自消。清火主要以清肝泻心为主。结合现代医学观点，本病患者存在着免疫力低下，补气药物可以提高机体免疫力，因而益气养阴贯穿于治疗的全过程。

【现代研究】现代药理研究证实，黄芩加强大脑皮质抑制作用有镇静作用；夏枯草对心血管表现为双向作用；黄连的有效成分小檗碱具有 Ca^{2+} 拮抗，抗心律失常，降低心肌耗氧，抑制血小板聚集等作用；天冬能改善心肌收缩功能，同时降低氧消耗；煅牡蛎有收敛固涩之功效，其提取物具有抗肿瘤作用，原理是提高自然杀伤细胞活性而抑制肿瘤生长；茯苓有利尿作用，可明显降低咖啡因所致小鼠的过度兴奋。实验研究：甲亢宁能显著降低动物血清 T_3、T_4 浓度，故可改善甲状腺功能亢进症动物的阴虚内热症状，其疗效与长期临床治疗结果相似。

【用方经验】①融通中西，探明病机：原发性甲状腺功能亢进症是指由于甲状腺腺体分泌过量的甲状腺激素而出现甲状腺肿大、心动过速、神经过敏、体重减轻、眼球突出等一组常见症状的内分泌失调的疾病。西医认为原发性甲状腺功能亢进症的发病与免疫、遗传、精神因素密切相关。原发性甲状腺功能亢进症属于中医学瘿气范畴，许芝银认为本病的发生主要与情志刺激及体质因素有关，早期多以心肝火旺、伤阴灼津多见，病久则气阴两伤，阴虚火旺。病理重点为本虚标实，本虚以气阴两虚为主，标实为燥热、痰浊与瘀血。其病位主要在心、肝、脾、肾等脏。许芝银总结本病成因责之于正气不足，以致外邪乘虚侵入，结聚于经络、脏腑，导致气滞、血瘀、痰凝等病理变化，而成本病。②严谨组方，灵活用药：许芝银根据本病的

发病机制，本虚标实，气阴亏虚是本，而热、痰、瘀是标，采用中医的理法方药又兼收现代医学研究成果，严谨组方，创立了治疗原发性甲状腺功能亢进症的治法：益气养阴为主，配以疏肝理气、清热泻火、活血化瘀、化痰软坚散结。③重视调护，医患合作：许芝银在治疗原发性甲状腺功能亢进症时，特别重视患者的生活起居，饮食调护，认为本病的康复需很长一段时间，医患之间的配合很重要，鉴于本病患者 62％有情绪刺激因素，对患者服药同时进行精神疗法很重要。本病患者一般脾气躁，易心烦，因而要细心倾听患者对病情的陈述，并给予理解与解释。另外，因本病病程长，患者须树立长期治病的信心，起居有度，在初期，要慎食含碘食物，后期若甲状腺功能正常，对饮食可无特殊限制。

清肝泻心汤（许芝银经验方）

【组成】黄芩 10 g，夏枯草 10 g，生地黄 10 g，赤芍 10 g，白芍 10 g，五味子 10 g，黄连 3 g，麦冬 10 g，牡丹皮 10 g，玉竹 10 g，南沙参 10 g，黄精 10 g，甘草 5 g。

【功效】疏肝清热，滋阴泻心。

【主治】心肝火旺型瘿气。症见烦躁易怒，心悸不宁，手指震颤，口苦舌痛，胸胁胀痛，颈前肿大，头晕目眩，目胀多泪，伴消瘦，恶热多汗，少寐多梦，倦怠乏力，口渴多饮，舌质红，舌苔薄黄少津，脉弦数。

【加减】失眠较重者常加酸枣仁、首乌藤、茯神等宁心安神之品；出汗较重者常加浮小麦、碧桃干等收敛止汗之品；手抖甚则肢体颤动者加白蒺藜、钩藤以平肝熄风；大便次数增多或便溏，常在清肝利湿的基础上选用入肝经的药物如地锦草、马齿苋，既可清肝凉血，又可清肠止泻；若久病或病程较长，耗损津气，症见神疲乏力，口干欲饮，易出汗等气阴两虚之证候，常选用木灵芝、绞股蓝或生脉散等加减治疗；若气机郁滞，导致气、痰、瘀交结阻隔于颈前，症见甲状腺肿大者常选用理气、破瘀、化痰药如郁金、陈皮、桃仁、红花、法半夏、茯苓等药消瘿

散结；若肝失条达，肝火上炎，循经上攻目睛，气血壅滞，症见目赤，目胀且突，畏光流泪者常在清肝泄热的基础上加车前子、泽泻、丹参、桃仁、青葙子等药清肝利湿、活血明目。

【方解】本方所治之瘿气多因忧思郁虑或忿郁恼怒，导致气机郁滞，肝气失于条达，郁而化热，症见急躁易怒、易激动、畏热、舌红苔薄黄、脉弦或弦数等肝郁蕴热证证候表现；或肝失条达，疏泄失度，气郁化火，可引动君火，以致心肝火旺，症见烦燥、怕热、心慌、出汗、失眠、脉数等心肝火旺证证候。治宜疏肝清热，滋阴泻心。

方中以黄芩、夏枯草、黄连清心肝之火为君；以生地黄、牡丹皮、赤芍为臣，辅君清肝凉血，养阴和营；佐以茯苓宁心安神又顾护后天之本；肝为刚脏，体阴用阳，故方中佐以白芍柔肝敛阴，平抑肝阳；佐以麦冬、玉竹、南沙参、黄精以滋养心肝胃之阴，以防郁热伤阴；最后以甘草为使，调和诸药。诸药合用，使肝火平，心火宁，阴液生，人体阴阳复衡，则甲状腺功能亢进症症状缓解，诸症得消。

【现代研究】黄芩有双向调节免疫功能、抗血小板聚集和抗凝、抗氧化和抗肿瘤作用。夏枯草有抗心律失常、抗炎及免疫抑制作用。生地有增强免疫功能、抑瘤、抗炎作用。赤芍有抗血栓及抗血小板聚集、抗红细胞凝集及保护红细胞、保肝、抗肿瘤作用。白芍具有抗炎、保肝、解毒、增强免疫力、中枢抑制、耐缺氧和抗肿瘤作用。五味子祛痰、保肝、利胆、增强免疫、抗氧化及抗肿瘤作用。黄连有抗心律失常、解热、抑制血小板聚集、抗炎、抗肿瘤作用。麦冬有增强免疫、抗心律失常、提高耐缺氧能力作用。牡丹皮有镇静、降温、解热、抗炎作用。玉竹有抗肿瘤、抗突变、增强免疫作用。沙参有增强免疫、祛痰作用。黄精有增强免疫功能、耐缺氧、抗疲劳、增强代谢、提高学习和记忆再现能力的作用。甘草具有保肝、抗炎、祛痰、解毒、抗氧化、增强免疫功能及抗肿瘤作用。

【用方经验】①掌握病程演变，分清虚实

证治：许芝银认为在甲状腺功能亢进症的发病过程中，一般新病或发病初期以实证、热证为主，实证、热证中又以肝郁蕴热、胃火炽盛、心火亢盛多见，在治疗上以疏肝清热、清胃生津、泻火宁心为主，辅以养阴之品，以防郁热伤阴。常以龙胆泻肝汤、白虎汤、黄连清心饮等化裁治之；随着病情的发展，久病或病程较长者，蕴热基本已平，但易暗耗人体津气，正如《素问·阴阳应象大论》所云"壮火之气衰""壮火食气"，所以治疗上以益气养阴为主，常以生脉散、一贯煎、天王补心丹等化裁治之。②明辨证候规律，初探脏腑所属：甲亢涉及的病位较多，且每见多脏同病，许芝银认为治疗上主要有治肝、治心、治胃及心肝同治、心胃同治等。③抓住主要矛盾，重视病证结合：许芝银认为面对甲状腺功能亢进症繁杂的症状，在辨治上要细查病情，抓住患者目前的主要矛盾来进行辨治，首先要明其虚实兼夹，强调病证结合。从辨病的角度来看，本病具有其自身发生、发展及演变的规律。从辨证的角度而言，由于不同的致病因素，作用于不同体质的个体，产生的症状和证候也各有差别。所以辨治时，主要根据疾病一般的发展规律，结合临床表现，进行辨证分析、病机归纳。治疗上以清热养阴、益气养阴二法为主，在根据病程的长短，标本虚实，并结合八纲辨证和脏腑辨证进行辨治。临证时，只要辨清邪正虚实、标本缓急不必拘于　方一药，也可取得较好的疗效。④许芝银在治疗重症甲状腺功能亢进症时，会加用少量抗甲状腺药治疗，可提高疗效，缩短疗程。若服用抗甲状腺药伴肝损转氨酶升高者，多责之肝经湿热，常选用具有保护肝细胞作用的中药如田基黄、垂盆草、虎杖等，以清利肝经湿热；伴白细胞减少者，多责为营血暗耗，治疗时常加用养血、和血药如鸡血藤、川芎、阿胶等，以升提白细胞；因服用抗甲状腺药而致过敏皮肤瘙痒者多责之郁热生风或邪热损伤营阴，阴虚生风，常在清热养阴同时加用蝉蜕、防风、浮萍等，以祛风止痒。

第五节　石瘿

石瘿是以颈前肿块坚硬如石，推之不移，凹凸不平为主要表现的恶性肿瘤。相当于西医的甲状腺癌。本病是由情志内伤，肝气郁结，脾失健运，痰湿内生，气郁痰浊结聚不散，气滞则血瘀，积久瘀凝成毒，气郁、痰浊、瘀毒三者痼结，上逆于颈部而成。好发于40岁以上的妇女，既往常有肉瘿病史。颈前肿块于初期较小，每被忽视，偶然发觉时肿块即质硬而高低不平。肿块逐渐增大，吞咽时肿块上下移动度减少，晚期常压迫气管、食管、神经，出现呼吸困难、吞咽困难或声音嘶哑。石瘿也有由肉瘿多年不愈，突然迅速增大变硬，生长迅速恶变而成者。

周维顺经验方 1

【组成】柴胡 12 g，芍药 12 g，枳实 12 g，炙甘草 6 g，蒲公英 30 g，猫人参 30 g，天葵子 15 g，黄药子 12 g，猪苓 15 g，茯苓 15 g，生薏苡仁 30 g，炒薏苡仁 30 g，灵芝 30 g，焦山楂 15 g，鸡内金 12 g。

【功效】疏肝理气，消瘿散结。

【主治】肝气郁结型石瘿。

【现代研究】柴胡具有抗炎、肝脏保护、增强免疫功能、抗肿瘤作用。芍药有抗炎、镇痛、保肝、解毒、增强免疫力、抗肿瘤作用。枳实具有有抗炎、抗肿瘤作用。甘草具有保肝作用；抗炎、镇痛、解毒、抗氧化、增强免疫功能及抗肿瘤作用。蒲公英有利胆、保肝、增强免疫、抗肿瘤作用。猫人参有抗肿瘤、抗突变作用。天葵子有抗肿瘤作用。黄药子有抑瘤作用。猪苓有促进免疫、抗肿瘤、保肝作用。茯苓有防止肝损伤、增强免疫、抗肿瘤作用。薏苡仁有镇痛、增强免疫、抗肿瘤作用。灵芝镇痛、保肝、免疫加强、抗肿瘤作用。山楂有促进消化、增强免疫、防癌作用。鸡内金有增强胃肠功能促进消化作用。

周维顺经验方 2

【组成】半枝莲 30 g，蒲公英 30 g，山海螺 30 g，白花蛇舌草 30 g，黄药子 12 g，苍术 12 g，白术 12 g，党参 12 g，茯苓 12 g，灵芝 30 g，生薏苡仁 30 g，炒薏苡仁 30 g，浙贝母 12 g，胆南星 6 g，天竺黄 6 g，法半夏 12 g，瓜蒌皮 30 g，佛手片 12 g，鸡内金 12 g。

【功效】健脾理气，化痰散结。

【主治】痰湿凝结型石瘿。

【现代研究】半枝莲有抗肿瘤、抗突变、调节免疫功能、祛痰作用。蒲公英有增强免疫、抗肿瘤作用。山海螺有镇静、镇痛、抗疲劳、抗肿瘤作用。白花蛇舌草有增强免疫、抗肿瘤作用。黄药子有抑瘤作用。苍术有调节胃肠运动、镇静作用。白术有增强消化、增强免疫、抗肿瘤作用。党参有增强机体应激能力；增强机体免疫功能；抗肿瘤作用。茯苓有增强免疫、抗肿瘤作用。灵芝镇痛、保胃、免疫加强、抗肿瘤作用。薏苡仁有镇痛、解热、抗炎、增强免疫、抗肿瘤作用。浙贝母有镇静、镇痛、抗炎作用。胆南星有祛痰、镇静、镇痛、抗肿瘤作用。天竺黄有镇痛、抗炎作用。法半夏有祛痰、抗肿瘤作用。瓜蒌皮有抗肿瘤作用。鸡内金有增强胃肠功能促进消化作用。

周维顺经验方 3

【组成】半枝莲 30 g，山豆根 6 g，海藻 15 g，白花蛇舌草 30 g，黄药子 12 g，法半夏 12 g，天竺黄 6 g，胆南星 12 g，槟榔 9 g，枳壳 12 g，郁金 9 g，丹参 30 g，川芎 12 g，莪术 12 g，炙鳖甲 30 g，王不留行 12 g，生薏苡仁 30 g，炒薏苡仁 30 g，炒谷芽 15 g，炒麦芽 15 g。

【功效】理气化痰，散瘀破结。

【主治】痰瘀互结型石瘿。

【现代研究】半枝莲有抗肿瘤、抗突变、调节免疫功能、祛痰作用。山豆根有抗肿瘤作用。海藻有增强免疫功能、抗感染、抗氧化、抗肿瘤作用；含有的碘化物还可进入组织和血液，能促进病理产物的吸收，并能使病态的组织崩溃和溶解。白花蛇舌草有增强免疫、抗肿瘤作用。法半夏有祛痰、抗肿瘤作用。天竺黄有镇痛、抗炎作用。胆南星有祛痰、镇静、镇痛、抗肿瘤作用。槟榔有促进消化的作用。枳壳有抗血小板聚集作用。郁金有改善血液流变学及抗氧自由基损伤作用。丹参有增强体液免疫、抗肿瘤、抗氧化、抗炎、抗凝及抗血栓作用。川芎对血小板凝聚具有解聚作用。川芎挥发油、水煎剂有镇静作用。还有抗肿瘤的作用。莪术有抗炎、抗血小板聚集和血栓形成、抗肿瘤作用。鳖甲有抗肿瘤、抗突变、增强免疫作用。王不留行能显著降低血液黏度，改善微循环的作用。薏苡仁有镇痛、抗炎、增强免疫、抗肿瘤作用。谷芽有促进胃酸和胃蛋白酶的分泌作用。

周维顺经验方 4

【组成】黄柏 12 g，知母 12 g，炒黄芩 12 g，麦冬 9 g，北沙参 9 g，葛根 12 g，枸杞子 15 g，猪苓 15 g，茯苓 15 g，半枝莲 30 g，黄药子 12 g，丹参 30 g，川芎 12 g，莪术 12 g，炙鳖甲 30 g，白花蛇舌草 30 g，法半夏 12 g，广木香 6 g，大枣 20 g，生甘草 10 g。

【功效】滋阴降火，软坚散结。

【主治】阴虚内热型石瘿。

【加减】对伴皮肤瘙痒者多加白鲜皮、地肤子、苦参、苍术、蝉蜕、荆芥、防风等；自汗明显者多加黄芪、白术、防风等；对伴盗汗者多加鲁豆衣、糯稻根、碧桃干等；对失眠者多加用五味子、炒酸枣仁、灵磁石、首乌藤、辰茯神等；对腰膝酸软者多加用炙狗脊、炒续断、炒杜仲、牛膝等；对术后声音嘶哑者多加北沙参、麦冬、天冬、蝉蜕、桔梗等；对术后手足搐搦者加用阿胶珠、全蝎、

龟甲等；对放化疗后呃逆频发者多加用丁香、柿蒂、赭石等；癌痛明显者多加白芍、延胡索、乌药等。

【现代研究】黄柏有解热、抗血小板聚集作用。知母有解热、祛痰、抗血小板聚集、抗炎、抗肿瘤作用。黄芩有双向调节免疫功能，抗血小板聚集和抗凝，抗氧化和抗癌作用。麦冬有增强免疫作用。沙参有增强免疫、祛痰作用。葛根有抑制血小板聚集、抗氧化、抗肿瘤作用。枸杞子有增强细胞与体液免疫，促进造血功能，抗肿瘤、抗突变作用。猪苓有促进免疫、抗肿瘤作用。茯苓有增强免疫、抗肿瘤作用。半枝莲有抗肿瘤、抗突变、调节免疫功能、抗氧化、祛痰、解热作用。黄药子有抑瘤作用。丹参有增强体液免疫、抗肿瘤、抗氧化、抗炎、抗凝及抗血栓作用。川芎对血小板凝聚具有解聚作用。川芎挥发油、水煎剂有镇静作用。还有抗肿瘤的作用。莪术有抗炎、抗血小板聚集和血栓形成、抗肿瘤作用。鳖甲有抗肿瘤、抗突变、增强免疫作用。白花蛇舌草有增强免疫、抗肿瘤作用。半夏有祛痰、抗肿瘤作用。木香对胃肠道有双向调节、抗炎镇痛、促进消化液分泌、促进纤维蛋白溶解作用。大枣有催眠、增强睡眠、抗氧化、增强肌力、抗肿瘤作用。甘草具有抗炎、镇痛、解毒、抗氧化、增强免疫功能及抗肿瘤作用。

【用方经验】①甲状腺癌确诊后，一般均需手术切除。手术后的处理主要是放射性碘和甲状腺激素抑制治疗。周维顺认为该病临床各期均宜配合中医药治疗。周维顺经过数十载的临床实践，在甲状腺癌的中医药治疗上形成了自己的特色。他认为本病主要涉及肝脾，早期以邪实为主，治以疏肝理气，健脾利湿化痰，消瘿散结；中晚期以正虚为主，治疗上更注重扶正，治以健脾益气，养阴生血，扶正以祛邪。②周维顺认为肿瘤是全身性疾病，甲状腺癌患者即使手术后，也有部分"邪气"残留机体，成为复发的根源，故而主张术后或放疗后长期服用中药治疗。临证用药上，周维顺强调缓攻缓补，用药也多为常见、常用药物。在使用富含碘的中药时，特别注意有无甲状腺功能亢进症征象，对伴

外科国医圣手时方

外科国医圣手时方

有怕热、多汗、手足抖动等症状明显或甲状腺功能检查提示甲状腺功能亢进症者，多避免使用富含碘的药物，如海藻、昆布等。在治疗过程中，周维顺始终重视"热毒"的因素。他认为肿瘤局部炎症、感染、癌性毒素的释放在机体都可表现出热毒的征象。清热解毒类抗肿瘤中药除有直接抗菌抗病毒作用外，还有直接抑癌和清除癌性毒素的作用，同时对荷瘤机体亦有广泛的调节作用。故而周维顺在各证型中多用清热解毒类的抗癌中药，如半枝莲、白花蛇舌草、蒲公英、猫人参、猫爪草、重楼等。此外，周维顺始终重视情志因素，用药多加用理气解郁之品，如玫瑰花、佛手片、香附、郁金、绿梅花等。脾胃功能的强弱影响气血的生化，直接关系到中药的有效吸收，且清热解毒类抗肿瘤中药多伤脾胃之气，故而在治疗中，周维顺始终强调顾护脾胃。临证用药上多加炒谷芽、炒麦芽、鸡内金、六神曲、陈皮、焦山楂等以助运化。且缓攻缓补之本意亦即不伤脾胃之气。

唐汉钧经验方 1

【组成】生地黄 30 g，天冬 9 g，玄参 9 g，何首乌 12 g，枸杞子 9 g，山药 12 g，山茱萸 9 g，白术 12 g，太子参 30 g，生黄芪 30 g，茯苓 9 g，白花蛇舌草 30 g，龙葵 9 g，大枣 20 g，五味子 9 g，灵芝 9 g，合欢皮 9 g，生甘草 6 g。

【功效】益气养阴，宁心安神，佐以排毒解毒抗癌。

【主治】石瘿术后气阴两虚。症见面色不华，神疲乏力，口干咽燥，惊悸寐差，舌质淡尖红、中有裂纹、苔薄净，脉细数无力。

【方解】本方所治石瘿术后，因大病、久病致气血亏虚。治宜益气养阴，宁心安神，佐以排毒解毒抗癌。

方中生黄芪、太子参、茯苓、白术等益气健脾和胃；生地黄、何首乌、天冬等养阴生精；白花蛇舌草、龙葵，两药除具有直接抗肿瘤作用之外，尚可消炎散结，并可提高自身机体免疫功能，从而有利于癌症控制和

病灶消除；山茱萸，性温而不热，质润而不腻，滋补肝肾而能通行九窍。诸药合用，共奏益气养阴，宁心安神，佐以排毒解毒抗肿瘤之功。

【现代研究】生地黄有增强免疫功能、抑瘤作用。天冬有抗肿瘤作用。玄参有解热、抗炎作用。何首乌有增强免疫、抗炎、镇痛作用。枸杞子有增强细胞与体液免疫、促进造血功能、抗肿瘤、抗突变作用。山药有增强免疫作用。山茱萸有增强免疫、抗炎、抗癌、抗疲劳作用。白术有增强消化、增强免疫、抗肿瘤作用。太子参有增强免疫、调节消化、抗疲劳作用。黄芪有增强体液免疫、增强细胞免疫、抗肿瘤作用。茯苓有增强免疫、抗肿瘤作用。白花蛇舌草有增强免疫、抗肿瘤作用。龙葵有抗肿瘤作用。大枣有增强睡眠、增强肌力、抗肿瘤作用。五味子有增强免疫、抗肿瘤作用。灵芝镇痛、免疫加强、抗肿瘤作用。合欢皮有增强免疫、改善睡眠、抗肿瘤作用。甘草具有镇痛、解毒、增强免疫功能及抗肿瘤作用。

【用方经验】唐汉钧认为，甲状腺癌总的病机是正气不足，邪毒内生。主张早、中期甲状腺癌应以手术、放射治疗、化学治疗综合治疗为主，配合中药调理治疗。对于不能手术的晚期甲状腺患者除常规放射治疗、化学治疗外，以中药扶正解毒抗肿瘤治疗多能收到良好效果。对于甲状腺癌术后患者，因大病、久病多致气血亏虚，更因术后采用常规放射治疗、化学治疗，正气更虚。正气不足，则邪毒留恋难祛，因此唐汉钧在治疗上，注重健脾养血、养阴生精，同时辨病选用解毒排毒抗肿瘤的中药。唐汉钧重视东垣"百病由脾胃衰而生也"的观点，认为在用抗肿瘤药时，尤其应注意不可过用攻伐之品，以免妨碍脾胃运化，消伐正气，反害病情。

唐汉钧经验方 2

【组成】生黄芪 300 g，太子参 300 g，白术 150 g，茯苓 150 g，陈皮 50 g，制半夏 50 g，谷芽 150 g，麦芽 150 g，薏苡仁 100 g，黄精 300 g，山茱萸 300 g，天麻 150 g，川芎

100 g，当归 300 g，熟地黄 300 g，豆蔻 50 g，灵芝 200 g，淫羊藿 200 g，肉苁蓉 300 g，天冬 150 g，麦冬 150 g，柴胡 100 g，郁金 100 g，黄芩 100 g，香附 120 g，浙贝母 100 g，玄参 100 g，板蓝根 150 g，石见穿 150 g，蛇舌草 150 g，莪术 300 g，核桃仁 150 g，龙眼肉 100 g，莲子 100 g，大枣 100 g，阿胶 400 g，鹿角胶 100 g，西洋参 150 g，生晒参 200 g，饴糖 200 g，锦纹冰糖 150 g。依法制膏。

【功效】健脾疏肝，理气化痰。

【主治】石瘿术后肝脾失和，痰凝气滞。症见咽部不适，颈颌淋巴结肿胀，神疲乏力，头晕欲寐，周身肌肉酸痛，不思纳食，舌红苔薄腻脉濡。

【加减】二诊：咽部不适，颈项淋巴结肿胀，神疲乏力等症均减轻，然劳累后仍易头晕，且手指偶有麻木感，疑有颈椎病压迫之征，寐差，畏寒。舌红，苔薄腻，脉濡。再拟肝脾肾调治，兼化痰湿。拟方：柴胡 100 g，郁金 100 g，黄芩 100 g，天麦冬各 200 g，薏苡仁 100 g，夏枯草 100 g，苍术 150 g，陈皮 50 g，制半夏 50 g，紫苏梗 100 g，当归 200 g，生地黄 200 g，熟地黄 200 g，豆蔻 50 g，赤芍 150 g，白芍 150 g，佛手 100 g，炙黄芪 300 g，党参 200 g，白术 300 g，茯苓 300 g，黄精 300 g，山茱萸 300 g，灵芝 200 g，淫羊藿 200 g，肉苁蓉 300 g，天麻 200 g，桑枝 100 g，川芎 200 g，杜仲 300 g，五味子 150 g，酸枣仁 150 g，桑椹 200 g，合欢皮 200 g，石见穿 150 g，白花蛇舌草 150 g，莪术 300 g。上方一料。另加核桃仁 150 g，龙眼肉 100 g，莲子 100 g，大枣 100 g，阿胶 500 g，西洋参 150 g，生晒参 150 g，朝红参 50 g，饴糖 250 g，锦纹冰糖 100 g，依法制膏。每日晨起或睡前沸水冲饮 1～2 匙。

【方解】本方所治石瘿术后，体质虚弱，正气不足，邪毒留滞之证。治宜健脾疏肝，理气化痰。

方中常以生黄芪、太子参、白术、茯苓等健脾益气；柴胡、郁金、黄芩、香附疏肝理气；生地黄、肉苁蓉、玄参、天冬、麦冬、黄精、山茱萸、淫羊藿等补益肝肾，养阴生精；夏枯草、白花蛇舌草、石见穿、山慈菇、黄芩、板蓝根、莪术、制半夏等清热解毒，化浊消瘀，清解余邪。诸药合用，共奏健脾疏肝，理气化痰之功。

【注意事项】上方依法制膏。每日晨起或睡前沸水冲饮 1～2 匙。

【现代研究】黄芪有增强体液免疫、增强细胞免疫、抗肿瘤作用。太子参有增强免疫、调节消化、抗疲劳作用。白术有增强消化、增强免疫、抗肿瘤作用。茯苓有增强免疫、抗肿瘤作用。陈皮有增强消化功能、祛痰、增强免疫、抗炎作用。法半夏有镇吐、催吐、镇咳、祛痰、抗肿瘤作用。谷芽有促进胃酸和胃蛋白酶的分泌作用。山茱萸有增强免疫、抗炎、保肝、抗肿瘤、抗疲劳作用。薏苡仁有镇痛、抗炎、增强免疫、抗肿瘤作用。黄精有增强免疫功能、抗疲劳、增强代谢作用。天麻有镇静、镇痛、抗炎、增强免疫作用。川芎挥发油、水煎剂有镇静作用。还有抗肿瘤的作用。当归有护肝利胆、抗炎镇痛及抗损伤、抗肿瘤、增强机体的免疫功能作用。豆蔻有促进胃液分泌，促进胃肠蠕动，驱除胃肠胀气作用，并能止呕。灵芝镇痛、保肝、保胃、抗氧化、免疫加强、抗肿瘤作用。淫羊藿有增强免疫、镇静、镇痛、护肝及抗肿瘤作用。肉苁蓉有增强免疫、调节内分泌、促进代谢的作用。天冬有抗肿瘤作用。麦冬有增强免疫。黄芩有双向调节免疫功能、抗肿瘤作用。柴胡具有抗炎、解热、镇静、镇痛、镇咳、肝脏保护、增强免疫功能、抑制胃酸分泌、抗肿瘤作用。郁金对肝损害具有保护作用。浙贝母有镇咳、镇静、镇痛、抗炎作用。玄参有解热、抗炎、保肝作用。板蓝根有增强免疫及抗癌作用。白花蛇舌草有增强免疫、抗氧化、保护胃黏膜、抗肿瘤作用。莪术有抗炎、抗肿瘤及保肝作用。

【用方经验】唐汉钧认为，甲状腺癌术后患者，多有体质虚弱，正气不足，邪毒留滞的状况。故临床应注重疏肝健脾，补益肝肾，养阴生精，扶助正气，同时选用清热解毒，化浊消瘀，清解余邪的中药治疗。

外科国医圣手时方

第三章 瘤

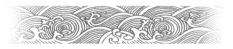

第一节 气 瘤

气瘤是以皮肤间发生单个或多个柔软肿核，按之凹陷，放手凸起，状若有气，皮色如常或有褐色斑为主要表现的肿瘤性疾病。相当于西医的多发性神经纤维瘤。它是一种具有家族遗传倾向的先天性疾病。常在青春期开始发生，有的在儿童期或出生时就被发现。亦常伴有某种发育上的缺陷。好发于躯干部，亦常见于面部及四肢。本病多由劳伤肺气，腠理不密，复为寒邪外袭所致，或忧思不解，瘀浊内停而生。瘤自皮肤肿起，生长缓慢，为多发性，数目可从数个至千余个，大小差异很大，从米粒大至拳头大，质地或硬或软，但多数质软，用手指压之凹陷，去除压力后即能弹起。部分头颈及四肢部的多发性气瘤可见局部皮肤、皮肤下组织水肿，过度增生、增厚、发硬而失去弹性。瘤的皮色不变，有的或带淡红色。另一种为先发生大小不一的褐色斑片，而后再发生赘瘤，色素斑和赘瘤可在同一部位，也可在不同部位同时发生。

加味消毒汤（谢任甫经验方）

【组成】生牡蛎 24 g，大黄 5 g，当归 9 g，僵蚕（酒炒）9 g，醋香附 9 g，山药 15 g，陈皮 6 g，赤芍 15 g，赤小豆 24 g，红花 6 g，炙甘草 6 g。

【功效】软坚化痰，解毒和血，除湿散风，兼养胃阴。

【主治】湿热壅滞，气血凝涩之气瘤。症见气瘤嫩红而肿，身热口渴，头身沉重胀痛，胸闷脘痞腹胀，舌红苔黄腻，脉滑数或滑数。

【加减】肿痛减轻后，上方去红花，加浙贝母、谷芽各 15 g。

【方解】本方所治之证因湿热壅滞，气血凝涩致气瘤之证。气血凝涩则成瘤，湿热壅滞致气瘤嫩红而肿，身热口渴，头身沉重胀痛，胸闷脘痞腹胀。治宜软坚化痰，解毒和

血，除湿散风，兼养胃阴。

方中牡蛎在《本草纲目》中谓之软坚化痰，消热除湿，并谓以大黄引之，能消腰以下肿；《神农本草经》记录大黄有破癥瘕积聚之功；《本草从新》谓僵蚕治风化痰、散结行经；加入香附开郁理气止痛，用醋浸炒，更能协同消积聚；浙贝母祛痰消结；当归、赤芍、红花活血，山药、陈皮养胃；甘草、赤小豆均能消肿解毒，用量虽较重，但不损气血，不动脏腑，其功尤捷。诸药相合，软坚化痰，解毒和血，除湿散风，兼养胃阴，使湿热去除，气血通畅，痛止而肿块亦除。

【注意事项】本方注意大黄剂量，勿使泻泄。

【现代研究】方中牡蛎主含碳酸钙、磷酸钙及硫酸钙，并含有机质等，可通过增强免疫而抑制肿瘤生长，有抗实验性胃溃疡以及局部麻醉作用，所含钙盐有抗酸及轻度镇静、软坚、消炎作用。方中大黄有利胆、保肝、抗癌和十二指肠溃疡作用；抗血小板聚集和血栓形成作用；抗炎、抗肿瘤作用。当归有护肝利胆、抗炎及抗损伤、抗肿瘤、增强机体的免疫功能作用。僵蚕有抗凝、抗肿瘤作用。香附水煎剂对正常大鼠有较强的利胆作用，可促进胆汁分泌，提高胆汁流量，同时对由四氯化碳引起的肝损伤大鼠的肝细胞功能有保护作用。山药有增强免疫作用。陈皮有增强消化功能、保肝、祛痰、增强免疫功能、抗炎、抗氧化作用。赤芍有抗血栓及抗血小板聚集，抗红细胞凝集及保护红细胞，保肝、抗肿瘤作用。赤小豆具有抗氧化活性、对糖尿病的有益作用、护肝作用、助肾作用、抗肿瘤、抗菌和抗病毒等。红花有改善微循环、抗凝、增强免疫活性、抗炎、抗氧化及抗疲劳作用。甘草具有保肝、抗炎、镇痛、祛痰、解毒、抗氧化、增强免疫功能及抗肿瘤作用。

【用方经验】消毒汤方药出自《丹溪心

法》，原方为大黄、牡蛎、僵蚕等份，研为蜜丸。若患者年老纳差，胃阴不足，可改丸为汤，较易吸收。

第二节 肉 瘤

肉瘤是发于皮里膜外，由脂肪组织过度增生而形成的良性肿瘤。相当于西医的脂肪瘤。西医所称的肉瘤是指发生于软组织的恶性肿瘤，如脂肪肉瘤、纤维肉瘤等，与本病有质的区别，临证中不可混淆。肉瘤多见于成年女性，可发于身体各部，好发于肩、背、腹、臀及前臂皮下。大小不一，边界清楚，皮色不变，生长缓慢，触之柔软，呈扁平团块状或分叶状，推之可移动，基底较广阔，一般无疼痛。本病多由思虑过度或饮食劳倦伤脾，脾失运化，痰湿内生，脾气不行，津液凝聚为痰，痰气郁结，发为肉瘤；或郁怒伤肝，肝失疏泄，肝克脾土，肝脾不和，气机不畅，瘀血阻滞，逆于肉理，乃生肉瘤。多发者常见于四肢、胸或腹部，呈多个较小的圆形或卵圆形结节，质地较一般肉瘤略硬，压之有轻度疼痛。

化痰祛瘀法（周仲瑛经验方）

【组成】山慈菇10 g，天花粉12 g，黄药子10 g，猫爪草15 g，炙僵蚕10 g，夏枯草10 g，海藻10 g，牡蛎25 g，炮穿山甲10 g，桃仁10 g，法半夏10 g，土鳖虫10 g，制胆南星10 g。

【功效】化痰祛瘀，软坚散结。

【主治】痰瘀互结之肉瘤。症见以肉瘤局部刺痛，胸闷多痰，或痰中带紫暗血块，舌紫暗或有斑点，苔腻，脉弦涩。

【加减】用药后咽喉部堵塞感消失，天突处肿块基本消失，触之有抵触感，无明显包块，时有口渴，舌质紫，苔薄黄，脉细滑，原方加石斛10 g。

【方解】本方所治之证因痰瘀互结致肉瘤之证。脾失健运，饮食入胃不能生化津液，湿痰内生，气郁则血瘀，痰瘀互结而为瘤，治宜化痰祛瘀，软坚散结。

方中山慈菇，其性味辛、寒，有小毒，具有化痰解毒、散结消肿的作用，结合使用活血祛瘀桃仁，加强活血消肿散结作用；黄药子、穿山甲、海藻、猫爪草、僵蚕、牡蛎六味化痰散结软坚药，协助山慈菇化痰祛瘀，软坚散结；夏枯草性平和，平肝柔肝兼可养血益阴、化痰散结；胆南星清化痰热；土鳖虫破瘀血，消癥瘕，散瘀止痛；天花粉益气养阴。诸药合用，化痰祛瘀，软坚散结而肉瘤自消。

【注意事项】黄药子味苦，有泻下作用，久用必引起脾胃虚弱，大便溏泄，临床应用时应佐以健脾强胃之品，以防损伤脾胃。

【现代研究】现代药理研究证实，山慈菇有抗组织增生的作用，能其促使腺瘤缩小作用明显；天花粉有抗病毒作用；黄药子有抑瘤作用；海藻有抗凝、增强免疫功能、抗感染、抗氧化、抗肿瘤作用，含有的碘化物还可进入组织和血液，能促进病理产物的吸收，并能使病态的组织崩溃和溶解；猫爪草具有明显的抗肿瘤作用；僵蚕有抗凝、抗肿瘤作用；夏枯草有抗心律失常、心肌保护作用，抗炎及免疫抑制作用；海藻有抗凝、增强免疫功能、抗感染、抗氧化、抗肿瘤作用，含有的碘化物还可进入组织和血液，能促进病理产物的吸收，并能使病态的组织崩溃和溶解；牡蛎具有增强免疫作用，镇静作用；穿山甲有抗炎、抗凝血、降低血液黏度作用；桃仁有抗凝血和抗血栓形成作用，抗炎作用，抗肿瘤作用；半夏有祛痰、抗心律失常、抗肿瘤作用；胆南星有祛痰、抗癌作用；土鳖虫有抗凝血作用。

【用方经验】山慈菇有小毒，书载常用剂量为3～6 g，在临床上应根据患者的体质与病情先从常规量用起，逐渐加量，并久煎，能促使腺瘤缩小作用明显。

第三节 血 瘤

血瘤是指体表血络扩张，纵横丛集而形成的肿瘤。相当于西医的血管瘤，常见的有毛细血管瘤和海绵状血管瘤。可发生于身体任何部位，大多数为先天性，其特点是病变局部色泽鲜红或暗紫，或呈局限性柔软肿块，边界不清，触之如海绵状。血瘤发病多与肾伏虚火、心火妄动、肝火燔灼等火邪为患密切相关。毛细血管瘤，多在出生后1～2个月内出现，部分在5岁左右自行消失，多发生在颜面、颈部，可单发，也可多发。多数表现为在皮肤上有红色丘疹或小的红斑，逐渐长大，界限清楚，大小不等，质软可压缩，色泽为鲜红色或紫红色，压之可褪色，抬手复原。海绵状血管瘤，表现为质地柔软似海绵，常呈局限性半球形、扁平或高出皮面的隆起物，肿物有很大的压缩性，可因体位下垂而充盈，或随患肢抬高而缩小，在瘤内有时可扪及颗粒状的静脉石硬结，外伤后可引起出血，继发感染，可形成慢性出血性溃疡。

化痰活血消瘤方（颜德馨经验方）

【组成】海藻9g，昆布9g，贝母9g，当归9g，桃仁9g，红花9g，赤芍9g，牡蛎30g，黄药子18g，柴胡4.5g，川芎4.5g，牛膝4.5g，生地黄15g，甘草3g。

【功效】软坚散结，活血化瘀。

【主治】痰瘀交结之血瘤。症见患肢结节、硬索状物、肿胀疼痛，或肢体麻木、发冷疼痛、舌紫、苔薄腻、脉细涩。

【加减】若病情顽固难愈则用虫类搜剔，如水蛭、全蝎、地龙等以加强疗效。

【方解】本方所治之证因痰瘀交结致血瘤之证。心火妄动，逼血入络，血热妄行，脉络扩张，气血纵横，结聚成形而显露于肌肤而成瘤，治宜软坚散结，活血化瘀。

方中海藻、昆布化痰软坚，消散血瘤为君药；贝母养阴软坚，化痰散结，加强海藻、昆布化痰软坚，消散血瘤作用；当归善于走散，调气活血，治疗气血凝滞，脉络不和有特效；而川芎味薄气雄，性最疏通，走而不守，是理气活血生血之要药；桃仁、红花、赤芍三味活血化瘀药协助当归及川芎，加强活血化瘀作用；牡蛎、黄药子两味化痰散结软坚药，协助海藻、昆布化痰祛瘀，软坚散结；柴胡养血柔肝、疏泄肝郁；生地黄、牛膝补益肝肾；甘草调和诸药。诸药合用，共奏软坚散结，活血化瘀之功效。

【注意事项】黄药子味苦，有泻下作用，久用必引起脾胃虚弱，大便溏泄，临床应用时应佐以健脾强胃之品，以防损伤脾胃。

【现代研究】海藻有抗凝、增强免疫功能、抗感染、抗氧化、抗肿瘤作用，含有的碘化物还可进入组织和血液，能促进病理产物的吸收，并能使病态的组织崩溃和溶解；昆布有抗凝、增强免疫功能、抗肿瘤作用；贝母有抗炎、抗腹泻作用；当归有护肝利胆、抗炎、抗损伤、抗肿瘤、增强机体的免疫功能作用；桃仁有抗凝血和抗血栓形成作用，抗炎作用，抗肿瘤作用；红花有扩张血管，增加血流量，改善微循环、抗凝、增强免疫活性、抗炎、抗氧化及抗疲劳作用；赤芍的主要成分是芍药苷，具有抗脂质过氧化、降解血浆纤维蛋白原及抗平滑肌细胞增殖的作用，抑制肿瘤细胞生成，抑制中枢神经兴奋的作用；牡蛎具有增强免疫作用，镇静作用；黄药子有抑瘤作用；柴胡具有抗炎、肝脏保护、增强免疫、抑制胃酸分泌作用、抗肿瘤作用；川芎对血小板凝聚具有解聚作用，川芎挥发油、水煎剂有抗肿瘤的作用；牛膝有抗炎、活血、增强免疫、抗肿瘤作用；生地黄具有免疫促进作用及抗菌之效；甘草具有保肝、抗炎、祛痰、解毒、抗氧化、增强免疫功能及抗肿瘤作用。

【用方经验】用于痰瘀交阻型的周围血管病，如结节性脉管炎、血管瘤等，常用药物

外科国医圣手时方

如夏枯草、牡砺、玄参、海藻、昆布等，与化痰药如瓜蒌、贝母、海浮石或活血药当归、莪术、红花同用。

半夏厚朴汤加味（何任经验方）

【组成】姜半夏6g，厚朴6g，茯苓12g，生姜2片，紫苏梗6g，桂枝6g，牡丹皮6g，桃仁6g，赤芍9g。

【功效】化痰散结，活血消瘀。

【主治】痰浊凝结，气滞血瘀之血瘤。症见患处血管瘤隆起，高声或哭笑时更明显，色青紫，按压则稍退，舌紫有瘀斑、苔腻、脉涩。

【方解】本方所治之证因痰浊凝结，气滞血瘀致血瘤之证。痰浊凝结，气滞血瘀而见患处血管瘤隆起，色青紫，治宜化痰散结，活血消瘀。

方中姜半夏味辛，性温，归肺、胃经，化痰散结，降逆和胃，为君药；厚朴味苦、辛，性温，下气除满，助半夏散结降逆；茯苓甘淡渗湿健脾，以助半夏化痰；生姜辛温散结，和胃止呕，且制半夏之毒；紫苏梗芳香行气，理肺疏肝，助厚朴行气宽胸、宣通郁结之气；五味药组成半夏厚朴汤，辛苦合用，辛以行气散结，苦以燥湿降逆，使郁气得疏，痰涎得化；而桂枝味辛甘而性温，能温通经脉而行瘀滞；桃仁味苦甘平，为化瘀消癥之要药；牡丹皮味辛、苦，性微寒，既能散血行瘀，又能清退瘀久所化之热；芍药味苦、酸，性微寒，能和血养血，与诸祛瘀药合用，有活血养血之功，四味药与茯苓组成桂枝茯苓丸，共奏活血化瘀，缓消癥块之效；两方相合，共奏化痰散结、祛瘀消瘤之功。

【注意事项】隆起于皮面的血瘤，要注意保护皮肤，避免局部擦伤。

【现代研究】姜半夏有祛痰、抗心律失常、抗肿瘤作用；厚朴碱、异厚朴酚有明显的中枢性肌肉松弛作用，厚朴有降压作用，降压时反射性地引起呼吸兴奋，心率增加；茯苓有预防胃溃疡、防止肝损伤、增强免疫、抗肿瘤作用；生姜有镇痛、镇吐、抗炎消肿作用，抗氧化、抗微生物、抗血小板聚集作用；紫苏梗有抗肿瘤作用；桂枝有解热作用，抗炎作用，抗凝、改善微循环作用；牡丹皮有镇静、降温、解热等中枢抑制作用，还有抗炎、抗溃疡、抑制胃酸分泌作用；桃仁有抗凝血和抗血栓形成、抗炎、抗肿瘤作用；赤芍的主要成分是芍药苷，具有抗脂质过氧化、降解血浆纤维蛋白原及抗平滑肌细胞增殖的作用，抑制肿瘤细胞生成，抑制中枢神经兴奋的作用。

【用方经验】对此类患者，何任常以半夏厚朴汤与桂枝茯苓丸（出自《金匮要略·妇人妊娠病脉证并治》）配用，即以半夏厚朴汤行气解郁，化痰散结；用桂枝茯苓丸通利血脉，活血祛瘀。二方有机合用，共奏化痰散结、祛瘀消瘤之功。

第四节　筋　瘤

筋瘤是以筋脉色紫、盘曲突起如蚯蚓状、形成团块为主要表现的浅表静脉病变。筋瘤好发于下肢，相当于西医的下肢静脉曲张。好发于长久站立工作者或怀孕的妇女，多见于下肢。

瘤体色暗红，温度稍高，青筋垒垒，盘曲成团，如蚯蚓聚结。多因怒动肝火，血燥筋挛所致，或久站、负重、妊娠、劳倦伤气及涉水淋雨、受寒，寒湿侵袭而发。早期感觉患肢坠胀不适和疼痛，站立时明显，行走或平卧时消失。患肢浅静脉逐渐怒张，小腿静脉盘曲如条索状，色带青紫，甚则状如蚯蚓，瘤体质地柔软，抬高患肢或向远心方向挤压可缩小，但患肢下垂放手顷刻充盈回复。有的在肿胀处发生红肿、灼热、压痛等症状，经治疗后则条索状肿物较为坚韧。瘤体如被碰破，流出大量瘀血，经压迫或结扎后方能止血。病程久者，皮肤萎缩，颜色褐黑，易伴发湿疮和臁疮（慢性溃疡）。本病症状轻者可用绑腿疗法或辨证论治，重症或有合并症者宜手术治疗。

化瘀消瘤方（颜德馨经验方）

【组成】紫丹参 12 g，威灵仙 12 g，地龙 9 g，牡丹皮 9 g，赤芍 12 g，红花 6 g，泽兰 12 g，王不留行 12 g，炮穿山甲 4.5 g，丝瓜络 6 g，川芎 6 g，土鳖虫 4.5 g，生牡蛎（先煎）30 g。

【功效】清热化瘀，软坚消瘤。

【主治】瘀热交滞，凝结于络，气血乖违之筋瘤。症见患肢青筋暴露，肿胀疼痛，身热口渴，舌红苔薄，脉细弦。

【加减】服药后患肢有轻松感，局部肿胀好转，持续前方加桃仁 12 g，水蛭粉 1.5 g（分吞）；若病成日久，上方去郁金，加海藻、昆布；若高年积劳，气分已虚，上方加黄芪、当归等益气养血之品。

【方解】静脉性血管瘤，多见于深层组织，致使患肢肿胀，而发展成为巨肢症，目前此症尚无良好疗效。考《灵枢》即有"筋瘤"记载，明代薛立斋《外科枢要》中又有"筋溜""血瘤"之说，所述症状颇与本病相似。薛并指出，病因由血分有热，气血凝滞，留而成瘤，治法可用凉血、活血之四物汤加牡丹皮等味。本病例即以清热、软坚、化瘀而获效。方中牡蛎、软坚化痰，消热除湿；丹参、赤芍、牡丹皮、红花凉血清热，活血消肿；炮穿山甲、水蛭、土鳖虫、地龙等虫类药物功能破血逐瘀，散癥破结；王不留行、川芎、丝瓜络、泽兰、威灵仙活血通经，行气通经；诸药合用，清热化瘀，活血通络，行气通经，软坚消瘤。

【注意事项】体弱血虚、孕妇、妇女月经期及有出血倾向者禁服。

【现代研究】丹参有增强体液免疫功能，对肝损伤有保护作用，对肝细胞再生有促进作用，有抗肝纤维化的作用，还有抗肿瘤、抗氧化、抗炎、抗凝及抗血栓作用；牡蛎具

有增强免疫作用，镇静作用；地龙具有抗栓溶栓作用，溶血作用，解热作用，镇静、抗惊厥作用；牡丹皮有镇静、降温、解热等中枢抑制作用，还有抗炎、抗溃疡、抑制胃酸分泌作用；赤芍的主要成分是芍药苷，具有抗脂质过氧化、降解血浆纤维蛋白原及抗平滑肌细胞增殖的作用，抑制肿瘤细胞生成，抑制中枢神经兴奋的作用；红花有改善微循环的作用，抗凝、增强免疫活性及抗炎作用，抗氧化及抗疲劳作用；泽兰水煎剂能对抗体外血栓形成，有轻度抑制凝血系统与增强纤溶活性的作用，全草制剂有强心作用；王不留行能显著降低血液黏度，改善微循环的作用；穿山甲有抗炎、抗凝血、降低血液黏度作用；丝瓜络含木聚糖，甘露糖，半乳聚糖等成份，能减轻肝细胞质空心变性、疏松变性、肝细胞坏死及小叶变性，齐墩果叶酸有强心利尿作用；川芎对血小板凝聚具有解聚作用，川芎挥发油、水煎剂有抗肿瘤的作用；土鳖虫有抗凝血和对纤维蛋白溶解的作用，抗肿瘤作用，对组织缺氧的作用；威灵仙有抗组胺、抗肿瘤及显著的抗菌作用。

【用方经验】水蛭功能破血逐瘀，散症破结，具有抗凝血作用，最好研粉口服，功较入煎为胜。

活血解毒饮子方加减（张琪经验方）

【组成】丹参 25 g，当归 20 g，王不留行 30 g，皂角刺 15 g，甲珠 15 g，红花 15 g，蒲公英 30 g，金银花 30 g，黄芪 30 g，甘草 20 g，乳香 10 g，赤芍 20 g，牛膝 20 g，地龙 15 g。

【功效】补气活血，清热解毒。

【主治】邪热蕴结于血分，聚而成毒，气血阻隔，不通则痛之筋瘤。症见患肢青筋暴露，红肿疼痛，肤色青紫、灼热，身热口渴，脉数，舌质紫。

【加减】若外受风寒湿邪，气滞血涩，郁久化热成毒而致筋瘤，则以益气活血解毒佐以温通法，活血解毒饮子加桂枝 15 g，葱白 10 g；若年老体弱者，活血解毒饮子加熟地黄、山茱萸、人参等，以加强患者体力抗邪

消瘤。

【方解】本方所治之证因邪热蕴结于血分，聚而成毒，气血阻隔，不通则痛致筋瘤之证。气血阻隔，不通则痛而见患处青筋暴露，红肿疼痛，肤色青紫，邪热蕴结于血，故见肤色灼热，身热口渴，治宜补气活血、清热解毒。

金银花、蒲公英、甘草清热解毒，黄芪益气托毒，皂角刺、甲珠、王不留行、红花、赤芍、乳香、地龙通络消肿、活血解毒，当归、丹参、牛膝补血活血。全方有补气活血、清热解毒之作用，用以治疗静脉炎有良好疗效。

【注意事项】患筋瘤者经常用弹力护套或绷带外裹，防止外伤；并发湿疮者；积极治疗，避免搔抓感染。

【现代研究】丹参有增强体液免疫功能，对肝损伤有保护作用，对肝细胞再生有促进作用，有抗肝纤维化的作用，还有抗肿瘤、抗氧化、抗炎、抗凝及抗血栓作用；当归有护肝利胆、抗炎、抗损伤、抗肿瘤、增强机体的免疫功能作用；王不留行能显著降低血液黏度，改善微循环的作用；皂角刺有抗癌

作用。浙贝母有抗炎、抗腹泻作用；穿山甲有抗炎、抗凝血、降低血液黏度作用；红花有改善微循环的作用，抗凝、增强免疫活性及抗炎作用，抗氧化及抗疲劳作用；蒲公英有抗病原微生物作用，抗内毒素作用，增强免疫作用，抗氧自由基作用；金银花有抗病原微生物作用，抗毒作用，抗炎作用，增强免疫作用；黄芪有增强体液免疫，增强细胞免疫，抗氧化，抗炎、抗血栓、抗病毒、镇痛作用；甘草有抗炎、镇痛、祛痰、解毒、抗氧化、增强免疫功能作用；乳香有抗炎、镇痛作用；赤芍的主要成分是芍药苷，具有抗脂质过氧化、降解血浆纤维蛋白原及抗平滑肌细胞增殖的作用，抑制肿瘤细胞生成，抑制中枢神经兴奋的作用；牛膝有抗炎、活血、增强免疫作用。

【用方经验】活血解毒饮是张琪积数十年临床经验创制出的治疗静脉炎行之有效的方剂。该方配伍严谨，用药精当，以丹参为主药活血祛瘀，配合其他活血通络消肿之药，以加强活血化瘀功效，同时配以金银花、蒲公英、甘草等清热解毒药，达到既活血，又清热解毒的功效。

第五节　脂　瘤

脂瘤是指皮脂郁结而生所形成的潴留性囊肿，囊内容物为白色凝乳状皮脂腺分泌物。相当于皮脂腺囊肿。多见于成年人，好发于头面、耳后、背及臀部，生长缓慢，瘤体呈圆形，位于皮肤表层内，小如豆粒，大如柑橘，质地柔软，瘤的界限明显，基底可以推动，但表面与皮肤粘连；在瘤的中心，皮肤上有一蓝黑色小点，用力挤压时有脂浆样物溢出，另有臭味，溃破后可见粉渣样物溢出，一般无不适症状，易继发感染，继发感染时可出现红肿热痛并形成脓肿，有 2.2% ～ 3.0% 的囊肿可以恶变。本病是由于皮脂腺囊管口闭塞或狭窄所引起的皮脂郁积而形成，并非真性肿瘤。本病多因七情劳役，复感外邪，脏腑失调，聚瘀生痰，随气留滞，凝结

而成；或饮食不节，损伤脾胃，脾运不健，湿热内蕴，积聚于皮肤肌肉之间所致。一般不需内治，而最有效、最简单的治疗方法是将脂瘤完整切除，不耐手术者，可外用和内服中药。若继发感染时则红、肿、热、痛，甚或形成脓肿，破溃后可自愈或形成瘘管。

内清外解方（梁秀清经验方）

【组成】内服：升麻 12 g，金银花 12 g。
外用：蛤蟆散。

【功效】清热解毒，解肌消肿。

【主治】小肠经积火成毒之脂瘤。症见肿块多发于头面处，小如豆，大如鸡蛋，表面光滑，边缘明显，圆形质软，推之可移，有

时作痒，舌质红苔白薄，脉弦数。

【方解】脂瘤是一种良性肿瘤，多因上焦火盛，伤及血分，血不养荣，发生此病。本例系小肠经之邪热所致，治则当以清热解毒，解肌消肿为主，以升麻、金银花清其里，外用蛤蟆散去其表。升麻质轻升散，升阳散郁，清热解毒。金银花质体轻扬，气味芬芳，它既能清气分之热，又能解血分之毒，且在清热之中，又有轻清宣散之功，治疗疮疡肿毒颇强。二味伍用，并行于上，可收透清内部风热火毒之妙用。外用蛤蟆散有解肌消肿，软坚散结之功。内外合用，内清热解毒，外解肌消肿，内清外解，脂瘤得消。因此，收效速捷。

【注意事项】囊肿并发感染时，应配合切开排出脓液和豆渣样内容物。

【现代研究】方中升麻有解热、降温、镇痛、镇静、抗炎、增强免疫、抗菌、抗病毒作用；金银花有抗病原微生物、抗毒、抗炎、增强免疫作用；蛤蟆具有抗肿瘤作用，能有效阻止癌细胞扩散。

【用方经验】蛤蟆散外用，每次 2 g，每日 2 次，用凉水和匀抹予瘤体。

外科国医圣手时方

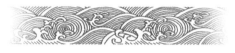

第四章 乳房疾病

第一节 乳 痈

乳痈是发生在乳房的最常见的急性化脓性疾病，相当于西医的急性化脓性乳腺炎。常发生于产后未满月的哺乳妇女，尤以初产妇多见，也可在怀孕期，或非哺乳期及非怀孕期发生。发生在哺乳期的称"外吹乳痈"，占全部病例的90%以上；发生于妊娠期的称"内吹乳痈"，临床上较为少见；不论男女老少，在非哺乳期及非妊娠期发生的称"不乳儿乳痈"，则更少见。本病病因为内有肝郁胃热，或夹风热毒邪侵袭，引起乳汁郁积，乳络闭阻，气血瘀滞，热盛肉腐而成脓。乳痈主要临床表现为乳房局部结块，红肿热痛，溃后脓出稠厚，伴恶寒发热等全身症状，临床可分为初起、成脓、溃后3期。本病初期若治疗得当，则邪散块消，肿痛皆除，可以痊愈；若初起大量使用抗生素或过用寒凉中药，导致局部结块质硬难散，可迁延数月不消；如邪热鸱张可发展为乳发、乳疽，甚至出现内攻脏腑的危象；若脓出不畅，肿痛不减，身热不退，可能形成袋脓，或脓液旁侵形成传囊乳痈；若乳汁从疮口溢出，或疮口脓水淋漓，久难收口，可形成乳漏。

班秀文经验方 1

【组成】蒲公英15 g，金银花15 g，连翘9 g，紫花地丁15 g，野菊花15 g，山楂15 g，桃仁5 g，荆芥5 g，甘草9 g。

【功效】清热解毒，消滞化浊。

【主治】热毒炽盛证之乳痈。多见于乳痈成脓期，症见乳房肿胀疼痛，皮红灼热。

【加减】灼热明显者，可加牡丹皮、赤芍、生地黄。

【方解】方中蒲公英、紫花地丁清热解毒，消痈散结，苦散滞气，寒以清热，故为清热解毒，消痈散结之佳品；金银花清热解毒，疏散风热，甘寒质轻，为清热解毒之通用药、治阳性疮疡之要药；野菊花清热解毒，辛散苦降，微寒清热，为治痈疽疔疖、丹毒等阳性疮疡的常用药，以上四者为君药；连翘清热解毒，消痈散结，轻清上浮，善清心火，解疮毒；荆芥发表散风，透疹消疮；甘草清热解毒，缓急止痛，三者同为臣药以助君药清热解毒，疏通血脉；山楂行气散瘀，归肝经活血化瘀，行气止痛；桃仁活血祛瘀，善泄血分之壅滞而活血消痈，二者同为佐药。诸药合用，共奏清热解毒，消滞化浊之功。

【注意事项】本方大量应用清热解毒药，苦寒力强，故脾胃虚弱者慎用，忌食辛辣腥发油腻之物，以免助热生火，服药期间不宜同时服用海藻、大戟、甘遂、芫花或其制剂。

【现代研究】方中蒲公英具有抗病原微生物，提高免疫功能，促进乳汁分泌等作用；紫花地丁可抑制结核分枝杆菌生长，清热消肿消炎；金银花抗病原微生物，抗毒抗炎解热；野菊花有抗病原微生物，促进白细胞吞噬功能等作用；连翘可抗微生物，并有抑菌的功效；荆芥抗菌抗炎，解热镇痛；甘草具有解毒，调节机体免疫功能的功效；山楂能够抑制多种细菌，且可抗血栓形成；桃仁镇痛、抗炎、抗菌，扩张血管，有显著的抗凝功效。

【用方经验】班秀文将本方用于治疗乳痈热毒炽盛证。班教授认为乳房为阳明之所属，新产之妇，过食辛热肥甘味，或感受外邪，乳汁郁积，以至郁滞化热，灼伤乳络，故乳房红肿痒痛，一派阳热炽盛之候。治当在清热解毒，疏通血脉的基础上，佐以导滞通络，消滞化浊之品，以加强清热之功，故药已而能见效。

班秀文经验方 2

【组成】当归身9 g，生北芪15 g，丹参15 g，夏枯草15 g，蒲公英9 g，连翘9 g，金银花9 g，皂角刺5 g，赤芍5 g，桔梗5 g，甘草 5 g。

【功效】清热解毒，化瘀通络，兼以扶正。

【主治】正虚毒恋证之乳痈。多见于乳痈恢复期，症见乳房红肿胀痛，肢倦乏力，面色苍白，舌质淡，舌苔薄白，脉虚细。

【加减】气短乏力明显者，可加党参、茯苓、白术。

【方解】方中夏枯草、蒲公英清热消肿，解毒力强，二者共行清热解毒之功，为君药；丹参、赤芍凉血活血，通络止痛；当归身、生北芪补虚扶正，四者扶正祛邪以治本，与君药清热解毒治标相合，为臣药；连翘、金银花、皂角刺助君药清热解毒，散结通络，为佐药；桔梗引药上行，轻清宣散；甘草清热、调和诸药，共为使药。诸药合用，共奏清热解毒，化瘀通络，扶正之功。

【注意事项】本方主治正气虚衰，邪毒未清之乳痈，方中配有当归、黄芪等补气生血之品，故正气未虚者忌用，服药期间不宜同时服用藜芦、海藻、大戟、甘遂、芫花或其制剂。

【现代研究】当归具有抗菌抗炎镇痛，改善免疫功能的作用；黄芪增强免疫功能，调节血压；丹参抗菌，改善微循环，促进组织修复；夏枯草可降血压、扩张血管、抗菌；蒲公英具有抗病原微生物，提高免疫功能，促进乳汁分泌等作用；连翘抗微生物，抑菌；金银花有显著的抗病原微生物，抗炎解热功效；皂角刺抗菌、抗炎、抗病毒、免疫调节、抗凝血；赤芍具有抑制细菌、扩张血管、抗血栓形成等作用；桔梗可抗炎、扩张血管、降血压；甘草有解毒、调节机体免疫功能的功效。

【用方经验】班秀文将本方用于治疗乳痈正虚毒恋证。班教授认为乳房为阳明之所属，因此乳痈病因，均属乳房阳热病变，治之不离乎清热解毒，活血化瘀之法。产后正虚，外感邪热之毒，既要清热解毒、活血化瘀以治其标，又要益气补血以治其本。故治当清热解毒，化瘀通络，兼以扶正。

陈泽霖经验方

【组成】路路通 15 g，漏芦 9 g，通草 9 g，王不留行 30 g，金银花 15 g，连翘 15 g，赤芍 9 g，牡丹皮 9 g，青橘叶 15 g，蒲公英 30 g。

【功效】疏肝气，清胃热，通乳散结。

【主治】肝气郁结，胃热壅滞证之乳痈。多见于急性期，症见乳房胀痛，结块或有或无，皮色微红，排乳不畅。偶伴发热，头痛骨楚，胸闷呕恶，纳谷不馨，大便干结，舌质红，舌苔薄黄，脉浮数或弦数。

【加减】恶露未净者，加当归尾、益母草；偏于气滞者，加柴胡、枳壳、川楝子；偏于热盛者，加生石膏、鲜生地黄；需要回乳者，加山楂、麦芽。

【方解】方中王不留行行气通乳；蒲公英清热解毒，二药相合，疏肝清胃，通乳散结，共为君药；路路通、漏芦、通草助王不留行通络消痈；金银花、连翘助蒲公英清热散结，共为臣药；佐以赤芍、牡丹皮清热凉血，活血消痈；青橘叶疏肝化痰通络。诸药相合，共奏疏肝理气，清热解毒，通络散结，活血消痈之功。

【注意事项】孕妇及脾胃虚弱者不宜服本方，服药期间不宜同时服用藜芦或其制剂。

【现代研究】王不留行能够调节生理功能，影响体内代谢，有抗着床抗早孕作用；路路通可延长凝血时间，减低纤维蛋白原含量，改善血流动力学，发挥抗凝血功效；漏芦可扩张血管，抑制肠道平滑肌痉挛，抗真菌；通草有明显的利尿作用，并可调节免疫功能，抗氧化；金银花抗病源微生物，抗内毒素，抗炎解热，提高机体免疫功能；连翘抗菌、抗炎解热，亦有护肝的功效；赤芍有明显的降血脂作用，改善血液流变学；牡丹皮抗炎、抗凝血，亦可镇静抗惊；橘叶抗炎，抑制炎症渗出及纤维组织增生；蒲公英有广谱抑菌功效，亦可保肝利胆，抗胃损伤，抗肿瘤。

【用方经验】陈泽霖将本方用于治疗乳痈肝气郁结，胃热壅滞证。他认为女子乳头属

外科国医圣手时方

肝,乳房属胃,急性乳腺炎多与肝、胃有关,在治疗上多采用中药通乳散结,使郁积之乳汁得以排除,并佐以清热解毒之品,其认为通乳法是中医治疗本病的特色。陈泽霖临床多嘱患者在服用上方的同时,并以鹿角粉磨汁另用黄酒冲服,因鹿角在急性乳腺炎及其他脓肿的治疗上有很好的疗效,可助乳痈消散。

房芝萱经验方

【组成】金银花 24 g,连翘 15 g,蒲公英24 g,赤芍 9 g,陈皮 9 g,竹茹 9 g,枳壳9 g,漏芦 9 g,通草 6 g,大黄 6 g,薄荷 9 g,黄连 6 g。

【功效】清热解毒,理气活血,通乳散结。

【主治】毒热壅阻证之乳痈。症见突然恶寒发热,乳房胀痛,皮色微红,压痛拒按。伴恶心纳少,口干口渴,心烦不安,大便干燥,小便黄赤,舌质红,舌苔黄腻,脉弦数。

【加减】肿块明显者,可加归尾、玄参、猪苓。

【方解】方中以金银花、蒲公英合而为君,共行清热解毒,通乳散结之效,蒲公英为治乳痈要药,可清热消肿止痛;连翘为"疮家圣药",对痈肿疮疡具解毒散结之功;竹茹、黄连清解阳明胃热,以助君药之力,共为臣药;赤芍、枳壳、陈皮理气活血,疏通乳络;薄荷轻清宣散,专攻疏表散邪;漏芦清胃热、通乳络;大黄通腑泄热;通草通经络、解热毒,共为佐药。诸药合用,共奏清热解毒,理气活血,通乳散结之功。

【注意事项】本方以清热解毒为主,大量应用寒凉清热泻火之品,故脾胃虚寒者不宜服用,服药期间不宜同时服用藜芦或其制剂。

【现代研究】金银花抗病原微生物、抗毒、抗炎解热;连翘具有抗微生物、抑制细菌等功效;蒲公英亦可抗病原微生物,提高免疫功能,促进乳汁分泌;赤芍抑制细菌、扩张血管,且能抗血栓形成;陈皮抗炎、抗溃疡,改善消化功能;竹茹具有较强的抑菌作用;枳壳可增加血流量,抗变态反应;漏芦可抗真菌;通草具有抗炎、利尿的作用;大黄通便,止血,降血脂,抗病原微生物,抗炎解热等;薄荷可调节神经功能,消炎,抗菌;黄连具有抗病原微生物,抗炎,解热,抑制血小板聚集等作用。

【用方经验】房芝萱将本方用于治疗乳痈毒热壅阻证。房芝萱认为产后气血多虚,又因阳明胃热上蒸,经络阻隔,乳汁内壅,瘀滞成块,久郁化热,毒热炽盛,故有乳败肉腐成脓之势。治以清热解毒为主,力争内消。房芝萱认为,患者虽产后体虚,但是邪实热炽,枳壳、大黄降气通下之属,旨在攻邪,邪去才能正安。

乳痈消散方(顾伯华经验方)

【组成】柴胡、紫苏梗、荆芥、防风、牛蒡子、当归、炒赤芍、瓜蒌、蒲公英、王不留行、鹿角霜、青陈皮、丝瓜络、路路通。

【功效】疏表散邪,和营通络。

【主治】气滞热壅证之乳痈。多见于哺乳期急性乳腺炎,症见乳房皮肤发红,按压疼痛,排乳不畅。伴全身恶寒发热,舌质红,舌苔黄,脉弦。

【加减】气滞明显者,可加郁金、香附;热壅明显者,可加金银花、连翘。

【方解】方中蒲公英为君,清热消肿,通络止痛;臣以行气解郁之柴胡、紫苏梗同荆芥、防风、牛蒡子三味解表邪、散风热之品,外散风热,内行肝气,使营卫通畅,郁滞自消;瓜蒌行气宽胸,散结通乳;丝瓜络清热行气,通经络;路路通消肿通乳散结;再加当归、赤芍、鹿角霜以养血活血,通经止痛;王不留行、青陈皮专行行气活血之功,通络消肿,共为佐药。全方合用,共奏疏表散邪,和营通络之功。

【注意事项】方中应用大量辛凉解表药,故风寒束表或未见表邪者不宜服用,服药期间不宜同时服用藜芦、乌头、附子或其制剂。

【现代研究】柴胡具有抗炎退热,促进免疫功能等作用;紫苏梗抗菌,解热,止血;荆芥具有抗菌抗炎,解热镇痛等功效;防风解热,镇痛,镇静,亦可抗惊厥、抗炎、抗

外科国医圣手时方

病原微生物；当归具有镇痛，抗菌抗炎，改善免疫功能等作用；赤芍抑菌，扩张血管，抗血栓形成；瓜蒌抗菌，扩张血管；蒲公英具有抗病原微生物，提高免疫功能，促进乳汁分泌等作用；王不留行抗菌消炎，改善体内循环；鹿角霜可增强免疫力，亦可改善血液循环；青皮具有松弛胃肠平滑肌，升压，兴奋心脏的功效；丝瓜络抗炎，镇痛镇静；路路通能够抗病源微生物。

【用方经验】顾伯华将本方用于治疗乳痈气滞热壅证。顾伯华指出，乳痈论治，贵在早治。外吹乳痈病者，尤多见于初产妇女、产后未月者，应抓紧早治。顾教授又指出，乳痈论治，以通为顺。通者，疏表邪以通卫气，通乳络以去积乳是通，和营血以散瘀滞，行气滞以消气结，通腑实以泄胃热，也均属通。现今论治乳痈，医者均效法于古方瓜蒌牛蒡汤。顾伯华剖析此方，认为用药清热寒凉有余，疏散通络不足，所以取用本方只能会其意，不可拘其药。本方取柴胡、紫苏梗互同荆防、牛蒡子疏散胃气以通，当归合赤芍和营血使通，丝瓜络、路路通宣乳络助通，鹿角霜、王不留行温散行血消肿使通，蒲公英活血之功寓于清热之中，清中有通。总之全方贯穿于"通"。归纳顾伯华治疗乳痈"以通为顺"的经验为以下4个方面，即疏散通络，重点突出；清热解毒，忌用寒凉；托药应用，不宜过早；行气活血，意在和营。外吹乳痈内治贵在早治，以通为顺，体现了顾伯华治疗乳痈立法用药学古而不泥于古，更重化裁发扬的学术特点。

顾伯华经验方1

【组成】紫苏梗、柴胡、丝瓜络、路路通、漏芦、鹿角霜。

【功效】疏散通络，行血消肿。

【主治】气滞热壅证之乳痈。多见于乳痈初期，症见乳房胀痛，皮色微红，乳汁排出不畅。

【加减】乳房结块不消者，加当归、赤芍、丹参、益母草。

【方解】方中紫苏梗、柴胡疏散卫气，为

君药；丝瓜络、路路通、漏芦疏通乳络，与君药共同疏通气血，通络消肿，为臣药；鹿角霜温散行血消肿，为佐药。诸药合用，共奏疏散通络，行血消肿之功。

【注意事项】本方主要针对卫气壅滞，乳汁不通之乳痈，故解表行气力强，无表邪或里邪炽盛者忌用。

【现代研究】紫苏梗具有抗菌，解热镇静等作用；柴胡抗炎退热，促进免疫功能；丝瓜络亦可抗炎镇痛、镇静；路路通具有抗微生物作用；漏芦有抗真菌功效；鹿角霜增强免疫力，改善血液循环。

【用方经验】顾伯华将本方用于治疗乳痈气滞热壅证。顾伯华认为乳痈早期，当以疏散通络为主，通则热退肿消痛止，不通势必郁久化热酿脓。故方中药物或如紫苏梗、柴胡行气解郁，或如路路通、漏芦、鹿角霜活血通络，皆寓意于通。气血运行如常，乳络畅通，肿胀自消。常规用量：紫苏梗6g，柴胡9g，丝瓜络9g，路路通6g，漏芦6g，鹿角霜6g。

顾伯华经验方2

【组成】软柴胡4.5g，小青皮4.5g，蒲公英30g，当归9g，赤芍9g，橘叶4.5g，金银花9g，连翘9g，生麦芽30g，路路通9g。

【功效】疏肝理气，和营通乳。

【主治】肝气郁滞证之乳痈。多见于哺乳期乳腺炎急性期，症见乳房肿胀疼痛，内有肿块，乳汁排出不畅。伴恶寒发热，骨节酸楚。

【加减】肿块疼痛者，加制香附、瓜蒌、鹿角霜。

【方解】方中柴胡、青皮、橘叶、生麦芽疏泄肝气，用于调理气机，消胀通乳，为君药；金银花、连翘苦寒清热，清阳明胃热，与君药相合，消肝胃郁热，为臣药；蒲公英、路路通清热毒，通乳络，当归、赤芍和营通乳，共为佐药。诸药合用，共奏疏肝理气，和营通乳之功。

【注意事项】本方主行疏肝理气，解郁清

外科国医圣手时方

热之功，故正气亏虚，气阴耗伤者皆不宜使用，忌食辛辣腥发之物，服药期间不宜同时服用藜芦或其制剂。

【现代研究】柴胡具有解热，抗炎，促进免疫功能的作用；青皮松弛胃肠平滑肌，强心，升压；蒲公英可抗病原微生物，提高免疫功能，促进乳汁分泌；当归具有抗菌、抗炎镇痛，改善免疫功能等作用；金银花抗病原微生物、抗毒、抗炎解热，连翘亦可抗微生物，抑制细菌；赤芍抑制细菌、扩张血管，抗血栓形成；橘叶具有一定的抗炎镇痛功效；麦芽抗真菌，且可抑制催乳素释放，改善乳腺症状；路路通具有抗微生物的作用。

【用方经验】顾伯华将本方用于治疗乳痈肝气郁滞证。乳部依据经络的循行分布，乳头属于足厥阴肝经，乳房属于足阳明胃经，产妇如气血运行、脾胃运化失常，加之肝气郁结，胃热壅滞，乳汁积滞不得外流，则局部气血凝结而发乳痈。顾教授治疗以疏肝解郁之品配伍调和营卫之当归、赤芍，再加入清热解毒药物，故能见效。

顾伯华经验方 3

【组成】柴胡 9 g，当归 12 g，赤芍 9 g，青皮 9 g，生山楂 15 g，丹参 12 g，白花蛇舌草 30 g，虎杖 30 g，蒲公英 30 g，金银花 9 g，半枝莲 30 g。

【功效】疏肝清热，活血软坚。

【主治】气滞热壅证之乳痈。多见于乳痈中期，症见乳房或乳晕部肿胀疼痛，内有肿块，皮红灼热，乳汁排出不畅。

【加减】溢液呈水样者，加生薏苡仁、泽泻、茯苓；脓成未熟者，加皂角针、穿山甲。

【方解】方中柴胡苦寒清热，疏肝解郁；当归、赤芍养血活血，通络消肿，3 药合用，共行理气活血之功，用治肝气郁滞，气血不通，为君药；白花蛇舌草、虎杖、蒲公英皆为寒凉之品，清热解毒力强，与君药同用，解除热毒，消肿止痛，为臣药；青皮破气散结；生山楂、丹参活血化瘀，助君臣散结消肿；金银花、半枝莲清热消痈，五味共为佐药。诸药合用，共奏疏肝清热，活血软坚

之功。

【注意事项】本方多为活血行气之品，且苦寒清热力强，故脾胃虚弱，气阴亏虚者忌用，服药期间不宜同时服用藜芦或其制剂。

【现代研究】柴胡具有抗炎解热，促进免疫功能等作用；当归抗菌抗炎，抑制血小板聚集，改善免疫功能等作用；赤芍抑制细菌，扩张血管，抗血栓形成；青皮具有松弛胃肠平滑肌，升压，兴奋心脏的作用；山楂有抑制多种细菌，抗血小板聚集的功效；丹参抗菌，改善微循环，促进组织修复；白花蛇舌草抗菌消炎；虎杖可抗菌、抗病毒、止血；蒲公英具有抗病原微生物，提高免疫功能，促进乳汁分泌等作用；金银花显著的抗病原微生物、抗毒、抗炎解热；半枝莲亦可抗病毒、抗菌解热，且能调节免疫功能。

【用方经验】顾伯华将本方用于治疗乳痈气滞热壅证。本病多因乳头素有凹陷，肝郁气滞，营气不从，气血瘀滞，凝结成块，肝气郁久化热，蒸酿肉腐而为脓肿。顾伯华治疗上以疏理肝气，活血通络之品为主治其本，同时重用苦寒清热之品治其标，标本同治，既条达肝气，疏通乳络，又清解热毒，止痛消肿，故而起效。

顾兆农经验方

【组成】金银花 30 g，连翘 30 g，蒲公英 30 g，柴胡 9 g，野菊花 15 g，赤芍 15 g，牡丹皮 12 g，栀子 9 g，黄芩 10 g，桔梗 10 g，延胡索 12 g，紫花地丁 30 g，金橘叶 6 g。

【功效】清热解毒，疏泄肝胆。

【主治】肝胆实热证之乳痈。多见于急性乳腺炎郁滞期，症见乳房肿胀嫩红，灼热憋痛，每当授乳其痛尤甚。乳内结块较大，质地较硬，压痛明显，尚无波动。伴两胁满闷不舒，心胸郁郁微烦，颜面红赤，憎寒壮热，口苦咽干，大便微燥，舌质红，脉弦。

【加减】中焦湿热者，加生薏苡仁、佩兰、厚朴、赤苓、滑石、木通、竹叶；大便干者，加枳实、大黄；肿块坚硬者，加当归、川芎、桃仁、红花、郁金、青皮。

【方解】方中重用金银花、连翘、紫花地

外科国医圣手时方

丁、蒲公英为君，以其寒凉之力专行清热解毒、消肿止痛之功；臣以野菊花、牡丹皮、赤芍以清热毒，凉血活血通络；柴胡、黄芩相合，专入少阳，解两胁满闷、憎寒壮热、口苦咽干之象；再加桔梗、金橘叶以疏通肝胆经气，助热邪外出；栀子清解肝火；延胡索行气止痛，共为佐药。诸药合用，共行清热解毒，疏泄肝胆之功。

【注意事项】本方大量使用寒凉之品，故脾胃虚寒者不宜服用本方，服药期间不宜同时服用藜芦或其制剂。

【现代研究】金银花抗病原微生物、抗病毒、抗炎解热；连翘有明显的抗炎及抗病原微生物的功效；紫花地丁有抑制结核分枝杆菌生长，消炎退热等作用；蒲公英亦可抗病原微生物，提高免疫功能，促进乳汁分泌；野菊花抗病原微生物，并可促进白细胞吞噬功能；赤芍调节血脂水平，改善血液流变学；牡丹皮具有镇静抗惊、抗炎、抗变态反应等作用；柴胡抗炎退热，促进免疫功能；黄芩具有抑菌，镇静，利尿等功效；桔梗抗炎，扩张血管，降血压；延胡索具有明显的镇痛、镇静、催眠等作用；栀子可抗病原微生物，亦可镇静；橘叶具有显著的抗炎镇痛作用。

【用方经验】顾兆农将本方用于治疗乳痈肝胆实热证。顾兆农积数十年临床经验，医治乳痈，以金银花、连翘、赤芍、牡丹皮、蒲公英、紫花地丁、野菊花为其基本用药。就具体功用而言，此七味集清热解毒、消疮祛痈、凉血和营于一方，无论内吹外吹，凡毒热充斥、邪势弛张、焮红胀痛之乳部疮痈此药组均有显著疗效。然乳痈一患，其局部病性之变化虽大致雷同，而整体反应之见症却甚或殊异，故临床又需依证加味，方臻更切病情。此方所治疾病，乳部疮痈红肿灼痛，邪热弛张，其痛大有蕴结化毒、热腐成脓之势，是时，如下药稍有延误，必错失内治良机。故立投七味基本用药，并放胆重量施剂，以期直折热毒浸淫，阻截病势发展。患者口苦咽干，憎寒壮热，两胁满闷不舒，心胸郁郁微烦，诸症之现，显系木气郁滞，热扰肝胆。此刻临诊之虑，惟惧郁热化火上犯，而一旦乳痈之邪毒，得借于炎上之火助，其势

必肆虐无制。故又于基本用药中增入柴、芩、桔、栀以及延胡索、金橘叶等味，以急散肝木滞结之气，速清少阳蕴积之热，肝胆疏泄、气机畅达，乳痈必势孤无济，其疾乃自当易治。此用药之法，亦可谓赋"釜底抽薪"以新意。

何任经验方

【组成】连翘9g，金银花9g，蒲公英9g，红藤6g，夏枯草9g，土贝母9g，天花粉9g，橘叶9g，橘核9g，柴胡9g，露蜂房4.5g。

【功效】清热解毒，消散郁滞。

【主治】热毒炽盛证之乳痈。多见于哺乳期急性乳腺炎初期，症见乳房肿胀疼痛，皮红灼热，或伴有乳头破损。

【加减】乳汁不畅者，加益母草；回乳者，加炒麦芽、生黄芪、丹参、香附。

【方解】方中金银花、连翘、蒲公英、红藤清热解毒，排脓消肿，其中蒲公英为治乳痈要药，四者共为君药，行清热消肿之力；夏枯草、橘核、橘叶清热疏肝，行气散结，加强君药清热消肿之功，共为臣药；天花粉清热生津，补充津液；露蜂房解毒消肿止痛，贝母化痰软坚散结，助君臣散结之力，同时防津液耗伤，共为佐药；柴胡引药上行，助药力通行肝经，为使药。诸药合用，共奏清热消散之功。

【注意事项】本方大量应用寒凉之品及疏肝行气药物，故脾胃虚寒者，气阴亏虚者忌用，服药期间不宜同时服用乌头、附子或其制剂。

【现代研究】连翘抗微生物，抑制细菌；金银花具有明显的抗病原微生物、抗毒、抗炎解热功效；蒲公英亦可抗病原微生物，提高免疫功能，促进乳汁分泌；红藤抑制细菌，抗凝血；夏枯草降压，扩张血管，抗菌；土贝母具有镇痛，增加血流量等功效；天花粉具有调节免疫、抗菌、抗病毒等作用；橘叶、橘核均可抗炎镇痛；柴胡具有解热，抗炎，促进免疫功能的作用；露蜂房抗炎，亦可降温，调节免疫功能。

【用方经验】何任将本方用于治疗乳痈热毒炽盛证。何任认为乳痈多因乳头破损继发感染而成，将其发生分为内外二因，内因多为精神刺激而至肝气郁结，乳头为厥阴肝经所属，肝郁气滞乳腺不通而为痛；外因方面因热食汗出、露乳伤风或哺乳之时，乳儿口含所吹，乳汁不通形成乳痈。何任认为本病初起，以红肿嫩痛为特征，此时邪热正盛，治以清热消肿散结为法，疗效显著。

来春茂经验方 1

【组成】蒲公英 30 g，麻黄 9 g，天花粉 12 g，瓜蒌 15 g，青皮 9 g，甘草 6 g，川芎 9 g。

【功效】疏肝清胃，通乳消肿。

【主治】气滞热壅证之外吹乳痈。多见于哺乳期乳腺炎急性期，症见乳房胀痛，皮色微红，乳汁排出不畅。

【加减】痛甚者，加炙乳香、炙没药；乳多者，加生麦芽。

【方解】方中重用治乳痈之要药蒲公英以清热解毒，排脓消痈，疏通肝胃郁热，为君药；川芎、青皮、天花粉活血行气，清热软坚，辅助君药治乳房胀痛结块，共为臣药；麻黄辛温，宣散力强，与君药相合，增强其走散之功，使苦寒之力通行乳络，为佐药；甘草清热解毒，调和诸药，为使。诸药合用，共奏疏肝清胃，通乳消肿之功。

【注意事项】方中多为苦寒清热及辛散行气之品，故脾胃虚寒及气阴亏虚者慎用，忌食辛辣腥发刺激性食物，服药期间不宜同时服用附子、乌头、海藻、大戟、甘遂、芫花或其制剂。

【现代研究】蒲公英具有抗病原微生物，提高免疫功能，促进乳汁分泌等作用；麻黄解热，抗过敏、抗菌、抗病毒；天花粉可调节免疫，抗菌、抗病毒；瓜蒌具有抗菌、扩张血管等作用；青皮松弛胃肠平滑肌，升压，兴奋心脏；甘草有解毒，调节机体免疫等功效；川芎具有促进血肿吸收，调节免疫的作用。

【用方经验】来春茂将本方用于治疗外吹乳痈气滞热壅证。本证属肝胃热壅，气郁血滞，结于乳络之中，致乳汁通行不畅而肿胀疼痛。因此来春茂选方用药在应用蒲公英、天花粉等寒凉药物清热解毒，疏肝达胃的同时，还以其苦甘寒配麻黄之辛散开达，入气走血，使散结之力大增，结块内消，经络通畅，以达清解肝胃郁热之功，使气血调和顺畅而病自愈。

来春茂经验方 2

【组成】当归 12 g，川芎 9 g，生地黄 12 g，白芍 9 g，乳香 6 g，没药 6 g，白芷 9 g，浙贝母 15 g，瓜蒌 30 g，蒲公英 30 g，甘草 6 g，夏枯草 15 g。

【功效】和血安胎，开郁达热，散结消肿。

【主治】气滞血热证之内吹乳痈。多见于妊娠期乳腺炎急性期，症见乳房肿块，触之疼痛，心烦，夜寐不安。

【加减】郁闷不舒者，可加柴胡、郁金、赤芍。

【方解】方中重用瓜蒌、蒲公英两味苦寒力大之品，专解肝胃热毒，散结宣窍治其标，为君药；夏枯草助君药清热解毒；浙贝母用以清热并增强散结软坚之力，二者共为臣药；当归、川芎、生地黄、白芍养血和血；乳香、没药活血化瘀，行气止痛，佐助君臣解郁结、散肿块，并治其本，为佐药；白芷引药力通达乳络，并有散风消肿之功；甘草解毒，调和诸药，二者共为使药。诸药合用，共奏和血安胎，开郁达热，散结消肿之功。

【注意事项】方中除大量清热解毒之品外，尚有活血养血药物，故脾胃虚寒及无血瘀者慎用，忌食辛辣腥发刺激食物，服药期间不宜同时服用藜芦、乌头、附子、海藻、大戟、甘遂、芫花或其制剂。

【现代研究】当归具有抗菌、抗炎镇痛，改善免疫功能等作用；川芎促进血肿吸收，调节免疫；生地黄有抗凝血、抗炎及免疫调节功效；白芍镇痛，抗菌，增强免疫功能；乳香有显著的镇痛及抑菌作用；没药抗菌，活化免疫系统；白芷可解热、镇痛、抗炎；

浙贝母具有镇痛,增加血流量等作用;瓜蒌抗菌,扩张血管;蒲公英抗病原微生物,提高免疫功能,促进乳汁分泌;甘草有解毒及调节机体免疫功能作用;夏枯草降压,扩张血管,亦可抗菌。

【用方经验】来春茂将本方用于治疗内吹乳痈气滞血热证。来春茂认为内吹乳痈,病因胎气逆而郁热干,病在气、血分。故治疗上以瓜蒌、蒲公英、夏枯草、浙贝母之类清热而解肝胃二经之热毒,并可消散结块,宣发热毒,再伍以养血和血之四物汤治其本,以血和气,则胎气之旺者自调。乳痈既成,乳腺壅阻,必以乳、没之辛香活血,通气而开其壅,乳没等活血化瘀药虽有碍胎之弊,然病来受药,绝不损胎气,所谓"有故无殒,亦无殒也"。加之甘草甘缓,调和诸药,则热毒得解,胎气调和而病自愈。

乐德行经验方

【组成】蒲公英 30 g,半枝莲 15 g,石膏 30 g,金银花 30 g,黄芩 9 g,丹参 30 g,枳实 15 g,生薏苡仁 30 g,厚朴 15 g,路路通 9 g,生甘草 6 g,王不留行 15 g。

【功效】清热解毒,活血通络。

【主治】热毒炽盛证之乳痈。多见于乳痈初期,症见乳房鲜红肿胀,按之较硬,但无波动。伴口渴欲饮,大便不利,舌质红,舌苔薄腻,脉弦数。

【加减】热毒内盛,有化脓之势者,加连翘、败酱草、生地黄、赤芍;乳房肿胀明显者,加穿山甲、桃仁、皂角刺、陈皮。

【方解】大剂金银花、蒲公英、半枝莲清热解毒,主清解肝胃壅热所致火毒,三者共为君药;石膏、黄芩清退上焦实热,助君药增强清热之功,为臣药;生米仁、枳实、厚朴通腑利湿;王不留行、路路通活血通络,佐助君臣通血脉消肿,共为佐药;生甘草清热解毒,兼调和诸药,为使。诸药并用,共奏清热解毒,活血通络之功。

【注意事项】本方苦寒清热,故脾胃虚寒者忌用,又因方中大量活血通络行气药物,故气虚者忌服,服药期间不宜同时服用藜芦、海藻、大戟、甘遂、芫花或其制剂。

【现代研究】蒲公英具有抗病原微生物,提高免疫功能,促进乳汁分泌等作用;金银花抗病原微生物,抗毒抗炎解热;半枝莲具有抑菌,利尿等功效;石膏解热,且可缓解肌肉痉挛,减少血管通透性;黄芩抑制细菌,镇静、利尿;薏苡仁具有降血压,提高免疫功能等作用;丹参可促进组织修复与再生,抗菌;枳实抑菌,且可抗变态反应;厚朴抗病原微生物,松弛肌肉;王不留行具有抗菌消炎,改善体内循环的作用;路路通具有抑制微生物生长等功效;甘草解毒,调节机体免疫功能。

【用方经验】乐德行将本方用于治疗乳痈热毒炽盛证。乳房为阳明经所司,乳头为肝经所属,本方所治之证主因肝木失调,阳明热盛,肝胃郁热,火热郁久致乳络不通,乳汁不畅,化腐成脓而致。选方用药在清热解毒的基础上,配以通腑利湿,活血通络之品,使肝火胃热清解,消瘀散结,乳络通畅,红肿自消。乐德行认为初产妇乳汁多,婴儿食少,加上吮吸不当,乳头可致破碎,这样乳汁极易积滞成为病菌的培养基。治疗上以所选用的中药材蒲公英等对金黄色葡萄球菌等多种细菌抑制作用显著,具有疏通乳络作用,王不留行、路路通对通乳亦有明显效果。诸药合用,使病菌得除,气血调和,乳络通畅而病自愈。

天丁汤(李幼安经验方)

【组成】橘核 15 g,荔枝核 15 g,鹿角片 10 g,赤芍 10 g,制乳香 10 g,制没药 10 g,蒲公英 30 g,野菊花 30 g,皂角刺 100~200 g。

【功效】活血散结,清热解毒。

【主治】瘀滞热毒证之乳痈。多见于急性乳腺炎红肿结块期或成脓将溃期,症见产后乳房疼痛,有硬结。伴有寒热,渐至肿块焮红,疼痛加剧,神疲胸闷,舌质红,舌苔黄腻,脉滑数。

【加减】若乳汁壅滞为主者,加穿山甲;热盛便结者,加大黄。

【方解】方中皂角刺即天丁，破瘀消肿，攻坚散结，为君药；鹿角片刚坚硬结，破恶血，辟邪秽，可消乳痈之肿毒，疗痈疽之硬结；橘核，色青入肝，消肿止痛；荔枝核散滞化结，合为臣药，以助君药消痈散结之功；赤芍凉血化瘀；乳香、没药活血化瘀止痛；蒲公英、野菊花清热解毒，合为佐药，以助君臣活血散结，清热解毒。诸药配伍，使壅之通之，结之散之，郁之达之，热者清之，共奏攻坚散结，导滞化瘀，清热解毒之功。

【注意事项】月经过多者及外感风寒者不宜服用本方，要调整情绪，注意饮食起居习惯，若是产后哺乳患者，要培养良好的喂养习惯，服药期间不宜同时服用藜芦或其制剂。

【现代研究】皂角刺可抗炎，杀菌，祛痰；橘核抗炎镇痛，抗血栓形成，利胆；荔枝核可使肝糖元降低；鹿角片有雌激素样作用；赤芍抗炎镇痛，解热，抗溃疡，抗血栓形成；乳香镇痛；没药对多种致病真菌有不同程度的抑制作用；蒲公英具有抗病原微生物，提高免疫功能，并可促进乳汁分泌；野菊花对金黄色葡萄球菌、白喉棒状杆菌及志贺菌属有显著抑制作用。

【用方经验】李幼安将本方用于治疗乳痈瘀滞热毒证。根据李幼安多年经验，皂角刺，多用90～120 g，能破瘀消肿，攻坚散结，少用则托毒外出，利窍化痰。并根据乳痈的病因病机、临床表现，用自拟天丁汤为主，治疗硬肿未溃或化脓已溃者酌情加减，均能取得满意疗效。并往往还同用加味金黄散外敷，经过综合治疗常取得较好效果。

林毅经验方 1

【组成】瓜蒌 15 g，蒲公英 15 g，郁金 15 g，青皮 15 g，丝瓜络 15 g，赤芍 15 g，牛蒡子 10 g。

【功效】疏肝解郁，通乳消肿。

【主治】肝气郁滞证之乳痈。多见于急性乳腺炎郁滞期，症见乳房肿胀疼痛，乳汁排出不畅，乳房局部形成包块，皮色微红，皮肤微热，伴有压痛。伴或不伴恶寒发热，头痛或四肢关节疼痛。

【加减】乳汁壅滞明显者，加漏芦、王不留行、路路通；结块韧硬者，加炮穿山甲；便秘者，加厚朴、枳实、莱菔子；恶露未尽者，加川芎、益母草。

【方解】方中选用瓜蒌、蒲公英主行清热解毒，疏通乳络之效，用以治疗热邪壅滞所致红肿疼痛，二者共为君药；赤芍凉血活血，消肿止痛；郁金、青皮配伍专职疏肝解郁，行气消肿；丝瓜络清解热毒，通乳散结，以上四味辅佐君药加强清热毒、通乳络、散郁结之功，共为臣药；加以苦寒清热之牛蒡子解毒消肿，助君臣清热之力，缓解红肿热痛，为佐药。诸药合用，共奏疏肝清胃，通乳消肿之功。

【注意事项】本方多用疏肝行气之品，故气阴亏虚者慎用，忌食辛辣腥发、肥甘厚味之品，服药期间不宜同时服用附子、乌头、丁香、藜芦或其制剂。

【现代研究】瓜蒌具有抗菌、扩张血管等作用；蒲公英抗病原微生物，提高免疫功能，促进乳汁分泌；郁金具有抗真菌功效；青皮可松弛胃肠平滑肌，升压，兴奋心脏；丝瓜络具有镇痛、抗炎、镇静等作用；赤芍抑制细菌，扩张血管，抗血栓形成；牛蒡子抗菌、抗病毒，且可扩张血管。

【用方经验】林毅将本方用于治疗乳痈肝气郁滞证。林毅认为乳痈之成，外因喂产后哺乳，乳头破损，风毒之邪入络；内因情志所伤，肝气郁滞，厥阴之气不行致气滞于乳，且产后饮食不节，恣食膏粱厚味，伤及脾胃，运化失司，阳明经热熏蒸，肝郁胃热互相影响。如此诸因引起乳络失宣，乳撬闭塞，宿乳壅结不得散，气血瘀滞，阻塞乳络而成乳房肿痛结块，若郁久化热，热盛酿毒则肉腐成脓。本病发病急，传变快，极易成脓破溃。乳房以通为顺，以堵为逆，以塞为因，审其病因，究其机制，乳汁淤积是本病主要矛盾，肝郁胃热，气血瘀滞是其发病基础。本方所治乳痈为郁滞期，此期中医学称妒乳，多为肝失疏泄，经络堵塞，乳汁不通，初病尚未化热。因此期乳汁淤积是主要矛盾，故用药多选瓜蒌、郁金、青皮等疏肝行气，通乳散结之品，辅以蒲公英、赤芍、丝瓜络、牛蒡子等清热之品防肝气郁滞化热。

林毅经验方 2

【组成】皂角刺 30 g，漏芦 30 g，桔梗 10 g，炮穿山甲 10 g，蒲公英 15 g，丝瓜络 15 g，郁金 15 g，王不留行 15 g，青皮 15 g，厚朴 15 g，枳实 15，莱菔子 15 g。

【功效】清热解毒，托里排脓。

【主治】热毒炽盛证之乳痈。多见于急性乳腺炎成脓期，症见乳房肿块逐渐增大，皮肤掀红灼热，局部疼痛明显，患处拒按，有波动感，按之应指。伴高热不退，溲赤，便秘，同侧腋窝淋巴结肿大等。

【加减】回乳者，加麦芽、山楂、五味子；破溃后，加黄芪、女贞子；灼热明显者，加赤芍。

【方解】方中重用穿山甲、皂角刺溃脓散结，直接作用病所，以解除红肿结块之症，二者合为君药；蒲公英、漏芦、丝瓜络、王不留行寒凉之品清热解毒，疏通乳络，助君药清解体内热毒，同时散结消肿；青皮、郁金配伍，行气疏肝，助君药解郁化热，通行经络，以上六味共为臣药；枳实、厚朴、莱菔子具调理气机、通行大便之效，使气机调和，邪热从大便而去，助君臣解除郁热，三者共为佐药；桔梗轻清上浮，可引药上行直达病所，为使。诸药合用，共奏清热解毒，托里排脓之功。

【注意事项】本方因选用皂角刺、穿山甲等透脓力强之品，故脓未成或无脓者忌用，忌食辛辣腥发刺激之物，服药期间不宜同时服用丁香、人参或其制剂。

【现代研究】皂角刺具有抗菌、抗炎、抗病毒、抗凝血及免疫调节等作用；漏芦抗真菌；穿山甲抗炎，降低血液黏度；桔梗具有抗炎、扩张血管、降血压的作用；王不留行抗菌消炎，改善体内循环；蒲公英可抗病原微生物，提高免疫功能，促进乳汁分泌；丝瓜络镇痛、抗炎、镇静；郁金具有抗真菌功效；青皮松弛胃肠平滑肌，升压，兴奋心脏；厚朴抗病原微生物，松弛肌肉；枳实具有抑菌，抗变态反应等作用；莱菔子可抗病原微

生物，亦可解毒，

【用方经验】林毅将本方用于治疗乳痈热毒炽盛证。本方所治乳痈为成脓期，此期辨证多属肝郁化火，胃热壅盛，热毒内蕴，日久灼伤乳络，肉腐成脓。因此，治疗上林毅以穿山甲、皂角刺直达病灶，攻结聚之邪，溃坚破结，通络透脓；并佐以疏肝理气，清热通络之品，气行则乳行，以散结止痛消肿。在上注重通乳络，在下注重通脏腑，同时配合引经之药，共收清热解毒，通络排脓之功，而使疾病向愈。

林毅经验方 3

【组成】皂角刺 30 g，蒲公英 15 g，桔梗 15 g，穿山甲（先煎）10 g，丝瓜络 15 g，漏芦 30 g，川厚朴 15 g，枳实 15 g，瓜蒌 15 g，野菊花 15 g，牛蒡子 15 g，王不留行 15 g。

【功效】清热解毒，托里排脓。

【主治】胃热壅盛证之乳痈。多见于急性化脓性乳腺炎，症见乳房红肿掀热，皮下可触及结块，疼痛拒按，乳汁分泌不畅。伴发热，恶寒身痛，大便秘结，舌红绛，舌苔黄，脉弦滑数。

【加减】回乳者，加生麦芽、生山楂。

【方解】方中用苦寒力强之牛蒡子清热解毒消肿；加之瓜蒌化痰散结，清热通络；皂角刺入乳络溃脓外出，三者共为君药，以达清解热毒，消肿散结之功；大量用蒲公英、野菊花，助君药加强清解热毒之力，消痈散结效果更佳，为臣药；穿山甲、王不留行、漏芦、丝瓜络功擅通行乳络，助君臣行散体内热邪，并消肿止痛；枳实、厚朴清热行气，促进热邪排出；以上 6 味共为佐药；桔梗引诸药上行，直达病所，为使。诸药合用，共奏清热解毒，托里排脓之功。

【注意事项】本方大量使用寒凉药物，故脾胃虚寒者慎用；又以散结破溃之品如穿山甲、皂角刺入药，故脓未成者忌用；又因有疏肝行气之品，故气阴亏虚者慎用；服药期间不宜同时服用乌头、附子或其制剂。

【现代研究】穿山甲具有抗炎，降低血液粘度等作用；皂角刺抗菌、抗炎、抗病毒、

抗凝血；蒲公英具有抗病原微生物，提高免疫功能，促进乳汁分泌等作用；桔梗抗炎，扩张血管，降血压；丝瓜络可镇痛、抗炎、镇静；漏芦抗真菌；厚朴有抗病原微生物，松弛肌肉等功效；枳实抑菌，抗变态反应；瓜蒌具有抗菌，扩张血管的作用；野菊花抗病原微生物，促进白细胞吞噬功能；王不留行具有抗菌消炎，改善体内循环的作用；牛蒡子具有抗菌、抗病毒，扩张血管的作用。

【用方经验】林毅将本方用于治疗乳痈胃热壅盛证。林毅认为乳腺以通为用，以堵为逆，以塞为因，治疗以消为贵。急性化脓性乳腺炎关键在于早治，成脓期透托为要，兼以清热解毒，清热之中配合理气、通乳、消结、散瘀之品，切不可妄投寒之品。成脓期辨证以胃热壅盛最为常见，治宜清热解毒，托里排脓。林毅强调内治以消为贵，以通为用，"消"使毒邪移深居浅，转重为轻，"通"能荡涤瘀乳，使败乳、毒热排出，治疗多以瓜蒌牛蒡汤合透脓散加减，共奏清热解毒，消痈散结之功。

林毅经验方 4

【组成】莲子 15 g，桔梗 15 g，薏苡仁 30 g，砂仁（后下）10 g，扁豆 15 g，陈皮 15 g，山药 15 g，茯苓 15 g，白术 15 g，党参 15 g，生姜 3 片，大枣 3 枚。

【功效】健脾益气。

【主治】脾气亏虚证之乳痈。多见于急性化脓性乳腺炎溃后期，症见乳房红肿热痛不甚，皮下结块消散，脓尽且疮口内可见新鲜肉芽组织。体温正常，舌质红，舌苔白微腻，脉弦。

【加减】气虚乏力明显者，可加人参、炙甘草。

【方解】方中以党参、白术、茯苓平补脾胃之气，主治脾气虚弱，共为君药；以扁豆、薏苡仁、山药之甘淡，莲子之甘涩，陈皮之辛温，助白术既可健脾，又可渗湿而止泻，为臣药；以砂仁芳香醒脾，促中州运化，通上下气机，吐泻可止，为佐药；桔梗为太阴肺经的引经药，入方如舟车载药上行，达上

焦以益肺气；生姜、大枣调和诸药，补虚健脾，三者共为使药。诸药合用，共奏健脾益气之功。

【注意事项】本方大量使用补益气血之品，故脓成未溃或邪热正盛者禁用，以免关门留寇，助生邪气，服药期间不宜同时服用藜芦或其制剂。

【现代研究】莲子有镇静，强心，改善更年期症状，延缓衰老的作用；砂仁可明显抑制血小板聚集，抗溃疡，改善消化功能；桔梗祛痰镇咳，抗炎，降血压，亦可调节免疫力，抗肿瘤；薏苡仁抗炎镇痛，提高免疫机能，抗肿瘤，且可调节血脂代谢；白扁豆抗菌、抗病毒，调节免疫功能；陈皮可温和刺激胃肠道，祛痰平喘，抗炎；山药调节机体免疫机能，且可降血糖，其含有丰富的营养成分及黏液质，有一定的滋补作用；茯苓镇静、利尿，抗菌、抗肿瘤；白术可刺激消化功能，抗溃疡、抗应激、抗凝血，增强机体免疫功能；党参改善消化功能，亦可抑制血小板聚集，抗溃疡，提高免疫力；生姜可促进消化，抗炎解热，镇痛镇吐，保肝利胆；大枣能够抗变态反应，保肝，镇静催眠，延缓衰老。

【用方经验】林毅将本方用于治疗乳痈脾气亏虚证。林毅认为乳痈溃后期，正气亏耗，再予寒凉，反伤中阳，气血更亏，阴阳两虚，疮口不敛，故予以参苓白术散健脾益气，扶正祛邪，助长新肉。方中以四君子汤平补脾胃之气，同时佐以健脾渗湿止泻，芳香醒脾及引经之品，通畅上下气机。此方主用培土生金之法，诸药共奏益气健脾之功，脾气健旺，气血充足，新肉乃生。

刘惠民经验方

【组成】金银花 12 g，天花粉 15 g，乳香 9 g，炒牛蒡子 9 g，穿山甲 9 g，漏芦 9 g，通草 15 g，王不留行（酒炒）9 g，黄芪 12 g，当归 9 g，肉苁蓉 12 g，炒酸枣仁 24 g，橘红 12 g，甘草 4.5 g。

【功效】益气血，通经络，清热解毒。

【主治】气血虚弱证之乳痈。多见于产

外科国医圣手时方

后，症见乳房红肿疼痛，头晕，不欲活动，食欲不振，大便干。

【加减】大便干者，可加大黄、芦荟。

【方解】方中黄芪、当归、肉苁蓉、酸枣仁为君，补养气血，扶助正气，托毒外出以排脓清热；臣以金银花、天花粉，专行清热解毒排脓之效；橘红用以通络行气；通草疏通经络，清热排脓；乳香行气活血祛瘀；穿山甲、王不留行、牛蒡子、漏芦共行疏通乳络，透脓消痛之功，为佐药；使以甘草清热，且可调和诸药。诸药并行，共奏益气补血，清热通络之功。

【注意事项】方中多为补益气血之品，故实邪内盛、气血不虚者不宜服用，服药期间不宜同时服用乌头、附子、海藻、甘遂、大戟、芫花或其制剂。

【现代研究】金银花抗病原微生物、抗病毒、抗炎解热；天花粉具有调节免疫，抗菌、抗病毒等作用；乳香具有显著的镇痛、抑菌功效；穿山甲抗炎，降低血液黏度；王不留行具有抗菌消炎，改善体内循环的作用；牛蒡子可抗菌、抗病毒、扩张血管；漏芦具有抗真菌作用；通草抗炎，利尿；黄芪可增强免疫功能，调节血压；甘草有解毒，调节机体免疫功能等作用；肉苁蓉能够调整内分泌，促进代谢，强壮，提高免疫力；酸枣仁镇静催眠，促进循环，调节免疫等；橘红具有抗炎、抗凝血等功效；当归镇痛、抗菌、抗炎，亦可改善免疫功能。

【用方经验】刘惠民将本方用于治疗乳痈气血虚弱证。西医学认为急性乳腺炎是因乳汁滞留，细菌侵入所致的一种急性乳房化脓性疾病，多见于哺乳期，中医学认为本病多由于肝经气滞，阳明蕴热，两者相互郁结，阻滞经络，导致营气不从，乳汁不通而成，故历代医者多以疏肝解郁、散结通乳、清解阳明等法为治疗原则。刘惠民治疗本病，除按前人上述治法用药外，特别强调产后气血不足、气阴两虚，故治时多在清热解毒、散结通乳药物中，配以益气、补血、养阴生津之药，以达扶正祛邪之功效。常用黄芪、当归、白芍、天花粉益气补血，养阴生津；皂角刺、穿山甲、王不留行、漏芦、通草、路路通通经下乳，消肿软坚；鹿角、乳香、丹参、赤芍活血、散瘀、消肿；金银花、连翘、蒲公英、牛蒡子、黄芩、甘草清热解毒；柴胡、白蒺藜、陈皮、枳实疏肝理气化滞；知母、大黄、肉苁蓉润肠通便，泻火等。

解毒化瘀汤（刘启庭经验方）

【组成】瓜蒌 30 g，牛蒡子 10 g，柴胡 15 g，蒲公英 30 g，夏枯草 15 g，穿山甲 10 g，漏芦 15 g，制皂角刺 20 g，路路通 10 g，甘草 10 g。

【功效】疏散风热，清热解毒，化瘀消痛，通窍下乳。

【主治】肝气郁结，气滞不畅，加之风寒化热证之乳痈。症见产后乳房红肿胀痛，乳汁充足。伴恶寒发热，烦躁易怒，舌质红，舌苔腻，脉弦滑。

【加减】若红肿胀痛甚者，加玄明粉或石膏与仙人掌共捣泥外敷；发热较甚，乳房肿胀，局部红肿范围较大者，加知母、石膏；若大便干结者，加大黄、玄明粉；若热势已退，局部红肿不消，疼痛不减者，加大穿山甲、皂角刺用量，同时加鹿角片、乳香、没药；若热退，乳房仍呈弥漫性肿大，皮肤发红，微痛者，加黄芪、白术；若肿块局限，质较坚硬，皮色不变者，加黄芪、白术、全蝎。

【方解】本病由于乳腺不通，或产后情志不遂，或饮食不节，辛辣过度，造成肝气郁结，气滞不畅，加之风寒化热，使乳汁淤积，久而腐化，酿成热毒发痛。方以瓜蒌、牛蒡子、柴胡疏风散热，疏肝理气，为君药；蒲公英、夏枯草清热解毒，消痛散结，为臣药；穿山甲、皂角刺化瘀消痛；路路通、漏芦通窍下乳，四药合为佐药，共助君臣疏肝理气，活血消痛，通经消乳；甘草调和诸药，为使。合而成方，共奏疏散风热，清热解毒，化瘀消痛，通窍下乳之功。

【注意事项】月经过多及外感风寒者不宜服用本方，要保持心情舒畅，服药期间不宜同时服用乌头、附子、海藻、大戟、甘遂、芫花或其制剂。

【现代研究】瓜蒌有抗菌，扩张血管的作用；牛蒡子可解热利尿，有显著的抗菌作用；柴胡解热抗炎，抗病原微生物，促进免疫功能，保肝利胆；蒲公英有显著的抗菌作用，保肝利胆，激发机体免疫功能；夏枯草、皂角刺均有抑菌作用；穿山甲降低血液黏度，抗炎，漏芦抗氧化，改善动脉粥样硬化；甘草可增强肝脏的解毒能力而发挥解毒功效，并可调节机体免疫功能；路路通有抗炎保肝的作用。

【用方经验】刘启庭将本方用于治疗乳痛肝气郁结，气滞不畅，加之风寒化热证。刘启庭治病讲究识病循因，治病固本，用药精炼，尤其在临床工作中，仔细询问病因，既要抓住重点，又要了解一般，分清主次矛盾进行辨证施治。在治疗过程中，强调治病不能只认证，不认人，非常重视固本之法，并且用药慎重而精炼，反复强调用药如用兵，药物可以治病，亦可以致病，主张掌握药物的性能、特长，临证时才能得心应手，准确无误。

陆德铭经验方

【组成】柴胡 12 g，当归 12 g，赤芍 30 g，蒲公英 30 g，桃仁 15 g，生山楂 30 g，丹参 30 g，白花蛇舌草 30 g，皂角刺 30 g，泽兰 12 g，何首乌 30 g，虎杖 30 g，莪术 15。

【功效】疏肝清热，活血消肿。

【主治】肝经蕴热证之乳痛。多见于急性乳腺炎初期，症见乳房胀痛明显，皮色微红或不红，舌质暗红，舌苔薄黄腻，脉濡。

【加减】乳汁不通者，可加王不留行、路路通。

【方解】方中柴胡苦寒清热，疏肝解郁，可清泻肝火、通乳消胀；蒲公英清热解毒力强，为治乳痛之要药，二者共为君药；当归养血活血；赤芍活血清热；丹参、生山楂活血化瘀；桃仁行气祛瘀，以上五味，助君药活血消肿止痛，共为臣药；皂角刺消毒透脓，散结消肿；泽兰活血化瘀，行水消肿；虎杖清热解毒，散瘀定痛；白花蛇舌草清热解毒利湿；何首乌解毒消痛；莪术破血祛瘀，行

气止痛，以上 6 味佐助君臣通行血脉，散结消肿止痛，共为佐药。诸药并用，共行疏肝清热，活血消肿之功。

【注意事项】本方旨在通行血络，消肿止痛，疏肝活血力强，故阴虚血少者忌用，同时避免进食辛辣腥发之物，以免助热，服药期间不宜同时服用藜芦或其制剂。

【现代研究】柴胡具有抗炎退热，促进免疫功能的作用；当归镇痛、抗菌、抗炎、改善免疫功能；赤芍具有抑制细菌，扩张血管，抗血栓形成等作用；蒲公英抗病原微生物，提高免疫功能，促进乳汁分泌；桃仁可祛瘀血，抗炎、抗过敏；山楂具有抑制细菌，促进血液循环等功效；白花蛇舌草抗菌消炎；丹参促进组织修复与再生，并有一定的抗菌作用；皂角刺抗菌、抗炎、抗病毒，免疫调节，并可抗凝血；虎杖具有抗菌、抗病毒等作用；何首乌可增强免疫功能，促进造血，并能抑菌；莪术抗菌抗炎，且可抑制血小板聚集和抗血栓形成。

【用方经验】陆德铭将本方用于治疗乳痛肝经蕴热证。因乳头属肝，乳房属胃，本方所治之证主因肝气郁滞，营气不从，气滞血瘀，聚而成块，久郁化热，蒸酿肉腐所致。陆德铭选方用药在疏肝行气的基础上，配以清热凉血，活血通络之品，使肝气疏通，血脉顺畅。陆德铭认为初产妇患此病除乳房外伤外，还与产后调补过度、回乳后仍过食肥腻厚味有关，因此应加以注意，预防本病的发生。

内消乳痛汤（路志正经验方）

【组成】橘叶 20 g，荆芥 9 g，连翘 12 g，大瓜蒌（切碎）1 个，浙贝母 12 g，赤芍 10 g，甘草节 100 g。

【功效】散邪解表，通乳消肿。

【主治】肝胃郁热，外邪袭表证之乳痛。多见于治疗急性乳腺炎初期，症见乳房突然红肿，时而作痛，全身酸楚，恶寒发热，纳减心烦，便干，舌质红或舌尖红绛，舌苔薄白或微黄，脉浮数或滑数。

【加减】恶寒重者，重用荆芥；发热重

者，加僵蚕。

【方解】方中重用橘叶行气通乳，消肿止痛，通行郁积乳汁而解壅滞，为君药；瓜蒌通乳散结；荆芥疏散表邪；连翘清热解毒，消痛止痛；赤芍活血行气，化瘀通络，助君药消肿通乳，同时祛除恶寒发热之表证及里实热邪，共为臣药；浙贝助软坚之力，为佐；甘草清热解毒，调和诸药，为使药。诸药合用，共奏散邪解表，通乳消肿之功。

【注意事项】方中药物主行清里热，解表邪之功，故无表邪而里邪亢盛者慎用，忌食辛辣肥甘，服药期间不宜同时服用乌头、附子、海藻、大戟、甘遂、芫花、藜芦或其制剂。

【现代研究】橘叶具有抗炎，镇痛等作用；瓜蒌抗菌，扩张血管；荆芥可抗菌、抗炎，解热镇痛；连翘具有抗微生物，抑制细菌的作用；浙贝母镇痛，且可增加血流量；甘草有解毒，调节机体免疫等功效；赤芍抑制细菌，扩张血管，抗血栓形成。

【用方经验】路志正将本方用于治疗乳痛肝胃郁热，外邪袭表证。乳房为阳明经所司，乳头为肝经所属，本方所治之证主因肝木失调，阳明热盛，肝胃郁热壅滞而致乳络不通，乳汁不畅，同时又见外感表邪，郁闭腠理使邪气不得发所致。路教授治以调和气血，使内外邪气并除，乳络通畅而病自愈。

施今墨经验方

【组成】蒲公英24 g，金银花15 g，连翘10 g，瓜蒌24 g，当归尾6 g，白芷5 g，山慈菇10 g，制乳香、制没药各10 g，萱草根10 g，橘叶10 g，王不留行10 g。

【功效】清热消毒，宣通络道。

【主治】热毒聚结证之乳痛。症见乳房红肿胀硬，疼痛拒按，寒热不适，大便干，小便黄，舌苔薄白，脉数。

【加减】肿块明显者，可加贝母。

【方解】方中重用蒲公英、金银花以清热解毒，消散蕴结热毒以通络，是为君药；瓜蒌可宽胸散结，行气通乳；连翘解毒消疮，助金银花、蒲公英解热毒郁积；王不留行专

行活血调经，下乳通络之功；橘叶行气通乳，四者相合，助君药清热消肿，疏通经络，共为臣药；佐以当归尾、乳香、没药活血通经；白芷、萱草解表散邪；山慈菇软坚化痰，散结通络。诸药合用，共奏清热消毒，宣通络道之功。

【注意事项】本方大量应用寒凉清热之品，故脾胃虚寒者不宜服用，服药期间不宜同时服用乌头、附子或其制剂。

【现代研究】蒲公英具有抗病原微生物，提高免疫功能，促进乳汁分泌等作用；金银花有显著的抗病原微生物、抗炎解热功效；连翘抗微生物，抑制细菌生长；瓜蒌抗菌，扩张血管；乳香具有显著的镇痛及抑菌作用；没药抗菌，且可活化免疫系统；当归具有抗菌、抗炎镇痛，改善免疫功能等作用；白芷解热，镇痛，抗炎；山慈菇具有降压，抗菌，抗肿瘤等功效；萱草具有抑菌，促进水液代谢等作用；橘叶亦可抗炎镇痛；王不留行能够发挥抗菌消炎，改善体内循环等作用。

【用方经验】施今墨将本方用于治疗乳痛热毒聚结证。施今墨认为乳腺炎以初产妇为多见，主要由于产褥期间，卫生注意不够，由乳头发生感染而引起，中医谓内热外邪所引起，热邪壅聚，酿而成脓，同属一理。施今墨治疗本病，初起先以清热解毒活血为治，日久则加补气养血托里之剂。本方所治乳痛，偏重于宣通清热消炎，如重用蒲公英、金银花、橘叶，且加白芷、萱草以通达之。

唐汉钧经验方1

【组成】柴胡9 g，枳壳9 g，郁金9 g，牛蒡子9 g，香附9 g，川楝子9 g，陈皮12 g，橘叶12 g，瓜蒌12 g，漏芦12 g，王不留行12 g。

【功效】疏肝理气通乳。

【主治】肝气郁结证之乳痛。多见于乳痛初期，症见乳房胀痛结块，皮肤不红。伴恶寒发热，头痛不适等症，舌质淡红，舌苔薄白，脉弦。

【加减】恶露未尽者，加益母草、当归。

【方解】方中柴胡疏肝理气；枳壳破气消

痞；二者疏通肝经，调畅气机，兼破气散结，消除肿块，共为君药；郁金行气解郁；牛蒡子苦寒清热，通经下乳；香附理气止痛；川楝子入肝经，行气清热；陈皮、橘叶行肝胃气滞，合为臣药，助君药行疏肝理气之功；王不留行、瓜蒌、漏芦通乳散结，主治乳络不通，乳汁瘀阻，共为佐药。诸药并用，共奏疏肝理气通乳之功。

【注意事项】本方重用归肝经、行气解郁散结之品，辛散力强，故气阴亏虚者忌用，服药期间不宜同时服用丁香、乌头、附子或其制剂。

【现代研究】方中柴胡具有抗炎退热，促进免疫功能等作用；枳壳可增加血流量，抗变态反应；郁金抗真菌；牛蒡子具有抗菌、抗病毒、扩张血管的作用；香附镇静，解热镇痛，且可抗菌抗炎；川楝子可促进胆汁排泄，并能抑菌；陈皮具有抗炎、抗溃疡等功效；橘叶亦有抗炎、镇痛的作用；王不留行抗菌消炎，改善体内循环；瓜蒌具有抗菌、扩张血管的作用；漏芦能够抗真菌。

【用方经验】唐汉钧将本方用于治疗乳痈肝气郁结证。本方所治之证主因肝气郁滞，营气不从，乳汁不通，日久结块阻塞乳络所致。选方用药在清热行气的基础上，配以通络散结，凉血活血之品，使气机疏通，热退痛减，肿块消散。唐汉钧认为本证是因妇女产后气血不和，肝气郁滞，加之风毒之邪入络，乳络阻塞，乳汁淤积，阻塞乳络而成。治当使气机调和，郁结消散而病自愈。

唐汉钧经验方 2

【组成】蒲公英 15 g，金银花 12 g，连翘 12 g，生地黄 12 g，瓜蒌 12 g，赤芍 9 g，牛蒡子 9 g，黄芩 9 g，王不留行 12 g。

【功效】清泻胃热。

【主治】热毒炽盛证之乳痈。多见于乳痈酿脓期，症见乳房结块肿痛，皮色发红，肤温灼热。伴高热不退，骨节疼痛，口苦咽干，大便秘结，舌质红，舌苔黄，脉数。

【加减】高热者，加生石膏、知母。

【方解】方中重用治乳痈之要药蒲公英清

热解毒，消痈散结，为君药；金银花、连翘清热解毒之力强，连翘尚有散结之功；生地黄凉血滋阴；黄芩主清上焦肺胃之热，以上 5 味共为臣药，辅助君药行清热之力，泄热通乳；瓜蒌、牛蒡子清热散结通乳络；赤芍凉血清热，活血消肿；王不留行通络力强，四者共为佐药，以消乳房结块肿痛。诸药并用，共行清泻胃热之功。

【注意事项】本方大量使用寒凉之品以清泻胃热，故脾胃气虚者不宜使用，服药期间不宜同时服用乌头、附子、藜芦或其制剂。

【现代研究】方中蒲公英抗病原微生物，提高免疫功能，促进乳汁分泌；金银花有抗病原微生物，抗毒抗炎，解热等作用；连翘可抗微生物，抑制细菌；生地黄止血，且能抗凝血、抗炎、抗过敏；瓜蒌抗菌，扩张血管；赤芍具有抑制细菌，扩张血管，抗血栓形成等作用；牛蒡子抗菌、抗病毒，亦可扩张血管；黄芩具有抑制细菌，镇静，利尿的功效；王不留行抗菌消炎，改善体内循环。

【用方经验】唐汉钧将本方用于治疗乳痈热毒炽盛证。女子乳房属胃，本方所治之证主因阳明热盛，胃热壅滞，久郁化热，酿腐成脓所致。选方用药在清泻胃热，排脓消痈的基础上，配以凉血活血，通络散结之品，使热退痛减，肿胀消散。唐汉钧认为本证多因为妇女产后多食肥甘厚味，阳明胃热，乳汁淤积化热，酿毒成脓而成。治疗当调和气机，热邪得解，瘀滞消散而病自愈。

唐汉钧经验方 3

【组成】生黄芪 30 g，金银花 12 g，党参 12 g，当归 12 g，白芍 12 g，赤芍 12 g，蒲公英 15 g。

【功效】补益气血，清解余毒。

【主治】正虚毒恋证之乳痈。多见于乳痈溃后期，症见肿消痛减，若脓出不畅，红肿热痛不消，则可能形成袋脓或传囊乳痈；亦有溃后乳汁从疮口溢出，形成乳漏，久不收口等变证。

【加减】气虚明显者，可加人参、茯苓、炙甘草；脓出不畅者，可加白芷、桔梗。

【方解】方中重用生黄芪补中益气，扶正祛邪，从而托毒外出，为君药；党参、当归补养气血；白芍入肝经酸甘滋阴，辅助君药扶助正气，促进脓液排出，同时补益虚损正气，共为臣药；赤芍凉血活血，祛瘀通络；金银花、蒲公英苦寒清热，清解余毒，在君臣补益正气之时防治余毒未清，共为佐药。诸药并用，共行补益气血，清解余毒之功。

【注意事项】本方多用补益气血之品，故脓未成及正气不虚，邪气亢盛者忌用，服药期间不宜同时服用藜芦或其制剂。

【现代研究】黄芪具有增强免疫功能，调节血压等作用；金银花有显著的抗病原微生物，抗炎解热的功效；党参有增强机体免疫功能、造血功能，抗应激功能以及镇静、催眠、抗惊厥作用；当归镇痛、抗菌、抗炎，改善免疫功能；白芍具有镇痛、抗炎、提高免疫力等功效；赤芍抑菌，扩张血管，抗血栓形成；蒲公英具有抗病原微生物，提高免疫功能，促进乳汁分泌等作用。

【用方经验】唐汉钧将本方用于治疗乳痈正虚毒恋证。本方所治之证主因病后正气虚损，无力托毒外出，脓出不畅，疮口不收所致。选方用药在补虚扶正，化生气血的基础上，配以活血通络，清热解毒之品，使正气充盛，托毒有力，且能消散余毒，以防关门留寇。唐汉钧认为本证多因妇女乳痈脓成之后，气血不足，脓液不得及时排出，或溃脓后疮口新肉不生而成。治疗上应使气血充盛，托毒外出，里邪消散而病自愈。

王渭川经验方

【组成】红藤 60 g，蒲公英 30 g，败酱草 30 g，大青叶 10 g，茵陈 10 g，萹蓄 10 g，淡豆豉 10 g，知母 10 g，柴胡 10 g，三七粉 3 g，瓜蒌 30 g，王不留行 20 g，川贝母 10 g，夏枯草 20 g，薤白 12 g，水蛭 6 g，土鳖虫 10 g，炒蒲黄 10 g。

【功效】清湿排毒，通瘀活络。

【主治】湿毒蕴结，乳络瘀阻证之乳痈。症见突发乳房肿痛，发红，乳汁闭塞，婴儿吮之不出。伴全身恶寒发热，头痛鼻塞，周身关节同时剧痛，不能饮食，舌苔薄腻，脉浮洪。

【加减】气虚疲乏者，可加党参、黄芪；乳块难消者，可加鸡血藤。

【方解】本方中重用红藤以清热解毒，活血通络，同时行败毒散瘀之力，清除湿热，疏通经络，为君药；臣以蒲公英、败酱草、夏枯草，专行清解热毒，通瘀散结之功；瓜蒌、王不留行行气活血通乳，消肿止痛，助君药清热通经；茵陈、萹蓄、淡豆豉清热除湿；柴胡、薤白行气宽胸，散结通乳；水蛭、地鳖虫、蒲黄、三七活血破血，化瘀通络；川贝母化痰散结；大青叶、知母清热泻火，生津止渴，共为佐药，以增强君臣清湿毒、通经络之力。诸药合用，共奏清湿排毒，通瘀活络之效。

【注意事项】本方清热化瘀力强，多用寒凉之品以及破血药，故脾胃虚寒、气血虚弱者不宜服用，服药期间不宜同时服用乌头、附子或其制剂。

【现代研究】红藤具有抑菌，抗疲劳，解痉，增强免疫力等作用；蒲公英抗病原微生物，提高免疫功能，促进乳汁分泌；败酱草可抗病原微生物，镇静，保肝利胆；大青叶具有抗病原微生物、抗炎解热及提高免疫力等功效；茵陈解热，抗病原微生物，且可利尿；萹蓄具有利尿，抗菌作用；淡豆豉可发汗，助消化；知母具有抗病原微生物，解热等作用；王不留行抗菌消炎，改善体内循环；柴胡抗炎退热，促进免疫功能；三七具有抗血栓及促进造血功效，亦可抗炎、镇静、镇痛等；瓜蒌抗菌，扩张血管；川贝母具有祛痰，抑菌等作用；夏枯草降压，扩张血管，抗菌；薤白抑菌，且可抗血小板聚集；水蛭具有阻碍血液凝固，增加血流量，改善微循环等功效；土鳖虫抗凝血，溶解纤维蛋白，调节血脂等；蒲黄具有降血脂，加速微循环，调节免疫，抑菌等作用。

【用方经验】王渭川将本方用于治疗乳痈湿毒蕴结，乳络瘀阻证。王渭川认为乳房虽属肝脾区域，但本证形成，并非七情之伤，乃是病毒感染造成。乳房肿痛，分泌乳汁瘀阻，病势已酝酿化脓，故全身高热。故舍病机，如肝气郁结，或胃热伤脾等。专以内清外消，而排出感染之湿毒局部蕴结。用药亦打破常规，也不采取荆、防解表。在涌泉散中，只取王不留行一味，已足胜任。红藤、蒲公英、大青叶消炎排除病毒功效显著，败酱草尤能抑制白细胞增高，淡豆豉解肌热，知母养阴清热，柴胡疏泄壅塞之凝聚，三七、蒲黄化瘀活络，水蛭、土鳖虫通经活络，故投方良效，多半打破前人治乳痈常规。且方剂平稳，凡刺激性较重之品，如半夏、皂角刺等一概不取。总之，乳房部位在胸，而为阳明胃气之所聚，又为肝经厥阴之所络。乳房之内，更多筋膜乳管，上细下粗，储藏乳汁，故一经病毒侵袭，极易腐溃。最好在病之初期，侧重清热消散，莫使滋蔓难图。

瓜蒌汤（魏长春经验方）

【组成】瓜蒌子 15 g，瓜蒌皮 15 g，甘草 3 g，当归 9 g，乳香 3 g，没药 3 g，金银花 9 g，白芷 3 g，青皮 3 g，蒲公英 24 g，红花 6 g。

【功效】清热解毒，化瘀消痈排脓。

【主治】热毒壅滞证之乳痈。症见乳房胀痛，乳痛红肿，坚硬作痛，男子乳核胀痛，妇女哺乳期乳房红肿成痛，亦有因发高热后所遗，舌质红，舌苔黄腻，脉弦滑。

【加减】若患乳房肿痛，小儿仍在吮乳，加羊乳、王不留行、穿山甲；若有恶寒者，去金银花，加防风、浙贝母。

【方解】方中瓜蒌子、瓜蒌皮清热化痰散结，为君药；金银花清热解毒，蒲公英化热毒、消肿核为乳痈专药，二药合而为臣，以助君药清热解毒消痈；乳香、没药活血消肿止痛；当归补血活血；红花活血化瘀；青皮理气散结，五药合为佐药，活血消肿，行气止痛；白芷辛散香窜，既能消肿排脓，又是阳明经的引经药；甘草清热解毒，调和诸药，为佐使之品。诸药配伍，共奏清热解毒，消肿止痛，散结排脓之功，是治疗热毒壅滞证之乳痈的良方。

【注意事项】月经过多及外感风寒者，不宜服用本方，保持心情舒畅，切忌生气恼怒，

服药期间不宜同时服用乌头、附子、海藻、大戟、甘遂、芫花或其制剂。

【现代研究】瓜蒌有抗菌、扩张血管的作用；甘草可增强肝脏的解毒能力而发挥解毒功效，并可调节机体免疫功能；当归可提高机体免疫和促进体液免疫的作用，及保肝、抗炎镇痛；乳香亦可镇痛；没药对多种致病真菌有不同程度的抑制作用；蒲公英具有抗病原微生物，提高免疫功能，促进乳汁分泌等作用；金银花抗病原微生物，抗内毒素，抗炎解热，提高机体免疫力；白芷对多种细菌有不同程度的抑制作用；青皮利胆，祛痰；红花抗凝血，抗血栓，改善微循环。

【用方经验】魏长春将本方用于治疗乳痈热毒壅滞证。在临床治疗中，魏长春认为乳痈贵在早治，乳痈患者多见于产后未满月的产妇，其原因是乳头娇嫩，易破溃而致风邪入络，同时乳络尚不宣通，乳汁容易阻塞，在发病学上占重要的地位，所以贵在早治。在治疗上多采用内外合治，双管齐下，使其壅塞的乳络疏通。因此，魏长春在治疗乳痈病时，遵从"通则不痛"的原理，在乳痈早期，首先在处方用药上要注重疏散通络，辨证施治。

瓜蒲通络汤（文琢之经验方）

【组成】瓜蒌 30 g，丝瓜络 9 g，浙贝母 12 g，柴胡 9 g，青皮 9 g，夏枯草 18 g，乳香 9 g，没药 9 g，制香附 9 g，清木香 9 g，大木通 9 g，蒲公英 30 g。

【功效】疏通乳络，调和营卫，消肿散结。

【主治】肝气郁结，气血经络阻滞证之乳痈。症见乳房胀痛，皮色或白或红。患者常伴有发热恶寒，头痛口渴，心烦易怒，乳汁排出不畅，舌质红，舌苔黄腻，脉弦滑。

【加减】若有表邪者，加荆芥、防风；便秘者，加火麻仁、蜂蜜；热重者，加金银花、连翘；硬结者，加川楝子，并加重青皮、木香剂量；血结者，加当归、川芎；乳汁壅迫乳络者，加王不留行；脓成未溃者，加皂角刺；气滞明显者，加防风、陈皮、白芷。

【方解】方中瓜蒌通经行气，散结止痛；蒲公英清热解毒，消痈散结，合为君药，共奏通经散结，清热解毒之功；丝瓜络活血通络，清热散结止痛；浙贝母清热解毒，开郁散结，夏枯草清肝火、散郁结，三药合为臣药，以助君药通经开郁，散结止痛；柴胡、青皮、木香、香附疏肝理气，行气散肿；木通通经下乳；乳香、没药活血消痈，散结止痛，合为佐药，以助君臣疏肝理气，散结止痛之功。诸药相合，使肝气条达，气血经络通畅，乃治疗肝气郁结，气血经络阻滞所致乳痈之良方。

【注意事项】月经过多不宜服用本方，应保持情绪乐观，切忌生气恼怒，服药期间不宜同时服用乌头，附子或其制剂，据报道，关木通60g水煎服，有致急性肾衰竭者，故使用量不宜过大，时间不宜过长，清木香不宜多服，过量可引起恶心、呕吐等胃肠道反应。

【现代研究】瓜蒌有抗菌，扩张血管的作用；丝瓜络含甘露聚糖，可增强机体免疫力；浙贝母含有多种生物碱可祛痰抗炎；柴胡多糖可增强细胞吞噬功能，发挥免疫调节作用；柴胡皂苷可抗炎，其挥发油解热疗效明显；青皮含有对羟福林和柠檬烯可祛痰、利胆；夏枯草、木通对志贺菌属、伤寒沙门菌、大肠埃希菌等多种菌有不同程度的抑制作用；乳香具有显著镇痛及抑菌作用；没药抗菌，活化免疫系统；香附可抗炎镇痛，促进胆汁的分泌；清木香含有清木香总碱对金黄色葡萄球菌及铜绿假单胞菌、大肠埃希菌、变形杆菌等有不同程度的抑制作用，并能增强腹腔巨噬细胞的吞噬活性；蒲公英具有抗病原微生物，提高免疫功能，促进乳汁分泌等作用。

【用方经验】文琢之将本方用于治疗乳痈肝气郁结，气血经络阻滞证。文琢之认为乳痈多由肝胃郁热，引起乳汁郁积，乳络闭阻，气血瘀滞，热盛肉腐而成脓，所以注重疏肝清胃，通乳消肿之法，常选加瓜蒌、蒲公英、柴胡、青皮、夏枯草、浙贝母等随证进行加减，而且要求患者保持心情舒畅，忌食寒凉、辛辣炙煿之品，若是产后哺乳患者要培养良好的哺乳习惯，可取得事半功倍的效果。

吴少怀经验方

【组成】连翘9g，双花藤9g，土贝母9g，蒲公英9g，青皮3g，夏枯草9g，桔梗6g，通草4.5g，白芷3g，生甘草3g。

【功效】清热解毒，软坚消痈，清肝和胃。

【主治】肝胃郁热证之乳痈。症见患者产后恶露未尽，乳房红肿胀痛，内有硬结。伴恶寒发热，舌边尖红，舌苔灰白，脉弦数。

【加减】若乳汁壅滞为主者，加穿山甲；热盛便结者，加大黄。

【方解】方中连翘、双花藤清热解毒，消痈散结，为君药；土贝母清热消肿，软坚散结；蒲公英清热解毒，消肿散结为治乳痈良药，合为臣药，以助君药清热解毒，消痈散结之力；青皮疏肝理气，散结止痛；夏枯草清肝热，散郁结；桔梗、白芷消肿排脓；通草清热通气下乳，均为佐药，共奏清肝理气，散结排脓之功；生甘草解毒，调和诸药，为使。诸药合而成方，使肝胃郁热得解，痈肿得消，是治疗乳痈之良方。

【注意事项】乳痈热象不显者不宜服用本方，忌食辛辣肥厚之品，服药期间不宜同时服用乌头、附子、海藻、大戟、甘遂、芫花或其制剂。

【现代研究】连翘抗炎、抗肝损伤，并有广谱抗菌的作用；双花藤可抗病原微生物、抗内毒素，解热抗炎及提高机体免疫功能；土贝母可祛痰抗炎；蒲公英具有抗病原微生物，提高免疫功能，促进乳汁分泌等作用；青皮可松弛胃肠平滑肌，利胆，祛痰；夏枯草、白芷对志贺菌属、伤寒沙门菌、大肠埃希菌等多种菌有不同程度的抑制作用；桔梗可解热抗炎，祛痰镇痛，抗溃疡；通草可利尿，且能促进乳汁分泌；生甘草可以调节机体免疫功能，抗炎解毒。

【用方经验】吴少怀将本用于治疗乳痈肝胃郁热证。吴少怀治疗乳腺疾病，多从肝胃而论治，且遣方用药时轻清平和，注重气血，虽非大剂峻猛之品，而收效迅速，可见临床用药如用兵，辨证准确，并非投大剂方可封效。相反，吴少怀认为妇女乳房，多与冲任、经带胎产有关，更应注重气血，慎用峻烈攻伐之品。

夏少农经验方

【组成】当归12 g，老紫苏梗12 g，丝瓜络12 g，赤芍12 g，白芍12 g，蒲公英30 g，王不留行12 g，路路通12 g，忍冬藤15 g，金银花15 g，炙甲片12 g，牡丹皮12 g，制香附12 g，生军12 g（或知母15 g）。

【功效】调和营卫，活血通络，解毒散结。

【主治】急性期之乳痈。

【加减】后期皮色不变，不红无热者，可加红花、桂枝。

【方解】方中当归补血属守，且能活血行瘀属走；白芍敛阴属守；赤芍行瘀属走；三药相合，亦走亦守，达到通乳消肿，调和营卫之功效，共为君药；牡丹皮清热凉血消肿，与赤芍相配亦可清热和营；制香附理气解郁，与归、芍相配能够养血柔肝，理气散结，为臣；老紫苏梗、忍冬藤、王不留行、路路通、丝瓜络通乳活络；蒲公英、金银花清透乳中之郁热；炙甲片活血散瘀；生军既可活血消痈，其与知母亦可清肠腑之热，手阳明大肠经与乳络相合，以消乳疾，共为佐药。诸药相合，既疏肝理气，调和营卫，又清热解毒，活血通络，共疗乳痈。

【注意事项】孕妇及气虚便溏者不宜服用本方，服药期间不宜同时服用藜芦或其制剂。

【现代研究】当归可抑制血小板聚集，抗血栓形成，亦可提高红细胞及血红蛋白的含量；赤芍可调节机体血脂水平；白芍解痉镇痛，抗菌消炎，亦可护肝；紫苏梗抗菌退热，改善消化功能；忍冬藤祛痰镇咳，解痉；忍冬花抗病原微生物，解毒退热；蒲公英有明显的广谱抑菌作用，保肝利胆，抗肿瘤；王不留行内含有的皂苷类、黄酮类物质可调节内分泌水平，治疗乳腺疾病；路路通可抗血栓形成，并有一定的保肝功效；丝瓜络保肝，强心利尿，抗肿瘤；穿山甲可降低血液黏度，

延长凝血时间，亦有抗炎作用；牡丹皮有显著的抗凝血功效，且抗炎镇静；香附抗菌抗炎，解热镇痛；大黄泻下，抗炎镇痛，抗菌消炎，增强免疫功能；知母抗病原微生物，并有解热的功效。

【用方经验】夏少农将本方用于治疗乳痈急性期。夏少农认为外吹乳痈在辨证论治上分为气型、热型两大类。乳痛白、肿、热、痛为气型；红、肿、热、痛为热型。气型病因以气滞为主，热型病因以热邪为主，故疏气与清热之多少可依皮色红白为划分，一般以乳头为厥阴肝经循行之所，以疏气为主；乳房属阳明胃经循行之地，以清热凉血为主，但一般两者多同时存在。夏少农同时强调调和营卫法在乳腺病治疗中的作用，其认为调和营卫具体可分为三法：一为温化和营，如红花配桂枝；二为清热和营，如牡丹皮配赤芍；三为一走一守和营，如当归配赤白芍，且一切阴证阳证之乳痈，均可参用一走一守和营法进行治疗。在乳痈的治疗上，除内服方药外，其同时注重外治疗法，在临证治疗上多外用消散的白降丹，按病情轻重用之，消散力大，为独到之处。

乳痈验方（许履和经验方）

【组成】瓜蒌12 g，连翘10 g，当归10 g，蒲公英15～30 g，青皮6 g，橘叶6 g，川贝母6 g，柴胡3 g，生甘草3 g。

【功效】疏肝清胃，下乳消痈。

【主治】气滞热壅证之乳痈。多见于急性期，症见乳房肿胀疼痛，或有结块，皮肤发红微热。伴乳汁排出不畅，恶寒发热，头痛骨楚，胸闷不舒，纳少泛恶，大便干结，舌质红，舌苔薄黄，脉浮数或弦数。

【加减】寒热头痛者，加荆芥、防风；胸痞呕恶者，加半夏、陈皮；排乳不畅或乳汁不通者，加漏芦、王不留行、路路通；脓已成者，加皂角刺、穿山甲片。

【方解】方中蒲公英清热解毒，消痈散结为君药；瓜蒌清热涤痰，宽胸散结；连翘亦可清热散结，以助君药之力，为臣；柴胡一可疏肝解郁，条达肝气，二能疏散退热；当

外科国医圣手时方

归养血柔肝；青皮、橘叶、川贝母理气化痰散结，以通乳络，共为佐药；生甘草调和诸药，缓和药性，为使。诸药相合，共奏清热解毒，疏肝理气，消痈散结之功。

【注意事项】孕妇及脾胃虚弱者不宜服用本方，服药期间不宜同时服用乌头、附子、海藻、大戟、甘遂、芫花或其制剂。

【现代研究】蒲公英抗病原微生物，抗溃疡，提高机体免疫；瓜蒌可显著降低全血比黏度、血浆黏度、红细胞聚集指数及血相对黏度，改善血液流变学；连翘有显著的抗炎退热作用；当归可抑制血小板聚集，抗血栓形成，并能促进红细胞和血红蛋白的生成；青皮祛痰解痉，健胃利胆；橘叶可有效治疗乳腺炎症疾病；川贝母祛痰镇咳，抗菌消炎；柴胡抗炎退热，提高机体免疫功能；甘草解毒，并有肾上腺皮质激素样作用，调节机体免疫功能。

【用方经验】许履和将本方用于治疗乳痈气滞热壅证。许履和认为乳痈初起多为急性，治疗上以乳痈验方统治之。大抵药后热退身凉者，多有消散希望，反之便易化脓。

许履和经验方

【组成】蒲公英 15 g，瓜蒌 12 g，金银花 10 g，当归 10 g，制香附 10 g，赤芍 6 g，甲片 6 g，青皮 6 g，陈皮 6 g，桔梗 3 g，附子 3 g，生甘草 3 g。

【功效】清余毒，和气血。

【主治】气血凝滞证之乳痈。多见于慢性期，症见乳房结块质硬，微痛不热，皮色不变或暗红，日久不消，舌质正常或瘀暗，苔薄白，脉弦涩。

【加减】长期抑郁不舒者，加柴胡、枳壳；月经有血块者，加丹参、桃仁。

【方解】方中蒲公英、金银花清热解毒，消散痈肿，为君药；当归、香附、赤芍养血和血；青皮、陈皮理气消痞；上药相合，疏肝理气，养血柔肝，活血消肿，调和气血，为臣药；佐以瓜蒌、桔梗化痰散结；穿山甲片既可活血散肿，又能通乳止痛；附子一味，味辛性热，善行疾走，能使阳气宣通，络脉

和畅；甘草清热解毒，调和诸药，为使。全方以清热解毒，调和气血为主，且在清热药中加用热药，以不致余烬复燃而再化脓。

【注意事项】阴虚阳亢及孕妇不宜服用本方，服药期间不宜同时服用乌头、藜芦、半夏、贝母、白蔹、白及、犀角、海藻、大戟、甘遂、芫花或其制剂，虽瓜蒌不宜与附子同用，但临床亦有同时配伍者。

【现代研究】蒲公英有显著的广谱抑菌功效；瓜蒌可改善血瘀证模型的血液流变学水平，抗血小板聚集，降低血脂水平；金银花抗炎抗菌，解毒退热作用明显；当归可抑制血小板聚集，抗血栓形成，并能促进血细胞及血红蛋白的生成；香附抗菌镇痛；赤芍降低血液黏度，亦有显著的镇静止痛功效；甲片亦可降低血液黏度，延长凝血时间，并能发挥抗炎作用；青皮、陈皮均可刺激胃肠道，改善消化功能，抗炎祛痰；桔梗镇咳祛痰，抗肿瘤，并可提高机体免疫水平；附子强心，并能扩张冠状血管，抗炎镇痛；甘草解毒化痰，调节免疫功能。

【用方经验】许履和将本方用于治疗乳痈气血凝滞证。许履和认为此症大多由急性期用清热解毒药或抗生素后，热度虽退，余邪未净，致使气血凝滞，形成僵块，既不消散，亦不化脓。此时清余毒、和气血，固与病机相符，但气血凝滞已甚，若不加用味辛性热、善行疾走之附子，不足以使阳气宣通，络脉和畅，且清热解毒药中加用热药，亦不致余灰复燃而再化脓。《外科真诠》："乳痈好后，内结一核，如桃如李，累月不消。宜用和乳汤加附片七分，煎服四、六剂即消。"乃宗此法治之。

颜正华经验方

【组成】柴胡 10 g，蒲公英 30 g，金银花 15 g，炒栀子 10 g，天花粉 12 g，生甘草 5 g，赤芍 15 g，牡丹皮 10 g，当归 5 g，路路通 10 g，瓜蒌 30 g，炮穿山甲 10 g。

【功效】疏肝清胃解毒，活血通乳散结。

【主治】热毒蕴滞证之乳痈。多见于哺乳期急性乳腺炎初期，症见乳房肿胀疼痛，皮

红灼热，内有结块，或有乳汁排出不畅。

【加减】结块明显者，加败酱草、益母草。

【方解】方中柴胡、蒲公英疏肝清胃解毒，治肝胃郁热之本，共为君药；金银花、栀子、天花粉、甘草清热解毒消痈，助君药清热解毒，共为臣药；赤芍、牡丹皮、当归尾、穿山甲、路路通活血化瘀，通经下乳；瓜蒌散结消肿，助君臣加强清热消肿之功，为佐药。诸药合用，共奏疏肝清胃解毒，活血通乳散结之功。

【注意事项】本方大量使用寒凉药物以清里热炽盛并解毒消肿，故脾胃虚寒者慎用，忌食辛辣肥甘厚味，服药期间不宜同时服用乌头、附子、海藻、大戟、甘遂、芫花、藜芦或其制剂。

【现代研究】柴胡抗炎解热，促进免疫功能；蒲公英具有抗病原微生物，提高免疫功能，促进乳汁分泌等作用；金银花可发挥明显的抗病原微生物、抗毒、抗炎解热功效；栀子具有抗病原微生物、镇静等作用；天花粉调节免疫、抗菌、抗病毒；甘草有解毒、调节机体免疫功能的功效；赤芍抑制细菌、扩张血管，抗血栓形成；牡丹皮具有镇静抗惊、抗炎、抗变态反应等作用；当归抗菌、抗炎镇痛，改善免疫功能；穿山甲具有抗炎、降低血液黏度等功效；路路通抗微生物；瓜蒌可抗菌，扩张血管。

【用方经验】颜正华将本方用于治疗乳痈热毒蕴滞证。颜正华临证辨治多从肝胃二经入手，患者如为初产，乳腺导管滞塞难免，再加过食肥甘，情志不遂，以致肝胃热毒蕴滞，血瘀乳汁郁结，颜正华以本方治以疏肝清胃，通乳散结，诸药相辅相成，有上下兼顾之妙。

喻文球经验方

【组成】蒲公英80 g，柴胡10 g，路路通10 g，炮穿山甲10 g，青皮10 g，连翘12 g，当归12 g，王不留行10 g，瓜蒌12 g，鹿角片5 g。

【功效】行气通乳，清热散结。

【主治】气滞热壅证之外吹乳痈。多见于哺乳期急性乳腺炎初期，症见排乳不畅，患处皮肤发红，有按压痛。伴全身恶寒发热，舌质红，舌苔黄，脉弦。

【加减】局部灼热者，可加金银花、牛蒡子、黄芩、栀子、赤芍；硬肿明显者，可加浙贝母、皂角刺。

【方解】蒲公英为治乳痈之要药，不仅清热解毒，亦可通乳散结而无回乳之虑，为君药；柴胡疏肝清热；连翘清热泻火解毒，疏通肝气、清肝火，共助君药清热解毒，为臣；瓜蒌清热散结；当归和营散结；路路通、王不留行主通乳络；炮穿山甲消肿散结通络，佐助君臣清热散结通乳络，共为佐药。诸药合用，共奏行气通乳，清热散结之功。

【注意事项】本方行气散结力强，故气虚者忌用，忌食辛辣腥发之物，以免助热内生，服药期间不宜同时服用附子、乌头或其制剂。

【现代研究】蒲公英具有抗病原微生物，提高免疫功能，促进乳汁分泌等作用；柴胡抗炎退热，促进免疫功能；路路通亦可抗病原微生物；青皮具有松弛胃肠平滑肌，升压，兴奋心脏的功效；穿山甲抗炎，且可降低血液黏度；王不留行抗菌消炎，改善体内循环；连翘具有抗微生物，抑制细菌等作用；当归镇痛，抗菌、抗炎，改善免疫功能；瓜蒌具有抗菌，扩张血管等功效；鹿角亦可抗炎。

【用方经验】喻文球将本方用于治疗乳痈气滞热壅证。喻文球认为本病多因妇女产后伤津耗液，气血虚弱，温煦推动无力，乳汁淤积而成；或乳头皲裂，风毒之邪入络，乳络阻塞，乳汁淤积，化热酿毒成脓所致。因此，临床上应在分清病因，辨别虚实的基础上，潜方用药。喻文球临床上治疗乳痈善用通法，或理气通乳，或清热通乳，临床每取良效。

芍药瓜蒌甘草汤（赵尚华经验方）

【组成】赤芍30 g，甘草10 g，瓜蒌子15 g，蒲公英30 g，路路通10 g，明乳香3 g，明没药3 g，王不留行10 g。

【功效】通乳散结，活血行气，清热

解毒。

【主治】毒壅热盛证之乳痈。多见于急性乳腺炎初期，症见乳房肿胀疼痛，皮色或白或红，触痛拒按。可伴发热恶寒，头痛口渴，烦躁或乳汁排出不畅。

【加减】恶心呕吐者，去乳香、没药，加青皮、陈皮；发热恶寒重者，加连翘、牛蒡子、金银花。

【方解】方中重用赤芍行气活血，凉血退热；瓜蒌子通经行气，散结消肿，二者共为君药，用以消散肿块，通乳除胀；另用蒲公英清热解毒，防郁热成脓，助君药共行解热毒、通乳络之功，为臣药；王不留行、路路通主通行血脉；乳香、没药活血行气，散瘀通经，以上四味助君臣通行乳络以消肿止痛，共为佐药；甘草清热解毒，且调和诸药，为使。诸药合用，共奏通乳散结，活血行气，清热解毒之功。

【注意事项】因本方多为活血行气通络之品，故气阴亏虚、血少者慎用，忌食辛辣刺激食物，服药期间不宜同时服用藜芦、海藻、大戟、甘遂、芫花、附子、乌头或其制剂。

【现代研究】赤芍具有抑制细菌，扩张血管，抗血栓形成等作用；甘草解毒，调节机体免疫功能；瓜蒌具有抗菌，扩张血管的作用；蒲公英可抗病原微生物，提高免疫功能，促进乳汁分泌；王不留行抗菌消炎，改善体内循环；路路通抗病源微生物；乳香有明显的镇痛作用；没药抗菌，且可活化免疫系统。

【用方经验】赵尚华将本方用于治疗乳痈毒壅热盛证。赵尚华认为乳痈的病因大多数是因为乳头畸形、破伤，哺乳时乳头被咬伤，乳汁积滞于乳络，感受毒邪所致。排乳不畅，乳汁积滞是感受毒邪的重要条件。而乳汁所以排泄不畅，多由于情志不畅，肝气不疏，气血瘀滞之故。因乳头属足厥阴肝经，朱丹溪曾指出若"窍不得通，而汁不得出"，失此不治则成乳痈。再者，由于乳房属足阳明胃经，过食肥甘，胃热熏蒸，湿热浊气壅结乳房，亦可成痈。总之，本病多由肝经之气，阳明之热，互相郁结，使经络阻塞，气血运行失常而成。初期因肝气郁结，胃热壅盛较明显，故方中多用活血行气，通乳散结之品，

并酌加清热解毒之药，使得气机调畅，热邪得解，疾病自愈。

赵尚华经验方 1

【组成】赤芍 30 g，当归 10 g，炮甲珠 10 g，黄芪 24 g，皂角刺 10 g，金银花 30 g，蒲公英 30 g，甘草 30 g。

【功效】透脓解毒。

【主治】热盛成脓证之乳痈。多见于急性乳腺炎成脓期，症见乳房肿块扩大，红肿跳痛，局部渐渐波动，按之应指，皮肤水肿。伴寒热不退，或退热不尽，口干口渴，烦躁不安，舌苔黄，脉滑数。

【加减】热毒太盛，高热持续不退，甚忽有烦躁，神志恍惚者，加生石膏、败酱草；气血不足，不能托毒成脓者，加党参，重用当归、生黄芪。

【方解】方中重用治乳痈要药蒲公英以寒凉清热，解毒消肿，主治邪热壅盛所致红肿热痛，且可消肿排脓，为君药；金银花清热解毒，皂角刺、炮甲珠透脓托毒，散结通络；赤芍凉血活血，逐瘀通经；四药共助蒲公英以溃脓外出，通行乳络，共为臣药；黄芪、当归补气生血，扶助正气，助君臣托毒外出，为佐药；甘草调和诸药，且可清热解毒，为使。诸药合用，共奏通乳散结，活血行气，清热解毒之功。

【注意事项】本方多用透脓力强之品，故脓未成或无脓者忌用，忌食辛辣腥发及肥甘厚味之品，服药期间不宜同时服用藜芦、海藻、大戟、甘遂、芫花或其制剂。

【现代研究】赤芍具有抑制细菌，扩张血管，抗血栓形成等作用；当归可镇痛、抗菌、抗炎，改善免疫功能；穿山甲抗炎，降低血液粘度；黄芪具有增强免疫功能，调节血压等作用；皂角刺可抗菌、抗炎、抗病毒、抗凝血，亦能调节机体免疫力；金银花抗病原微生物、抗毒、抗炎解热；蒲公英具有抗病原微生物，提高免疫功能，促进乳汁分泌的功效；甘草解毒，调节机体免疫功能。

【用方经验】赵尚华将本方用于治疗乳痈热盛成脓证。赵尚华认为本病发展至成脓期，

多因肝胃壅热，化腐成脓所致，故方中多选用金银花、蒲公英、皂角刺、穿山甲等清热溃脓之品，助脓液外出，再加养血活血，通络止痛之品，以散结行气，活血消肿，使脓液排出，气血通畅，疾病自愈。

赵尚华经验方 2

【组成】赤芍 30 g，甘草 10 g，金银花 24 g，连翘 15 g，当归 12 g，生黄芪 15 g，青皮 10 g，橘叶 10 g。

【功效】清热解毒，活血理气。

【主治】传囊乳痈。多见于哺乳期急性乳腺炎传囊期，症见溃脓后乳房流脓不畅，疼痛不减，身热不退，接连患发数处。

【加减】需回乳者，加生麦芽、生山楂；灼热明显者，加生石膏、蒲公英。

【方解】方中重用赤芍活血行气，凉血清热，主治气血壅滞，红肿疼痛，为君药；金银花、连翘清热解毒，散结消肿；当归、黄芪补气养血，活血通经，助君药清解热毒，通络止痛，共为臣药；青皮、橘叶疏肝行气，助君臣通行乳络，为佐药；甘草清热解毒，且可调和诸药，为使。诸药合用，共奏清热解毒，活血理气之功。

【注意事项】方中多为清热解毒，行气活血之品，故脾胃虚寒或气虚血少亏虚者慎用，服药期间不宜同时服用藜芦、海藻、甘遂、大戟、芫花或其制剂。

【现代研究】赤芍具有抑制细菌、扩张血管，抗血栓形成的作用；甘草解毒，调节机体免疫功能；金银花抗病原微生物、抗毒、抗炎解热；连翘具有抗微生物，抑制细菌的作用；当归可抗菌、抗炎镇痛，改善免疫功能；黄芪具有增强免疫功能，调节血压等功效；青皮松弛胃肠平滑肌，升压，兴奋心脏；橘叶有一定的镇痛作用。

【用方经验】赵尚华将本方用于治疗乳痈传囊之变。赵尚华认为本病溃后，如产后时间不长，患者乳汁多，排脓不畅，病情较长，则易成传囊之变，治当清热理气活血为主，辅以清补。方药选用凉血活血之药，辅以清热解毒，补气生血，疏理肝气之品，共行清

解透脓，补气活血之功。

赵尚华经验方 3

【组成】当归 15 g，生黄芪 30 g，赤芍 15 g，川芎 6 g，熟地黄 10 g，生麦芽 30 g，焦山楂 30 g。

【功效】补益气血，提摄乳汁。

【主治】气血双虚证之乳痈。多见于急性乳腺炎收口期，症见乳痈溃后，乳房并无嫩红疼痛之势，伤口灰暗不泽，周围硬结，脓液稀少，乳流不止。伴面黄肌瘦，精神欠振，舌苔薄白，脉细弱。

【加减】肿块明显者，可见瓜蒌、连翘、蒲公英。

【方解】方中黄芪、当归温补气血，补虚扶正，共为君药；熟地黄、赤芍助当归养血之力，且能活血，防补药壅滞之弊，为臣；佐以川芎行气活血；山楂活血散瘀；麦芽健脾和胃，通乳消胀，以达消肿散瘀之用。诸药相合，共奏补益气血，通乳消肿之功。

【注意事项】本方大量应用补气养血之品，故脓未成或已成未溃者忌用，服药期间不宜同时服用藜芦或其制剂。

【现代研究】当归具有抗菌、抗炎镇痛，改善免疫功能等作用；黄芪增强免疫功能，调节血压；赤芍可抑制细菌、扩张血管，抗血栓形成；川芎具有促进血肿吸收，调节免疫的作用；熟地黄可活化纤溶系统，促进蛋白质代谢；麦芽助消化，降血糖，抗真菌；山楂具有降低甘油三酯，促进脂肪分解，抗菌等功效。

【用方经验】赵尚华将本方用于治疗乳痈气血双虚证。赵尚华认为乳痈待脓肿破溃后，创面经久不愈，肉芽苍白，无红润之色，时有脓血或乳汁从疮口中流出，收口甚慢，有的要待断乳后方能收敛者，此乃由于长期流脓溢乳，耗伤气血，乳络受损之故。治疗当祛腐生新，内外兼治，以求良效。

钟以泽经验方

【组成】麻黄 10 g，熟地黄 15 g，白芥子

15 g，仙茅 15 g，淫羊藿 15 g，当归 15 g，鳖甲 15 g，黄芪 30 g，鹿角霜 30 g，桔梗 12 g，莪术 12 g，枳壳 12 g。

【功效】温阳化痰，养血活血，软坚散结。

【主治】阳转阴证之乳痈。多见于乳腺炎初期过用寒凉，症见乳房微肿微痛，不红不热，或有肿硬结块，舌质淡，舌苔薄白，脉沉。

【加减】肿块色白质硬，红肿不显者，可加肉桂、姜炭。

【方解】方中重用熟地黄，滋补阴血，填精益髓，主治气血不足而致新肉不生；配以血肉有情之鹿角霜，补肾助阳，益精养血，两者合用，温阳养血，以治其本，共为君药；黄芪、当归补养气血，且当归有活血之功；鳖甲、仙茅、淫羊藿益肾填精，阴阳俱补；以上五味助君药温阳散寒，补气生血，是为臣药；麻黄宣通经络；白芥子温阳化痰；桔梗、枳壳通行一身阳气；莪术破血行血，化瘀生新，以上诸药相互配合，可开腠理、散寒结，引阳气由里达表，通行周身，共为佐药。诸药合用，共奏温阳化痰，养血活血，

软坚散结之功。

【注意事项】热毒内盛者忌用。

【现代研究】麻黄具有解热、抗过敏、抗菌、抗病毒等作用；熟地黄可活化纤溶系统，促进蛋白质代谢；白芥子具有抗真菌功效；仙茅解热镇痛，增强免疫功能；淫羊藿具有抗衰老、抗炎、抗病原微生物，调节免疫功能的作用；当归镇痛、抗菌、抗炎，改善免疫功能；鳖甲具有强壮，免疫促进功效；黄芪增强免疫功能，调节血压；鹿角霜增强免疫力，改善血液循环；桔梗抗炎、扩张血管，降血压；莪术具有抗菌、抗炎，抑制血小板聚集的作用；枳壳可增加血流量，抗变态反应。

【用方经验】钟以泽将本方用于治疗乳痈由阳转阴证。钟以泽认为乳痈初期不宜过用寒凉，否则易导致肿硬不消之变。此古人早有明训，正如明代医家杨清叟所云："初发之时，切不宜凉药冰之，盖乳者血化所成，不能漏泄，遂结实肿核，其性清寒，若为冷药一冰，凝结不散。"本方旨以温阳化痰，养血活血，软坚散结为法，使阴转阳和，结滞得解，肿块平复而愈。

第二节 乳痨

乳痨是发生于乳房部的慢性化脓性疾病，因病变后期常有虚痨表现而得名，其溃后脓液稀薄如痰，故又名乳痰，相当于西医的乳房结核。多见于 20～40 岁的已婚体弱妇女，并常有肺痨、瘰疬等病史。多因体质素虚，肺肾阴亏，阴虚则火旺，虚火灼津炼痰，痰火凝结成核；或情志不畅，肝郁化火，耗损阴液，更助火势；或肝气犯脾，脾失健运，痰湿内生，阻滞乳络而成；或因肺痨、瘰疬等病所继发。乳痨临床主要表现为起病缓慢，初起乳房内有一个或数个结块，状如梅李，边界不清，皮核相亲，日久破溃，脓液清稀且杂有败絮样物，常伴有阴虚内热之证，临床常根据病情不同的发展阶段，分为初起、成脓、溃后三期。本病活动期血液红细胞沉

降率加快；结核菌素试验呈阳性；脓液涂片或培养可找到抗酸杆菌；必要时可作病理切片检查以明确诊断。本病的预后与患者的整体体质状况关系密切，若脓肿溃破后形成乳漏，则病情缠绵，容易反复，一般疗程较长，同时亦应注意身体其他部位结核病变的诊治。

郭诚杰经验方

【组成】柴胡 9 g，夏枯草 15 g，当归 10 g，白芍 15 g，郁金 10 g，香附 10 g，陈皮 6 g，白术 10 g，半夏 10 g，生姜 6 g，大枣 3 枚。

【功效】疏肝理气，化痰散结。

【主治】肝郁气滞证之乳痨。症见乳房一

个或数个结块，质硬不坚，推之可动，皮色不变，按之不痛，与周围组织边界不清，逐渐与周围组织粘连，推之不动，肿块渐大，患侧腋下淋巴结肿痛。伴有全身倦怠无力，五心烦热，低热盗汗，纳差，脉细数。

【加减】阴虚盗汗者加麦冬、地骨皮、秦艽；局部红肿脓液多者，加蒲公英、猫爪草。

【方解】方中柴胡疏肝行气，解郁通络，主疏通乳络，消肿除胀，为君药；夏枯草清热泻火，解毒散结；郁金清热凉血，行气解郁；香附行气止痛，消肿通络，三者助君药增强散结通络之功，且可清肝气郁结之热，共为臣药；当归、白芍养血柔肝；白术健脾除湿，陈皮、半夏燥湿化痰，助君臣祛痰散结，条达肝气，共为佐药；生姜、大枣补脾益气，健旺脾气而除湿邪，且可调和诸药，为使药。诸药合用，共行疏肝理气，化痰散结之功。

【注意事项】保持情绪舒畅，忌食滋腻辛辣之品，服药期间不宜同时服用藜芦、丁香、乌头、附子或其制剂。

【现代研究】柴胡具有解热，抗炎，促进免疫功能等作用；夏枯草降压，扩张血管，抗菌；当归具有镇痛，抗菌抗炎，改善免疫功能的功效；白芍镇痛，抗炎，提高免疫机能；郁金抗真菌；香附具有镇静，解热镇痛，抗菌抗炎等作用；陈皮抗炎、抗溃疡；白术增强机体免疫力，抗应激，利尿，增强造血功能等；半夏可抑制腺体分泌，祛痰，镇吐，抗肿瘤；生姜具有解热镇痛，抗惊厥、抗病原微生物，促进创伤愈合等作用；大枣可发挥免疫抑制，镇静，降压等功效。

【用方经验】郭诚杰将本方用于治疗乳痨肝郁气滞证。郭诚杰在治疗乳腺病方面均是从肝论治着手，其认为本病多因素体阴虚，肝郁气滞，脾失健运，痰浊内生，胃经挟痰浊上逆结于乳络，郁久化热，成脓溃腐，穿破成漏，脓汁清稀，夹杂败絮，长期流脓而耗损气血迁延难愈。对于本证属肝郁气滞，痰浊凝结者，属病情初期，应以疏肝理气，化痰散结为主，方剂以柴胡疏肝散合二陈汤为基础加减变化，临床常取良效。

赵尚华经验方

【组成】当归 12 g，赤芍 10 g，柴胡 10 g，茯苓 10 g，焦白术 10 g，香附 10 g，木香 10 g，瓜蒌 10 g，贝母 10 g，生牡蛎 15 g，神曲 10 g，甘草 6 g。

【功效】理气解郁，化痰软坚。

【主治】肝郁痰凝证之乳痨。症见乳房憋胀难受，乳中结块，大小不等，边界不清，质硬不坚，皮肤不红。

【加减】阴虚盗汗明显者，加玄参、麦冬、银柴胡、地骨皮；局部感染红肿者，加蒲公英、猫爪草、金银花。

【方解】方中柴胡疏肝行气，解郁通络，主疏通乳络，消肿除胀，为君药；赤芍、当归养血活血；香附、木香行气解郁，通络止痛；瓜蒌通行乳络，消肿散结，以上五味助君药调达肝气，散结通乳，共为臣药；茯苓、白术健脾除湿，助生痰之源化痰；贝母、牡蛎软坚散结；神曲健旺脾气，消散郁结，共行化痰软坚散结之效，增强君臣通络之功，为佐药；甘草调和诸药，又有清热解毒之功，为佐使。诸药合用，共行理气解郁，化痰软坚之功。

【注意事项】本方多用行气活血或软坚散结之品，尤其重用柴胡疏肝解郁，辛散耗气，故气阴亏虚或结核已破溃者忌用，忌食辛辣刺激食物，服药期间不宜同时服用藜芦、乌头、附子、海藻、大戟、甘遂、芫花或其制剂。

【现代研究】当归具有镇痛，抗菌抗炎，改善免疫功能等作用；赤芍抑制细菌，扩张血管，抗血栓形成；柴胡具有解热，抗炎，促进免疫功能等作用；茯苓利尿，镇静，调节免疫；白术具有增强机体免疫力，抗应激，利尿，增强造血功能等作用；香附镇静，解热镇痛，抗菌抗炎；木香降压，镇静，抗菌；瓜蒌具有抗菌，扩张血管等功效；贝母降血压，松弛平滑肌，祛痰镇咳，且可抗溃疡；牡蛎具有镇静，解热，止痛等作用；神曲含有酵母菌和 B 族维生素，可增进食欲，改善消化功能；甘草解毒，调节机体免疫功能。

【用方经验】赵尚华将本方用于治疗乳痨肝郁痰凝证。赵尚华认为乳痨为病，多因素体阴虚，肝郁气滞，脾失健运，痰浊内生，凝聚于乳中不化而成，郁久化热，成脓溃腐，久久不愈，气血更伤，至后期失治，亦有阴伤胃败者。赵尚华将本病分为初期和破溃期两期，初期治以疏肝理气，化痰散结为法，方药多用逍遥蒌贝散为主；破溃期治以气血双补，养阴托毒为则，多以归脾汤、六味地黄丸为基础，同时，其强调不论已溃未溃，可兼服小金丹，临床随证加减，疗效甚佳。

第三节　乳　癖

乳癖是乳腺组织的既非炎症也非肿瘤的良性增生性疾病，相当于西医的乳腺增生病。本病好发于25～45岁的中青年妇女，其发病率占乳房疾病的75%，是临床上最常见的乳房疾病。本病可由于情志不遂，久郁伤肝，或受到精神刺激，急躁恼怒，导致肝气郁结，气机阻滞于乳房，经脉阻塞不通，不通则痛，而引起乳房疼痛；肝气郁久化热，热灼津液为痰，气滞、痰凝、血瘀，即可形成乳房肿块；亦可因肝肾不足，冲任失调，致使气血瘀滞，或脾肾阳虚，痰湿内结，经脉阻塞，而致乳房结块、疼痛，常伴月经不调。乳癖临床主要表现为单侧或双侧乳房疼痛并出现肿块，乳痛和肿块与月经周期及情志变化密切相关，乳房肿块大小不等，形态不一，边界不清，质地不硬，表面光滑或呈颗粒状，推之活动，临床可分为片块型、结节型、混合型、弥漫型4型。可采用乳房钼靶X线摄片、超声检查及红外线热图像等进行疾病的诊断与鉴别。本病大部分患者较长时间内均属良性增生性病变，预后好；少部分患者或少部分病变要警惕有恶变的可能；部分年轻病人有可能在增生病变基础上形成纤维腺瘤。

白祯祥经验方1

【组成】柴胡12 g，橘叶12 g，青皮9 g，半夏10 g，浙贝母15 g，白芥子12 g，瓜蒌12 g，赤芍12 g，白芍12 g，丹参15 g，莪术15 g，山慈菇15 g，夏枯草15 g，白术15 g，茯苓15 g，王不留行15 g。

【功效】疏肝化痰，活血散瘀。

【主治】肝郁痰凝，气血瘀滞证之乳癖。症见乳房肿块，质地坚韧，边界不清，月经愆期，行经不畅或伴有瘀块，舌质暗红，边有瘀点，舌苔腻，脉弦涩。

【加减】若有面色萎黄、纳呆、身乏倦怠，脾虚甚者，加党参、山药；若行经有血块、痛经、舌质紫暗甚者，加炮甲珠、川芎、三棱。

【方解】方中柴胡辛苦而寒，归肝、胆经，条达肝气，疏肝解郁，为君药；橘叶辛苦而平，青皮辛苦而温，二药主入肝经，皆可疏肝理气散结；半夏辛温而燥，浙贝母味苦而寒，二药可燥湿化痰散结，四药助君药疏肝化痰，均为臣药；白芥子、瓜蒌、山慈菇化痰散结消肿；白芍养血柔肝；夏枯草清肝散结；木克土，肝郁则脾虚，故以白术、茯苓健脾益气；赤芍、丹参、莪术、王不留行活血散瘀，共为佐药。诸药相配，肝气得以条达，痰浊得以化解，瘀血得以消散。

【注意事项】月经过多者不宜服用本方，应调整情绪，忌食辛辣刺激，服药期间不宜同时服用乌头、附子、藜芦或其制剂。

【现代研究】柴胡有效成分是柴胡皂苷、挥发油和多糖可抗炎退热，促进免疫功能及抗肝损伤；青皮主要含有对羟福林和柠檬烯有助于胃的消化吸收，且可利胆祛痰；橘叶含有挥发油、黄酮苷等能增强纤维蛋白溶解、抗血栓形成；半夏含有生物碱、半夏多糖等可抗炎，对消化系统有一定作用；浙贝母含有多种生物碱，可抗炎祛痰；白芥子含有芥子苷、芥子碱等可祛痰；瓜蒌抗炎；赤芍具有抗炎保肝的功效；白芍含有白芍总苷可以提高机体免疫力；丹参有效成分是丹参酮、丹参素可改善微循环，抗血栓形成，抗炎镇痛；莪术含有姜黄素、莪术醇、莪术二醇可以抗血栓形成，保肝，抗炎；山慈菇含有多种生物碱，其中的秋水仙碱可抗肿瘤，镇痛；茯苓有效成分是茯苓素、茯苓多糖可以利尿，并有显著增强机体免疫的作用；夏枯草具有抗病原微生物的作用；白术主要含有挥发油可调整胃肠功能，保肝利尿，增强机体免疫功能；王不留行可抗炎镇痛。

【用方经验】白祯祥将本方用于治疗乳癖肝郁痰凝，气血瘀滞证。白祯祥认为肾气不足，冲任失调，肝失所养，肝气郁滞，脾失健运均是乳腺增生之因，是病之本，而气滞血瘀痰凝是引起肿块和疼痛，是其果，是乳腺增生病的标，故其病位在肝脾肾，本病既有肝肾不足，脾胃气虚，又有气滞血瘀痰凝，是虚实夹杂，标本同病的复杂疾病。因此治疗要准确辨证，调理肝脾肾的功能，白祯祥临床应用疏肝解郁法，化痰祛瘀法，调节冲任法进行辨证治疗取得了满意的效果。

白祯祥经验方 2

【组成】柴胡 12 g，青皮 12 g，当归 12 g，白芍 12 g，鹿角霜 15 g，茯苓 15 g，仙茅 15 g，淫羊藿 15 g，巴戟肉 12 g，菟丝子 12 g。

【功效】疏肝补肾，调节冲任。

【主治】肾虚肝郁，冲任失调证之乳癖。症见乳房肿块，胀痛，经期尤重，月经紊乱，量少色淡，经行天数短暂或淋漓不尽或闭经。伴心烦易怒，腰酸无力，足跟痛，精神倦怠，失眠多梦，舌质淡红，舌苔少，脉沉细弦。

【加减】若失眠多梦者，加首乌藤、远志；口渴便秘者，加玄参、天花粉、肉苁蓉、南沙参；经期少腹痛、腰痛、经少有血块者，加益母草、桃仁、红花。

【方解】方中仙茅、淫羊藿辛温，归肝、肾经；鹿角霜味咸涩性温，亦归肝、肾经，肉苁蓉甘咸而温，主归肾经，肝司血海，肾主冲任，四药相合，补益肝肾，调摄冲任，共为君药；柴胡辛苦而寒，归肝、胆经，条

达肝气；青皮辛苦而温，主归肝经疏肝理气，为臣；白芍酸苦微寒，养血敛阴，柔肝缓急；当归甘辛苦温，养血和血，归、芍助君臣使血和则肝和，血充则肝柔，为佐药；茯苓甘淡而平，可健脾益气，菟丝子味甘而温，补肾养肝，亦为佐药。诸药配伍，疏肝健脾益肾，调理冲任，以治肾虚肝郁，冲任失调所致乳癖。

【注意事项】月经过多及外感时热者不宜服用本方，忌食寒凉、生冷食物，保持心情舒畅，服药期间不宜同时服用藜芦或其制剂。

【现代研究】仙茅可以增强免疫功能，并发挥抗炎作用；淫羊藿多糖有增强机体免疫功能的作用，其通过对脾脏抗体生成细胞的影响，既增加脾脏抗体生成细胞数，又可促进每个浆细胞产生抗体；鹿角霜、巴戟肉有雌激素样作用，可调节内分泌水平；菟丝子能增强非特异性免疫；柴胡抗炎、抗肝损伤，提高机体免疫力；青皮有助于胃的消化吸收，且可利胆祛痰；白芍主要含有白芍总苷可提高机体免疫力；当归可升血细胞，调节免疫和物质代谢的功能；茯苓可利尿，并有显著增强机体免疫的功效。

【用方经验】白祯祥将本方用于治疗乳癖肾虚肝郁，冲任失调证。白祯祥在治疗乳腺疾病时，坚持中西医结合，辨病论治与辨证论治相结合。他认为本病从中医讲，其病位在肝脾肾，肝失所养、脾失健运、肾气不足是病之本，气滞、痰凝、血瘀是病之标。而从西医讲，本病是由卵巢功能失调，内分泌紊乱或乳腺组织对内分泌激素的敏感性增高所致，故西医认为治疗乳腺增生应恢复卵巢功能，调节内分泌。白祯祥临床治疗上取二者之长，根据中医传统理论及现代药理学研究遣方用药，中西医结合治疗乳腺增生症，疗效甚佳。

白祯祥经验方 3

【组成】柴胡 12 g，青皮 12 g，橘叶 15 g，郁金 15 g，香附 15 g，赤芍 15 g，白芍 15 g，川芎 15 g，丹参 15 g，莪术 15 g，川楝子 15 g，王不留行 15 g。

【功效】疏肝解郁，活血散结。

【主治】肝郁气结，乳络阻滞证之乳癖。症见乳房肿块，皮色正常，质地软，活动自如，有触痛。患者时有情志郁闷，心烦善怒，月经前胀痛加重，行经或经后期症状缓解，兼有胸闷气短，失眠多梦，舌质淡，舌苔白，脉沉缓或细涩。

【加减】若见于青春期或病程较短，经前胀痛明显或有痛经、闭经者，加生蒲黄、五灵脂；经后期见有肝血虚者，加女贞子、墨旱莲；血虚失眠者，加熟地黄、何首乌、远志；肿块明显者，加浙贝母、玄参、生牡蛎、鬼箭羽；纳差倦怠，舌苔厚者，加焦山楂、焦麦芽；心烦善怒，口苦者，加牡丹皮、栀子。

【方解】方中柴胡辛苦而寒，归肝、胆经，条达肝气，疏肝解郁为君药；橘叶辛苦而平，青皮辛苦而温，二药皆归肝经，皆可疏肝理气散结，为臣；郁金辛苦而寒，香附辛苦甘平，川楝子味苦而寒，三药皆主归肝经，疏肝理气止痛，为佐药，以助君臣疏肝解郁，理气止痛；白芍柔肝缓急；赤芍、川芎、丹参、莪术、王不留行活血散瘀止痛，亦为佐药，以达活血散结之功。综合全方，共奏疏肝解郁，活血散结之功，使肝气疏，瘀血散，肿块消，为治疗肝郁气结，乳络阻滞所致乳癖的良方。

【注意事项】月经过多者不宜服用本方，应保持心情舒畅，情绪稳定，适当控制脂肪类食物摄入，服药期间不宜同时服用丁香、藜芦或其制剂。

【现代研究】柴胡含柴胡皂苷可抗炎，利胆抗肝损伤，其含挥发油可增强机体免疫力；青皮主要含有对羟福林和柠檬烯，有助于胃的消化吸收，可利胆祛痰；橘叶含有挥发油、黄酮苷等能增强纤维蛋白溶解，抗血栓形成；香附促进胆汁分泌，抗炎，并有雌激素样作用；郁金含有挥发油、姜黄素等可促进胆汁分泌和排泄，对肝损伤有保护作用；赤芍含有芍药苷可抗炎镇痛；白芍主要含有白芍总苷可提高机体免疫力；丹参有效成分是丹参酮、丹参素，川芎的有效成分是川芎嗪、阿魏酸均可改善微循环，抗血栓形成，抗炎镇痛；王不留行可抗炎镇痛；川楝子含川楝素、川楝碱等可抑制肝损伤，抗炎。

【用方经验】白祯祥将本方用于治疗乳癖肝郁气结，乳络阻滞证。白祯祥针对乳癖发生的原因，提出乳癖的分型论治。白祯祥将本病临床分为3型，并给出相应的不同治疗原则，或疏肝解郁，或化痰祛瘀，或调节冲任。同时并要求患者调整情绪，保持心情舒畅，养成良好的饮食生活习惯，可取的事半功倍的效果。

班秀文经验方

【组成】北柴胡6 g，杭白芍10 g，枳壳10 g，香附10 g，川芎10 g，当归12 g，丹参15 g，白蒺藜10 g，益母草15 g，合欢花10 g，甘草10 g。

【功效】疏肝解郁，行气化瘀。

【主治】气滞血瘀证之乳癖。症见少腹、小腹及乳房胀痛剧烈，月经紊乱，经行前后不定，量或多或少，色暗淡而夹有血块，大者如小指头，经行前痛甚，后则痛减。伴心烦易怒，夜寐不安，舌苔薄白，舌尖有瘀点，脉弦细。

【加减】肿块明显者，可加夏枯草、海藻。

【方解】方中柴胡疏肝解郁为君药；香附、白蒺藜疏肝解郁，助柴胡以解肝郁；川芎行气活血而止痛，助柴胡以解肝经之郁滞，三药相合，增其行气止痛之功，为臣药；枳壳理气行滞；合欢花理气解郁活络；白芍、当归养血柔肝，缓急止痛；丹参、益母草活血调经，为佐药；甘草健脾益气，调和诸药，而为佐使。诸药相合，共奏疏肝行气，活血止痛之功，使肝气条达，血脉通畅，营卫自和，诸症自除。

【注意事项】忌食生冷之物，保持情绪乐观，切忌生气恼怒，服药期间不宜同时服用藜芦、海藻、大戟、甘遂、芫花或其制剂。

【现代研究】柴胡多糖可增强细胞吞噬功能，发挥免疫调节作用，柴胡皂苷可抗炎，其挥发油解热疗效明显；白芍解痉镇痛效果明显，并有一定的抗菌作用；枳壳可抗血球

外科国医圣手时方

凝集，抗炎、抗真菌；香附抗炎、抗菌，亦可解热镇痛；川芎嗪、丹参、白蒺藜、益母草均可抗血小板聚集，而改善微循环；当归亦可抗血栓形成，并可促进血红蛋白及红细胞的生成；合欢花水提物有抗抑郁功效；甘草可增强肝脏的解毒能力而发挥解毒功效，并可调节机体免疫功能。

【用方经验】班秀文将本方用于治疗乳癖气滞血瘀证。班秀文认为本病从临床所见，七情所伤，肝气郁滞者居多，肝藏血而主阳气的生发，肝木调和，气机畅达，则气血流通，营养四肢百骸，若恼怒伤肝，肝失疏泄，则气血逆乱，乳头属肝，故气郁血滞而成肿块。治疗上以柴胡疏肝散加当归、丹参、夏枯草、海藻等治之，本病之标在乳房的肿痛，而其本在于脏腑，当标本并治，或从治本达到治标。同时，班秀文每多配以应用软坚消积药物，咸寒软坚药常用夏枯草、猫爪草、海藻、昆布之类；温化软坚药，常选用白附子、白芥子、制附子之类。从临床观察，凡是病在初期而属于气滞血瘀引起者，病多易治；反之，病程已久而属痰结凝滞的瘀块，病多难医。

乳消丸（陈炳煜经验方）

【组成】生牡蛎20 g，夏枯草10 g，黄芪15 g，丝瓜络10 g，玄参10 g，乳香6 g，没药6 g，天冬10 g，瓜蒌10 g，鸡内金6 g，焦白术10 g，海藻10 g，浙贝母10 g，三棱10 g，莪术10 g。

【功效】软坚消痰，散癖除癥。

【主治】乳络瘀阻证之乳癖。症见乳房可触及结节，质软光滑，活动度可，边界清楚，与周围组织无粘连，发作时胀痛难忍，触痛明显。患者经前及情绪波动可使病情加重，舌质暗红，舌苔白，脉弦涩。

【加减】经前及情绪波动后加重者，可加香附、郁金。

【方解】方中生牡蛎、夏枯草软坚散结，以除乳疾，为君药；乳香、没药活血祛瘀止痛；三棱、莪术破血行气消积；海藻、瓜蒌消痰软坚退肿，以助君药，而为臣；黄芪、焦白术、天冬、玄参益气养阴，以防攻逐太过而伤正之弊；丝瓜络活血通络；鸡内金、浙贝母亦可软坚散结，共为佐药。诸药相合，共奏活血化瘀，软坚散结，消痰退肿，通络止痛之功。

【注意事项】孕妇禁用本方，服药期间不宜同时服用藜芦、乌头、附子、甘草、芒硝或其制剂。

【现代研究】牡蛎、瓜蒌可抑制血小板聚集；牡蛎、瓜蒌、夏枯草并可抗菌、抗肿瘤；黄芪可增强机体免疫力，并能发挥抗溃疡、抗肿瘤的功效；丝瓜络可保肝、抗肿瘤；玄参益心、改善循环，并有抗菌作用；乳香、没药有显著的抗菌镇痛作用；天冬抗菌、抗肿瘤，且可镇咳祛痰；鸡内金可明显改善人体胃肠功能；白术可增强机体免疫力，抗凝血、抗肿瘤；海藻含碘丰富，可有效治疗瘿病；浙贝母有镇咳、镇静作用；三棱有较强的抑制血小板聚集，延长血栓形成时间功效；莪术挥发油有较强的抗菌作用，莪术有特异性的免疫保护效应而发挥抗肿瘤作用。

【用方经验】陈炳煜将本方用于治疗乳癖乳络瘀阻证。陈炳煜认为乳癖多因肝气郁结，思虑伤脾，肝肾不足，冲任失调所致。病机不外气滞、血瘀、痰凝，而乳络瘀阻是主要病机，故治以活血通络为法，方用自拟乳消丸治疗。本方是陈炳煜临床经验总结，具有软坚消痰，散癖除癥之功效，临床多以此方灵活加减，治疗乳腺增生症，疗效确切。

陈益昀经验方

【组成】夏枯草20 g，海藻20 g，浙贝母20 g，穿山甲10 g，三棱10 g，莪术10 g，青皮15 g，当归12 g，瓜蒌15 g，生牡蛎15 g，鹿角胶10 g，淫羊藿15 g。

【功效】软坚散结，疏肝解郁，活血化瘀，兼以补肾。

【主治】肝气郁结，肝肾不足，气血凝滞证之乳癖。症见乳房肿块，质韧不硬，推之移动，乳房胀痛，月经前加重。患者情志抑郁，烦躁易怒，两胁胀痛，月经量少，色暗，有血块，舌质暗稍淡，舌苔薄白，脉弦滑。

【加减】若情志抑郁，胸闷不舒者，加柴胡、郁金；痛经者，加延延胡索、香附；五心烦热，失眠多梦者，加牡丹皮、栀子、炒酸枣仁；腰酸痛，白带多者，加芡实、续断；体虚乏力者，加生黄芪、党参；腹胀纳呆者，加焦白术、广砂仁。

【方解】方中夏枯草辛苦而寒，辛以散结，苦以泄热，主归肝经，清肝散结；青皮辛苦而温，辛散温通，苦泄下行，归肝胆胃经，疏肝理气，散结止痛，二药共奏疏肝解郁，理气止痛之功，为君药；浙贝母苦寒泄热，开郁散结；海藻、牡蛎咸寒，软坚散结；瓜蒌苦寒，化痰散结，四药皆可化痰软坚散结，合为臣药，用以加强君药散结之效；三棱、莪术、穿山甲活血化瘀，破气散结，通络止痛，使瘀血散、经络通，以达散结之功；当归辛甘而温，补血活血，使活血而不伤血，补血而不滞血，四药合用活血散瘀；鹿角胶、淫羊藿温补肾阳，调理冲任，共为佐药。合而成方，使肝郁得疏，郁结得散，瘀血得通，肾阳得补，是治疗肝气郁结，肝肾不足，气血凝滞所致乳癖的良方。

【注意事项】月经过多者不宜使用本方，服药期间不宜同时服用甘草、乌头、附子、芒硝或其制剂。

【现代研究】夏枯草扩张血管，抗炎；海藻可增强机体免疫功能；浙贝母含有生物碱，可以祛痰抗炎；穿山甲降低血液黏度，抗炎；三棱降低血黏度，抗血栓形成；莪术含有姜黄素、莪术醇、莪术二醇等，可以抗血栓形成，保肝，抗炎；青皮含有对羟福林和柠檬烯，可以祛痰，利胆等；当归的主要成分挥发油、多糖、阿魏酸等促进机体造血功能，增强免疫功能，并能保肝；瓜蒌能提高肌体免疫功能，且可祛痰，对消化吸收有一定作用；牡蛎保肝，增强免疫功能，抗肿瘤，延缓衰老；鹿角胶可消炎，消肿；淫羊藿含有黄酮类化合物、木质素、生物碱、挥发油、淫羊藿多糖等，可增强机体免疫功能，抗衰老，抗炎，并有雌激素样作用。

【用方经验】陈益昀将本方用于治疗乳癖肝气郁结，肝肾不足，气血凝滞证。陈益昀在使用本方的同时多配以外敷中药，通过药物离子渗透皮肤的治法，起到活血化瘀，软坚散结的作用。外用药物多用乳香、没药、姜黄、艾叶、木瓜、黄柏、南星、细辛、蜈蚣、补骨脂等。将中药加水适量煎沸20分钟，加入米醋再煎5分钟，取出药渣装入布袋，待温度适中时热敷患处，早晚各1次，每次30分钟。陈益昀认为局部外敷药物可加速肿块消散，达到软坚散结，消肿止痛的目的。陈益昀在治疗本病的过程中，同时要求患者保持精神舒畅，减少精神压力，注意健康生活方式，最终达到缩短疗程，降低本病复发率的目的，临床常取得满意效果。

丁启后经验方

【组成】夏枯草15 g，瓜蒌壳15 g，赤芍12 g，桃仁12 g，大贝母12 g，玄参12 g，牡蛎15 g，青皮12 g，连翘12 g，海藻12 g，丝瓜12 g。

【功效】疏肝理气，化痰治瘀。

【主治】气郁痰瘀证之乳癖。

【加减】若体质强盛，气滞血瘀重，肿块大，经前加重，经后减轻者，可加三棱、莪术、乳没、皂角刺、柴胡、白芍、香附、郁金、佛手片；若体质虚弱，肿块不大，质韧而不硬，胸闷苔腻者，可加红花、丹参、昆布、法半夏；若冲任不调者，可加北柴胡、白芍、红花、当归、川芎、益母草、鹿角霜；若肝郁血虚，痰瘀阻络，婚后不孕者，可加黄芪、当归、鹿角霜、菟丝子、淫羊藿、巴戟天、杜仲、续断、益母草；若肝郁化火者，可加用丹栀逍遥散。

【方解】方中夏枯草、瓜蒌壳、青皮疏肝理气，开胸散结，为君药；赤芍、桃仁活血化瘀；玄参既可清热解毒散结，又能滋阴养血凉血，可柔肝疏肝，并防伤血之弊，共为臣药；佐以连翘清郁热；大贝母、海藻、丝瓜络、牡蛎化痰通络，软坚散结。诸药相合，共奏疏肝理气，化痰散结，活血通络之功。

【注意事项】孕妇及月经过多者不宜服用本方，服药期间不宜同时服用乌头、附子、藜芦、甘草或其制剂。

【现代研究】夏枯草、瓜蒌可明显延长血

疾模型大鼠的凝血酶原时间，缩短血浆优球蛋白溶解时间，降低血脂水平，改善血液流变学指标；赤芍亦可调节机体血脂水平；桃仁有显著的改善循环功效，并能抗炎、抗过敏；浙贝母镇咳祛痰，抗炎镇痛，亦可延长凝血时间；玄参有强心、扩张血管的功效，并有一定的抗菌作用；牡蛎抗病毒，且可镇静镇痛；青皮解痉祛痰，健胃利胆，强心抗休克；连翘具有显著的抗炎退热作用；海藻含碘量丰富，可调节机体内分泌水平；丝瓜络保肝，强心利尿，抗肿瘤。

【用方经验】丁启后将本方用于治疗乳癖气郁痰瘀证。丁启后从肝脾联系冲任等经脉着手，根据气郁、痰凝、瘀阻病因病症变化，认为肝郁气滞，痰瘀阻络是乳癖之主要病机，根据这一病理特点，制定了疏肝理气，化痰治瘀的治疗原则，常用《医宗金鉴》之瓜蒌散合《医学心悟》之消瘰丸，临证随证不同，灵活加减，每能获得佳效。

房芝萱经验方

【组成】当归 12 g，白芍 15 g，茯神 12 g，陈皮 6 g，茯苓 15 g，白术 12 g，枳壳 9 g，远志 12 g，黄芪 18 g，甘草 9 g。

【功效】气血双补，健脾疏肝，软坚散结。

【主治】气血两亏，肝郁脾虚证之乳癖。症见乳房肿块，大小不一，推之不移动，肤色正常，每遇月经前期、气候变化或生气时，胀痛加重。伴月经延期，月经量少，形体消瘦，面色发黄，食少倦怠，失眠多梦，时有低热，心情郁闷不舒，舌光无苔，脉沉细弱。

【加减】伴有低热者，加鳖甲、青蒿；结块坚硬者，加玄参、知母、牡蛎、半夏、山慈菇、三棱、莪术。

【方解】方中黄芪健脾益气；当归滋阴养血；二药相合，气血双补，共为君药；茯苓、白术理气健脾，协黄芪益气；白芍养血柔肝，助当归补血，而为臣药；佐以陈皮、远志、枳壳化痰消积散肿；茯神既可健脾益气，以助君臣，又能宁心安神，调畅情志，共为佐药；甘草调药和中，缓急止痛，为使。诸药

相合，气血同治，肝脾同调，标本兼顾，以除诸症。

【注意事项】保持情绪舒畅，外感发热者不宜服用本方，服药期间不宜同时服用藜芦、海藻、大戟、甘遂、芫花或其制剂。

【现代研究】当归可促进红细胞及血红蛋白的生成，亦可抑制血小板聚集，抗血栓形成；白芍可扩张冠状动脉，亦能抗血栓，并能解痉镇痛；茯神有明显的镇静作用；陈皮可刺激胃肠道，促进消化功能，亦有一定的抗炎作用；茯苓可增强机体免疫力，抗肿瘤，并且利尿作用显著；白术有促进红系造血祖细胞生成的作用，亦可调节免疫力，抗凝血、抗肿瘤、抗溃疡；枳壳能够抗血球凝集，抗炎、抗肿瘤；远志镇咳祛痰，抗抑郁、抗炎症，并可增强学习记忆能力；黄芪增加红细胞数，增强机体免疫力，抗疲劳、抗溃疡；甘草具有解毒祛痰，止咳平喘，调节免疫功能。

【用方经验】房芝萱将本方用于治疗乳癖气血两亏，肝郁脾虚证。房芝萱认为本证患者多因长期郁闷，肝郁气滞，忧思伤脾。由气有余便是火，气郁火旺，内耗阴血，以致气血失和，冲任失调。女子以血为主，以见月经延期，月经量少，形体消瘦，面色萎黄，脉沉细弱等气血双亏，肝郁脾虚之证。房芝萱认为，该类患者已濒临劳瘵之际，在治疗上首当扶正，养血，调经，先补而后攻，攻补兼施，乃获良效。

顾伯华经验方 1

【组成】柴胡 9 g，当归 9 g，赤芍 9 g，川芎 9 g，制香附 9 g，淫羊藿 9 g，益母草 9 g，菟丝子 12 g，锁阳 12 g。

【功效】疏肝解郁，调和冲任。

【主治】思虑伤脾，郁怒伤肝，冲任不调，气滞痰凝证之乳癖。症见肿块质地坚实，表面光滑，活动度大，皮核不相粘连，皮色不变。伴胀痛明显，肿块可随喜怒而消长，或在临经前增大，经后缩小，患者可有月经不调，痛经或结婚后不能生育等。

【加减】肿块明显者，可加昆布、海藻、

乌药；冲任不调者，可加鹿角粉。

【方解】方中以柴胡疏肝解郁，使肝气得以条达，为君药；当归养血和血，且气香可理气，为血中之气药；赤芍、川芎活血散瘀，以除壅滞之弊，与柴胡同用，补肝体而助肝用，疏肝气而解肝郁，共为臣药；淫羊藿、菟丝子、锁阳温肾助阳以和冲任；香附、益母草调经止痛，而为佐药。诸药相合，畅达肝气，和营养血，冲任乃和。

【注意事项】忌食寒凉、生冷之物，孕妇及外感者不宜服用本方，服药期间不宜同时服用藜芦或其制剂。

【现代研究】柴胡挥发油可解热，柴胡皂苷抗炎疗效明显，柴胡多糖亦可促进免疫功能；当归中阿魏酸钠成分能明显抑制血小板聚集而抗血栓形成，亦可起到调节免疫功能的作用；赤芍可调节机体血脂水平，起到改善血液流变的作用，并有一定的镇静止痛疗效；川芎嗪、益母草可抑制血小板聚集而阻止血栓的形成；香附可抗炎、抗菌，解热镇痛；淫羊藿亦可抗炎、抗病原微生物；菟丝子、锁阳可调节内分泌，增强机体免疫功能。

【用方经验】顾伯华将本方用于治疗乳癖肝气郁滞，冲任不调证。顾伯华认为乳癖临床多见于肝郁气滞，冲任不调型者，治疗上宜疏肝解郁，化痰消结，调理冲任，方药以逍遥散合二仙汤为基础方加减变化，临证每取良效。

顾伯华经验方 2

【组成】当归三钱，焦白术三钱，赤芍三钱，软柴胡一钱半，仙茅三钱，淫羊藿三钱，巴戟肉三钱，菟丝子（包煎）四钱，蒲公英四钱，肉苁蓉三钱，广郁金一钱半，鹿角片（先煎）三钱。

【功效】疏肝理气，调摄冲任。

【主治】冲任不调证之乳癖。症见乳房出现肿块，硬而不坚，表面呈结节状，边缘不清，推之能够活动，皮核不相粘连。自觉疼痛不甚，经前疼痛加剧，经事愆期，婚后未有生育，舌苔薄腻，脉弦数。

【加减】月经不调者，可加香附、益母草、丹参。

【方解】方中仙茅、淫羊藿、巴戟天、菟丝子温肾阳，补肾精，为君药；鹿角片、肉苁蓉补肾助阳；焦白术健脾益气；当归温润养血，调理冲任，共为臣药；佐以柴胡、郁金疏肝理气解郁；赤芍活血散瘀消肿；蒲公英清热解毒，散结消肿，为治乳疾之要药。诸药相合，条达肝气，调和气血，调摄冲任，以解诸症。

【注意事项】孕妇及外感发热者不宜服用本方，服药期间不宜同时服用藜芦、丁香或其制剂。

【现代研究】柴胡可抗炎解热镇痛；当归可抗血栓形成，并促进血红蛋白及红细胞的生成；白术的丙酮提取物有抗溃疡功效，并能增强机体免疫力，促进造血；赤芍精对高黏滞血瘀冠心病患者有改变血液流变学的作用；仙茅抗菌、抗肿瘤，调节免疫功能；淫羊藿有改善血流动力学和血液流变学的作用，并可抗炎及抗病原微生物；巴戟天可发挥免疫调节作用，亦可抗炎、抗疲劳；菟丝子抗脑缺血，亦可降血脂、提高免疫功能；鹿角片抗炎作用明显；蒲公英有广泛的抑菌作用，对于乳腺炎症性疾病有较好的治疗作用；肉苁蓉可调节内分泌，增强免疫功能；郁金可降血脂，亦有一定的抗真菌作用。

【用方经验】顾伯华将本方用于治疗乳癖冲任不调证。顾伯华对于临床初得乳癖见冲任不调证者常以本方加减变化予以对症治疗，待乳房胀痛逐渐减轻至消失，乳房部结块日渐缩小后，可改为每逢月经来临前 7 日服用本汤剂，平时每日吞服鹿角粉一钱，经一段疗程的调理后，肿块可全部消失，月经及诸症亦可恢复正常。

顾伯华经验方 3

【组成】柴胡 9 g，当归 9 g，制香附 9 g，赤芍、白芍各 9 g，郁金 12 g，蒲公英 30 g，生山楂 12 g，瓜蒌（打）12 g，杜红花 4.5 g，王不留行 12 g。

【功效】疏肝理气，活血化瘀。

【主治】肝失疏泄，气滞血瘀证之乳癖。

症见乳房结块，边界不清，质地不硬，尚光滑无结节，与周围组织不粘连，推之可以活动。患者月经不调，量多色紫，经前乳房胀痛，肿块变硬，经净则软，伴形体消瘦，面白颧红，时有腹痛，胸闷胁痛，胃纳不香，大便干结，舌质红，舌苔薄，脉弦细。

【加减】气短乏力明显者，加党参、焦白术。

【方解】方中柴胡疏肝理气，使肝气条达，而为君药；白芍酸苦微寒，养血敛阴，柔肝缓急；当归甘辛苦温，养血和血，且气香可理气；归、芍与柴胡同用，补肝体、养肝血、柔肝急，共为臣药；佐以香附、郁金理气解郁，调经止痛；赤芍、山楂、红花活血祛瘀；瓜蒌、王不留行、蒲公英消痈散结。诸药相合，肝郁得疏，血虚得养，亦有祛瘀散结之效，标本同治。

【注意事项】孕妇及月经过多者不宜服用本方，服药期间不宜同时服用藜芦、丁香、乌头、附子或其制剂。

【现代研究】柴胡皂苷抗炎作用明显；当归、郁金可降血脂及抗实验性动脉粥样硬化；当归并可抑制血小板聚集，抗血栓形成；赤芍亦有一定的改善血液流变性的作用；白芍可扩张冠状动脉，抗菌、解痉镇痛；香附抗炎、抗菌、镇痛，并可发挥雌激素样作用；瓜蒌可增加冠状动脉血流量，并可显著降低血瘀证模型大鼠的全血比黏度、血浆黏度、红细胞聚集指数及血相对粘度，明显改善血瘀证模型大鼠的血液流变学；王不留行黄酮苷对乳腺疾病有良好的治疗作用；蒲公英抗炎，对于乳腺炎症性疾病疗效较好；山楂可改善血流动力学，有明显的抗血栓形成作用；红花可降低冠状动脉阻力，增加冠状动脉血流量，并可使全血凝固时间及血浆复钙时间显著延长，红花黄色素有抑制血小板凝聚，增加纤维蛋白溶解酶活性，抑制体外血栓形成等作用。

【用方经验】顾伯华将本方用于治疗乳癖肝失疏泄，气滞血瘀证。顾伯华认为病情初期肝气横逆，则胸闷胁痛，逆于下则少腹作胀，气滞必致血行不畅，又因肝为刚脏，又主藏血，血和则肝和，血充则肝柔，治疗上

以逍遥丸疏肝理气，健脾和营为主，肝脾同治，并酌加活血化瘀，软坚散结之品。后期诸症缓解，体虚明显者，可用调理冲任之淫羊藿、肉苁蓉、鹿角粉等进行后期调理。

乳癖灵冲剂（顾伯华经验方）

【组成】淫羊藿12 g，益母草15 g，鹿角片3 g，柴胡9 g，香附9 g。

【功效】调摄冲任。

【主治】肾气不足，冲任失调证之乳癖。症见乳房结块和疼痛，伴腰膝酸软，头晕目糊，耳鸣失眠，月经失调等。

【加减】腰膝酸软者，可加巴戟天、肉苁蓉；目昏者，可加菟丝子、枸杞子；月经不调者，可加益母草、香附。

【方解】方中以淫羊藿、鹿角片温补肝肾，调摄冲任，为君药；辅以香附、益母草活血调经，以助君药，为臣；佐以柴胡疏肝理气。诸药配伍，使气通血畅，冲任调和。

【注意事项】忌食生冷寒凉之品，外感发热者不宜服用本方。

【现代研究】乳癖灵冲剂通过临床疗效观察，结果显示，与对照组乳增宁片相比较，乳癖灵冲剂治疗组黄体期血中垂体催乳素值水平在治疗后明显降低，睾酮值与治疗前相比明显提高，而对照组治疗后无明显变化。从两组病例治疗前后黄体期血液激素测定值的比较来看，雌二醇、孕酮、促黄体素无多大变化，而卵泡刺激素、垂体催乳素、睾酮则变化显著。说明乳癖灵冲剂对黄体期血液激素失调有不同程度的调整，其纠正激素失调的作用明显优于对照组。

【用方经验】顾伯华将本方用于治疗乳癖肾气不足，冲任失调证。20世纪50年代顾伯华提出调摄冲任为主治疗乳腺增生病的治疗原则。"乳癖灵"是顾教授的经验方，以淫羊藿、鹿角片等温补肝肾，调摄冲任，辅以香附、益母草等理气活血，化痰散结。其对于乳腺增生病无论在止痛，还是在消肿块方面上均有明显效果。

外科国医圣手时方

乳癖灵Ⅰ号（顾伯华经验方）

【组成】柴胡9g，当归9g，白芍9g，香附9g，青皮6g，茯苓12g。

【功效】疏肝理气。

【主治】肝郁气滞证之乳癖。症见乳房肿块疼痛随月经周期而改变，以行经前疼痛最为明显，一般病程较短。可伴情绪郁闷或心烦易怒，疼痛常涉及胸胁肩背。

【加减】大便秘结者，可加枳壳；疼痛明显者，可加延胡素。

【方解】方中柴胡疏肝解郁，条达肝气，而为君药；白芍酸苦微寒，养血敛阴，柔肝缓急；当归甘辛苦温，养血和血，为气中之血药，归、芍与柴胡同用，补肝柔肝，共为臣药；木郁则土衰，肝病易传于脾，故以茯苓健脾益气；香附、青皮亦可理气疏肝，而为佐药。诸药相合，养血疏肝，益气健脾，气血兼顾，肝脾同调。

【注意事项】忌寒凉生冷之物，孕妇及月经过多者不宜服用本方，服药期间不宜同时服用藜芦或其制剂。

【现代研究】现代实验研究疏肝理气，活血化瘀药物，能改善全身与局部的充血水肿，抑制组织内单胺氧化酶的活力，抑制胶原纤维的合成，因此对乳腺增生症肿块具有消肿止痛作用。

【用方经验】顾伯华将本方用于治疗乳癖肝郁气滞证。顾伯华认为乳癖的发病机制属肝郁气滞者与肝、脾二脏的关系密切，治疗上以疏肝理气为主，同时配合健脾益气药物进行辨证治疗，收效显著。

乳癖灵Ⅱ号（顾伯华经验方）

【组成】柴胡9g，白芍9g，熟地黄9g，当归9g，仙茅9g，淫羊藿9g，鹿角3g。

【功效】补益肝肾，调摄冲任。

【主治】冲任失调证之乳癖。症见乳房疼痛较轻，以乳房肿块为主。伴见经期紊乱，月经量少，腰酸乏力，精神倦怠，心烦易怒等症。

【加减】月经量少者，可加阿胶、大枣；腰酸乏力者，可加肉苁蓉、菟丝子。

【方解】方中仙茅、淫羊藿、鹿角温补肝肾，养精助阳，为君药；当归、熟地黄、白芍温润养血，调理冲任，而为臣；佐以柴胡疏肝理气解郁。全方肝肾同补，阴阳同治，使冲任乃调。

【注意事项】外感发热者不宜服用本方，服药期间不宜同时服用藜芦或其制剂。

【现代研究】现代医学对乳腺病患者内分泌检测发现，病者雌激素相对值升高，孕激素下降。本品方药中鹿角、仙茅、淫羊藿等均为温补肾阳，调摄冲任的药物。现代药理研究表明，温阳药能提高卵泡期的雌激素分泌，能调节和纠正雌二醇和孕酮比值的失调，从而对乳腺增生症的康复有积极的治疗作用。

【用方经验】顾伯华将本方用于治疗乳癖冲任失调证。顾伯华认为冲任失调者在治疗上宜温补肝肾，佐以滋阴养血之品，做到肝肾同治，阴阳同治，方可调和冲任。

乳癖灵Ⅲ号（顾伯华经验方）

【组成】柴胡9g，当归9g，桃仁6g，三棱6g，莪术6g，海藻9g，牡蛎12g。

【功效】活血祛瘀，化痰软坚。

【主治】痰瘀凝结证之乳癖。症见乳房出现表面光滑，边界清楚，按之坚实，推之活动的肿块，无明显疼痛。常伴有月经愆期或痛经史。

【加减】痛经并见血块者，可加川芎、红花；结块明显者，可加夏枯草、瓜蒌、浙贝母。

【方解】方中三棱、莪术破血行气，消积止痛，为君药；桃仁活血祛瘀；海藻消痰软坚；牡蛎软坚散结，三药相配，活血、祛瘀、化痰、软坚同用，以助君药，共为臣；柴胡疏肝理气；当归养血活血，一可助君、臣活血化瘀，二可防攻逐太过而伤血之弊，为佐药。诸药相合，共奏消痰祛瘀，软坚散结之功。

【注意事项】孕妇及月经量多或身体虚弱者不宜服用本方，服药期间不宜同时服用芒硝、甘草或其制剂。

【现代研究】本品中的软坚化痰药中含有大量碘，现代药理研究表明，含碘药物有助于刺激促黄体素的分泌，改善黄体功能，从而调整了雌激素和孕酮的比值，而使乳腺增生症得到减轻，直至治愈。

【用方经验】顾伯华将本方用于治疗乳癖痰瘀凝结证。顾伯华认为痰瘀凝结者，治疗上应以祛邪为主，临床多用具有活血祛瘀，软坚散结，化痰消积之功效的药物，在治疗的同时，亦不忘扶助正气，辅以养血滋阴之品，攻补兼施，以防伤正。

郭鹏琪经验方

【组成】柴胡 10 g，橘核 15 g，莪术 15 g，王不留行 15 g，昆布 15 g，海藻 15 g，茜根 10 g，穿山甲 12 g，夏枯草 10 g，山慈菇 10 g，淫羊藿 10 g，肉苁蓉 10 g，炙甘草 4 g。

【功效】疏肝健脾，活血祛痰，温肾散结。

【主治】肝郁气滞，肝脾不和，痰瘀互结证之乳癖。症见乳房硬结有轻触痛，生长缓慢，乳房胀痛，经前加剧，经后得减。平素心烦易怒，胸闷胁胀，善太息，口苦纳呆，舌质淡，舌苔白腻，脉弦细。

【加减】肿块坚硬者，加鳖甲、三棱、龙骨、牡蛎；触痛明显者，加乳香、没药、路路通；脾胃亏虚者，加白术、茯苓、党参。

【方解】方中柴胡疏肝理气，为君药；橘核、王不留行疏肝，散结止痛，以助君者，为臣；茜根、莪术行气破血；海藻、昆布、山慈菇、夏枯草清热化痰，软坚散结；淫羊藿、肉苁蓉温肾壮阳；穿山甲活血通络，传输诸药，共为佐；炙甘草和中，为使。诸药相合，共奏疏肝健脾，活血祛痰，温肾散结之功。

【注意事项】气虚无滞、阴虚内热及外感发热者及孕妇不宜服用本方，服药期间不宜同时服用大戟、甘遂、芫花或其制剂，传统认为海藻反甘草，但临床亦有配伍同用者。

【现代研究】现代药理研究证实，温阳药大多有性激素样作用，具有促进性腺、性器官的发育，提高细胞期雌激素的分泌，调整不平衡性激素等作用，故对乳腺增生病有直接的防治作用。而活血药具有改善局部血液循环及炎性渗出，抑制组织内单胺氧化酶的活力，抑制胶原纤维合成，促进乳腺增生内肿块及纤维的吸收，故温阳药与活血药相伍疗效相得益彰。海藻、昆布等含碘药可调节机体内分泌功能，有助于刺激促黄体素的分泌，改善黄体功能，并促使病态组织的崩溃和溶解。

【用方经验】郭鹏琪将本方用于治疗乳癖肝郁气滞，肝脾不和，痰瘀互结证。郭鹏琪认为由于人体乳头由肝脉所主，乳腺由胃经所属，冲任二脉皆起于胞中，至胸中。冲任为气血之海，上行为乳，下行为经，故乳癖的发生与肝、胃、冲任等经络有密切关系。郭鹏琪认为乳房之功能除需冲任的调摄，肝之疏泄、脾胃运化之滋养，更需肾气之煦濡。若肾气虚，则冲任空虚，肝失疏泄，脾失健运，则乳络空虚，经络阻隔，痰湿内停，痰瘀互结，乳癖内生。郭鹏琪总结本病的病因病机多为七情内伤、多孕、多产、房劳过度，致肝气郁滞，或肝肾不足，冲任不调，形成痰瘀互结于乳房。肾虚肝郁为本，气滞痰凝血瘀为标。治疗上应肝肾并治，标本兼顾，重在调肝活血，通过疏肝解郁，调理冲任，温肾通络，化痰散结而达到消乳癖的目的。

贾鸿魁经验方 1

【组成】柴胡 10 g，当归 12 g，赤芍 12 g，白芍 12 g，香附 10 g，郁金 10 g，延胡索 10 g，川楝子 10 g，青皮 10 g，陈皮 10 g，丹参 15 g，合欢皮 12 g，路路通 12 g。

【功效】疏肝解郁，行气活血。

【主治】肝郁气滞血瘀证之乳癖。症见乳房肿块刺痛，随喜怒而消长，胸闷不舒，心烦性急，舌苔白薄，脉弦。

【加减】若肿块较大，病程较长者，可加桃仁、红花、三棱、山甲、土鳖虫。

【方解】方中柴胡、川楝子行气疏肝，清肝解郁，为君药；当归、白芍养血柔肝，以

外科国医圣手时方

助柴胡补肝体，柔肝急；延胡索、香附、郁金行气活血，调经止痛，以助川楝子行气止痛之功，共为臣药；佐以陈皮、青皮、路路通理气通络，以助君、臣；赤芍、丹参清热凉血消痛；合欢皮、丹参亦可养血除烦安神，合而为佐。诸药相合，既可疏肝解郁，又能行气止痛，活血逐瘀，使肝气畅，气血通，病乃愈。

【注意事项】孕妇不宜服用此方，应保持情绪稳定，服药期间不宜同时服用藜芦、丁香或其制剂。

【现代研究】柴胡有抗炎、解热及促进免疫功能的作用；当归浸膏可显著扩张冠状动脉，增加冠状动脉血流量，并可抑制血小板聚集，抗血栓形成；赤芍可以改善血液流变学，并有一定的镇痛作用；白芍可扩张冠状动脉；香附、白芍亦可抗炎镇痛；郁金可调节血脂水平，并有抗真菌作用；延胡索能够明显增加冠状动脉血流量，改善心肌缺血功能；川楝子抗炎作用明显，且以盐制品抗炎镇痛作用最强；青皮可解痉健胃，强心、抗休克；陈皮对胃肠道有温和的刺激作用，并可以调节自主神经功能紊乱；丹参抗血栓，改善微循环，亦可抗菌消炎；合欢皮具有一定的镇静催眠疗效；路路通的桦木酮酸成分具有明显的抗肿瘤细胞毒活性，起到保肝作用。

【用方经验】贾鸿魁将本方用于治疗乳癖肝郁气滞血瘀证。贾鸿魁认为本病病因多由郁怒伤肝，思虑伤脾，以致冲任不调，气滞血瘀痰凝结聚乳房胃络而成。女子以肝为先天，以血为本，血藏于肝，蓄于血海，上行为乳，下行为经，其疏泄之权在于肝。妇女由于月经、胎产等生理特点，往往情绪易于激动，常使肝气郁结，疏泄失职，气机不畅，气滞则血瘀，木郁克土，脾运不健，聚湿生痰，气滞血瘀痰凝则成乳癖。因此疏肝理气实为治疗乳癖的首要大法。肝气舒达，气血流畅，则瘀散痰消，乳癖必愈。

贾鸿魁经验方 2

【组成】柴胡 10 g，当归 12 g，赤芍 12 g，白芍 12 g，香附 10 g，郁金 10 g，川芎 10 g，仙茅 10 g，淫羊藿 15 g，鹿角霜 10 g，丹参 15 g，玄参 15 g，牡蛎 30 g。

【功效】疏肝解郁，调理冲任。

【主治】肝郁冲任不调证之乳癖。症见乳房结块肿痛，月经失调，经前期肿块增大，疼痛加重，经后肿痛减轻，情志郁闷，胸胁胀满，舌质暗红，舌苔白，脉细或涩。

【加减】若肿块较软，经久不消者，可加瓜蒌、半夏、贝母、白芥子、昆布、海藻。

【方解】方中柴胡疏肝理气；仙茅、淫羊藿温补肝肾，调和冲任；起到补肝疏肝之效，共为君药；当归、白芍养血柔肝，以助柴胡养血补肝，柔肝缓急；鹿角霜温肾助阳，以助二仙，而为臣药；香附、郁金疏肝理气；川芎、赤芍、丹参活血散瘀；牡蛎、玄参软坚散结，玄参亦可养阴生津，助君臣敛肝阴，柔肝急，共为佐药。诸药相合，肝郁可解，冲任得调，诸症自除。

【注意事项】外感发热者不宜服用本方，服药期间不宜同时服用藜芦、丁香或其制剂。

【现代研究】柴胡可抗炎退热；当归中阿魏酸钠能明显抑制血小板聚集，并能抗菌消炎；赤芍可改善血液流变学，且可镇痛；白芍抗菌、解痉镇痛，并可扩张冠状动脉，抗血小板聚集；香附所含的油类成分有微弱的雌激素作用，并可抗菌镇痛；郁金可调节血脂，抗真菌；川芎嗪有抗血小板聚集，扩张小动脉，改善微循环和脑血流的作用；仙茅抗炎、抗菌，并可扩张冠脉，有适应原样作用；淫羊藿抗炎症，增强机体免疫功能；鹿角霜可调节机内内分泌水平，对于乳腺增生性疾病效果较好；丹参抗血栓，改善微循环；玄参乙醇提取物可明显增加冠脉流量，其亦有一定的抗菌作用；牡蛎含有多种微量元素，可调节机体内环境平衡，并可抗炎止痛，牡蛎多糖可抑制病毒，增强免疫功能。

【用方经验】贾鸿魁将本方用于治疗乳癖肝郁冲任不调证。贾鸿魁认为乳癖伴有月经不调者，当先调理月经，月经恢复正常后，乳房肿块自消。肝肾乙癸同源，八脉隶属肝肾。冲为血海，任主胞胎，冲任二脉皆起于胞中，上行与肝肾二脉相会。肝郁失疏，影响冲任二脉经气畅通，上为乳房结块，下为经行失调。因此当先疏肝理气，调摄冲任。肝木条达，任脉通畅，冲脉充盛，则月经复常而乳房肿块自消。调冲任者实为调补肝肾也，临床应用此法，往往收到较好疗效。

来春茂经验方 1

【组成】当归 12 g，白芍 9 g，柴胡 9 g，郁金 9 g，黄芪 24 g，浙贝母 12 g，夏枯草 18 g，王不留行 15 g，甲珠 9 g，紫丹参 15 g，瓜蒌 1 个。

【功效】养血疏肝，开郁散结。

【主治】血虚，肝郁气滞证之乳癖。症见乳房可触及肿块，其质坚硬，触之有压痛感，推之不移，表面光滑。患者伴面色萎黄，精神欠佳，夜梦不宁，白天常感疲乏，经前腰腹疼痛，舌质淡白，舌苔薄白，脉微数。

【加减】癖块缩小，掣痛解除后，可去甲珠。

【方解】方中柴胡疏肝理气解郁，为君药；当归、白芍滋阴养血，与柴胡相伍，养肝血，柔肝急；黄芪益气，与当归同用，亦有补气生血之意，三药合而为臣；郁金疏肝理气，行气化瘀；浙贝母、瓜蒌、甲珠、夏枯草消痰软坚散结；丹参、王不留行活血通经，共为之佐。诸药相合，共奏疏肝理气，益气养血，软坚散结之功。

【注意事项】孕妇不宜服用本方，服药期间不宜同时用藜芦、丁香、乌头、附子或其制剂。

【现代研究】当归可抑制血小板聚集，抗血栓形成，亦可促进血红蛋白及红细胞的生成；白芍可扩张冠状动脉，抗血小板聚集；柴胡抗炎退热，促进免疫功能；郁金可调节体内血脂水平；黄芪可增加红细胞数，升高血细胞比容，提高机体免疫力；浙贝母镇咳解痉镇痛；王不留行可抑制血小板黏附，并有镇痛功效；瓜蒌可显著降低全血比黏度、血浆黏度、红细胞聚集指数等，亦可抗菌消炎、抗肿瘤；甲珠可延长凝血时间，降低血液黏度；夏枯草抗菌消炎，降血脂，改善血液流变学相关指标；丹参亦可抗血栓，改善微循环。

【用方经验】来春茂将本方用于治疗乳癖肝郁气滞兼有血虚之证。来春茂对于本证型患者在治疗上以逍遥散为基础方疏肝解郁，健脾和营，并酌加开郁、软坚、散结，以及活血通络之品，法既中的，守方不移。

来春茂经验方 2

【组成】当归 15 g，川芎 9 g，熟地黄 9 g，白芍 9 g，潞党参 15 g，白术 12 g，茯苓 12 g，郁金 9 g，泽兰 12 g，鲜菊叶 12 g，青橘叶 15 g，山慈菇 9 g，生牡蛎 30 g。

【功效】消补并进。

【主治】肝脾两伤，气血两亏证之乳癖。症见乳部按之有肿块，表面光滑，加压无痛感，表面皮肤色泽不变。伴情怀不畅，忧郁寡欢，面色㿠白，食欲不振，动则气喘，头昏耳鸣，心悸失眠，舌质淡红少荣，舌苔薄白微黄，脉细数无力。

【加减】气虚明显者，可加黄芪。

【方解】方中党参与熟地黄相配，益气养血，共为君药；白术、茯苓健脾益气，协党参益气补脾；当归、白芍养血和营，助熟地黄补益阴血，共为臣药；川芎、郁金、泽兰活血行气，一可使之补而不滞，二可行气活血以除癖疾；菊叶、橘叶、山慈菇、牡蛎清热解毒，疏肝理气，软坚散结，而为佐。诸药相合，益气养血，活血行气，软坚散结，标本兼顾，攻补并施。

【注意事项】外感发热及孕妇不宜服用本方，服药期间不宜同时服用藜芦、丁香或其制剂。

【现代研究】当归可促进血红蛋白及红细胞的生成，亦有抗凝血作用；川芎嗪可抗血小板聚集，改善微循环；熟地黄对造血干细胞的增殖、分化有促进作用；白芍解痉镇痛，抗血栓形成；党参可增加血红蛋白的含量，调节内分泌，改善免疫功能；白术有调节免疫，抗衰老的功效；茯苓多糖可抗肿瘤，增强机体免疫力；郁金调节血脂水平，抗真菌；泽兰可降低血液黏度、纤维蛋白原含量及红细胞聚集指数；菊叶有一定的抗炎作用；橘叶中含有丰富的维生素 C，可调节免疫力，

外科国医圣手时方

并对乳腺疾病有一定的治疗效果；山慈菇中含有秋水仙碱，可抗肿瘤、抗痛风；牡蛎可保肝、抗肿瘤，增强免疫力。

【用方经验】来春茂将本方用于治疗乳癖肝脾两伤，气血两亏证。来春茂认为本证属本虚标实，当立标本两顾之法，消补并进。治疗以八珍汤补益气血，加行气开郁，活血散瘀之品，佐以清热解毒。根据来春茂经验，鲜菊叶、青橘叶、山慈菇3药具有清热解毒，疏肝行气，消肿散结的功效，三者并用可防乳癖之恶变，惟山慈菇毒性较大，用量不宜超过9 g。

消癖汤Ⅱ号（李鸿娟经验方）

【组成】陈皮15 g，清半夏12 g，制南星10 g，青皮9 g，瓜蒌18 g，穿山甲12 g，柴胡9 g，王不留行12 g，夏枯草18 g，茜草12 g，红花15 g，连翘9 g。

【功效】理气化痰，活血祛瘀通络。

【主治】肝郁脾虚，痰湿瘀滞证之乳癖。症见乳房肿块，硬度中等，边缘不清，与皮肤不粘连。伴乳房胀痛，经期及情绪激动时症状加重，素日白带较多，舌质红，舌苔白腻，脉沉弦。

【加减】气虚者，加黄芪、沙参；血虚者，加熟地黄、阿胶；阳虚者，加桂枝、川椒；阴虚者，加生地黄、天冬；肿块质硬者，加海藻、昆布、牡蛎。

【方解】方中陈皮、清半夏、制南星、瓜蒌燥湿化痰散结，共为君药；连翘、夏枯草清热散结，且能增半夏化痰之功；柴胡、青皮既能疏肝理气，又能增强南星化痰散结之力，而为臣药；茜草、红花、穿山甲活血祛瘀通络，以助君臣，为佐；王不留行祛瘀散结，直达病所，为佐使之品。诸药相合，共奏理气化痰，活血通络，祛痰散癖之功。

【注意事项】孕妇及气虚者不宜服用本方，服药期间不宜同时服用乌头、附子或其制剂。

【现代研究】陈皮所含挥发油可对胃肠道起到温和的刺激作用，其中的果胶成分对高脂饮食引起的动脉硬化也有一定的预防作用；半夏可镇咳化痰，抗溃疡，降血脂，并有一定的抗炎作用；制南星可祛痰，抗凝血，且可镇痛；青皮挥发油能刺激胃肠道，显著增加胆汁流出量，亦可强心抗休克；瓜蒌可抑制血小板聚集和抑制血小板环氧合酶活性，抗菌、抗肿瘤；穿山甲可显著延长凝血时间，降低血液黏度；王不留行对乳腺疾病，如乳腺小叶增生、产后少乳、乳腺感染等均有一定的治疗作用；柴胡抗炎退热，促进机体免疫功能；夏枯草可明显延长血瘀模型大鼠的凝血酶原时间，对血液流变学指标有改善作用，且可抗炎、抗肿瘤；茜草止咳祛痰，抗病原微生物；红花中红花黄色素具有抑制血小板聚集，增加纤维蛋白溶解酶活性，抑制血栓形成的功效；连翘有一定的抗炎、抗菌、解热作用。

【用方经验】李鸿娟将本方用于治疗乳癖肝郁脾虚，痰湿瘀滞证。李鸿娟认为本病多由七情内伤造成宗气闭郁，肝失疏泄，冲任失调，气机不畅，脾失健运，水湿停滞，久而凝滞为痰。痰湿郁久及血，日久致血瘀，痰瘀交阻，郁滞于乳络而成癖。在治疗上应采用理气化痰，活血祛瘀通络之法，临床运用本方治疗乳癖，近期疗效较佳。

乳癖Ⅰ号（李廷冠经验方）

【组成】当归10 g，白芍15 g，赤芍15 g，郁金12 g，青皮10 g，陈皮10 g，香附12 g，法半夏10 g，茯苓15 g，丝瓜络15 g。

【功效】疏肝解郁，化痰散结。

【主治】肝郁痰凝证之乳癖。症见乳房肿块，胀痛，月经来潮或情绪不良时，乳房疼痛或疼痛加重，乳房肿块加大，有压痛，月经来潮后或情绪舒畅时，乳房疼痛减轻或消失。患者常伴有胸胁胀痛，心烦易怒，失眠多梦，舌质红或淡红，舌苔薄白或薄黄，脉弦或弦细。

【加减】若疼痛甚者，加延胡索、川楝子、乳香、没药；心烦难眠者，加百合、酸枣仁、远志、首乌藤；肝郁化火、口苦咽干、心烦易怒者，去法半夏，加牡丹皮、栀子、夏枯草、川楝子；月经不调者，加益母草、红花。

【方解】方中香附辛苦甘平，辛能通行，苦能疏泄，微甘缓急，疏肝解郁，行气止痛；青皮辛苦而温，辛散温通，苦行泄下，疏肝理气，散结止痛，二者主归肝经，合为君药而疏肝解郁；郁金辛苦而寒，主归肝胆经，行气解郁，活血止痛；白芍酸苦微寒，柔肝缓急止痛，二药合为臣药，以助君药疏肝解郁，活血行气止痛之功；当归甘辛苦温，补血活血；赤芍味苦而寒，活血止痛，为佐药，以助臣药活血止痛之力；陈皮辛苦而温，法半夏味辛而温，丝瓜络味甘而平，皆可燥湿化痰散结；茯苓健脾益气，亦为佐药。诸药合用，共奏疏肝解郁，化痰散结之效，使肝气疏，痰浊化，肿块消。

【注意事项】月经过多者不宜服用本方，同时应调整情绪，忌食辛辣刺激食物，服药期间不宜同时服用藜芦、丁香、乌头、附子或其制剂。

【现代研究】当归含有挥发油、多糖、阿魏酸，白芍含有白芍总苷皆可增强免疫功能，保肝等作用；赤芍含芍药苷、牡丹酚等可抗炎镇痛；青皮含有羟福林和柠檬烯，陈皮含有黄酮类物质和挥发油，二药可保肝利胆祛痰；郁金含有挥发油、姜黄素等可促进胆汁分泌，抗肝损伤；香附有雌激素样作用；半夏含有生物碱、甲硫氨酸等可祛痰及影响消化系统；茯苓可利尿，免疫调节功能；丝瓜络含有木聚糖、廿露聚糖等可提高机体免疫力。

【用方经验】李廷冠将本方用于治疗乳癖肝郁痰凝证。李廷冠在临床治疗乳房疾病时讲究辨病辨证相结合，辨病就是根据患者的病史、临床症状、查体所见以及必要的辅助检查，如红外线扫描、超声检查、高频钼靶X线检查等，所得资料进行综合分析，确认患者的疾病情况；辨证就是根据发病原因，或因患者郁怒伤肝，思虑伤脾，以致肝郁气滞，脾失健运，痰湿凝滞，气滞血瘀夹痰结聚于乳络；或劳伤过度，肝肾虚损，冲任失调，以致气滞血瘀痰湿凝滞乳络；或素体阴虚，加之劳损肝肾，肝肾阴虚，水不涵木，肝气郁结，阴虚火旺，灼津为痰，痰湿凝聚，以致气滞血瘀痰凝结聚乳络而为病。李廷冠临床多根据辨病辨证相结合的方法给出相应的治疗方案。

乳癖Ⅱ号（李廷冠经验方）

【组成】鹿角霜15 g，淫羊藿10 g，巴戟天10 g，菟丝子10 g，当归10 g，白芍15 g，柴胡10 g，益母草15 g，郁金12 g，香附12 g，丝瓜络15 g。

【功效】补益肝肾，调理冲任，化痰散结。

【主治】冲任失调证之乳癖。症见乳房肿块，胀痛或隐痛，月经来潮前，乳房疼痛加重，肿块加大，月经来潮后，疼痛减轻或消失，肿块缩小。患者常伴有月经不调，面色少华，心烦失眠，腰酸腿软，舌质淡红，舌苔薄白，脉沉细。

【加减】若乳腺肿块坚硬者，加海藻、昆布、生牡蛎、三棱、莪术；月经有瘀块者，加丹参、红花。

【方解】方中仙灵脾辛甘而温，归肝、肾经；鹿角霜咸涩而温，亦归于肝、肾经，肝司血海，肾主冲任，二药相合，补益肝肾，调摄冲任，共为君药；菟丝子味甘而温，巴戟天甘辛而温，二药主归肝、肾经，为臣药，以补肾养肝；柴胡辛苦而寒，归肝胆经，条达肝气；郁金、香附疏肝理气；白芍酸苦微寒，养血敛阴，柔肝缓急；当归甘辛苦温，养血和血；益母草辛苦而寒，三药助君臣使血和则肝和，血充则肝柔，为佐药；茯苓甘淡而平，可健脾益气；丝瓜络味甘而平，化痰散结，亦为佐药。诸药配伍，疏肝健脾益肾，调理冲任，以治肾虚肝郁，冲任失调所致乳癖。

【注意事项】月经过多及外感者不宜服用本方，忌食寒凉、生冷食物，服药期间不宜同时服用丁香、藜芦或其制剂。

【现代研究】淫羊藿含有黄酮类化合物、生物碱，淫羊藿多糖有增强机体免疫功能的作用，抗衰老、抗炎；鹿角霜、巴戟天、淫羊藿、菟丝子温肾助阳药，皆有雌激素样作用，调节内分泌水平；当归含挥发油、多糖、阿魏酸等可升血细胞，抗凝血，且可调节机体免疫水平；白芍含有白芍总苷亦可增强免疫功能，保肝；香附有雌激素样作用；柴胡含有柴胡皂苷、挥发油可解热抗炎，促进免疫功能，保肝利胆，镇痛；益母草含有益母草碱可以改善血流动力学，改善微循环，利尿等；丝瓜络含有木聚糖、甘露聚糖可提高机体免疫力。

【用方经验】李廷冠将本方用于治疗乳癖冲任失调证。从现代医学讲，李廷冠把乳腺增生病根据其病理改变、发展阶段及其主要临床表现分为单纯性乳腺上皮增生症（乳痛症），乳腺腺病（腺型小叶增生），囊肿性乳腺上皮增生病（囊性乳腺增生症）；从中医辨证讲，李廷冠根据乳癖的病因病机及临床表现将其分为肝郁痰凝型，冲任失调型，肝肾阴虚型；李廷冠充分利用辨病辨证相结合、中西医相结合的方法，临床上将二者相互融合，找出二者之间的联系与区别，给临床工作带来方便，并取得满意的治疗效果。

乳癖Ⅲ号（李廷冠经验方）

【组成】当归 10 g，生地黄 15 g，枸杞子 10 g，川楝子 12 g，玄参 15 g，白芍 15 g，墨旱莲 15 g，女贞子 12 g，鹿角霜 15 g，丝瓜络 15 g。

【功效】滋补肝肾，活络散结。

【主治】肝肾阴虚证之乳癖。症见乳房疼痛及肿块，多见隐痛或刺痛，疼痛的轻重、肿块的大小变化常与劳累有关。患者常伴形体消瘦，头晕耳鸣，午后潮热，虚烦不眠，腰腿酸软，月经周期紊乱，经量少，舌质红，少苔，脉细数或弦数。

【加减】若乳腺肿块明显者，加海藻、昆布、生牡蛎、丹参；失眠盗汗者，加浮小麦、生牡蛎、夜交藤。

【方解】方中墨旱莲甘酸二寒，女贞子甘苦而凉，二药归肝肾经，为君药以补肝肾阴；生地黄、玄参、枸杞子滋阴益肾养肝，填精补髓，以助君药滋补肝肾，为臣药；当归养血和血；白芍养阴柔肝，与补肝肾之品相配，以补养精血；鹿角霜温肾助阳，意在阳中求

阴，为佐药；川楝子疏肝行气止痛；丝瓜络活血通络止痛，亦为佐药。诸药合用，肝肾阴阳兼顾，仍以滋补肝肾之阴为主，妙在阳中求阴，使肝肾得以滋养，酌以活络散结之品，为治疗肝肾阴虚乳癖之良方。

【注意事项】月经过多及外感者不宜服用本方，服药期间不宜同时服用藜芦或其制剂。

【现代研究】当归含有挥发油、多糖、阿魏酸；生地黄含有地黄多糖；枸杞子含有枸杞多糖和甜菜碱；白芍含有白芍总苷；墨旱莲含有皂苷、烟碱等；女贞子含有齐墩果酸、甘露醇等；丝瓜络含有木聚糖、甘露聚糖，其均可增强机体免疫功能，保肝；鹿角霜有雌激素样物质；川楝子含川楝素、川楝碱等可抑制肝损伤，抗炎；玄参含有生物碱、糖类等可改善局部血液循环，且可抗炎。

【用方经验】李廷冠将本方用于治疗乳癖肝肾阴虚证。在治疗乳癖时，李廷冠讲究内治与外治相结合的方法，如单纯性乳腺上皮增生症（乳痛症），乳腺疼痛剧烈者，可外用山慈菇、三七、延胡索、白芷等加乙醇浸泡外搽或湿敷，促使疼痛消失；乳腺腺病、囊性乳腺增生症乳腺肿块坚硬者，可外用生半夏、生天南星、山慈菇、三七、香油等制成硬膏贴敷患处，促使肿块消散；大的囊性肿块者，采用肿块穿刺抽液加压固定法治疗，促进囊壁粘连闭合痊愈；若乳腺肿块明显，经内外合治疗效不佳或疑为恶变可能者，宜行乳腺肿块切除或乳腺区段性切除，并送病理学检查。

仙鹿消肿汤（李廷冠经验方）

【组成】淫羊藿 12 g，仙茅 10 g，鹿角霜 15 g，生牡蛎 30 g，浙贝母 10 g，海藻 18 g，丹参 15 g，益母草 15 g，柴胡 10 g，白芍 15 g，香附 12 g，甘草 5 g。

【功效】补益肝肾，调理冲任，化痰散结。

【主治】痰浊凝结证之乳癖。症见乳房可扪及肿块，质地中等，边界尚清，伴有压痛，皮色不变。患者常伴有乳房隐痛或胀痛，心烦难眠，胸胁胀闷，腰酸腿软，经行先后无

定期，量偏少，舌质淡红，舌苔薄白，脉细弦。

【加减】若失眠者，加合欢皮、首乌藤、酸枣仁。

【方解】方中淫羊藿辛甘而温，归肝肾经；仙茅味辛而热，主归肝肾经；鹿角霜咸涩而温，亦归于肝、肾经，肝司血海，肾主冲任，三药相合，补益肝肾，调摄冲任，共为君药；生牡蛎咸涩而寒，软坚散结；浙贝母味苦而寒，化痰散结；海藻味咸而寒，消痰软坚，三药相合，化痰散结，为臣；丹参、益母草活血散瘀；柴胡、白芍、香附疏肝理气，共为佐药，以疏肝理气，活血散瘀；甘草调和诸药，为使。诸药配伍，标本兼顾，内消其源，以补益肝肾，调理冲任治其本，活血化痰散结治其标，使肝肾得补，冲任得调，痰瘀得散。

【注意事项】月经过多不宜服用本方，要调整情绪，忌食辛辣刺激，服药期间不宜同时服用藜芦、乌头、附子或其制剂，传统认为海藻反甘草，但临床亦每有配伍同用。

【现代研究】淫羊藿含有黄酮类化合物、生物碱、淫羊藿多糖；当归含挥发油、多糖、阿魏酸等；白芍含有白芍总苷；丝瓜络含有木聚糖、甘露聚糖；甘草有效成分是甘草甜素、甘草素及异黄酮类，五药均可提高机体免疫力，且有保肝作用；鹿角霜、淫羊藿、仙茅为温肾助阳药，皆有雌激素样作用，可调节内分泌水平；柴胡含有柴胡皂苷、挥发油可解热抗炎，促进免疫功能，保肝利胆，镇痛；益母草含有益母草碱可以改善血流动力学，改善微循环，利尿等；香附有雌激素样作用；海藻含有亲糖蛋白、多糖类等可增强免疫力；浙贝母含有生物碱可以祛痰抗炎；生牡蛎含有多种钙盐，有轻度的消炎作用；丹参含有丹参素、丹参酮等有改善微循环，抗血栓形成，抗炎等作用。

【用方经验】李廷冠将本方用于治疗乳癖痰浊凝结证。李廷冠治疗乳癖，常从痰论治，内治与外治相结合。内治以补益肝肾，调理冲任，化痰散结为治则，用自拟仙鹿消肿汤加减；在此基础上，外治采用囊肿穿刺抽液加压固定的方法，即囊肿局部常规消毒，在

无菌条件下，用 5 ml 注射器套上 7 号针头穿刺囊肿内容物，然后拔出针头用无菌纱布厚盖患处，加压固定 48 小时。内外结合治疗本病常取得良好效果。

林毅经验方 1

【组成】扁豆 20 g，砂仁 20 g，薏苡仁 30 g，桔梗 10 g，党参 15 g，茯苓 15 g，白术 15 g，陈皮 15 g，莲子 15 g，山药 15 g，生姜 3 片 g，大枣 3 枚。

【功效】补中益气健脾。

【主治】脾胃虚弱证之乳癖。症见乳房肿块，胀痛。患者常伴面色萎黄，神疲乏力，健忘，嗜睡，纳少，便溏，舌体胖大，边有齿痕，舌苔薄白，脉细弦。

【加减】若大便稀者，可加炒鸡内金、淮山药。

【方解】方中党参、茯苓、白术补中益气健脾为君；配伍山药、莲子助党参以健脾益气；扁豆、薏苡仁助白术、茯苓以健脾利湿，均为臣药；陈皮健脾益气；砂仁芳香醒脾，为佐药；桔梗宣开肺气，通利水道，载药上行而成培土生金之功；生姜，大枣二味调和脾胃而助中运，为引诸药合用，使脾胃健旺，为佐使之品。诸药合用，补其中气，渗其湿浊，行其气滞，恢复脾胃受纳与健运之职，则诸症自除。

【注意事项】服用此方要注意煎煮方法，如砂仁应后下，要注意调整情绪，保持心情舒畅，忌食生冷、刺激之物，服药期间不宜同时服用藜芦或其制剂。

【现代研究】现代药理研究证实：参苓白术散主要有调节胃肠运动，改善代谢和提高免疫等作用；扁豆有提高免疫力作用；砂仁可促进胃液的分泌；薏苡仁可解热镇痛；桔梗可祛痰，抗炎，镇痛；党参可调整胃肠运动功能，增强机体免疫力；茯苓、白术可利尿，调节机体免疫力等；陈皮利胆保肝，祛痰；莲子可清热，安神；山药则有利于脾胃消化吸收，强健机体；生姜可调节消化系统功能；大枣有保肝和升血细胞的功效。

【用方经验】林毅将本方用于治疗乳癖脾

胃虚弱证。林毅认为乳癖的发生主要与肝、脾、肾及冲任等脏腑经络功能失调相关，林毅尤其强调与脾胃功能的密切关系。"脾为后天之本，气血生化之源""五脏中皆有脾胃之气"，林毅认为脾胃功能正常，才能保证肝、肾、冲任等脏腑、经络功能运行正常，所以临证治疗乳癖，其常从脾胃入手，以参苓白术散为基础方加减变化，将调理脾胃之法贯穿其中，取得良好效果。

林毅经验方 2

【组成】法半夏 15 g，茯苓 15 g，炒白术 15 g，广木香（后下）5 g，陈皮 15 g，山药 15 g，苍术 15 g，砂仁（后下）10 g，党参 15 g，厚朴 15 g，枳壳 15 g，焦山楂 15 g，焦神曲 15 g，焦麦芽 15 g。

【功效】燥湿健脾。

【主治】湿困脾胃证之乳癖。症见乳房肿块，胀痛。患者常伴有脘腹胀满，不思饮食，口淡无味，神疲乏力，嗜睡便溏，舌质淡，舌苔白滑，脉弦滑。

【加减】若情志抑郁，胸闷不舒者，加柴胡、郁金。

【方解】方中苍术味苦性温而燥，善燥湿兼健脾；厚朴辛苦性温，善行气消满兼祛湿；陈皮辛苦而温，理气健脾兼燥湿，合为君药，共奏燥湿运脾，行气和胃之功；党参、炒白术、茯苓、法半夏为臣药，共奏益气补虚，燥湿化痰之功；配木香、砂仁、枳壳疏理气机，为佐药；焦山楂，焦神曲，焦麦芽醒脾开胃，亦为佐药，以助君臣燥湿健脾之力。诸药合用，使气机得畅，痞满得除，相辅相成，既除中焦之湿，又助脾胃之复。

【注意事项】服用本方要注意煎煮方法，如广木香、砂仁应后下，忌食辛辣、生冷之品，保持心情舒畅，服药期间不宜同时服用乌头、附子、藜芦或其制剂。

【现代研究】现代药理研究证实，香砂六君子汤能抑制胃黏膜淤血、水肿等病理变化，减轻炎细胞浸润，减少上皮化生，改善胃肠道的内分泌功能，还能调节细胞免疫及体液免疫功能；平胃散主要有健胃助消化，抗溃疡、抗炎、抗病原微生物等作用；方中陈皮、苍术、厚朴含芳香性挥发油和姜辣素，口服对胃肠黏膜有温和的刺激作用，促进消化液分泌，增加胃肠运动，并抑制肠内异常发酵，从而增强消化动能，排除肠内积气，而达健胃助消化之效。

【用方经验】林毅将本方用于治疗乳癖湿困脾胃证。林毅在治疗乳癖过程中，以实脾之法为治，将顾护脾胃之理念贯穿始终，并根据具体的病因病机辨证施治，或益气健脾，或燥湿健脾，或祛湿化浊，或清热利湿，不一而足，因人、因病、因证制宜，强调切不可于脾胃功能未复之时妄用散结祛瘀之品，临证多以香砂六君子合平胃散为基础方加减变化，取效良多。

林毅经验方 3

【组成】砂仁 10 g，豆蔻 10 g，薏苡仁 30 g，杏仁 10 g，茯苓 15 g，白术 15 g，法半夏 15 g，藿香 15 g，佩兰 15 g，鸡内金 15 g，厚朴 15 g，陈皮 15 g。

【功效】祛湿化浊。

【主治】湿浊中阻证之乳癖。症见乳房肿块疼痛。患者常伴有头重胸闷，精神不振，大便溏薄，排之不尽，舌质淡红，舌苔白腻或白浊，脉缓或濡弱。

【加减】若伴有腰酸痛者，可加杜仲、川断、桑寄生、牛膝；经后腰痛者，加生黄芪、菟丝子。

【方解】方中杏仁苦温宣畅上焦肺气，气化则湿亦化；豆蔻行气宽中，宣畅脾胃，转枢中焦，振复运化水湿之机；薏苡仁利湿健脾，疏导下焦，使湿从小便而去，三仁分入三焦，合为君药，淡渗利湿以疏通水道；藿香味辛而温，芳华湿浊；佩兰味辛而平，化湿合中，共为臣药；法半夏、厚朴辛苦性温，行气化湿，散结除痞，以助化湿之功，为佐；陈皮燥湿健脾；茯苓、白术健脾运湿；鸡内金化积消痞，亦为佐药，共助君臣祛湿化浊。诸药相伍，使三焦通畅，则秽浊可祛。

【注意事项】服用本方要注意煎煮方法，如豆蔻、砂仁应后下，忌食辛辣、生冷之品，保持心情舒畅，服药期间不宜同时服用乌头、附子或其制剂。

【现代研究】砂仁、藿香均可促进胃液的分泌；薏苡仁可解热、镇痛；茯苓、白术可利尿，调节机体免疫力等；豆蔻促进胃液分泌，祛除胃肠积气；杏仁可祛痰抗炎，促进免疫功能；法半夏对消化系统有调节作用；厚朴、陈皮均可调整胃肠运动，促进胃液分泌，保肝，抗炎；佩兰亦可抗炎；鸡内金有助于改善胃肠的消化与吸收功能。

【用方经验】林毅将本方用于治疗乳癖湿浊中阻证。林毅对于本证型患者多以藿香正气合三仁汤为基础方加减变化。在辨证治疗乳癖的同时，其认为调整日常膳食结构和饮食习惯，积极配合食疗对乳腺病的治疗也有着重要意义。若暴饮暴食，恣食膏粱厚味，伤及中焦，脾胃运化失职则痰湿内蕴，经脉阻塞不通，滞于胃络乳房，而致乳病发生；或多食辛辣香燥，醇酒炙煿，湿热火毒内生，胃热上蒸或胃火上炎乳房胃络又致乳病。林毅在治疗乳癖是常推荐"一二三四五，红黄绿白黑"的饮食结构，即每日 1 个鸡蛋；200 g 鱼肉或瘦肉；300 g 五谷杂粮；400 g 水果；500 g 绿色蔬菜。红即多食西红柿，或喝少量红酒；黄即提倡多吃红薯、胡萝卜、玉米等富含纤维素的食品以促进胃肠蠕动，保证大便通畅；绿即绿茶及深绿色蔬菜；白即燕麦，白色肉类，少吃牛肉等红肉；黑即多进食黑木耳、黑芝麻、海参等益气补肾之品。并同时提倡食用大枣、薏苡仁、山药、白术等健脾益气之品，尽量选择低脂肪、低热量、低糖的食物，避免油炸、炭烤的烹调方式。自创"五蔬饮"（圆椒、雪梨各 1 个，芹菜、黄瓜各 1 根，苹果 2 个同榨汁服用）、"红枣苡米粥"和"五子粥"（松子、花生、芝麻、瓜子、核桃各等份研磨取适量熬粥服用）等配合药物疗法，常取得满意疗效。

林毅经验方 4

【组成】藿香梗 15 g，豆蔻 10 g，黄柏 5 g，车前草 30 g，薏苡仁 30 g，法半夏 15 g，茵陈 15 g，陈皮 15 g，滑石 15 g，茯苓 15 g，厚朴 15 g。

【功效】清热化湿。

【主治】湿热蕴脾证之乳癖。症见乳房肿块，胀痛。患者常伴有口干，口苦，心烦易怒，食纳不佳，小便色黄，大便秘结，舌质淡红或红，舌苔黄腻，脉弦。

【加减】若伴有心烦易怒、口苦者，可加柴胡、郁金、香附。

【方解】方中藿香梗味辛微苦，气味芬芳，能助中州清气，善化湿浊，为君药；滑石、泽泻、黄柏、茵陈、车前草祛湿热，疏导下焦利小便，使邪有出路，为臣；法半夏，厚朴，陈皮行气化湿，散结除癖，合豆蔻以畅中化湿，为佐药，以助君臣清热利湿；茯苓，薏苡仁益气健脾渗湿，亦为佐品。诸药相合，共奏化湿清热，健脾和胃之功。

【注意事项】服用本方应注意煎煮方法，如豆蔻应后下，滑石要包煎，忌食辛辣刺激之品，服药期间不宜同时服用乌头、附子或其制剂。

【现代研究】藿香梗、豆蔻含有挥发油，可促进胃液分泌，改善消化功能；黄柏含有多种生物碱，可解热、利尿、利胆；车前草含有黏液质、琥珀酸等可祛痰，利尿；滑石含有硅酸镁、氧化铝等有吸附收敛及保护创面的作用；厚朴含有厚朴酚、陈皮含有黄酮类物质及挥发油，其均可调整胃肠运动，促进消化液分泌，保肝，抗炎；茯苓含有茯苓素、茯苓多糖等具有显著的增强机体免疫功能；茵陈含有香豆素类物质和挥发油可保肝利胆，解热抗炎；半夏含有生物碱、甲硫氨酸等对消化系统有一定的调节作用。

【用方经验】林毅将本方用于治疗乳癖湿热蕴脾证。林毅对本证型的患者常以藿朴夏苓汤合茵陈蒿汤加减变化治疗。林毅根据乳癖的病因病机及临床表现将其分为脾胃虚弱型、湿困脾胃型、湿浊中阻型、湿热蕴脾型 4 个证型，并给出相应的治疗法则，即益气健脾、燥湿健脾、祛湿化浊、清热化湿，在辨证论治的基础上，根据患者具体情况进行加减，在治疗的同时，林毅要求患者调整饮食结构，保持心情舒畅，往往取得事半功倍的效果。

外科国医圣手时方

陆德铭经验方 1

【组成】仙茅 9 g，淫羊藿 30 g，肉苁蓉 12 g，鹿角片 12 g，山茱萸 9 g，当归 12 g，益母草 30 g，山慈菇 15 g，海藻 30 g，三棱 12 g，莪术 30 g，桃仁 15 g，丹参 30 g，泽兰 9 g，制香附 9 g，广郁金 12 g。

【功效】调摄冲任，理气化痰，活血。

【主治】肝气夹痰瘀凝滞证之乳癖。症见双乳小叶增生，乳房有肿块，边界清，活动度大，触痛明显，表面光滑，经前尤为明显，月经紊乱，舌苔薄腻，脉濡。

【加减】肝郁明显者，可加柴胡；血虚者，可加白芍、生何首乌。

【方解】方中以仙茅、淫羊藿、肉苁蓉、鹿角片补肾助阳而调补冲任，为君药；配合山茱萸、当归滋阴养血，取阴阳互生之效，以助君药，为臣；益母草、丹参、香附、郁金、泽兰相合，既可活血调经，又能行气散瘀止痛；山慈菇、海藻、三棱、莪术、桃仁消痰软坚，化瘀散结，共为佐药。诸药相合，共奏补肾助阳，调补冲任，疏肝活血，化痰软坚之功。

【注意事项】忌食寒凉生冷之物，孕妇慎用本方，服药期间不宜同时服用甘草、芒硝、藜芦、丁香或其制剂。

【现代研究】仙茅、淫羊藿、肉苁蓉可增强巨噬细胞功能，起到促进免疫作用，此外，淫羊藿还具有抗炎功效；多毛鹿角正丁醇提取物有良好的抗炎作用；山茱萸可提高网状内皮系统的吞噬功能，又可抗炎、抗菌；当归、益母草、三棱可抑制血小板聚集，抗血栓形成，当归亦可促进血红蛋白及红细胞的生成；山慈菇可抗肿瘤；海藻碘含量丰富，可调节机体内分泌功能，刺激促黄体素的分泌，改善黄体功能；莪术对自体血液和血块有较好的促进吸收作用，并可调节免疫，抗菌消炎；桃仁、泽兰、丹参可改善微循环，丹参亦可促进组织的修复与再生；香附可抗菌、抗炎镇痛；郁金有一定的降血脂作用。

【用方经验】陆德铭将本方用于治疗乳癖肝气挟痰瘀凝滞证。陆德铭认为本病多有经前乳房疼痛加剧，肿块增大，经后疼痛减轻，肿块缩小等表现。因此，乳癖之为病，与冲任二脉关系最为密切，肾气不足，冲任失调为发病之本，肝气郁结，痰瘀凝滞，则为其标。故临证时陆德铭以调摄冲任为主治疗本病。实验也证实，调摄冲任可调整内分泌，以根本上防止并扭转本病的发生和发展。陆德铭强调，治疗乳腺增生病，方宜温和为贵，慎用寒凉，在诸药配伍中，最重温阳。主张选用性温不热，质润不燥之药，配合养血滋阴之品，此外，陆德铭还重视治疗中的气血以通为用，并善于吸收现代医学并应用于临床实践。总之，陆德铭治疗乳腺增生病，以补肾助阳，调补冲任为大法，配合疏肝活血，养血和营，化痰软坚等以调摄冲任，常应手取效。

陆德铭经验方 2

【组成】仙茅 15 g，三棱 15 g，桃仁 15 g，淫羊藿 30 g，莪术 30 g，益母草 30 g，海藻 30 g，肉苁蓉 12 g，鹿角片 12 g，郁金 12 g，泽兰 12 g，炒穿山甲片 12 g，延胡索 12 g，当归 9 g，制香附 9 g。

【功效】调摄冲任，疏肝活血，化瘀软坚。

【主治】冲任失调，气滞血瘀证之乳癖。症见乳房多发散在肿块，质中，部分偏硬，推之活动，肿块与皮肤均无粘连，乳房胀痛，经前尤甚，经后减轻，舌质暗红，边有瘀滞，舌苔薄白，脉濡。

【加减】若月经不调、痛经者，加当归、益母草、红花；伴乳头淡黄色溢液者，加生薏苡仁、泽泻；烦躁口苦者，加牡丹皮、山栀子、知母。

【方解】方中仙茅、淫羊藿辛温，归肝肾经；鹿角片味咸涩性温，亦归于肝、肾经；肉苁蓉甘咸而温，主归肾经，肝司血海，肾主冲任，四药相合，补益肝肾，调摄冲任，共为君药；香附理气解郁，调经止痛，郁金、延胡索活血行气止痛，当归补血活血调经，四药配伍，疏肝理气，养血调经，以助君药调补冲任之力，共为臣药；三棱、莪术破血行气止痛；穿山甲活血消癥通经；桃仁、益母草、泽兰活血祛瘀调经，皆为佐药；海藻软坚散结，亦为佐药。诸药相配，治标以顾本，标本兼治，使肾气足，冲任血海充盈，气血通盛，肝气条达，血气畅通，肿消痛止。

【注意事项】月经过多者，不宜服用本方，忌食寒凉、生冷食物，保持心情舒畅，服药期间不宜同时服用芒硝、甘草、丁香或其制剂。

【现代研究】仙茅可以增强免疫功能，并发挥抗炎作用；淫羊藿多糖有增强机体免疫功能的作用，其通过对脾脏抗体生成细胞的影响，既增加脾脏抗体生成细胞数，又可促进每个浆细胞产生抗体；鹿角片具有抗炎作用；桃仁含有苦杏仁苷、苦杏仁酶等可改善血流动力学，抗血栓形成，保肝抗炎；三棱、莪术均可抗血栓形成；益母草含有益母草碱，可改善微循环，抗血栓形成；海藻含有亲糖蛋白、多糖类等可增强免疫力；肉苁蓉含有多种环烯醚萜类化合物，促进机体免疫力，并有雌激素样作用；郁金含有挥发油、姜黄素等可保肝，促进胆汁的分泌和排泄，对肝脏的损伤有保护作用；延胡索含有多种生物碱可镇痛，扩血管；香附促进胆汁分泌，抗炎镇痛及雌激素样作用；泽兰含有挥发油和鞣质可利尿；当归多糖具有升血细胞及调节免疫和物质代谢的功能，其含有的有机酸类成分阿魏酸具有抗菌、抗病毒，调节免疫的作用；炮穿山甲降低血液黏度，抗炎。

【用方经验】陆德铭将本方用于治疗乳癖冲任失调，气滞血瘀证。陆德铭治疗乳腺增生病注重整体，采用调摄冲任之法，从整体上调整患者的内环境，同时也不忽视局部，如患者乳房肿痛较剧，多加用理气活血化瘀之品，如郁金、桃仁、莪术等；如见乳房内肿块较硬，则加用软坚散结之品，如石见穿、山慈菇等，如此可取肿块消疼痛止之效。辨证施治是中医特色，陆德铭不仅注重辨证，更注重辨病，故在调摄冲任为主的同时，再据临床表现而辨证施治，如见有胸闷不舒，胁肋刺痛者，则伍以柴胡、郁金等以疏肝解郁；月经量少，愆期者，选用当归、益母草养血活血；夜寐不安者，加用珍珠母、磁石

以重镇安神，每应手取效。

陆德铭经验方 3

【组成】柴胡 9 g，赤芍 9 g，白芍 9 g，制香附 12 g，炒白术 12 g，茯苓 12 g，郁金 9 g，八月札 30 g，延胡索 30 g，莪术 30 g，川楝子 9 g，合欢皮 30 g，生地黄 30 g，川石斛 12 g，炒酸枣仁 12 g，柏子仁 12 g，制何首乌 12 g，天冬 9 g，生甘草 6 g。

【功效】疏肝解郁，化痰散结。

【主治】肝郁化火，气滞痰凝证之乳癖。症见乳房散在多枚小结块，边界不清，质地中等，乳房胀痛。患者时有胸闷胁胀，胃纳不馨，夜寐不香，动则汗出，心烦口苦，大便干结，舌质红，舌苔薄黄，脉弦细。

【加减】若肿块质地坚硬者，加三棱、海藻、皂角刺；肿块久治不消者，加鹿角片、穿山甲片；腰酸腰痛者，加补骨脂、菟丝子、杜仲。

【方解】方中柴胡疏肝解郁，使肝气得以条达为君药；香附疏肝解郁，行气散结；郁金解郁行气止痛；八月札疏肝理气散结，共为臣药，以助君药疏肝解郁理气之功；延胡索、川楝子理气止痛；白术、茯苓健脾化痰；莪术、赤芍活血消肿，皆为佐药，以协助君臣达到疏肝解郁，化痰散结之效；合欢皮、生地黄、石斛、酸枣仁、柏子仁、何首乌、天冬清心养阴，除烦安神，亦为佐药；甘草调和诸药，为使。合而成方，共奏疏肝解郁，化痰散结之效。

【注意事项】保持心情舒畅，情绪稳定，适当控制脂肪类食物摄入，服药期间不宜同时服用丁香、海藻、大戟、甘遂、芫花、藜芦或其制剂。

【现代研究】柴胡含有柴胡皂苷、挥发油和多糖可解热抗炎，利胆保肝，促进免疫功能；赤芍可解热抗炎，改善微循环，抗血栓形成；白芍含有白芍总苷可保肝抗炎，增强免疫功能；香附促进胆汁分泌及雌激素样作用；白术可保肝利尿，调整胃肠运动，增强机体免疫功能；茯苓有效成分是茯苓素、茯苓多糖可利尿，并有显著增强机体免疫的作

用；郁金含有挥发油、姜黄素等可保肝，促进胆汁的分泌和排泄，对肝脏的损伤有保护作用；玄胡含有多种生物碱，可镇痛，扩血管；莪术可以抗血栓形成，保肝，抗炎；川楝子含川楝素、川楝碱等可抑制肝损伤，抗炎；合欢皮含有皂苷、鞣质可镇静；生地含有地黄素、生物碱等可利尿，保护肝脏；炒酸枣仁含有酸枣仁黄酮、酸枣仁皂苷、酸枣仁油可增强免疫功能；石斛含有石斛碱、石斛次碱等可止痛退热，促进胃液分泌；柏子仁含有脂肪油、挥发油可镇静；制何首乌含有磷脂、葡萄糖苷类可保肝，提高免疫功能；天冬含有天门冬素、多种氨基酸可镇咳祛痰；甘草有效成分是甘草甜素、甘草素及异黄酮类可以调节机体免疫，保肝。

【用方经验】陆德铭将本方用于治疗乳癖肝郁化火，气滞痰凝证。陆德铭认为乳癖发于胸胁，此乃足厥阴肝经循行之地，肝主疏泄，肝气宜舒畅而条达，若情志不遂，忧郁不解，则导致肝气郁结，气机瘀滞，蕴结于乳房胃络，乳络经脉阻塞不通，不通则痛而引起乳房疼痛；肝气郁久化热，热灼阴液，肝郁气滞，肝木克脾，脾失健运，痰浊内生，气滞血瘀痰凝，留阻乳络而形成乳房结块。所以陆德铭治疗多从肝、脾经入手，以疏肝理气，化痰散结，和营通络为法，随证加减。同时向患者解释病情，解除其思想负担，坚定治疗信心，劳逸结合，稳定情绪，药物治疗与心理疏导双管齐下，心情舒畅，治疗亦取得良好效果。

乳腺增生方（麻瑞亭经验方）

【组成】茯苓9g，生白术9g，炒白芍9g，粉丹皮9g，何首乌15g，陈枳壳9g，瓜蒌9g，法半夏9g，川郁金9g，昆布15g，蒲公英18g，苏泽兰30g，苦桔梗9g，草豆蔻6g。

【功效】健脾疏肝，理气宽胸，软坚散结。

【主治】肝虚痰阻证之乳癖。

【加减】包块硬痛，兼血瘀者，加炒桃仁、牡蛎粉；胸闷乳胀重者，改陈枳壳为鹅

枳实，加穿山甲；午后发热者，加青浮萍、白薇；禁用姜、枣，用则顽坚难消。

【方解】方中茯苓、生白术健脾和胃；炒白芍养血柔肝；三药相合，健脾疏肝，调和肝脾，共为君药；牡丹皮、何首乌既可滋养肝阴，柔肝解郁，又能行瘀消肿，为臣；苦桔梗、川郁金、陈枳壳、瓜蒌、法半夏清肺利气，宽胸降逆；昆布软坚散结；蒲公英、苏泽兰活血散瘀，通络止痛；草豆蔻健脾行瘀，共为佐药。诸药相合，养肝疏肝，理气健脾，化瘀软坚，消痰散结。

【注意事项】忌盛怒，保持情绪舒畅，服药期间不宜同时服用藜芦、乌头、附子、丁香或其制剂。

【现代研究】茯苓保肝、抗胃溃疡，抗肿瘤，调节免疫功能，并有镇痛、利尿的作用；白术促进消化及免疫功能，抗凝血，亦有显著促进红系造血祖细胞的生成作用；白芍可扩张冠状动脉，抗血栓形成，解痉镇痛；牡丹皮可抑制血小板聚集，抗炎镇静；何首乌可促进血细胞的新生和发育，降血脂，抗动脉粥样硬化，并能增强机体免疫力；枳壳可显著增加冠状动脉流量；瓜蒌抗血小板凝集，降低血清总胆固醇，并能抗肿瘤，增强机体免疫力；法半夏镇咳作用明显，亦有一定的抗癌功效；郁金调节机体血脂水平；昆布有降血脂和抗凝作用，其含有丰富的碘，可调节内分泌水平；蒲公英保肝利胆，有广谱抗菌功效；泽兰可降低血液黏度、纤维蛋白原含量及红细胞聚集指数，发挥抗凝功效；桔梗降血脂，抗炎解热镇痛，并有明显的祛痰作用；草豆蔻可使胃蛋白酶活力明显升高。

【用方经验】麻瑞亭将本方用于治疗乳癖肝虚痰阻证。麻瑞亭认为导致本病的原因，多系郁怒伤肝，肝郁乘脾，致使脾湿肝郁，气血瘀阻，结于乳房使然。治疗重在健脾疏肝，清肺理气，佐以通经活络，化瘀软坚散结。左乳重者，偏于血瘀，治当偏重活血化瘀；右乳重者，偏于气滞，治当偏重利气降逆。脉现弦象者，为化脓之兆，应酌加清热凉血之品，截其未至，以免化脓。硬块贴于肋骨，推之不移者，多系乳腺癌，应及早确诊与治疗。

蒲辅周经验方

【组成】当归 4.5 g，川芎 3 g，赤芍 4.5 g，柴胡 3 g，香附 4.5 g，浙贝母 6 g，青皮 3 g，陈皮 3 g，乳没 3 g，炙甘草 1.5 g，羌活 3 g，防风 3 g，葱白连须（后下）3 寸。

【功效】疏肝解郁，调气血，祛风寒。

【主治】肝气郁结，外寒潜伏证之乳癖。症见乳房结块，疼痛明显。伴心烦急躁，睡眠欠佳，周身不适，口干，月经将至小腹微痛，舌质正，无苔，脉浮弦。

【加减】气虚明显者，加黄芪、党参、茯苓、白术；血虚明显者，加白芍、熟地黄、大枣；下肢发冷者，加麻黄、肉桂、鹿角霜、白芥子。

【方解】方中柴胡疏肝理气，条达肝气，而为君药；当归养血滋阴，柔肝解郁；川芎、赤芍、香附既可行气疏肝，以助君药，又能活血消肿，调和气血，为臣；葱白、防风、羌活发表散风，散寒通阳，以除在表之风寒；乳香、没药活血散瘀消肿；浙贝母、青皮、陈皮化痰软坚散结；共为佐药；炙甘草补脾和胃，调药和中，为佐使之品。诸药相合，使肝气疏，气血和，风寒除，瘀血消，痰浊化。

【注意事项】外感风热及月经过多者不宜服用本方，服药期间不宜同时服用藜芦、乌头、附子、海藻、大戟、甘遂、芫花或其制剂。

【现代研究】当归可增加红细胞及血红蛋白数量，并发挥抗凝血功效；川芎嗪抗血小板聚集，扩张小动脉，改善微循环；赤芍有调节血脂水平，改善机体血液流变学的作用；柴胡抗炎退热，促进免疫功能；香附抗炎抗菌，解热镇痛；浙贝母镇咳祛痰，抗炎镇痛，亦可延长凝血时间；青皮解痉、健胃、利胆、祛痰，并能强心、抗休克；陈皮可刺激胃肠道，改善消化功能，并有一定的抗炎作用；乳香抑菌镇痛作用明显；没药降低血脂，并能防止动脉内膜粥样斑块形成；炙甘草对各种心脏疾病均有明显的治疗和缓解作用，并有抗衰老功效；葱白对各种病原微生物有显

著地抑制作用；羌活、防风均有明显的抗炎、解热、镇痛功效。

【用方经验】蒲辅周将本方用于治疗乳癖肝气郁结，外寒潜伏证。蒲辅周认为本证型患者多由肝气郁结，气血不调，感受风冷，外寒潜伏，寒凝血瘀，内外合邪而致，治疗上以柴胡疏肝散加味，疏肝解郁为主，同时外寒易发散，内寒易温通，配以发散风寒，散寒通滞之品，内外双解，每取良效。

活瘀消癖汤（乔保钧经验方）

【组成】柴胡 10 g，青皮 9 g，陈皮 9 g，郁金 9 g，当归 15 g，赤芍 10 g，白芍 10 g，穿山甲 6 g，白术 9 g，猪苓 9 g，玄参 9 g，牡蛎 13 g，浙贝母 10 g，天花粉 9 g，夏枯草 15 g。

【功效】疏肝理气，活瘀化痰，软坚消癖。

【主治】气滞痰凝血瘀证之乳癖。症见乳房肿块，触之疼痛明显，舌质暗红，少有瘀点，舌苔微黄腻，脉沉弦涩。

【加减】口干心烦者，可加黄芩、牡丹皮、知母；痰瘀阻络者，可加泽兰、苦桔梗、半夏。

【方解】方中柴胡、青皮、陈皮、郁金疏肝理气解郁，而为君药；当归、赤芍、白芍既能养血柔肝解郁，又可行气活血消肿，为臣；白术、猪苓健脾化湿，绝痰之源；穿山甲活瘀通络消癖；玄参、牡蛎、浙贝母、天花粉、夏枯草清热化痰散结，共为佐药。诸药相合，共奏疏肝理气，活瘀通络，清热化痰，软坚消癖之功。

【注意事项】孕妇及月经过多或气虚无滞者不宜服用本方，服药期间不宜同时服用丁香、藜芦、乌头、附子或其制剂。

【现代研究】柴胡抗炎解热，促进免疫功能，并有保肝的功效；青皮、陈皮均可祛痰，改善消化功能，此外，陈皮还有一定的抗炎作用；郁金调节血脂水平，抗真菌；当归可促进升血，并可抗血栓形成；赤芍调节血脂，抗动脉粥样硬化，改善机体血液流变学；白芍解痉镇痛，抗血小板聚集，亦能抗菌；穿山甲降低血液黏度，延长凝血时间，抗炎作

用明显；白术可促进造血功能，抗凝血，增强机体免疫功能；猪苓抗菌抗炎，并可抗肿瘤；玄参强心，扩张血管，抗菌；牡蛎含有多种微量元素，可调节机体内环境平衡，并有抗菌、抗病毒的功效；浙贝母祛痰镇咳，抗炎镇痛，亦可轻度延长凝血时间和部分凝血活酶时间；天花粉增强免疫功能，抗菌、抗肿瘤；夏枯草降血脂，能明显改善血瘀模型的血液流变学部分指标，亦有抗菌、抗病毒、抗肿瘤的作用。

【用方经验】乔保钧将本方用于治疗乳癖气滞痰凝血瘀证。乔保钧认为本病临床多因情志不遂，肝失疏泄，气郁血聚，或忧思伤脾，运化失常，痰湿凝结于乳络而致，治疗上自拟活瘀消癖汤，以疏肝理气，活血通络，化痰软坚，临床疗效确切，愈者颇多。常规用量：柴胡10 g，青皮9 g，陈皮9 g，郁金9 g，当归15 g，赤芍10 g，白芍10 g，穿山甲6 g，白术9 g，猪苓9 g，玄参9 g，牡蛎13 g，浙贝母10 g，天花粉9 g，夏枯草15 g。

沈楚翘经验方1

【组成】当归、赤芍、白芍、川芎、生地黄、橘叶、香附、路路通、合欢皮、八月札、紫苏子。

【功效】疏肝理气，调理冲任。

【主治】肝气郁结，冲任失调证之乳癖。患者多伴月经不调，心烦易怒等症。

【加减】若伴瘀血凝滞，月经色黑成块者，可加桃仁、红花、艾叶、茺蔚子、延胡索。

【方解】方中当归、白芍、生地黄滋阴养血，补肝体而柔肝急，为君药；赤芍、川芎活血行气，既可使补而不滞，疏理肝气，又能调畅气血，调和冲任，为臣；香附、路路通、合欢皮疏肝理气，以助君臣；橘叶、紫苏子理气化痰，以除癖结，共为佐药。诸药相合，既可补血养肝解郁，调和冲任，又能化痰活血，调经止痛。

【注意事项】孕妇及外感者不宜服用本方，服药期间不宜同时服用藜芦或其制剂。

【现代研究】当归可增加机体血红蛋白及

红细胞的数量；赤芍有改善血液流变学的作用；白芍可扩张冠状动脉，抗菌解痉镇痛；川芎嗪可抑制血小板聚集，抗血栓形成；地黄具有刺激骨髓，增加红细胞、血红蛋白、血小板的作用；橘叶、路路通对于乳腺疾病有一定的治疗功效；香附抗炎抗菌，解热镇痛，可发挥雌激素样作用；合欢皮可抗过敏、抗肿瘤；八月札具有显著的抗肿瘤作用；紫苏子降低胆固醇含量，调节血脂水平，并有一定的抑菌功效。

【用方经验】沈楚翘将本方用于治疗乳癖肝气郁结，冲任失调证。沈楚翘认为本病的发生与情志、月经的关系密切，且与肝肾二脏，冲任二脉相关。临床辨证施治上，多于月经前期服用本方以疏肝理气，调理冲任，月经过后则多用逍遥散合二陈汤加减为主进行治疗，以逍遥散疏肝理气，健脾和营，二陈汤和胃化痰，亦可加昆布、海藻、穿山甲、郁金、香附等软坚理气之品，可加速肿块消退。如此运用此法治疗，月经恢复正常后，则结块自然消散。故沈楚翘认为，乳房疾病与月经有关，而且伴有月经不调者，当先调理月经，月经正常则乳病自愈。常规用量：当归9 g，赤芍6 g，白芍9 g，川芎6 g，生地黄9 g，橘叶6 g，香附6 g，路路通6 g，合欢皮12 g，八月札9 g，紫苏子6 g。

沈楚翘经验方2

【组成】柴胡9 g，当归9 g，赤芍6 g，白芍9 g，香附6 g，橘叶6 g，合欢皮12 g，淫羊藿9 g，苁蓉9 g，锁阳9 g，鹿角霜6 g，瓜蒌9 g，半夏6 g。

【功效】温补肾阳，疏肝化痰。

【主治】更年期妇女肾虚证之乳癖。

【加减】腰膝酸软冷痛者，可加仙茅、菟丝子、巴戟天。

【方解】方中柴胡疏肝理气，仙灵脾温补肾阳，肝肾同治，而为君药；当归、赤芍、白芍养血调经，柔肝缓急，以助柴胡；肉苁蓉、锁阳、鹿角霜补肾助阳，以协灵脾，共为臣；佐以香附、橘叶、合欢皮疏肝理气；瓜蒌、半夏消痰软坚散结。诸药相合，肾虚得补，肝郁得疏，佐以消痰化坚之品，标本兼治。

【注意事项】外感发热者不宜服用本方，孕妇慎用，服药期间不宜同时服用藜芦、乌头、附子或其制剂。

【现代研究】柴胡抗炎退热，柴胡多糖成分亦可促进免疫功能；当归可促进红细胞及血红蛋白的生成，从而影响造血功能；赤芍调节机体血脂水平，有改善血液流变学的作用；白芍、香附抗炎、解痉镇痛；橘叶中含有丰富的维生素 C，调节机体免疫功能，橘叶亦可用于乳腺疾病的治疗；合欢皮有一定的镇静催眠功效；淫羊藿有改善血流动力学和血液流变学的作用，抗炎、抗衰老；肉苁蓉、锁阳调节内分泌，延缓衰老，增强免疫机能；鹿角霜可使乳腺腺泡萎缩，腺泡数量减少，有效治疗乳腺增生性疾病；瓜蒌调节血脂，亦可抗血小板聚集，具有一定的抗炎作用；半夏镇咳祛痰，抗肿瘤。

【用方经验】沈楚翘将本方用于治疗乳癖更年期妇女肾虚之证。沈楚翘认为更年期妇女，肾气衰退，冲任血海空虚，因而月经断绝，肾虚肝亦虚，肝虚木易郁，如果情志抑郁，肝脾两伤，痰气凝聚于乳房则成乳癖。治疗上沈楚翘以逍遥散合二仙汤为主方加减变化，以温补肾阳，疏肝化痰，收到较满意的疗效。

蒌贝散结汤（沈家骥经验方）

【组成】瓜蒌壳 15 g，浙贝母 15 g，柴胡 15 g，黄芩 15 g，郁金 15 g，川楝子 15 g，牡蛎 30 g，夏枯草 15 g，桔梗 10 g，白芷 10 g，三棱 10 g，莪术 10 g，连翘 15 g，当归 15 g，川芎 10 g，甘草 10 g。

【功效】疏肝理气，消瘀化痰，软坚散结。

【主治】肝郁气滞，痰浊凝结证之乳癖。症见乳房出现结节，大小不等，边缘不清，推之活动，质韧不硬，乳房胀痛，与情绪、月经有明显关系。患者烦躁抑郁，胸胁胀痛，伴有痛经，带有血块，舌质淡红，舌苔白腻，脉弦。

【加减】若伴有胸胁、乳房胀满较甚者，加香附、佛手；若伴风热毒邪者，加金银花、菊花、蒲公英；若痰浊壅盛者，加法半夏、白术；若伴腰酸乏力，神疲倦怠者，加淫羊藿、仙茅；若血热而致月经量多而不止者，去三棱、莪术，加生地黄、牡丹皮、地榆。

【方解】方中瓜蒌壳理气化痰，浙贝开郁散结化痰，合为君药，以化痰软坚散结；桔梗理气化痰；牡蛎软坚散结，夏枯草清肝热、散郁结；白芷消肿止痛，皆为臣药，以增强君药化痰散结之功；柴胡、黄芩、川楝子、郁金疏肝理气解郁，为佐药；三棱主散结，活血化瘀；当归、川芎活血，调冲任；连翘则用以清热解毒散结，亦为佐药。诸药相配，使痰结化，肝气疏，瘀血散，是治疗肝郁气滞，痰浊凝结所致乳癖的良方。

【注意事项】月经过多不宜服用本方，忌食寒凉、生冷食物，保持心情舒畅，服药期间不宜同时服用乌头、附子、丁香、芒硝、海藻、大戟、甘遂、芫花或其制剂。

【现代研究】瓜蒌能提高肌体免疫功能；浙贝母含有生物碱可以祛痰抗炎；柴胡含有柴胡皂苷、挥发油、多糖可以解热抗炎，促进免疫功能，保肝利胆，镇痛等；黄芩含有黄酮类成分，可以抗炎，调节免疫功能，解热镇痛，保肝利胆；夏枯草扩张血管，抗炎；桔梗含有桔梗皂苷可以祛痰抗炎，扩张血管；莪术含有姜黄素、莪术醇、莪术二醇可以抗血栓形成，保肝，抗炎；当归的主要成分挥发油、多糖、阿魏酸等促进机体造血功能，增强免疫功能，保肝等；川芎含有川芎嗪、阿魏酸可以扩张血管，改善微循环，抗血栓形成；甘草含有甘草甜素、甘草素、异黄酮类可以调节机体免疫功能，抗炎解毒；郁金、川楝子止痛效果明显；牡蛎可解热；白芷亦有解热抗炎的作用；连翘抗炎，抗肝损伤。

【用方经验】沈家骥将本方用于治疗乳癖肝郁气滞，痰浊凝结证。沈家骥认为本病与肝胃两经关系最为密切，且多由思虑伤脾，恼怒伤肝，郁结而成，在治疗上沈家骥以疏肝解郁，辅以消瘀化痰；其次对于因肝肾不足，冲任失调，气血瘀滞，或脾肾阳虚，痰湿内结而成，在治疗上温补肾阳，调理冲任，

外科国医圣手时方

辅以化痰散结。同时，在治疗的过程中，还注意减轻患者精神负担，做好其思想工作。

唐汉钧经验方

【组成】柴胡9 g，郁金9 g，香附9 g，八月札9 g，丹参15 g，天冬9 g，鹿角6 g，黄芪30 g，党参12 g，白术12 g，茯苓12 g，大枣15 g，生甘草3 g，当归15 g，生地黄15 g，川芎9 g，三七9 g，淫羊藿15 g。

【功效】疏肝健脾，清化痰浊。

【主治】气滞肝郁，痰浊凝结证之乳癖。症见乳房散在结节，质地中等，乳房胀痛，患者常因劳累，性情急躁后，疼痛明显，经临腹痛，经水短少，失眠多梦，舌质红，舌苔薄腻，脉细。

【加减】若疗后两乳胀痛较前减轻，经临腹痛减轻，经水稍增者，去川芎，加黄精、山茱萸、肉苁蓉。

【方解】方中柴胡、郁金、香附、八月札疏肝理气为君药；黄芪、党参、白术、茯苓、大枣健脾益气，亦有防肝病伤脾之弊，为臣；淫羊藿、肉苁蓉、鹿角补益肝肾，调摄冲任；天冬、当归、生地黄、川芎滋阴养血，柔肝解郁；丹参、三七活血化瘀，共为佐药。诸药相配，从肝、从脾、从肾而治，以疏肝健脾补肾为主，辅以活血化瘀，清化痰浊之品，故诸症均消，以获效矣。

【注意事项】月经过多及外感发热者不宜服本方，服药期间不宜同时服用丁香、藜芦、海藻、大戟、甘遂、芫花或其制剂。

【现代研究】柴胡可解热抗炎，保肝利胆；郁金、香附可以松弛平滑肌，促进胆汁的分泌，抗炎镇痛，且有雌激素样作用；八月札有显著的抗肿瘤作用；丹参抗血栓，改善微循环，抗菌，保肝；天冬祛痰；黄芪、当归、生地黄促进机体造血功能，增强免疫功能，保肝等；川芎可以扩张血管，改善微循环，镇静镇痛等；鹿角有雌激素样作用；党参可调整胃肠运动功能，增强机体免疫力；茯苓、白术利尿、调节机体免疫功能；大枣有保肝的功效；甘草可抗炎，保肝，祛痰；三七有显著的抗血栓功效；淫羊藿抗炎，抗

血栓形成，增强机体免疫功能。

【用方经验】唐汉钧将本方用于治疗乳癖气滞肝郁，痰浊凝结证。唐汉钧在继承顾伯华老前辈的基础上，提出了益气健脾的治则，从肝、脾、肾三脏入手，除选用疏肝理气、调摄冲任诸法外，还擅长运用益气健脾法治疗本病。概脾胃气虚，气血生化不足，冲任空虚，易致外邪趁虚而入，二者合而为病。唐汉钧认为脾胃为后天之本，气血生化之源，脾胃运化功能失调，水湿内生，日久成痰成瘀。根据辨证常把乳癖分为肝气郁结、脾虚痰凝以及冲任失调3型，以疏肝理气、健脾化痰、调摄冲任为治疗法则，随证加减。

田淑霄经验方

【组成】当归15 g，赤芍10 g，白芍10 g，柴胡8 g，茯苓10 g，炒白术10 g，甘草6 g，夏枯草15 g，橘叶15 g，昆布20 g，车前子10 g，鳖甲15 g，生牡蛎30 g，海浮石30 g，泽泻15 g，益母草10 g，猪苓20 g，紫贝齿30 g，大贝母10 g，鸡内金15 g。

【功效】疏肝健脾，软坚散结。

【主治】肝郁脾虚证之乳癖。症见乳房有如蚕豆大小肿物，经前乳房胀痛。伴口苦，心慌，白带多，色黄，便稀，舌尖稍红，舌苔薄白，脉弦细。

【加减】若气血不足者，可加山药、莲子、鹿角胶。

【方解】方中柴胡疏肝解郁，赤芍、白芍养血柔肝，三药相合，补肝体而助肝用，为君；当归甘辛苦温，养血和血，为血中之气药；木郁则土衰，肝病易于传脾，故以炒白术、茯苓、甘草健脾益气，使营血生化有源，四药共为臣药；夏枯草清肝火，散郁结；橘叶疏肝行气，散郁结，以助君药疏肝理气；昆布、生牡蛎、鳖甲、海浮石、大贝母化痰软坚散结；泽泻、猪苓、车前子渗湿利水泄热；鸡内金健脾消食；益母草活血调经；紫贝齿镇静安神，以除诸症，共为佐药；甘草健脾益气，调和诸药，亦为使药。诸药相合，共奏疏肝解郁，健脾益气养血，化痰软坚散结之功。

【注意事项】应用本方时要注意煎煮方法，如生牡蛎、海浮石、紫贝齿宜打碎先煎，车前子宜包煎，服药期间不宜同时服用藜芦、海藻、大戟、甘遂、芫花、乌头、附子或其制剂。

【现代研究】柴胡有清热抗炎，促进免疫功能以及抗肝损伤的作用；当归可提高机体免疫和促进体液免疫的作用，及保肝，抗炎镇痛；赤芍保肝；茯苓含有茯苓多糖增强机体免疫功能；白芍含有白芍总苷有调节免疫力的作用；甘草含有甘草甜素、甘草素、异黄酮类可以调节机体免疫功能，抗炎解毒；夏枯草扩张血管，抗炎；白术保肝，增强机体免疫功能，增强造血功能，抗凝血；猪苓可利尿，增强免疫功能，保肝；泽泻利尿，抗血栓形成；益母草含有益母草碱可以改善微循环，抗血栓形成，且可利尿；贝母含有生物碱可以祛痰抗炎；橘叶含有挥发油，黄酮苷等可增强纤维蛋白溶解，抗血栓形成；昆布含有碘、碘化物可以进入组织及血液后，能促进病理产物如炎症渗出物的吸收，并能使病态的组织崩溃和溶解；车前子可以祛痰利尿；鳖甲有免疫促进作用；生牡蛎可软坚，解热；海浮石利尿祛痰；紫贝齿可解热，抗肝损伤；鸡内金有助消化吸收的功效。

【用方经验】田淑霄将本方用于治疗乳癖肝郁脾虚证。田淑霄认为肝经绕乳头，肝主疏泄，能调畅全身气机，阳明胃经贯乳中，太阴脾经行于两乳头外侧，脾虚不能为胃行津液，久则聚而为癖，故治疗乳癖从调理脾胃入手，在临床以疏肝健脾，软坚散结为主，随证加减，疗效非常。

王胜利经验方 1

【组成】柴胡 10 g，当归 10 g，川芎 8 g，香附 10 g，延胡索 10 g，郁金 10 g，山慈菇 15 g，大贝 10 g，连翘 15 g，夏枯草 10 g，生牡蛎 15 g，鹿角霜 30 g，麦芽 30 g，川楝子 10 g，红花 10 g。

【功效】疏肝行气，活血散结。

【主治】肝郁气滞，瘀血阻络证之乳癖。症见乳房肿块，胀痛，行经前加重，喜叹息，偶见刺痛，口苦，纳可，二便调，舌质红，舌苔薄黄，脉弦滑。

【加减】若心烦善怒、口苦者，可加丹皮、栀子。

【方解】方中柴胡、当归疏肝活血，又能养血护肝，为君药；夏枯草、川楝子、山慈菇清肝散结；牡蛎既能软坚散结，又可滋阴潜阳，防止疏肝药耗散之弊，为臣；香附、延胡索、郁金、川楝子、麦芽疏肝解郁，理气止痛，为佐药；鹿角霜既能软坚散结，又可温补肾阳，调节冲任；大贝化痰散结，为佐；川芎、红花活血散瘀；连翘散诸经血凝气聚，利水通经，亦为佐药；三组佐药分别助君臣，以疏肝理气，软坚散结，活血化瘀之功。诸药相合，配伍精当，共奏疏肝行气，活血散结之效。

【注意事项】月经过多及外感者不宜服用本方，应调整情绪，保持心情舒畅，服药期间不宜同时服用丁香、乌头、附子或其制剂。

【现代研究】柴胡的主要成分是柴胡皂苷、挥发油和多糖等，可以促进免疫功能，保肝利胆，镇静镇痛；当归的主要成分挥发油、多糖、阿魏酸等促进机体造血功能，增强免疫功能，保肝等；延胡索改善消化功能，镇静催眠，且可松弛肌肉；川芎的主要成分是川芎嗪、阿魏酸等可以扩张血管，改善微循环，镇静镇痛等；山慈菇含有秋水仙碱，可抑制细胞分裂，抗肿瘤，并有选择性的消炎作用；大贝含生物碱，可祛痰抗炎；连翘抗炎抗菌，退热，保肝；夏枯草抗菌、抗病毒、抗炎、抗肿瘤，且可降压；牡蛎保肝，抗肿瘤，增强免疫功能，延缓衰老；鹿角霜有雌激素样作用；麦芽可抑制催乳素的释入；红花含有红花黄素，有免疫调节功效，且红花总苷有明显的抗炎，扩张血管，改善微循环作用；川楝子有一定的抗炎镇痛功效；郁金、香附可以松弛平滑肌，促进胆汁的分泌，抗炎镇痛，以及有雌激素样作用。

【用方经验】王胜利将本方用于治疗乳癖肝郁气滞，瘀血阻络证。王胜利认为此型患者常见经前烦躁易怒或情志抑郁，月经素乱，乳房经前胀痛，经后渐缓解，甚则两胁胀痛不适，多随情志波动而加重。肝气郁结是此型的主要病机，治疗上疏肝理气，行气活血，调理冲任，软坚散结。临证上常用方为柴胡疏肝散，选加当归、红花、玄胡、郁金、青皮、连翘、麦芽、牡蛎、鹿角霜、仙茅、淫羊藿等以奏理气活血，消肿散结之功。临床上根据具体情况，常用本方为基础方，随证加减。

王胜利经验方 2

【组成】陈皮 10 g，法半夏 10 g，茯苓 10 g，柴胡 10 g，当归 15 g，赤芍 10 g，山慈菇 15 g，延胡索 10 g，郁金 10 g，香附 10 g，三棱 10 g，连翘 12 g，鹿角霜 30 g，麦芽 10 g，丹参 15 g，川楝子 10 g，土鳖虫 10 g。

【功效】理气活血，软坚散结。

【主治】痰瘀互结证之乳癖。症见乳房肿块，胀痛为主。可伴闭经，形体肥胖，嗜睡，神疲，舌质红，舌苔薄白，脉弦。

【加减】若月经来潮，量少，行经时乳腺胀痛明显，伴有刺痛者，加桃仁、红花、炮穿山甲。

【方解】方中陈皮、法半夏健脾化痰；柴胡、当归疏肝养血，四药合为君药，共奏理气活血散结之功；鹿角霜温补肝肾，调摄冲任；三棱、土鳖虫破瘀散结，三药合为臣药，以助君药活血软坚散结，温肾暖脾化痰之力；郁金、香附、川楝子、麦芽疏肝解郁，行气止痛；赤芍、延胡索活血行气止痛；连翘散诸经血凝气聚，利水通经，共为佐药。诸药相合，标本兼治，以健脾疏肝温肾为主，酌以化痰活血止痛之品，使痰化瘀散。

【注意事项】月经过多及外感者不宜服用本方，忌食寒凉、生冷食物，服药期间不宜同时服用丁香、藜芦、芒硝、乌头、附子或其制剂。

【现代研究】陈皮含有黄酮类物质、挥发油等可祛痰抗炎，保肝，扩张血管；半夏含有生物碱、甲硫氨酸等可影响消化功能；茯苓含有茯苓素、茯苓多糖等，具有显著的增强机体免疫功能；柴胡的主要成分是柴胡皂苷、挥发油和多糖等，可以促进免疫功能，保肝利胆，镇静镇痛；当归的主要成分挥发

油、多糖、阿魏酸等可促进机体造血功能，增强免疫功能，保肝；赤芍含有芍药苷、牡丹酚可解热抗炎，改善微循环；山慈菇含有秋水仙碱，可抑制细胞分裂，抗肿瘤，并有选择性的消炎作用；延胡索含有的生物碱可镇痛；郁金、香附可松弛平滑肌，促进胆汁的分泌，抗炎镇痛，以及有雌激素样作用；鹿角霜有雌激素样作用；川楝子含川楝素、川楝碱等可抑制肝损伤，抗炎；丹参含有丹参素、丹参酮等可改善微循环，抗血栓形成，亦可抗炎；麦芽含有麦角类化合物，有抑制催乳素的分泌作用；连翘含有生物碱、皂苷等可解热抗炎，利尿，抗肝损伤；三棱、土鳖虫均含有挥发油而发挥抗血栓功效。

【用方经验】王胜利将本方用于治疗乳癖痰瘀互结证。王胜利认为此型患者常见乳房肿块较大，较硬，痛较明显，多伴有头晕、身重、嗜睡、乏力，或咽部不适，或体型偏胖，舌胖苔厚腻，脉沉弦滑等。治疗以理气化痰，活血软坚散结为主，常选用二陈汤加减，选加柴胡、香附、郁金、夏枯草、山慈菇、青皮等，根据患者具体情况，进行加减用药。总之，王胜利之方药，既有仲景用药功专效宏的特点，又多方兼顾，配伍精当，毫无堆砌之嫌。

王胜利经验方 3

【组成】淫羊藿 15 g，仙茅 15 g，柴胡 10 g，当归 15 g，郁金 10 g，延胡索 10 g，香附 10 g，川芎 10 g，青皮 10 g，浙贝母 10 g，山慈菇 15 g，夏枯草 15 g，川楝子 10 g，鹿角霜 30 g，生牡蛎 15 g。

【功效】温补肾阳，调摄冲任，化痰破瘀。

【主治】冲任亏虚证之乳癖。症见乳房可触及圆形及椭圆形肿块，乳房胀痛，月经闭塞。伴有腰痛，形寒肢冷，舌质淡有齿痕，舌苔薄白，脉沉弦。

【加减】若胀痛明显者，加青皮、川楝子；若刺痛显著者，加乳香、没药。

【方解】方中淫羊藿、仙茅温补肾阳，调摄冲任，为君药；配鹿角霜温肾助阳散结，

外科国医圣手时方

为臣；柴胡、当归、川芎、赤芍疏肝活血消肿；郁金、青皮、香附、川楝子、延胡索行气散结止痛；山慈菇、炮穿山甲、牡蛎、浙贝母、夏枯草软坚散结，共为佐药，以助君臣疏肝理气，化瘀止痛，软坚散结之功。诸药相合，以温补肾阳药为主治其本，辅以疏肝理气，化痰破瘀之品治其标，标本同治，诸症自除。

【注意事项】月经过多及外感者不宜服用本方，忌食寒凉、生冷食物，服药期间不宜同时服用丁香、乌头、附子或其制剂。

【现代研究】淫羊藿含有黄酮类化合物、生物碱、淫羊藿多糖，当归含挥发油、多糖、阿魏酸等，二药均可提高机体免疫力，且有保肝作用；鹿角霜、淫羊藿、仙茅为温肾助阳药，皆有雌激素样作用；柴胡的主要成分是柴胡皂苷、挥发油和多糖等，可以促进免疫功能，保肝利胆，镇静镇痛；延胡索的有效成分是生物碱，可镇痛，并抑制胃酸分泌；郁金含有挥发油、姜黄素等可抗炎镇痛，抗肝损伤，调节免疫功能；川芎的主要成分是川芎嗪、阿魏酸等可以扩张血管，改善微循环，镇静镇痛等；香附可以松弛平滑肌，促进胆汁的分泌，抗炎镇痛，以及有雌激素样作用；青皮的有效成分为对羟福林和柠檬烯，可利胆祛痰；山慈菇含有秋水仙碱可抑制细胞分裂，抗肿瘤，并有选择性的消炎作用；浙贝含生物碱可祛痰抗炎；生牡蛎含有多种钙盐，有轻度的消炎作用；川楝子含川楝素、川楝碱等可抑制肝损伤，抗炎；夏枯草抗菌、抗病毒、抗炎、抗肿瘤，且能降血压。

【用方经验】王胜利将本方用于治疗乳癖冲任亏虚证。王胜利认为此型常见乳腺肿块坚硬，以连绵不断隐痛为主，伴有腰痛，形寒肢冷，性欲低下，白带清稀，夜尿频，清长，舌淡润多见齿痕，苔薄白，脉沉迟弱等。治疗以温补肾阳，调摄冲任，化痰破瘀为主，常选用二仙汤加减，选加鹿角霜、柴胡、川芎、郁金、香附、青皮等，根据患者具体情况，随证加减。总之，治疗此型，要扶正与祛邪并施，方有可愈之机，同时需配合舒畅情志，才可取得较满意效果。

疏肝散结汤（王寿康经验方）

【组成】柴胡 10 g，当归 10 g，赤芍 10 g，白芍 10 g，青皮 5 g，莪术 10 g，郁金 10 g，橘叶 10 g，仙茅 10 g，淫羊藿 10 g，肉苁蓉 10 g，巴戟天 10 g。

【功效】疏肝解郁，活血散结，调理冲任。

【主治】肝郁血瘀，冲任失调证之乳癖。

【加减】伴有结节质硬者，加夏枯草、牡蛎；胃气不和者，加玫瑰花、香橼皮。

【方解】方中柴胡疏肝理气，以顺其条达之性，开其郁遏之气；仙茅、淫羊藿补益肝肾，调摄冲任，为君药；当归、赤芍和营调血，血行通畅，气血条达；白芍养血柔肝，缓急止痛，以助柴胡；肉苁蓉、巴戟天补益肾元，助二仙之力，而为臣；佐以青皮疏肝破气散结；莪术活血破瘀；郁金行气解郁；同时橘叶直达肝经，为引经之药，为使。诸药合伍，既有疏肝散结之力，又有调节冲任之功。

【注意事项】孕妇及外感发热者不宜服用本方，服药期间不宜同时服用藜芦、丁香或其制剂。

【现代研究】柴胡抗炎解热；当归、赤芍抑制血小板聚集，抗血栓形成；当归并能促进造血；白芍可扩张冠状动脉，解痉镇痛；青皮健胃利胆，并可强心抗休克；莪术抗菌、抗肿瘤，发挥免疫调节作用；郁金可调节机体血脂水平，亦可抗真菌；橘叶提取物对乳腺疾病有良好的治疗作用；仙茅抗炎、抗肿瘤，增强免疫功能；淫羊藿有改善血流动力学和血液流变学的作用，抗炎症及病源微生物；肉苁蓉、巴戟天可调节内分泌，增强免疫机能。

【用方经验】王寿康将本方用于治疗乳癖肝郁血瘀，冲任失调证。王寿康认为本病发病之根本原因一为肝气郁结，二为冲任失调。在具体应用中王寿康十分注意适当的变通，如肿块、胀痛随喜怒消长明显者，着重以疏肝理气治，若肿块、胀痛与月经明显相关者，则当以调冲任为主，但无论变化如何，始终

外科国医圣手时方

强调治疗宗旨决不能变，即肝肾同治，二者不可缺一。由此可见，肝肾同源，互为母子，又共属下焦，在生理、病理上都有密切关系。

消核止痛饮（王玉玺经验方）

【组成】柴胡 15 g，橘红 15 g，赤芍 15 g，香附 10 g，半夏 15 g，土贝母 20 g，海藻 30 g，蜈蚣 2 条，当归尾 15 g，鹿角霜 30 g，淫羊藿 15 g，王不留行 30 g。

【功效】疏肝理气，化痰散结，化瘀通络，消核止痛。

【主治】肝气郁滞，痰凝瘀血阻滞证之乳癖。症见乳房肿块呈多样性，边界清楚，质韧，乳房胀痛或刺痛，并随情志和月经周期的变化而消长。患者常心烦易怒，两胁胀痛，舌质淡红或紫暗，舌苔薄白或薄黄，脉弦数或涩。

【加减】若乳房疼痛不甚，乳块较硬但不坚，包块历时 1～2 年难消，正气不衰，体质颇壮者，去王不留行，加甲珠、三棱、莪术、八月札；若乳房疼痛甚者，加三七、延胡索；胀痛者，加青皮、川楝子；刺痛者，加乳香、没药；若乳房肿块较硬者，加夏枯草、炮穿山甲、生牡蛎、淡昆布、瓦楞子；坚硬者，加三棱、莪术、山慈菇、黄药子；肿块囊性变者，加瓜蒌、白芥子、瞿麦；可疑癌变者，加山慈菇、半枝莲、白花蛇舌草、重楼；若乳头溢液呈浆液黄色者，加薏苡仁、炒麦芽、生山楂、神曲；呈血性者，加仙鹤草、茜草、大蓟、小蓟、牡丹皮、栀子、墨旱莲、花蕊石、白茅根、生地榆、三七粉；乳头瘙痒者，加僵蚕、蝉蜕、栀子、地肤子；若伴有月经不调，痛经兼有寒凝气滞者，加艾叶、香附；兼血瘀者，加桃仁、红花、泽兰叶、益母草、川芎；经色黑夹有血块者，加三棱、莪术；经闭者，加蒲黄、五灵脂、刘寄奴、菟丝子、牛膝、红花；经量少或血虚经闭者，加生黄芪、鹿角胶、阿胶、茜草、益母草、丹参；白带多者，加鸡冠花、地榆、白果仁、白头翁、红藤；若婚后未孕者，加路路通、橘核、荔枝核；伴有脾肾阳虚者，加鹿角片、紫河车；若伴有盆腔炎者，可加蒲公英、紫花地丁、败酱草；若伴有输卵管欠通者，加莪术、延胡索、路路通、甲珠、地龙；若乳房局部有灼热或肿痛，乳头灼热不敢触摸，伴有烦躁易怒，胸胁胀满，口苦咽干，大便干燥，舌边兼舌质红，舌苔薄黄或薄腻，脉弦数属肝火、胃火者，加夏枯草、牡丹皮、栀子、漏芦、黄连、龙胆、蒲公英、紫花地丁；若经前乳房胀痛明显，证属脾虚湿盛或面色萎黄，气短头晕，神疲乏力，纳食便溏之脾虚者，加黄芪、党参、白术、茯苓、山药、神曲、麦芽、陈皮；气虚，乳房肿胀下垂，冻则坠痛者，加生黄芪、党参、升麻；若伴有失眠，多梦，心悸，眩晕者，加熟地黄、制何首乌、炒酸枣仁、龙骨、首乌藤；乳房胀痛遇寒加重，肿块较硬，日久难消者，加炙黄芪、制附片、熟地黄、麻黄、鹿角霜、白芥子；若伴有腰酸痛者，加杜仲、续断、桑寄生、牛膝；经后腰痛者，加生黄芪、菟丝子；若伴有头昏、耳鸣眼目昏花等肝肾不足者，加桑椹、女贞子、墨旱莲、熟地黄、知母、山药、何首乌、枸杞子；若伴有便秘者，加瓜蒌、天冬；若阵热面红汗出者，加知母、黄柏、龟甲。

【方解】方中柴胡、香附、橘红疏肝理气，以顺其条达之性，开起郁遏之气，为君药；淫羊藿、鹿角霜温补肾阳，调和冲任，活血消肿，为臣药；赤芍、当归尾活血散瘀止痛，血行通畅，气自条达；半夏、土贝母、海藻化痰散结消乳核；蜈蚣、王不留行行血通经通乳络；两组药物共同为佐；柴胡、橘红为足厥阴引经之药，为使。诸药相合，共奏疏肝理气，化痰散结，化瘀通络，消核止痛之功效。

【注意事项】月经过多者不宜服用本方，忌食寒凉、生冷食物，服药期间不宜同时服用藜芦、乌头、附子、甘草或其制剂。

【现代研究】现代医学认为，乳腺增生病的发生主要是由于卵巢功能失调，内分泌紊乱或乳腺组织内分泌激素的敏感性增高所致。具体地说，排卵前期促黄体素和雌二醇分泌不足，以及黄体期雌二醇绝对或相对增高，孕酮分泌相对或绝对不足，失去制约雌二醇与保护乳腺组织的作用，或黄体期催乳素异常增高直接刺激乳腺组织和进一步抑制乳激素的分泌，使乳腺组织长期处于雌激素的刺激之下，不能由增殖转入复旧或复旧不全。雌激素可以促进乳管及管周结缔组织生长，催乳素有刺激乳腺腺泡增生腺液分泌的作用，久而久之导致乳腺组织过度增生，乳腺出现肿块。中医药治疗乳腺增生症的优势在于整体调节内分泌功能紊乱，改善机体的调节机制，通过机体本身的内在功能的恢复而达到积极的治疗作用。温阳补肾药中，鹿茸、仙茅、淫羊藿、巴戟天、肉从蓉具有类似性激素样作用，能增强下丘脑-垂体-肾上腺皮质功能，使血浆雌二醇明显增高，雌激素受体含量增加接近正常水平，补充孕酮的不足，还能明显提高动物下丘脑多巴胺含量，抑制催乳素的分泌。现代医学研究已经证实，此类药物可直接作用于下丘脑，对下丘脑-垂体-靶腺轴、肾上腺-甲状腺-性腺轴的各个环节都有明显的调整作用，使靶腺功能得以恢复；海藻、昆布、牡蛎内含丰富的碘，有助于刺激垂体，促进促黄体素的分泌，改善黄体功能，调节机体内分泌功能，并可使病态组织崩溃和溶解，加速肿块的消散；生麦芽、生山楂、鸡血藤能改善黄体功能，调整促黄体素与孕酮不足，降低雌激素绝对值，抑制催乳素的分泌；疏肝理气，活血化瘀药物可改善全身及乳房局部的血液循环，促进雌激素在肝脏的灭活，改善局部的充血水肿状况，并可抑制组织内单胺氧化酶活力，抑制胶原纤维合成，从而促进乳腺内肿块及纤维组织的吸收，终止或逆转本病的病理变化；便秘要瓜蒌、天冬以润肠通便。粪便在肠道中停留时间过长，其中的某些物质在微生物的作用下，可分解出一种SP-G的化合物，经血液吸收后，可使雌、孕激素分泌失调，导致乳腺增生症。

【用方经验】王玉玺将本方用于治疗乳癖肝气郁滞，痰凝瘀血阻滞证。本方所治之证主要由于肾气不足，冲任失调，肝失所养而成。肝气郁滞，是病之本，气滞、痰凝、血瘀而引起的肿块和疼痛是其果，是病之标。治疗原则为疏肝理气，化痰散结，化瘀通络，消核止痛。王玉玺认为月经来潮后的两周内

卵泡期的经后期，酌加补肾调冲之品，如仙茅、淫羊藿、巴戟天、淡苁蓉、制何首乌、鸡血藤，雌激素分泌不足用壮阳药提高雌激素水平；月经来潮前的2周内黄体期的经前期酌加行气、回乳、活血、利尿之药，如麦芽、生山楂、延胡索、川楝子、荔枝核、益母草，以消除乳房肿胀疼痛，消滞回乳药可降低催乳素水平，对缓解或消除乳房胀痛收到显著效果。

加减消核汤（文琢之经验方）

【组成】瓜蒌壳 15 g，陈皮 15 g，丹参 15 g，郁金 20 g，红花 10 g，夏枯草 15 g，牡蛎 30 g，玄参 24 g，山慈菇 10 g，半枝莲 30 g，漏芦根 20 g，白花蛇舌草 30 g，海藻 15 g，昆布 15 g，甘草 3。

【功效】活血化瘀，解毒散结。

【主治】血瘀毒聚证之乳癖。症见乳房包块疼痛，发展较快，局部包块有轻度粘连，但不溃破，绝大多数患者皮色如常，经前尤感疼痛明显，情绪不好时加重。伴心烦躁，失眠梦多，月经量少，个别患者腋下可有臀核，舌质红，舌边有瘀点，或舌质紫，舌苔薄，脉细弦。

【加减】烦躁失眠者，加栀子、合欢花、茯神、炒酸枣仁；情志不舒者，加柴胡、赤芍、白芍；经前重者，加益母草、淫羊藿、仙茅；舌紫者，加土鳖虫、水蛭；乳头溢血者，加仙鹤草、茜草、大小蓟；包块活动差者，加重楼、香附、土鳖虫；腋下有臀核者，加忍冬藤、重楼、蒲公英；胃纳不香者，加麦芽、山楂、山药；腹胀者，加台乌、槟榔、厚朴；尿色黄者，加木通、土茯苓；乳头瘙痒者，加僵蚕、地肤子；口渴者，加天花粉、石斛。

【方解】方中丹参、红花活血祛瘀止痛，为君药；郁金味辛苦，归肝心肺，一可化瘀散结，以助君药，二可解郁清心，疏肝行气，为臣；瓜蒌壳、陈皮、山慈菇、海藻、昆布化痰散结；夏枯草清肝火，散郁结；牡蛎软坚散结；半枝莲、白花蛇舌草、漏芦清热解毒，通络消痈；玄参既可泻火解毒，又能滋

阴养血，以防伤阴之弊，共为佐药；甘草调和诸药，并解诸毒，为使。全方以攻为主，攻补兼施，以解毒散结，化瘀消痈。

【注意事项】孕妇及体质虚弱者不宜服用本方，服药期间不宜同时服用乌头、附子、藜芦、丁香、大戟、甘遂、芫花或其制剂，传统认为海藻反甘草，但临床亦有配伍同用者。

【现代研究】瓜蒌、夏枯草可降低血浆黏度、红细胞聚集指数等指标，从而改善血液流变学；陈皮可防止动脉粥样硬化，此外亦有一定的抗炎作用；丹参抗血栓形成，改善微循环；郁金调节血脂，抗真菌；红花可明显抑制血小板聚集，增加纤维蛋白溶解性，抗血栓形成；牡蛎增强免疫力，亦可抗肿瘤，并能防止多种心血管疾病的发生；玄参有一定的强心作用，并有抗菌功效；山慈菇抗肿瘤作用明显；半枝莲平喘祛痰，解热镇痛，增强免疫功能，抗肿瘤；白花蛇舌草抗菌消炎，抗肿瘤；漏芦抗动脉粥样硬化，调节免疫机能；海藻、昆布调节内分泌水平，改善乳腺增生症状；甘草解毒平喘止咳，调节机体免疫功能。

【用方经验】文琢之将本方用于治疗乳癖血瘀毒聚证。文琢之认为本病发病之机亦可因饮食偏嗜致脏腑功能失调，药物过杂或感染邪毒（时毒、特殊之病毒、秽浊之毒）等均可使本病发生，治疗上除活血化瘀，消痰散结之外，亦要清热解毒，重视毒邪致病。

加减八仙汤（文琢之经验方）

【组成】黄芪 30 g，党参 20 g，当归15 g，鸡血藤 20 g，茯苓 15 g，白术 12 g，瓜蒌壳 18 g，陈皮 12 g，郁金 30 g，夏枯草30 g，黄药子 20 g，甘草 3 g。

【功效】补益气血，软坚散结。

【主治】气血两虚证之乳癖。症见包块质中硬，活动，边界不清，无粘连，包块皮色不变，不破溃，少数患者在经前或经后可见下肢轻度浮肿。伴气短乏力，少气懒言，面色㿠白，胃纳不香，月经量少或经闭，舌质淡，舌苔薄白，脉细弱或沉细。

【加减】气短乏力者，倍参芪，加麦冬；纳差者，加山药、五香藤、谷芽、麦芽；下肢轻度浮肿者，加大腹皮、茯苓、生姜皮；过用寒凉药者，加炮姜、鹿角霜；经少或经闭者，加鹿角胶、阿胶；经前浮肿者，倍参芪，加红参；经后浮肿者，倍参芪，加阿胶、丹参；便溏者，加砂仁、山药；易感冒者，加玉屏风散；腰痛者，加杜仲、桑寄生、续断；食后腹胀者，加九香虫、山药、厚朴。

【方解】方中黄芪、党参甘温，健脾益气，当归养血和营，三药相合，气血双补，共为君药；茯苓、白术健脾渗湿，协参、芪益气补脾，为臣；陈皮、瓜蒌壳、黄药子化痰散结；夏枯草清肝散结；鸡血藤活血化瘀散结；郁金既可行气解郁，又能凉血破瘀，共为佐药；甘草清热解毒，调和诸药，为使。诸药相合，共奏益气健脾，滋阴养血，化痰散结，软坚消痈之功。

【注意事项】外感发热者及孕妇不宜服用本方，服药期间不宜同时服用藜芦、乌头、附子、丁香、海藻、大戟、甘遂、芫花或其制剂。

【现代研究】黄芪、党参可增加体内红细胞数，调节免疫机能；当归可明显促进血红蛋白及红细胞的生成，抗炎症，调节免疫力；鸡血藤亦可增加血细胞及血红蛋白量；茯苓调节机体免疫力，抗肿瘤，促进消化功能；白术有促进红细胞造血作用，延长凝血酶原时间，抗溃疡、抗肿瘤；瓜蒌、夏枯草可显著降低血瘀证模型大鼠的全血比黏度、红细胞聚集指数等指标，改善血瘀证模型大鼠的血液流变学；陈皮抗炎症，抗动脉粥样硬化，并有促进消化的作用；郁金调节机体血脂水平；黄药子抗病原微生物，抗肿瘤；甘草解毒，调节免疫力。

【用方经验】文琢之将本方用于治疗乳癖气血两虚证。文琢之治疗本病针对病机有一原则，即疏肝健脾，益气活血，祛痰散结。忌用三棱、莪术、穿山甲、皂角刺等峻猛之品。因此类药物易耗散气血，久用则更虚其正，反致虚邪不去。治疗本病宜以疏肝健脾之品，使气机调达，清气升，浊气降，郁气散，气血和，诸证除，乳癖消。

加减舒肝散（吴少怀经验方）

【组成】当归 9 g，赤芍 9 g，香附 9 g，杜仲 9 g，青橘叶 4.5 g，青皮 3 g，牛膝 9 g，炒川楝子 4.5 g，丝瓜络 9 g，通草 4.5 g。

【功效】疏肝理气，活血散结。

【主治】肝郁不舒，气滞痰凝证之乳癖。症见患者乳房胀硬，内有结块如枣大，压之疼痛，按之活动，皮色不变，适逢经期，好叹气，腰腿酸痛，血量不多，经行不畅，二便调，舌苔薄白，脉细弦。

【加减】若痛经者，加延胡索、郁金；乳房结块明显者，加桔梗、浙贝母、夏枯草、生牡蛎、白芷。

【方解】方中当归甘辛而温，归肝、心、脾经，补血活血，调经止痛；赤芍味苦微寒，主归肝经，活血通经，散瘀止痛；香附辛苦甘平，归肝、脾经，疏肝理气，调经止痛；三药合而为君，共奏疏肝理气，活血散瘀止痛之功；青橘叶辛苦而平，归肝经，疏肝行气，散结消肿；青皮辛苦而温，归肝胆胃经，疏肝理气，散结止痛，合为臣药，以助君药疏肝行气，散结止痛；杜仲味甘而温，牛膝酸苦甘平，均归肝、肾经，补肝肾，强筋骨；丝瓜络味甘而平，归肺肝胃经，通络止痛，散结化痰；炒川楝子味苦而寒，主归肝经，清肝行气止痛；通草甘淡微寒，通气下乳，均为佐药，共奏补肝肾，强筋骨，通经止痛之功。诸药相合，以疏肝理气，活血散结止痛为主，酌以补肝肾，强筋骨之品，使肝气条达，气血通畅，结症消散，则诸症自除。

【注意事项】气虚无滞及里热炽盛或月经过多者不宜服用本方，保持心情舒畅，忌食生冷刺激之品，服药期间不宜同时服用藜芦或其制剂。

【现代研究】当归的主要成分挥发油、多糖、阿魏酸等促进机体造血功能，增强免疫功能，保肝等；赤芍含有芍药苷、牡丹酚等可解热抗炎镇痛、抗溃疡、抗血栓形成；香附抗炎镇痛，促进胆汁的分泌；杜仲含有杜仲胶、杜仲苷等可利尿镇痛，增强机体免疫功能；青橘叶含有挥发油，可增强纤维蛋白

溶解，利胆；青皮含有对羟福林和柠檬烯可祛痰，利胆；丝瓜络含甘露聚糖可增强机体免疫力；通草可利尿促进乳汁分泌；川楝子含有川楝素、楝树碱等，能促进肠管平滑肌；牛膝含昆虫变态激素，可抗炎利尿，具有蛋白质合成促进作用。

【用方经验】吴少怀将本方用于治疗乳癖肝郁不舒，气滞痰凝证。吴少怀治癖观其脉证，审其病因，常用开郁化痰，通络散结法立方用药。乳癖适逢经期，经行不畅者，应先调其血，佐以通络，结块遂消，吴少怀治疗此类疾病，很少使用峻剂攻破，非常重视因势利导，先行气活血，散结通络，缓消症结，如果操之过急，往往伤其气血，事与愿违，因此，治疗多倡导药力平和，则取效迅速。

乳核饮（吴熙经验方）

【组成】柴胡 12 g，白芍 12 g，香附 12 g，郁金 12 g，青皮 9 g，丹参 9 g，三棱 9 g，莪术 9 g，生牡蛎 30 g，夏枯草 30 g，黄芪 15 g，白花蛇舌草 15 g。

【功效】疏肝理气，活血化瘀，消痰散结。

【主治】肝郁气滞，血瘀痰凝证之乳癖。多见于已婚妇女，症见单侧或双侧的乳房肿块，或大或小，胀痛或刺痛。可伴有月经不调，脉弦滑。

【加减】经期经前乳房肿痛显著，肿块增大并随喜怒而消长，郁闷易怒，月经不调，脉象弦者，加延胡索、金铃子、橘核；乳房肿块较大而胀痛明显，甚则刺痛，触痛明显，舌质紫，紫暗或瘀点，脉象涩者，加桃仁、红花、王不留行、炮穿山甲，去白芍，加赤芍；乳痛较轻或无痛，肿块较大，质中等硬，体胖乏力，舌苔白腻脉象弦滑者，加海藻、昆布、瓜蒌、法夏、茯苓、山药、白术。

【方解】方中柴胡疏肝解郁；三棱、莪术活血化瘀；生牡蛎、夏枯草化痰软坚散结，共奏理气、活血、消痰、散结之功，为君，白芍酸苦微寒，养血敛阴，柔肝缓急，畅达肝气；香附疏肝理气，调经止痛；郁金活血

行气止痛，共为臣药；青皮疏肝理气散结；白花蛇舌草清热解毒；黄芪补气，防诸疏肝理气之品耗气伤本，共为佐药之用；丹参活血调经，且归肝经，为佐使之品。诸药合用，共达疏肝理气，活血化瘀，消痰散结之功。

【注意事项】脾气虚弱者及孕妇不宜服用本方，忌食辛辣腥发之物，饮食宜清淡，服药期间不宜同时服用藜芦、丁香、芒硝或其制剂。

【现代研究】柴胡具有促进免疫功能，抗肝损伤，抗辐射损伤的作用；白芍镇痛抗炎，保肝护肝，提高免疫力；香附具有镇痛等作用，香附油有微弱的雌激素样功效；郁金有抑制真菌的作用；青皮所含挥发油和柠檬烯可增加呼吸道分泌物和排泄量，能够祛痰和解除组织胺对支气管的痉挛作用；丹参改善微循环，促进组织的修复与再生，对过度增生的纤维母细胞有抑制作用，改善肝微循环，亦可抗菌；三棱兴奋子宫，能抑制血小板聚集，延长血栓形成时间，降低全血黏度；莪术具有抗肿瘤，保肝，抑制血小板凝集和抗血栓形成的作用；牡蛎所含的碳酸钙有收敛，制酸，止痛的功效，且能调节大脑皮质，镇静，软坚，解热；白花蛇舌草对肿瘤细胞有较强抑制作用；夏枯草能降血压，抗病原微生物；黄芪能增强免疫功能，促进血清和肝脏蛋白质的更新，保肝，抑制溃疡形成，抗肿瘤。

【用方经验】吴熙将本方用于治疗乳癖肝郁气滞，血瘀痰凝证。吴熙自拟乳核饮治疗妇女乳腺增生症79例，经科学的临床观察，取得较为满意的效果。其认为本病的发生多与七情有关，主要是由于肝气郁滞，气滞血瘀，气阻痰凝，痰瘀交阻而成。肝郁气滞是本病之始因，气滞、血瘀、痰凝三者互为因果、互相影响。故在治法上吴熙教授以疏肝理气为主，并根据病情佐以活血化瘀或化痰散结之法。疏肝理气重在调整机体，活血化瘀、化痰散结着眼于局部软坚散结。这是从辩证法的观点出发，调治整体以利局部，治疗局部以调整体，故效果较为满意。

夏桂成经验方 1

【组成】当归 10 g，赤芍 10 g，白芍 10 g，山药 10 g，干地黄 10 g，牡丹皮 10 g，茯苓 10 g，鹿角片 12 g，五灵脂 10 g，绿萼梅 6 g，制香附 10 g，续断 10 g，钩藤 12 g，青皮 10 g。

【功效】补肾助阳，疏肝理气。

【主治】经前期之乳癖。症见经前期乳房胀痛尤甚。伴有胸闷烦躁，胁肋作胀，腹胀腰酸，寐欠安，纳可，小便调，大便坚行，舌质淡，舌苔腻，脉弦细。

【加减】乳房胀痛甚者，加延胡索、川楝子；脾气暴躁易怒者，加柴胡、郁金。

【方解】方中鹿角片补肾阳，益精血；续断补肝肾，强筋骨；香附、青皮疏肝解郁，理气散结；四者补肾助阳，疏肝理气共为君药；绿萼梅助君药疏肝解郁，理气散结；干地黄滋阴养血；五灵脂、牡丹皮、赤芍活血调经，散瘀止痛，共为臣药；当归、白芍活血柔肝，调经止痛；山药、茯苓健脾益气；钩藤清热平肝，而为佐。全方以补肾助阳，疏肝理气为主，配合活血调经，化瘀止痛及健脾扶正之品，根据妇女经前期身体状态调治乳房增生病。

【注意事项】阴虚阳亢，血分有热，胃火盛或肺有痰热及外感热病者均不宜服用本方，服药期间不宜同时服用藜芦、人参或其制剂。

【现代研究】当归调节免疫，抗炎，镇痛；赤芍、白芍具有保肝，止痛，调节免疫作用；地黄抗炎，调节免疫，抗肝损伤；牡丹皮具有抗炎，镇痛，抗肿瘤等功效；茯苓抗肿瘤，调节机体免疫功能；鹿角片具有抗炎，抑制单胺氧化酶活性等作用；五灵脂抗凝，抗结核等；绿萼梅有一定的祛痰功效；制香附抗炎，镇痛，亦有类雌激素样作用；川续断可显著促进骨细胞的增殖，并有抗炎的功效。

【用方经验】夏桂成将本方用于治疗乳癖病于经前期者。夏桂成认为经前期为阳长期，往往乳腺增生症患者在这时期乳房肿块增大变硬，疼痛加重，这个时期治疗最为重要，应以养血助阳，软坚散结，疏肝理气为法，方取毓麟珠合越鞠二陈汤加减。其认为以补肾助阳之品最为主要，夏桂成应用调周法根据妇女行经的不同阶段予以个性化的治疗方案，从而更好地论治乳腺增生病，临床效果满意。

夏桂成经验方 2

【组成】制香附 10 g，制苍术 10 g，茯苓 10 g，丹参 10 g，五灵脂 10 g，生山楂 10 g，益母草 10 g，桃仁 10 g，红花 5 g，合欢皮 10 g，龙胆 15 g，牛膝 10 g。

【功效】疏肝调经。

【主治】月经期之乳癖。症见月经期乳房疼痛，伴有睡眠质量差等。

【加减】经期腹痛甚，手脚凉者，加乌药、小茴香；睡眠质量差者，加酸枣仁、远志。

【方解】方中制香附、合欢皮疏肝解郁，理气调经，共为君药；丹参、益母草、桃仁、红花活血调经，化瘀止痛，共同配合君药疏肝调经，消肿止痛，为臣；苍术、茯苓健脾祛湿，脾健则气血生化有源；龙胆清热燥湿，泻肝胆火；五灵脂、生山楂活血逐瘀；共为佐药；川牛膝活血通经，补肝肾，强筋骨，引血下行，而为佐使。全方合用，共同调理肝气，活血调经，从而治疗经期之乳腺增生症。

【注意事项】阴虚内热，气虚多汗，月经过多者不宜服用本方，服药期间不宜同时服用人参、藜芦或其制剂。

【现代研究】香附具有镇痛，抗炎和类雌激素样作用；苍术可保肝，抗溃疡、抗肿瘤；茯苓具有抗肿瘤及增强免疫作用；丹参改善微循环，促进组织的修复与再生，抑制过度增生等；五灵脂抗凝、抗结核；生山楂防癌、抗肿瘤，且能调经止痛；桃仁抗凝血、抗炎、抗过敏；红花抗炎镇痛，增强血管通透性；合欢皮抗过敏、抗肿瘤；龙胆具有保肝，抗肿瘤等功效；牛膝亦可抗炎镇痛，且能改善肝脏功能。

【用方经验】夏桂成将本方用于治疗乳癖

病于月经期者。夏桂成认为行经期则为月经周期中的第二次转化，重阳转阴，月经来潮，此阶段以疏肝理气调经为主。方中大量应用疏肝理气，活血调经之品，既治疗患者月经问题，又解决了乳房胀痛，一举两得，此法适应人体自身规律，增强了患者体质，促进患者康复。

夏桂成经验方 3

【组成】女贞子 12 g，墨旱莲 12 g，山药 10 g，干地黄 10 g，牡丹皮 10 g，茯苓 10 g，山茱萸 9 g，续断 10 g，桑寄生 12 g，钩藤 12 g，青皮 10 g，绿萼梅 6 g。

【功效】滋阴养血。

【主治】经后期之乳癖。症见经后乳房胀痛。

【加减】肝气郁滞，烦躁易怒者，加柴胡、香附、郁金。

【方解】方中女贞子、墨旱莲、干地黄补肝肾之阴血为君；桑寄生、续断、山茱萸助君药益肝肾，强筋骨共为臣药；山药、茯苓健脾益气，使气血生化有源；牡丹皮活血化瘀止疼痛；钩藤清热平肝；青皮、绿萼梅行气疏肝止痛，共为佐药。综观全方，以补肾之阴血为主，配合健脾益气，活血化瘀，疏肝止痛之品，从而全面地调治经后期气血亏虚的整体状态，从而从根本上治疗乳腺增生症。

【注意事项】素有湿热，小便淋涩者不宜服用本方，忌食辛辣腥发之物，饮食宜清淡。

【现代研究】女贞子具有调节免疫，抗肝损伤、抗炎、抗肿瘤等作用；墨旱莲止血，镇痛；干地黄抗肝损伤、抗炎，调节免疫；牡丹皮具有镇痛，抗肿瘤、抗炎等作用；茯苓增强免疫，抗肿瘤；山茱萸抗炎、抗应激、抗氧化、抗肿瘤；桑寄生具有改善微循环及抗癌功效；青皮、绿萼梅祛痰作用明显，青皮且可刺激胃肠道，保肝利胆，强心抗休克；续断可增强骨质，抗炎；山药含有多种微量元素及黏液质，有补益的功效，亦可调节免疫功能，降血糖；钩藤降血压，改善血流动力学，且能镇静抗惊厥。

外科国医圣手时方

外科国医圣手时方

【用方经验】夏桂成将本方用于治疗乳癖病于经后期者。在辨治方面，夏桂成提倡局部疗法与整体疗法相结合，外治与内治相结合，药治与心理疏导相结合。局部治疗中外治常用阳和解凝膏或有消散癥瘕作用的敷贴药膏，敷贴乳房肿块处；整体治疗，要从根本上论治，以补肾调阴阳为主，按月经周期的阶段特点进行论治。本证属经后期，治以滋阴养血为主，常用归芍地黄汤加减。夏桂成还认为乳腺增生症的形成与发展，与心肝的关系也很密切，所以在运用调周法的同时兼顾肝及心，如上述病案中佐以钩藤、青皮、绿萼梅等，获效更佳。

夏桂成经验方 4

【组成】紫丹参 10 g，赤芍 10 g，白芍 10 g，山药 10 g，山茱萸 10 g，牡丹皮 10 g，茯苓 10 g，续断 10 g，菟丝子 10 g，鹿角片 10 g，五灵脂 10 g，广木香 9 g，红花 6 g，荆芥 6 g。

【功效】补肾健脾。

【主治】排卵期之乳癖。症见排卵期乳房胀痛，伴有带下增多。

【加减】疼痛甚者，加川楝子、延胡索；白带过多者，加苍术、车前子。

【方解】方中续断、菟丝子、鹿角片、山茱萸补肝肾，强筋骨，为君；山药、茯苓健脾益气，助君药补肾健脾为臣；赤芍、牡丹皮活血散瘀止痛；白芍养血调经，平肝止痛；紫丹参、五灵脂、红花活血调经，化瘀止痛；广木香行气止痛；荆芥辛温，发表散风，防止诸补药滋腻太过，共为佐药。诸药相合，共奏补肾健脾之功。

【注意事项】阴虚火旺者不宜服用本方，注意饮食清淡，忌食生冷、油腻等难消化之物，服药期间不宜同时服用藜芦、人参或其制剂。

【现代研究】丹参具有改善微循环，保肝，促进组织的修复与再生及抑制过度增生的纤维母细胞等作用；赤芍、白芍具有保肝，止痛，调节免疫的功效；山茱萸抗应激、抗氧化、抗肿瘤；牡丹皮可镇痛，抗肿瘤、抗炎；茯苓增强免疫，抗肿瘤；续断止血，镇痛，促进组织再生；菟丝子含大量维生素 A 及氨基酸，均为人体不可缺少的成分；鹿角片具有抗炎，抑制单胺氧化酶活性等作用；红花镇痛，抗炎，增强血管通透性，且有显著的抗血栓形成功效；荆芥可抗炎解热镇痛，抗病原微生物，抗肿瘤，且有一定的止血功效。

【用方经验】夏桂成将本方用于治疗乳癖病于排卵期者。夏桂成认为排卵期则重阴转阳，开始月经周期中的第一次转化，转化的结果为排卵，因此治宜补肾调气血，以促排卵。用药当滋阴为主，佐以助阳，兼调气血。夏桂成认为乳癖之症发于外而根于内，与肾阴阳消长转化之不足有关，故临症遵循治病求本原则，以补肾调周法为根本治法，常应手辄效。

许履和经验方

【组成】柴胡 3 g，当归 10 g，白芍 10 g，青皮、陈皮各 5 g，法半夏 6 g，茯苓 10 g，夏枯草 10 g，白蒺藜 12 g，橘叶 6 g，瓜蒌 10 g。

【功效】疏肝和胃，化痰散结。

【主治】肝胃不和，痰浊凝聚证之乳癖。症见乳房肿块常随喜怒而消长，患者多伴善怒抑郁等情志不舒症状。

【加减】大便溏者，去瓜蒌，加白术；乳房痛甚者，加川楝子、延胡索；乳房胀痛时自感灼热或伴有低烧者，加牡丹皮、炒栀子。

【方解】方中白蒺藜、柴胡疏肝理气，而为君药；当归、白芍养血和营，补肝体而助肝用；茯苓健脾除湿和胃，亦可防肝病伤脾之弊，为臣；佐以青陈皮、法半夏、橘叶、瓜蒌化痰散结；夏枯草清肝火，散郁结。诸药相合，共奏疏肝理气，健脾和胃，消痰散结之功。

【注意事项】忌食寒凉生冷、油腻之物，孕妇不宜服用本方，服药期间不宜同时服用藜芦、乌头、附子或其制剂。

【现代研究】柴胡抗炎退热，促进免疫功能；当归抑制血小板聚集，抗血栓形成，并可促进红细胞及血红蛋白的生成；白芍扩张冠状动脉，抗血栓及血小板聚集，解痉镇痛；青皮解痉，健胃利胆祛痰，并可强心、抗休克；陈皮促进消化功能，亦有一定的抗炎作用；半夏祛痰利胆，抗炎症、抗肿瘤；茯苓增强免疫功能，抗肿瘤；夏枯草可延长凝血酶原时间，缩短血浆优球蛋白溶解时间，改善血液流变学；白蒺藜抑菌，抗肿瘤，亦可减少血小板聚集，并起到强壮和抗衰老的作用；橘叶对于女性乳腺疾患有良好的治疗作用；瓜蒌可改善微循环，抗血小板聚集，抗炎抗菌、抗肿瘤，增强免疫功能。

【用方经验】许履和将本方用于治疗乳癖肝胃不和，痰浊凝聚证。许履和认为本病病机侧重于"肝"，因为乳癖患者，均与多怒善郁等精神因素有关，肝气郁于胃中，所以肿块常随喜怒而消长，亦有月经来潮时乳房胀痛明显，经行则症状减轻者，此亦与肝气郁结有关，因冲为血海，隶属肝肾，肝气不舒，冲亦失调，经水一行，肝气得舒，故症状暂减，两者证虽有不同，而其根源则一，许履和在治疗上以疏肝解郁为主，和胃化痰为辅，用逍遥散合二陈汤化裁。另外，许履和亦强调，在治疗的同时，要对患者要做耐心细致的思想工作，使其消除顾虑，心情舒畅，则取效更快，且可防其愈而复发。

许芝银经验方 1

【组成】柴胡 9 g，当归 9 g，白芍 9 g，路路通 6 g，川芎 6 g，青皮 6 g，橘核 3 g，八月札 9 g，延胡索 6 g。

【功效】疏肝理气，和络止痛。

【主治】肝郁气滞证之乳癖。症见乳房胀痛，经前尤甚，经后自缓，乳房肿块扁平，质软，可随喜怒而消长。伴胸闷不舒，心烦易怒，喜叹息，舌质淡红，舌苔薄，脉弦。

【加减】乳房肿块明显者，加海藻、昆布；肝火偏旺者，加夏枯草、栀子。

【方解】方中柴胡疏肝理气解郁为君药；川芎行气活血而止痛，助柴胡以解肝经之郁滞，增其行气止痛之功，为臣药；青皮、八月札、延胡索理气行滞；路路通、橘核亦可理气活络止痛；当归、白芍养血柔肝，缓急

止痛，共为佐药。诸药相合，共奏疏肝行气，活血止痛之功，使肝气条达，血脉通畅，营卫自和，痛止疾除。

【注意事项】孕妇及月经量多或身体虚弱者不宜服用本方，服药期间不宜同时服用藜芦或其制剂。

【现代研究】柴胡抗炎解热，抗肝损伤，调节免疫力；当归可促进造血系统，有升红细胞及血红蛋白的作用；白芍护肝，并可解痉镇痛，抑制血小板聚集；路路通煎剂可抗病原微生物，其所含桦木酮酸具有明显的抗肝细胞毒活性；川芎嗪亦可抗血小板凝集，改善微循环；青皮健胃利胆，其有效成分柠檬烯有祛痰的功效，青皮并可强心抗休克；橘核具有显著的抗炎镇痛作用；八月札有明显的抗肿瘤功效；延胡索可扩张冠状动脉血管，提高冠状动脉血流量，亦有抑制胃液分泌，防治溃疡病的作用。

【用方经验】许芝银将本方用于治疗乳癖肝郁气滞证。许芝银治疗本病因肝气郁结，乳络失和引发时，多以柴胡疏肝散为基础方加减变化，并酌加通络散结止痛之品，临床每取良效。

许芝银经验方 2

【组成】柴胡 9 g，香附 9 g，当归 9 g，白术 9 g，茯苓 9 g，陈皮 9 g，苍术 9 g，法半夏 9 g，海藻 9 g，昆布 9 g。

【功效】疏肝健脾，化痰散结。

【主治】气滞痰凝证之乳癖。症见乳房肿块质韧，疼痛，以经前尤甚，经后症状减轻。伴胸脘痞闷，纳谷欠振，舌质淡红，舌苔薄腻，脉弦滑。

【加减】面色无华，头晕目眩，月经量少者，可加白芍、熟地黄。

【方解】方中柴胡疏肝理气，为君药；当归养血以柔肝，助柴胡养肝阴，柔肝急；白术、茯苓健脾益气，一可健脾生气血以养肝，二可防病及脾之弊，共为臣药；佐以香附疏肝理气，调经止痛；陈皮、苍术、法半夏健脾燥湿，化痰散结；海藻、昆布消痰软坚散结。诸药相合，共奏疏肝解郁，健脾燥湿，

化痰散结之功。

【注意事项】忌食寒凉生冷之物，孕妇不宜服用本方，服药期间不宜同时服用乌头、附子、甘草或其制剂。

【现代研究】柴胡抗炎解热，调节免疫功能；香附抗炎抗菌，解热镇痛；当归可明显抑制血小板凝集，抗血栓形成，并可促进机体造血功能；白术亦有促进红细胞造血作用，且可抗凝血、抗溃疡、增强免疫力；茯苓抗菌、抗肿瘤，且能保肝、抗溃疡；陈皮可温和刺激胃肠道，并发挥抗炎功效；苍术可调整胃肠道运动功能，抗菌、抗肿瘤；法半夏祛痰镇咳，并有一定的抗炎作用；海藻、昆布中含碘量丰富，可以促使卵巢滤泡黄体化，从而降低体内雌激素水平，从而使内分泌失调得到调整，改善乳腺增生症状。

【用方经验】许芝银教授将本方用于治疗乳癖气滞痰凝证。许教授对于本证型患者，在临床上多采用逍遥丸合二陈汤加减变化治疗，重视调和肝脾在疾病恢复中的作用，标本兼施。

许芝银经验方 3

【组成】生地黄 12 g，山药 12 g，茯苓 9 g，山茱萸 12 g，牡丹皮 9 g，泽泻 9 g，玄参 9 g，贝母 6 g，山慈菇 6 g，牡蛎 12 g，夏枯草 9 g。

【功效】补益肝肾，养阴化痰。

【主治】肝肾阴虚证之乳癖。症见乳房肿块质韧，形态不一，大小不等，胀痛隐隐，或有乳头溢液。伴头晕目眩，腰膝酸软，舌质红，舌苔少，脉细数。

【加减】伴有乳头溢血者，加藕节炭、赤芍；头晕甚者，加枸杞子、菊花。

【方解】方中山药补益肝肾，养阴固精；山茱萸补养肝肾，并能涩精，两者相合，共为君药；生地黄亦可养阴，滋阴补肾，而为臣；君臣相配，滋养肝肾，填精益髓；茯苓、泽泻淡渗利湿，以防滋腻之性；牡丹皮清泻相火，并制山茱萸温涩之性；玄参既可滋阴养血，以助君臣，又能泻火解毒，以制诸药温燥之弊；贝母、山慈菇、牡蛎、夏枯草消

痰软坚散结，共为佐药。诸药相合，肝肾同补，攻补兼施，标本同治。

【注意事项】忌辛辣饮食，外感及孕妇不宜服用本方，服药期间不宜同时服用藜芦、乌头、附子或其制剂。

【现代研究】地黄有刺激骨髓，增加红细胞、血红蛋白、血小板的作用，并可抗炎退热；山药能增强机体免疫功能，调节胃肠道功能；茯苓可增强巨噬细胞的吞噬功能，发挥免疫调节作用，并能利尿、抗肿瘤；山茱萸的水煎剂对体液免疫有促进作用，可加速血清抗体 IgG、IgM 的形成；牡丹皮镇静抗惊厥，并有一定的抗炎作用；泽泻有明显的利尿作用，并可降血脂，抗动脉粥样硬化，调节机体免疫力；玄参清心、扩张血管，并可抗菌；贝母抗炎镇痛；山慈菇对肿瘤有明显的抑制作用；牡蛎镇静安神，抗抑郁，并可抗病毒、抗肿瘤、抗衰老；夏枯草降血脂，亦能抗炎镇痛。

【用方经验】许芝银教授将本方用于治疗乳癖肝肾阴虚证。许教授认为本证型乳癖多因肝肾不足，阴血亏虚，虚火内灼，炼液为痰，痰凝乳络而成，因此治疗上以补益肝肾，养阴化痰为主，以六味地黄丸加减对症治疗，收效显著。

许芝银经验方 4

【组成】熟地黄 30 g，肉桂 3 g，麻黄 2 g，鹿角胶 9 g，当归 12 g，白芥子 6 g，干姜 2 g，橘核 3 g，陈皮 6 g，法半夏 6 g。

【功效】温阳益肾，化痰散结。

【主治】阳虚痰凝证之乳癖。症见乳房肿块不痛或隐痛，肿块质韧或偏硬。伴形寒怕冷，面色少华，食欲不振，舌质淡，舌苔薄腻，脉沉细。

【加减】乳房肿块质硬者，加穿山甲片、海藻；伴血瘀者，加三棱、莪术。

【方解】方中熟地黄、当归滋补阴血；配以血肉有情之鹿角胶，补肾助阳；三者合用，养血助阳，以治其本，共为君药；干姜破阴通阳；肉桂温通血脉，两者共同温通以化寒凝湿滞，为臣；佐以麻黄，辛温达卫，宣通

经络；白芥子祛寒痰湿滞，两药既能使血气宣通，又可令补而不滞；橘核、陈皮、法半夏化痰软坚散结。全方补血与温阳合用，辛散与滋腻相伍，宣化寒凝而通经络，补养精血而扶阳气。

【注意事项】疮疡红肿热痛或阴虚有热者，或疽已溃破者，均不宜使用，孕妇慎服本方，服药期间不宜同时服用赤石脂、乌头、附子或其制剂。

【现代研究】本方主要有抑菌，扩张血管，强心利尿及激素样作用。本方在管内有抑制结核分枝杆菌的作用，对五种来源不同的痰培养的结核分枝杆菌都有不同的抑制作用，且对于革兰氏阳性菌的制菌作用优于革兰氏阴性菌，说明本方具有显著的抑菌作用；熟地黄、肉桂、鹿角胶均有不同程度的扩张血管作用；麻黄、肉桂、熟地黄、鹿角胶适量均能产生强心利尿作用；地黄还有一定的糖皮质激素样作用。

【用方经验】许芝银教授将本方用于治疗乳癖阳虚痰凝证。许教授认为患者脾肾不足，阳气虚弱，阳虚痰凝，结于乳房，而生本证。治疗上多采用阳和汤加减化裁，化阴凝而布阳气，使凝聚之阴邪皆得尽去。

许芝银经验方 5

【组成】仙茅 9 g，淫羊藿 9 g，巴戟天 9 g，当归 9 g，知母 6 g，黄柏 6 g，海藻 9 g，昆布 6 g，牡蛎 12 g，八月札 9 g。

【功效】调理冲任，化痰散结。

【主治】冲任失调证之乳癖。症见乳房肿块疼痛，经前尤甚，经后减轻。伴月经不调，经行腹痛，或伴午后烘热，自汗出等更年期症状，舌质淡红，舌苔薄，脉滑或弦。

【加减】结块明显者，加贝母、瓜蒌；月经不调者，加益母草、丹参。

【方解】方中仙茅、淫羊藿、巴戟天温肾阳，补肾精，共为君药；当归温润养血，调理冲任，以助君药，阴阳同补，而为臣药；佐以黄柏、知母泻肾火、滋肾阴；海藻、昆布、牡蛎、八月札消痰软坚散结，理气活血止痛。全方壮阳药与滋阴泻火药同用，以解

阴阳俱虚，虚火上炎之候。

【注意事项】孕妇及外感发热者不宜服用本方，服药期间不宜同时服用甘草或其制剂。

【现代研究】仙茅、淫羊藿、巴戟天均可增强下丘脑-垂体-性腺轴，调节内分泌，并能增强免疫功能；当归可促进血红蛋白及红细胞的生成，并可抑制血小板凝集，抗血栓形成；知母抗病原微生物，知母浸膏解热作用明显，同时并有一定的抑制血小板聚集的作用；黄柏抗菌、抗溃疡，调节免疫功能；海藻、昆布含碘丰富，可刺激促黄体生成素的分泌，改善黄体功能，调整雌激素和孕酮的比值，而使乳腺增生症得到减轻；牡蛎抗炎症、抗溃疡，并可增强免疫力；八月札对各类癌症均有一定的拮抗作用。

【用方经验】许芝银教授将本方用于治疗乳癖冲任失调证。许教授认为本证患者多由肾元亏虚，以致冲任失调而成，在治疗上以二仙汤为基础方，阴阳同补，调摄冲任，并佐以软坚散结，化痰消肿之品。

薛伯寿经验方

【组成】当归 12 g，延胡索 12 g，白芍 12 g，黄柏 10 g，柴胡 10 g，枳壳 10 g，茯苓 10 g，白术 10 g，甘草 8 g，路路通 8 g，川楝子 8 g，炮穿山甲 8 g，炒酸枣仁 15 g，薄荷 6 g，砂仁 4 g，山药 8 g。

【功效】疏肝理气泻火。

【主治】肝郁气滞化火证之乳癖。症见乳房肿块，胀痛。偶伴头晕，梦多，少腹痛，月经量少，色暗有块，经前腰痛，白带黄有异味，舌胖淡暗，舌苔薄白，脉沉涩。

【加减】若伴有睡眠不佳者，可加远志、柏子仁。

【方解】方中柴胡归肝胆经，疏肝解郁，使肝气得以条达，为君药；白芍酸苦微寒，养血敛阴，柔肝缓急；当归甘辛苦温，养血和血，归、芍与柴胡同用，补肝体而助肝用，使血和则肝和，血充则肝柔，共为臣药；延胡索活血行气止痛；枳壳理气解郁，泻热破结；川楝子、薄荷疏散郁遏之气，透达肝经郁热；白术、茯苓、甘草、山药健脾益气；

外科国医圣手时方

炮穿山甲、路路通活血通络，软坚散结；黄柏、砂仁合甘草取封髓丹之意，以泻火坚阴；炒酸枣仁养心益肝安神，共为佐药；柴胡为肝经引经药，亦为使药之用。诸药共达疏肝理气泻火之用。

【注意事项】注意调节情志，忌食生冷、辛辣刺激之品，服药期间不宜同时服用海藻、大戟、甘遂、芫花、藜芦或其制剂。

【现代研究】当归的主要成分挥发油、多糖、阿魏酸等可促进机体造血功能，增强免疫功能，保肝等；延胡索含有生物碱可以镇痛镇静；白芍含有白芍总苷可以提高机体免疫力；柴胡含有柴胡皂苷、挥发油、多糖可以解热抗炎，促进免疫功能，保肝利胆；黄柏含有多种生物碱可利胆、利尿，解热抗炎；茯苓有效成分茯苓素、茯苓多糖可以利尿，并有显著增强机体免疫的作用；白术含有挥发油成分，可调节胃肠功能，保肝，增强机体免疫功能；甘草有效成分甘草甜素、甘草素、及异黄酮类可以调节机体免疫，保肝；穿山甲可显著降低血液黏度，抗炎；路路通含有桦木酮酸，具有明显的抗肝细胞毒活性即保肝作用；川楝子含川楝素、川楝碱等可抑制肝损伤；酸枣仁含有酸枣仁黄酮、酸枣仁皂苷、酸枣仁油可增强免疫功能；薄荷含有薄荷油、薄荷醇可以退热，消炎，止痛；砂仁含挥发油，其对消化系统起到改善作用；山药含有淀粉酶、多酚氧化酶等物质，有利于消化吸收功能。

【用方经验】薛伯寿教授将本方用于治疗乳癖肝郁气滞化火证。薛教授认为治病以求因为要，常从细微处探寻疾病的原因，强调人体正气为本，扶正多从健脾益肾入手，健脾用药量少而不碍胃。在辨证的基础上，擅长病症结合，处方宗法仲景，参合后世百家，融伤寒温病及后世百家思想于一体，自成一家，处方用药讲究药物配伍，擅长使用药对，喜欢小方合用，尤其在联合使用经方方面颇有特色，用药偏于轻灵，但当大则大，疗效显著。

疏肝散结方（印会河经验方）

【组成】丹参30g，赤芍30g，生牡蛎60g，柴胡10g，海藻10g，昆布10g，夏枯草15g，玄参10g，川贝母10g，海浮石15g。

【功效】疏肝解郁，理气活血，化痰散结。

【主治】肝郁血滞，痰热互结证之乳癖。症见患者乳房肿块逐渐增大，经前胀痛，可触及肿块，压痛，表面光滑无粘连，推之活动，舌苔白，脉弦。

【加减】乳腺增生肿块明显者，加蒲公英、橘叶、三棱、莪术、山甲珠。

【方解】方中重用丹参，赤芍，生牡蛎活血通络，散结消症，为君药；柴胡疏肝解郁，和解透邪，为臣；海藻，昆布，夏枯草散结消瘰，化痰清热；元参，川贝母，海浮石涤痰散结，均为佐药，以行理气活血，化痰散结之功。合而成方，以解肝郁，理气血，化痰浊，消结节。

【注意事项】月经过多及孕妇不宜服用本方，应调整情绪，忌食生冷，服药期间不宜同时服用乌头，附子，藜芦，甘草或其制剂。

【现代研究】柴胡含有柴胡多糖可增强细胞吞噬功能，发挥免疫调节作用，柴胡皂苷可抗炎，其挥发油解热疗效明显；丹参有效成分丹参酮、丹参素可抗血栓，改善微循环，促进组织的修复与再生，以及镇静镇痛等；赤芍含有芍药苷、牡丹酚等可解热抗炎镇痛，抗溃疡，抗血栓形成；生牡蛎含有钙盐，可抗酸及轻度镇静消炎作用；海藻含有藻胶酸、甘露醇可抗凝、抗菌、抗病毒；昆布含有碘、碘化物，可以进入组织及血液，促进病理产物如炎症渗出物的吸收，并能使病态的组织崩溃和溶解；玄参含生物碱、糖类等可扩张血管，促进局部血液循坏而发挥消炎功效；川贝母含有多种生物碱，可祛痰抗炎；夏枯草对志贺菌属、伤寒沙门菌、大肠埃希菌等多种菌有不同程度的抑制作用；海浮石有一定的软坚利尿祛痰作用。

【用方经验】印会河教授将本方用于治疗乳癖肝郁血滞，痰热互结证。印教授临床应用疏肝散结方除治疗乳腺增生症之外，还用其治疗各种增生性疾病，如前列腺增生、甲状腺腺瘤、慢性淋巴结肿大等疾病，效果良

外科国医圣手时方

好。如前列腺增生，多加牛膝、冬葵子引热下行；甲状腺腺瘤，宜加生薏苡仁、山慈菇、山甲珠、白芥子、黄药子；慢性淋巴结肿大，宜加连翘、生薏苡仁、皂角刺、煅龙骨、猫爪草、山甲珠。

消乳痛胶丸（于万涛经验方）

【组成】郁金9g，青皮6g，焦楂肉9g，海藻6g，昆布6g，炙香附6g，半夏3g，当归9g，柴胡9g，夏枯草6g，丹参6g，皂角刺6g，土鳖虫6g，鹿角霜9g，瓜蒌6g，王不留6g，甲珠3g。

【功效】疏肝理气，活血化瘀，软坚散结，调经止痛。

【主治】肝气郁结，经血失调证之乳癖。症见乳房可触及索条样多发结节，触痛明显，活动性好，表皮无红肿，与皮肤无粘连。

【加减】面色无华者，可加白芍、熟地黄。

【方解】方中柴胡、郁金、青皮疏肝理气，化瘀消积，而为君药；当归养血和血，以助柴胡补肝体而柔肝急；香附、丹参理气解郁，调经止痛，以助郁金、青皮行气化瘀之力，为臣；佐以海藻、昆布、半夏、瓜蒌消痰软坚；夏枯草清肝散结；皂角刺、土鳖虫、焦楂肉、王不留行、甲珠活血行瘀；鹿角霜温肾助阳散结，以助君臣。诸药相合，既疏肝理气养血，又活血软坚散结，以除病疾。

【注意事项】孕妇禁服本方，服药期间不宜同时服用丁香、甘草、乌头、附子、藜芦或其制剂。

【现代研究】西医病理将本病分型属于囊性小叶增生，主要是小导管和腺泡呈囊性扩张增生伴上皮增生，小叶和腺泡数目增多，因而体积增大。病因为内分泌平衡失调，主要是雌激素刺激所引起，能刺激乳腺腺泡上皮增生，由于黄体分泌过少而雌激素分泌过多所致。经研究发现雌二醇能促使乳腺小叶增生腺泡发育，当体内雌二醇含量高于正常时，会出现乳腺小叶增生。本方通过260例患者的临床观察，结果显示治愈186例、显

效54例、有效16例、无效4例。同时，采用酶联免疫测定法测定用药前后雌二醇变化情况，测定20例均为卵泡期，用药前患者指标水平明显高于正常值，用药1个月后在卵泡期再测雌二醇，结果比用药前明显下降，证明疗效显著。并且试验观察期间均未见毒副作用。总之，消乳痛治疗乳腺增生病疗效显著，无毒副作用，有助于调整内分泌，抑制乳腺增生，用药方便，见效快。

【用方经验】于万涛教授将本方用于治疗乳癖肝气郁结，经血失调证。于教授认为乳腺小叶增生多是肝气郁结，胃热湿滞，以致经血失调而引起。治疗上应以疏肝理气，活血化瘀，软坚散结，调经止痛之法方能取得理想效果。

通气散（于万涛经验方）

【组成】青皮6g，陈皮9g，瓜蒌子9g，甲珠3g，鹿角霜9g，乌梅6g，甘草6g。

【功效】疏肝解郁，化痰消坚，破瘀散结。

【主治】肝气郁结，痰瘀阻滞证之乳癖。症见患者乳房可扪及团块状、条索状或小颗粒状肿物，乳房胀痛、压痛、甚至牵引同侧上肢及肩部疼痛。可伴胁肋疼痛，头晕胸闷，月经不调，舌质红或有瘀斑，舌苔薄白，脉弦滑或沉弦。

【加减】抑郁不舒，善太息者，可加柴胡、郁金；头晕昏蒙者，可加半夏、天南星。

【方解】方中青皮疏肝解郁行气，为君药；陈皮、瓜蒌子清热燥湿化痰，和胃宽中散结，为臣；佐以甲珠通经脉，破瘀滞；乌梅酸收，益津开胃；鹿角霜补冲任二脉；甘草调和诸药，而为使。诸药合之则有疏肝解郁，化痰软坚，破瘀散结之功，同时也起到了调经的作用。

【注意事项】孕妇及气虚者不宜服用本方，服药期间不宜同时服用乌头、附子、海藻、大戟、芫花、甘遂或其制剂。

【现代研究】临床对本方通过200例患者的研究表明，在治疗期间均予通气散治疗，停服其他药物，连续服药1个月，停1周后，

继续服药1个月，2个月为1个疗程。按中华全国中医学会外科学会乳腺病专题组制定的疗效判定标准。肿块消失，乳痛消失，停药后3个月不复发为临床痊愈；肿块最大直径缩小1/2以上，乳痛消失为显效；肿块最大直径缩小不足1/2，乳痛减轻或肿块缩小1/2以上，乳痛减轻不明显为有效；肿块不缩小或单纯乳痛轻度缓解为无效。根据上述疗效标准，在200例患者中，临床治愈14例（占7%）、显效166例（占83%）、有效11例（占5.5%）、无效9例（占4.5%），治愈显效率90%。通气散同时对头昏、烦躁、体倦、失眠、纳差胸闷、胁痛等症状及月经不调、痛经等亦有较好疗效。

【用方经验】于万涛教授将本方用于治疗乳癖肝气郁结，痰瘀阻滞证。于教授认为本病的发生与肝、胃、冲、任等经脉有密切关系，乳房属足阳明胃经、乳头属足厥阴肝经、冲脉属阳明，肝司血海，故肝胃不和与血海蕴溢有密切关系。当肝胃不和，其形于外者，可表现在乳房。病前常有情怀不畅，肝气不疏，郁于胃中，故乳房肿块长随喜怒消长，思虑伤脾，怒恼伤肝，郁结而成也。冲任不调者，常有月经不调，冲为血海，任主胞胎，故乳房胀痛常随月经周期而变化。综合本病病机可用郁、痰、瘀三字而概括。

乳癖消散方（喻文球经验方）

【组成】鹿角霜30 g，淫羊藿15 g，仙茅10 g，橘核30 g，柴胡10 g，香附10 g，当归12 g，白芍15 g，甘草6 g，法半夏10 g，陈皮10 g，茯苓12 g，瓜蒌10 g。

【功效】疏肝行气，理脾化痰，化瘀散结，调理冲任。

【主治】肝脾亏损，痰瘀结聚，冲任失调证之乳癖。

【加减】口干口苦、心烦易怒者，加夏枯草、栀子；乳房胀痛明显者，加炙乳香、炙没药；伴痛经者，加五灵脂、蒲黄；睡眠差者，加首乌藤、合欢皮。

【方解】方中鹿角霜、仙茅、淫羊藿温补肝肾，调摄冲任，为君药；当归、白芍，补

肾助阳，滋养肝血，以助君药，调补冲任，为臣；佐以柴胡、香附、橘核，疏肝行气解郁；法半夏、陈皮、甘草、茯苓，化痰散结，健脾和营，以和冲任；瓜蒌宽胸散结；并以甘草调和诸药，为使。全方疏肝行气，理脾化痰，化瘀散结，以调摄冲任，缓解诸症。

【注意事项】孕妇及发热者不宜服用本方，服药期间不宜同时服用藜芦、海藻、大戟、甘遂、芫花、乌头、附子或其制剂。

【现代研究】本方治疗乳癖，通过将临床100例患者随机分为治疗组60例，对照组40例，临床观察结果显示治疗组治愈9例、显效36例、有效13例、无效2例；对照组治愈4例、显效12例、有效19例、无效5例。经秩和检验，两组疗效差异有统计学意义。治疗前2组患者乳腺钼靶X线摄片均呈现腺体结构紊乱，增生处密度增高，血管增粗，经治疗后治疗组多数患者腺体结构及密度趋向正常、血管趋向正常，乳腺腺体及血管转常率明显高于对照组。并且治疗组患者乳房经红外线扫描，结果显示其乳腺组织灰阶度标定及血管变化分型改善情况均优于对照组，同时，本方在治疗过程中未发现明显不良反应。

【用方经验】喻文球教授将本方用于治疗乳癖肝脾亏损，痰瘀结聚，冲任失调证。喻教授以本方治疗乳癖，本方自身暗含二仙汤、二陈汤、逍遥散3首方剂，组成虽较为复杂，但这3首方剂合用诚合众多医家之治疗大法，相互促进，相互为用。既针对肾阳虚衰、肝肾亏损、冲任不调，又兼顾疮疡痰浊凝结之症，同时亦不忘疏肝解郁，宽胸理气。多管齐下，疗效稳定。

乳痛灵Ⅰ号（张庚扬经验方）

【组成】柴胡9 g，当归9 g，赤白芍6 g，桃仁6 g，红花3 g，香附6 g，夏枯草9 g，连翘9 g，川楝子6 g，延胡索6 g，瓜蒌9 g，陈皮9 g，丹参6 g，穿山甲3 g，半夏6 g，海藻9 g，昆布6 g。

【功效】疏肝解郁，活血化瘀，软坚散结。

【主治】肝气郁结证之乳癖。

【加减】心烦不眠者，可加酸枣仁、合欢皮。

【方解】方中柴胡、川楝子、香附疏肝理气，升达清阳，为君药；白芍、当归柔肝缓急止痛，陈皮、延胡索理气开郁，以助君药，为臣；佐以瓜蒌、半夏化痰宽胸散结；连翘宣散上焦诸热，重用之以消散壅结；赤芍、丹参、桃仁、红花活血化瘀；再配以夏枯草、海藻、昆布、穿山甲化痰软坚散结以消肿块。诸药相合，肝郁疏，瘀血除，肿块消。

【注意事项】孕妇及月经量多者或身体虚弱者不宜服用本方，服药期间不宜同时服用藜芦、乌头、附子、甘草或其制剂。

【现代研究】柴胡抗炎解热，提高免疫功能；当归可抑制血小板凝集，并能促进红细胞和血红蛋白生成；赤芍、瓜蒌改善血液流变学，降低全血黏度比及红细胞电泳时间；白芍扩张冠状动脉，护肝，解痉镇痛；桃仁、红花均有明显的抗血栓形成作用；香附、连翘抗炎抗菌，解热镇痛；夏枯草抗菌，降压；川楝子亦可抗炎镇痛；延胡索能扩张冠状动脉血管，提高冠脉血流量；陈皮挥发油可温和的刺激胃肠道，并具有一定的抗炎作用；丹参强心、抗血栓形成而改善微循环；穿山甲亦可降低血液黏度，影响凝血时间；半夏可抗炎镇咳，抗癌症；海藻、昆布含碘量丰富，可明显改善乳腺增生症状。

【用方经验】张庚扬教授将本方用于治疗乳癖肝气郁结证。张教授认为乳癖因肝气郁结而成者居于多数，其以肝气郁滞为本，痰瘀血瘀为标，在治疗上以柴胡疏肝散、逍遥散化裁为乳痛灵Ⅰ号，临床应用，效果甚佳。

乳痛灵Ⅱ号（张庚扬经验方）

【组成】熟地黄、山药、枸杞子、山茱萸、鹿角胶、菟丝子、夏枯草、海藻、昆布、杭芍、红花。

【功效】调和冲任，活血止痛，软坚散结。

【主治】冲任不调肾虚证之乳癖。

【加减】月经不调，腰膝酸软者，可加仙茅、淫羊藿、巴戟天、肉苁蓉。

【方解】方中菟丝子、鹿角胶补肾阳，益精血，而为君药；熟地黄甘温滋肾以填精，有阴阳互根，于阴中求阳之意；山药、山茱萸、枸杞子、杭芍养肝血助主药以滋肾养阴助阳，共为为臣；君臣相合，以调和冲任；红花、海藻、昆布、夏枯草活血止痛，软坚散结，为佐。诸药相合，既能调和冲任，又有活血止痛，软坚散结之功效。

【注意事项】孕妇及外感者不宜服用本方，忌辛辣饮食，服药期间不宜同时服用藜芦、甘草或其制剂。

【现代研究】熟地黄可促进贫血模型红细胞、血红蛋白的恢复，加快多能造血干细胞（CFU-S）、骨髓红系造血祖细胞（CFU-E）的增殖、分化作用；山药中含有多种营养成分和黏液质、淀粉酶，有滋补作用，并且可以调节机体免疫力；枸杞子调节免疫力，抗衰老、抗癌症；山茱萸抗炎抗菌，降血脂，亦可调节免疫功能；鹿角胶可促进周围血液中红细胞、白细胞、血小板的增加，促进钙质的吸收；菟丝子可以增加下丘脑-垂体-卵巢促黄体功能，调节内分泌；夏枯草可延长凝血酶原时间，改善血液流变学指标；海藻、昆布均含有碘成分，对乳腺增生症治疗效果明显；白芍解痉镇痛，有抗血栓和抗血小板聚集的作用；红花有明显的抗血栓形成的功效。

【用方经验】张庚扬教授将本方用于治疗乳癖冲任不调肾虚证。张教授认为肾气不足，冲任失调，气血生化运行乏力也会影响乳房的正常状态，久之而有痰瘀之变，以成乳癖。在治疗上以右归丸加减化裁进行对症治疗。常规用量：熟地黄 24 g、山药 12 g、枸杞子 9 g、山茱萸 9 g、鹿角胶 12 g、菟丝子 12 g、夏枯草 9 g、海藻 9 g、昆布 6 g、杭芍 12 g、红花 6 g。

逍遥蒌贝散（赵尚华经验方）

【组成】柴胡 9 g，当归 9 g，白芍 9 g，白术 9 g，茯苓 9 g，瓜蒌 15 g，贝母 9 g，半夏 9 g，天南星 9 g，生牡蛎 15 g，山慈菇

9 g。

【功效】疏肝理气，化痰散结。

【主治】肝郁痰凝证之乳癖。症见乳房胀痛，结块随喜怒而消长。伴两胁胀痛，心烦易怒，舌苔白或薄黄，脉弦滑。

【加减】若乳房胀痛明显者，加蒲公英；若胸胁满闷，舌胖，苔白水津，脉象弦滑者，可加桂枝、干姜。

【方解】方中柴胡疏肝解郁，为君药；当归、白芍养血柔肝，肝得条达，气顺则痰消；白术、茯苓健脾祛湿，使运化有权，则杜绝生痰之源，共为臣药；佐以瓜蒌、贝母、半夏、天南星散结化痰；牡蛎、慈姑软坚散结。全方共奏疏肝理气，化痰散结之功。

【注意事项】忌寒凉生冷食物，孕妇及外感者不宜服用本方，服药期间不宜同时服用藜芦、乌头、附子或其制剂。

【现代研究】柴胡抗炎退热，提高机体免疫力；当归可增加机体红细胞及血红蛋白数量，抗血栓形成；白芍解痉镇痛，亦有抗血栓和抗血小板聚集作用；白术增强机体免疫力，增强造血功能，抗溃疡、抗凝血、抗肿瘤；茯苓抗炎、抗菌、抗肿瘤；瓜蒌可增加冠状动脉血流量，抗炎抗菌，增强机体免疫力；贝母镇咳祛痰，抗菌、抗溃疡；半夏祛痰作用明显，亦可抗肿瘤；天南星中的皂苷成分可发挥明显的祛痰作用；牡蛎增强免疫力，保肝抗肿瘤，并可延缓衰老；山慈菇抗肿瘤疗效显著。

【用方经验】赵尚华教授将本方用于治疗乳癖肝郁痰凝证。赵教授认为乳癖多起于痰而成于郁，未有不郁而能生痰者，未有无痰而能成乳癖者也。世人必须以开郁消痰为治，然郁久则气血必耗，耗则气血更亏，若徒消痰而不解郁，或但开郁而不消痰，是以虚而益虚也。因此，赵尚华教授临床自创逍遥蒌贝散治疗乳癖属肝郁痰凝者，疗效非常。

赵尚华经验方

【组成】当归 10 g，白芍 12 g，柴胡 10 g，郁金 10 g，瓜蒌 12 g，贝母 10 g，山慈菇 10 g，仙茅 10 g，淫羊藿 10 g，蒲公英

15 g，鹿角霜 10 g。

【功效】调理冲任，开郁化痰。

【主治】肝郁痰凝，冲任失调证之乳癖。多见于绝经期妇女，月经紊乱，或绝经、闭经，患乳往往有多个囊性肿块，有时从乳头可流出少量褐色和红色分泌物，乳胀，胁腹疼痛，经期加重。伴心烦易怒，腰酸无力，舌质淡，舌苔薄白，脉沉细弱。

【加减】腰膝酸软者，可加菟丝子、巴戟天；胸闷太息不舒者，可加香附。

【方解】方中仙茅、淫羊藿温补肾阳；柴胡疏肝理气；三者相合，肝肾同治，共为君药；鹿角霜温补肝肾，助仙茅、淫羊藿补肾助阳，调理冲任；当归、白芍滋阴养血，与柴胡相配，养肝血、补肝体、柔肝急，共为臣；佐以郁金行气止痛；瓜蒌、贝母、山慈菇祛痰散结；蒲公英解毒消痈。诸药相合，疏肝理气，调摄冲任，化痰散结。

【注意事项】忌食寒凉之物，忌气怒，外感发热者及孕妇不宜服用本方，服药期间不宜同时服用藜芦、丁香、乌头、附子或其制剂。

【现代研究】当归可抗血小板聚集，抗血栓形成，亦可增强机体造血功能；白芍具有扩张冠状动脉，降低血压的作用，亦能抗血栓，并可解痉镇痛；柴胡挥发油解热，柴胡皂苷抗炎，柴胡多糖可促进免疫功能；郁金可调节血脂水平；瓜蒌增加冠状动脉血流量，显著降低全血比黏度、血浆黏度、红细胞聚集指数及血相对黏度；贝母镇咳祛痰平喘，亦可抗菌、抗溃疡；山慈菇有明显的抗肿瘤作用；仙茅、淫羊藿、鹿角霜均可调节机体内分泌水平，改善乳腺增生症状；蒲公英可降血脂，保肝利胆，亦有广谱抑菌作用。

【用方经验】赵尚华教授将本方用于治疗乳癖肝郁痰凝，冲任失调证。赵教授对于本证型患者在临床治疗上以逍遥散合二仙汤为基础方，同时配以消痰软坚散结之品，肝肾兼顾，标本同治，内外并调，收较显著。

朱氏消癖舒乳方（朱良春经验方）

【组成】蒲公英 30～60 g，陈皮 10～

15 g，生甘草5～10 g。

【功效】消肿散结，理气散结。

【主治】痰气交阻证之乳癖。

【加减】红肿焮痛者，加漏芦、天花粉；乳汁排泄不畅者，加王不留行、白蒺藜；局部硬结较甚者，加炮穿甲片、皂角刺；上药均以黄酒为引。

【方解】方中蒲公英味苦甘性寒，归肝胃二经，清热解毒，消痈散结，以除乳疾，为君药；陈皮辛苦而温，归脾肺之经，理气健脾，燥湿化痰，助公英祛痰消散乳结，为臣；生甘草甘平，健脾化痰，缓急止痛，清热解毒，调和诸药，为佐使之品。全方配伍严谨，内调肝脾胃，并理气郁，消痰凝，散瘀滞，除乳疾。

【注意事项】服药期间不宜同时服用海藻、大戟、甘遂、芫花或其制剂。

【现代研究】蒲公英有广谱抑菌的作用，保肝利胆，抗肿瘤，并有改善高胆固醇血症的作用；陈皮中所含挥发油，对胃肠道有温和的刺激作用，可促进消化液的分泌，其中的果胶成分对高脂饮食引起的动脉硬化也有一定的预防作用，陈皮煎剂亦有一定的消炎功效；甘草甜素、甘草浸膏、甘草次酸有肾上腺皮质激素样作用，其中甘草浸膏及甘草甜素可增强肝脏的解毒能力，甘草次酸止咳平喘作用明显，另外，甘草亦可调节机体免疫功能，抗心律失常。

【用方经验】朱良春教授将本方用于治疗乳癖痰气交阻证。朱教授认为蒲公英遍地皆有，寻常易得，而起功用颇为神奇，本品味甘苦，性寒，能化热毒，擅疗疔疮、恶肿、结核，又能疗喉痹肿痛，并可利尿通淋。朱良春教授将蒲公英用于清胃定痛、消痈散肿、排脓治痢、清肝达郁等方面，疗效甚佳。

消核汤（朱良春经验方）

【组成】炙僵蚕15 g，蜂房15 g，当归

15 g，赤芍15 g，香附15 g，桔梗15 g，陈皮10 g，甘草5 g。

【功效】疏肝解郁，和血消坚，调理冲任。

【主治】肝气郁结，冲任失调证之乳癖。

【加减】失眠多梦者，可加首乌藤；阴虚较甚者，可加女贞子、墨旱莲；肝火偏炽者，可加焦栀子、龙胆；胸闷胁痛较著者，可加川楝子、合欢皮。

【方解】方中当归、香附养血和血，疏理肝气，滋养肝阴，为君药；赤芍苦寒入肝，既可助君药清肝和血，调摄冲任，又能散瘀消肿止痛，为臣；佐以僵蚕、桔梗、陈皮化痰散结；蜂房祛风攻毒止痛；此外，桔梗亦可引诸药上行，直达病所；甘草解毒和中，调和诸药，二者为使。诸药相合，共奏疏肝解郁，消痰散结之功。

【注意事项】保持情绪舒畅，服药期间不宜同时服用藜芦、海藻、大戟、甘遂、芫花或其制剂。

【现代研究】僵蚕抗肿瘤，抗惊厥，降血脂，并可促纤溶，抗血栓形成；蜂房抗炎镇痛作用明显；当归抗凝、抗血栓形成，亦有升红细胞及血红蛋白的功效；赤芍可改善血液流变学，降血脂；香附抗炎、抗菌，解热镇痛；桔梗祛痰镇咳，抗炎症，亦可提高机体免疫功能；陈皮能够刺激胃肠道，促进消化功能，并有抗动脉硬化、抗炎症的作用；甘草止咳平喘解毒，调节免疫功能，并有肾上腺皮质激素样作用。

【用方经验】朱良春教授将本方用于治疗乳癖肝气郁结，冲任失调证。朱教授认为本病与肝及冲任关系密切，治疗上以养血和血，疏肝解郁，消痰散结，调理冲任为法，在用药上朱良春教授尤善于将虫类药应用于乳癖的治疗中来，如僵蚕化痰散结、蜂房祛风攻毒止痛等，临床每取良效。

外科国医圣手时方

第四节 乳 病

乳病是指男女儿童或中老年男性在乳晕部出现疼痛性结块，相当于西医的乳房异常发育症。本病好发于 50～70 岁的中老年男性，10 岁以前的女孩，13～17 岁的男孩。男子由于肾气不充，肝失所养；女子因冲任失调，气滞痰凝所致；中老年男性发病多因年高肾亏，或房劳伤肾，虚火自炎，或情志不畅，气郁化火，皆能灼津炼液成痰，导致痰火互结而成。西医认为本病与性激素代谢有关，一般分为原发性和继发性两大类。乳病临床主要表现为乳房稍大或肥大，乳晕下有扁圆形肿块，一般发生于一侧，也可见于双侧，质地中等或稍硬，边缘清楚，活动良好，局部有轻度压痛或胀痛感；少数患者乳头有白色乳汁样分泌物；部分男性患者伴有女性化特征；老年人或可有睾丸萎缩、前列腺肿瘤或肝硬化等；有些患者有长期使用雌性激素类药物史。临床针对可能的病因进行肝功能、性激素等检测，卵巢、睾丸、前列腺等 B 超检查，骨龄判别等助于本病的诊断。部分病人肿块亦可自行消退，对于肿瘤等疾病引起者宜积极手术治疗。

安效先经验方

【组成】柴胡 10 g，制香附 10 g，郁金 10 g，青皮 6 g，赤芍 10 g，白芍 10 g，炙甘草 6 g，瓜蒌 6 g，贝母 10 g，玄参 10 g，连翘 10 g，黄柏 6 g，知母 6 g，广木香 3 g，延胡索 6 g，生牡蛎（先下）24 g，鸡血藤 10 g。

【功效】疏肝理气，活血散结。

【主治】脾虚肝郁，痰瘀互结证之乳病。多见于小儿，症见乳房肿块，疼痛，无分泌物。伴入睡困难，饮食佳，尤喜荤食，大便偏干，舌尖红，舌苔薄黄，脉弦细。

【加减】胸闷者，瓜蒌易瓜蒌皮；心烦失眠者，加炒酸枣仁、合欢皮、首乌藤。

【方解】方中柴胡疏肝解郁，引诸药直达肝经；郁金、香附、赤芍行气活血，疏肝解郁，共为君药；白芍、知母滋阴养血，柔肝解郁；玄参、鸡血藤活血散瘀，共为臣药；贝母、连翘、瓜蒌、生牡蛎化痰软坚散结；黄柏清热燥湿，泻火解毒；木香、青皮、延胡索理气止痛，共为佐药；炙甘草理脾缓急，调和诸药，为使。诸药相合，共奏疏肝理气，活血散结之功。

【注意事项】气虚者不宜服用本方，煎煮时生牡蛎应先煎，注意饮食清淡，服药期间不宜同时服用藜芦、丁香、海藻、大戟、甘遂、芫花、乌头、附子或其制剂。

【现代研究】疏肝理气药可调节植物神经功能，抑制交感或副交感神经的兴奋，改变血液凝、黏、聚、浓的病理状态；活血化瘀药可降低雌激素绝对值，促进雌激素在肝脏的代谢，抑制泌乳素的分泌，降低血液粘稠度，抑制胶原纤维合成，从而促进肿块吸收。二者配合可改善全身和乳房局部的血液循环，减轻乳腺充血，使涨大之乳房缩小；化痰软坚药具有抗炎，减少炎性物渗出作用；清热解毒药具有扩张血管，改善微循环作用，从而有利于局部病灶消散。

【用方经验】安效先教授将本方用于治疗小儿乳病脾虚肝郁，痰瘀互结证。安教授认为虽然小儿乳病的根本原因为一过性肾机能失常，但与肝脾两脏功能异常关系十分密切。本病可因幼年之际贪恋荤食，小儿脾胃素弱，加之肥甘厚味难以消磨，滋腻碍胃，则使脾胃运化之机受损，发为本病。因此，治疗上安效先教授常从肝脾论治本病，以疏肝理气，活血散结法治之，疗效肯定。

乳腺康胶囊（李廷冠经验方）

【组成】柴胡 9 g，茯苓 12 g，白术 12 g，香附 9 g，郁金 6 g，当归 12 g，白芍 9 g，丹参 9 g，枸杞子 9 g，淫羊藿 9 g，鹿角霜 6 g，

生牡蛎 12 g，海藻 9 g，昆布 6 g，甘草 6 g。

【功效】滋补肝肾，调理冲任，理气化痰，软坚散结。

【主治】肝肾不足，气滞血瘀痰凝证之乳病。症见男性患者乳房肿块，呈盘状，常位于乳晕下，质韧，多伴有结节感，多为一侧，也有双侧者，肿块多数无痛，部分病例可有压痛，肿块小者直径 1～2 cm，大者近乎成年女性乳房，边界清楚，与乳晕或乳头有粘连，但与胸大肌无粘连，极少数有乳头溢液。

【加减】乳房胀痛或有触痛者，加香附、延胡索、川楝子、郁金；亦可配合六味地黄丸口服。

【方解】淫羊藿、鹿角霜温补肾阳，调冲任，为君药；枸杞子滋补肝肾，调理冲任，以助君药；柴胡、香附、郁金疏肝解郁，行气止痛，共为臣药；佐以当归、白芍、丹参活血养血，柔肝止痛；茯苓、白术健脾补中，燥湿化痰；生牡蛎、海藻、昆布咸寒化痰，软坚散结；甘草调和诸药，为使。诸药相合，共奏滋补肝肾，调理冲任，理气化痰，软坚散结之功。

【注意事项】外感发热者不宜服用本方，不宜食用生冷油腻等难消化食物，服药期间不宜同时服用丁香、藜芦、大戟、甘遂、芫花或其制剂，传统认为海藻反甘草，但临床亦有配伍同用者。

【现代研究】丹参改善微循环，促进组织的修复与再生，对过度增生的纤维母细胞有抑制作用；淫羊藿、鹿角霜均有类似内分泌激素的作用，从而改善内源激素的分泌水平，调整内分泌功能；生牡蛎、海藻、昆布为含碘药物，有助于刺激黄体生成素的分泌，改善黄体功能，从而调整雌激素和黄体酮的比值，并能促进病理产物和炎症渗出物的吸收；柴胡具有抗炎、提高免疫功能、并可抗肝损伤、抗辐射损伤；香附具有解热镇痛、抗炎、雌激素样作用；郁金可降血脂及抗真菌。

【用方经验】李廷冠教授将本方用于治疗乳病肝肾不足，气滞血瘀痰凝证。乳腺康胶囊是全国名老中医李廷冠教授治疗乳腺发育症的经验方，李教授认为乳病发病当首责肝肾不足，肾肝乙癸同源，精血互化，为母子之脏。肝藏血及主疏泄功能有赖于肾气的温煦资助。若先天禀赋不足，肾气不充；或年老体弱，肾虚精亏；或久病及肾，肾失濡养；或长期服用伐正伤肝的之品，以致肝虚肝郁，肾虚精亏等均可使肾之阴阳失调，肾气不足，冲任失调，不能涵养肝木，肝失所养，以致疏泄失职，肝气郁结，气滞血瘀，进而郁久化火，炼液成痰，或横逆脾土，脾失健运，聚湿生痰，乃至气滞、痰凝、血瘀结于乳络，乳络不通而发为本病。故肝肾不足为发病之本，气滞、痰凝、血瘀为发病之标。治疗上以滋补肝肾，调理冲任，理气化痰，软坚散结为主要治则，采用乳腺康胶囊对症治疗，药证相符，疗效满意。

乳疬Ⅲ号（李廷冠经验方）

【组成】生地黄 15 g，沙参 12 g，麦冬 12 g，枸杞子 10 g，川楝子 12 g，丹参 15 g，玄参 15 g，贝母 10 g，生牡蛎 30 g，海藻 15 g，昆布 15 g，甘草 5 g。

【功效】滋补肝肾，理气活血，化痰散结。

【主治】肝肾阴虚证之乳疬。症见男性一侧或双侧乳房肥大，乳晕肿块疼痛或压痛。伴有口苦咽干，心烦易怒，失眠多梦，头晕耳鸣，腰腿酸软，舌质红，苔少，脉弦细或细数。

【加减】乳房疼痛明显者，加郁金、延胡索；失眠多梦者，加酸枣仁、远志；胃纳不佳者，加鸡内金、麦芽；肿块坚硬者，加三棱、莪术。

【方解】方中生地黄、沙参、麦冬、枸杞子滋补肝肾，滋水涵木，为君药；川楝子疏肝清热，理气止痛，以助君药；生牡蛎、浙贝母、玄参清热消痰，软坚散结，共为臣；佐以海藻、昆布咸寒，化痰散结；丹参活血散瘀，消肿止痛；甘草调和诸药，为使。诸药为伍，共奏滋补肝肾，理气活血，化痰散结之功。

【注意事项】脾虚有湿及泄泻者不宜服用本方，并注意饮食宜清淡，服药期间不宜同时服用藜芦、乌头、附子、大戟、甘遂、芫

外科国医圣手时方

花或其制剂，传统认为海藻反甘草，但临床亦有配伍同用者。

【现代研究】生地黄具有抗炎、抗过敏、抗真菌、抗肿瘤等作用；沙参祛痰，解热镇痛，抗真菌；枸杞子能够增强免疫功能，延缓衰老，抗肝损伤、抗肿瘤等；川楝子驱虫；丹参改善微循环，促进组织的修复与再生，对过度增生的纤维母细胞有抑制作用；玄参具有抗菌作用；贝母镇痛作用明显；牡蛎、海藻、昆布为含碘药物，有助于刺激黄体生成素的分泌，改善黄体功能，从而调整雌激素和黄体酮的比值，并能促进病理产物和炎症渗出物的吸收；甘草具有抗溃疡，解毒，调节机体免疫功能等作用。

【用方经验】李廷冠教授将本方用于治疗乳病肝肾阴虚证。此方系一贯煎（《柳州医话》）与消瘰丸（《医学心悟》）合方加减而成。李教授认为本病多为本虚标实之证，内由肝肾阴虚，外由气滞、血瘀、痰凝所致。因此，治疗上注重标本兼治，内外同调，滋补肝肾治其本，理气活血，化痰散结疗其标，诸症乃除。

陆德铭经验方 1

【组成】柴胡 9 g，牡丹皮 9 g，栀子 6 g，姜半夏 9 g，青皮 6 g，陈皮 6 g，夏枯草 30 g，生牡蛎 30 g，茯苓 12 g，橘叶 9 g，香附 12 g。

【功效】疏肝清火，散结化痰。

【主治】肝郁化火证之乳病。症见乳晕部结块，质地较硬，皮色不变，压之疼痛。伴口苦咽干，舌质红，舌苔薄黄，脉弦。

【加减】疼痛甚者，可加延胡索、川楝子。

【方解】方中柴胡疏肝解郁，使肝气得以条达；夏枯草、生牡蛎软坚散结，消除乳房肿块，共为君药；牡丹皮清血中之伏火；栀子善清肝热，并导热下行，二药合用疏肝清火；半夏辛温性燥，善能燥湿化痰，且又降逆和胃；陈皮理气燥湿祛痰，合姜半夏化痰之力更著，理气可使气顺则痰消，四者共为臣药，以疏肝清火，理气化痰；青皮、橘叶

助半夏、陈皮理气化痰；茯苓实土以抑木，且使营血生化有源；香附疏肝解郁，调经止痛，为佐。诸药合用，疏肝解郁化火，化痰软坚散结，从而达到消散乳房肿块的功效。

【注意事项】气虚者不宜服用本方，忌食生冷、油腻食物，服药期间不宜同时服用乌头、附子或其制剂。

【现代研究】柴胡具有抗炎、提高免疫功能、抗肝损伤和抗辐射损伤的作用；牡丹皮具有解痉镇痛，抗炎，抗病原微生物，抗乙酰胆碱和抗组织胺作用；栀子具有护肝，抗炎等功效；姜半夏抗肿瘤；陈皮具有抗炎、抗溃疡等作用；夏枯草具有抗病原微生物及免疫抑制作用；牡蛎收敛，制酸，止痛；茯苓具有利尿，抗肿瘤，增强免疫等功效；香附可解热镇痛，抗炎，并发挥雌激素样作用。

【用方经验】陆德铭教授将本方用于治疗乳病肝郁化火证。陆教授认为本病患者多性情急躁易怒，或气量狭窄，容易生气，病后情绪抑郁，疑虑重重，伴胸闷胁痛等症。多因肝气郁结，气郁化火，炼液成痰，气滞痰凝，痰气互结，络脉失和而发病。故陆教授临床多以丹栀逍遥散加减以疏肝清火，并用二陈汤渐渐和胃以化痰浊，并酌加牡蛎、夏枯草以软坚散结，从而使乳房肿块消散。在药物治疗的同时，陆教授强调还需重视精神调摄，保持心情愉快，避免恼怒忧思，对于本病的治愈、缩短疗程至关重要。临床上亦有一类患者，一般起病较慢，疼痛不甚，多伴腰酸神疲，遗精等症，此为肾虚精怯，致肝阴失养，疏泄失职，痰湿停聚而成，陆德铭教授常用二仙汤加减治疗，临床上抓住中医辨证施治的特点，对证治疗，效果显著。

陆德铭经验方 2

【组成】仙茅 15 g，淫羊藿 30 g，肉苁蓉 12 g，鹿角片 12 g，山茱萸 12 g，巴戟肉 15 g，山慈菇 15 g，海藻 30 g，莪术 30 g，丹参 30 g，柴胡 9 g，八月札 15 g，制香附 9 g，延胡索 12 g，广郁金 12 g。

【功效】补益肝肾，调摄冲任，理气活血，化痰软坚。

【主治】肝肾不足，冲任失调，气滞夹痰瘀凝滞证之乳病。症见乳房外观明显增大，乳晕部扪及扁圆形肿块，质地中等偏硬，边界清，推之可动，按之疼痛明显，肿块与皮肤无粘连，腋下未及肿大淋巴结，舌质暗红，舌苔薄，脉濡。

【加减】乳络不通者，加王不留行、路路通；乳房胀痛或有触痛者，加川楝子。

【方解】方中仙茅、淫羊藿、巴戟肉补肝肾助阳，调补冲任，共为君药；肉苁蓉、鹿角片、山茱萸调补阴阳，补益肝肾，以助君药；柴胡、八月札、香附疏肝理气，调畅气机，亦可防补药滋腻之弊，共为臣药；莪术、丹参活血化瘀；山慈菇、海藻化痰软坚，散结消肿；延胡索、郁金行气活血止痛，以除气滞、瘀血、痰浊，共为佐品。诸药合用，共奏补益肝肾，调摄冲任，理气活血，化痰软坚之功。

【注意事项】阴虚火旺及外感发热者不宜服用本方，忌食辛辣腥发之物，服药期间不宜同食服用藜芦、丁香、甘草或其制剂。

【现代研究】仙茅具有调节免疫，抗氧化，保肝，抗炎和适应原样作用；淫羊藿提高性机能，提高免疫力，抗炎，抗病原微生物，促进白细胞生成；肉苁蓉能够促进脱氧核糖核酸合成，调节免疫，延缓衰老；鹿角片抗炎，抑制单胺氧化酶活性；山茱萸具有增强免疫，抗炎、抗应激、抗氧化、降血脂等作用；巴戟肉可抗疲劳，增强免疫，促进皮质酮分泌，抗炎症作用；海藻抗肿瘤、抗内毒素；莪术具有抗肿瘤，升高白细胞，保肝，抑制血小板聚集和抗血栓形成的作用；丹参能促进组织的修复与再生，对过度增生的纤维母细胞有抑制作用；柴胡抗炎，并促进免疫功能，抗肝损伤和抗辐射损伤；香附抗炎镇痛，并可发挥雌激素样作用；延胡索止痛，抑制胃酸分泌；郁金具有降血脂及抗真菌的作用。

【用方经验】陆德铭教授将本方用于治疗乳病肝肾不足，冲任失调，气滞夹痰瘀凝滞证。陆教授认为本病虽然病因复杂，但其发生根本原因在于内分泌激素紊乱或与乳腺组织对激素敏感性有关。补益肝肾，调摄冲任可调整内分泌激素失调及维持其平衡，是治本之法，既可在临床取得满意效果，又无副作用。故陆教授治疗本病，从"其标在肝，其本在肾"考虑，多以补益肝肾，调摄冲任为大法，选用仙茅、淫羊藿、肉苁蓉、鹿角片、锁阳、菟丝子、巴戟肉、补骨脂、蛇床子等补肾助阳以调补冲任。又孤阴不生，独阳不长，阴阳互根，善补阳者，常于阴中求阳，在助阳药中佐用女贞子、枸杞子、山茱萸、生地黄、熟地黄、何首乌、当归、白芍、玄参等滋阴之品，以达阴生阳长，阴阳平衡之效。因此，不仅乳房肿痛消失，而且眼眶黧黑、耳鸣耳聋、腰酸膝软、足跟痛、阳痿早泄、遗精等肾虚诸症亦随之减轻或消失。然标本之间是相互影响和作用的，在治疗中亦必须重视疏肝健脾，理气活血，疏通乳络，化痰软坚，散结消肿等在治疗乳病中消块止痛的作用。常用柴胡、当归、白芍、青皮、八月札、枳壳、香附、佛手等疏肝理气以调畅气机；三棱、莪术、桃仁、泽兰、丹参、石见穿、皂角刺、穿山甲等活血化瘀；留行子、路路通等疏通乳络；山慈菇、海藻、贝母、牡蛎、夏枯草、白芥子、瓜蒌等化痰软坚，散结消肿，诸药合用，常使肿痛消于无形。

秦亮甫经验方

【组成】瓜蒌30 g，蒲公英30 g，煅牡蛎30 g，茵陈30 g，夏枯草9 g，橘叶9 g，柴胡9 g，青皮9 g，陈皮9 g，制香附9 g，三棱9 g，莪术9 g，川楝子9 g，延胡索9 g，玄参9 g，贝母9 g，当归9 g。

【功效】消散疏肝。

【主治】肝气郁结，气滞痰凝证之乳病。症见乳房肿大，乳晕部见扁圆形肿块，轻度胀痛，边界清楚，表面光滑，推之移动，无触痛，乳头无分泌物，舌质淡红，舌苔薄，脉缓。

【加减】郁闷不舒者，加郁金、白芍。

【方解】方中玄参、贝母、煅牡蛎，为消瘰丸，理气化痰散结，为君；三棱、莪术、当归、制香附，乃莪术散，破血行气散结；

瓜蒌、蒲公英、夏枯草助君药清热化痰，软坚散结，共为臣药；佐以柴胡、橘叶、青皮、陈皮、川楝子、延胡索疏肝行气止痛，气行则结散；茵陈清肝，且为肝经引经药，为佐使。诸药相合，共奏疏肝解郁，消痰散结，活血行瘀之功。

【注意事项】气虚无滞或脾虚便溏者不宜服用本方，服药期间不宜同时服用乌头、附子、芒硝、藜芦或其制剂。

【现代研究】瓜蒌抗菌，抗肿瘤；蒲公英具有调节免疫，保肝利胆，抗胃溃疡等作用；牡蛎收敛，制酸，止痛；茵陈具有抗炎、镇痛，抑制肿瘤等功效；夏枯草抗菌，调节免疫，且可抑制肿瘤生长；橘叶、青皮、陈皮均具有一定的祛痰功效；柴胡解热，抗炎，促进免疫功能，抗肝损伤及抗辐射损伤；香附解热镇痛，抗炎，并有雌激素样作用；三棱可抑制血小板聚集，抗血栓形成；莪术抗肿瘤，保肝，抗炎；川楝子、延胡索具有良好的止痛功效；玄参抗菌作用明显；贝母具有祛痰镇咳及镇静的功效；当归保肝，抗炎，调节免疫功能及抗肿瘤，亦可促进全血细胞的生成。

【用方经验】秦亮甫教授将本方用于治疗乳疬肝气郁结，气滞痰凝证。秦教授认为男性乳房发育症病前可有肝功能的损害，且乳房为肝经循行的部位，男性乳疬的成因亦多见于木失调达，气滞痰凝。内服方中以消瘰丸合莪术散为主，治以疏肝解郁，破血行气，并辅以金铃子散等清热化痰，软坚散结，疏肝行气之品。同时，亦可配合局部药熨疗法，不仅起效快，疗效好，而且无不良反应。

加味乳疬方（许履和经验方）

【组成】香附、青皮、橘叶、夏枯草、陈皮、茯苓、半夏、甘草、牡蛎。

【功效】疏肝理气，和胃化痰，软坚散结。

【主治】气滞痰凝证之乳疬。症见男性乳晕部疼痛有核，质地较硬，边缘光滑，皮色不变，与表皮及基底无粘连，稍有胀痛。伴性躁易怒，情绪紧张，胸闷胁痛。

【加减】肝气郁结过甚者，加柴胡、当归、白芍。

【方解】方中香附、青皮疏肝理气止痛，为君药；橘叶、陈皮疏肝行气，化痰消肿，以助君药之力，为臣；佐以夏枯草清肝火、散郁结；茯苓、半夏健脾和胃，燥湿消肿；牡蛎软坚散结；甘草调和诸药，缓急止痛，为使。诸药相合，共奏疏肝理气，和胃化痰，软坚散结之功。

【注意事项】气虚无滞者不宜服用本方，服药期间不宜同时服用乌头、附子、海藻、大戟、甘遂、芫花或其制剂。

【现代研究】香附解热镇痛，抗炎抗菌，并有雌激素样作用；青皮可刺激胃肠道，改善消化功能，并能利胆，祛痰，升压，抗休克；橘叶有一定的抗炎功效；夏枯草抗菌，降血压；陈皮亦可改善消化系统功能，祛痰，抗炎；茯苓利尿，镇静，抗肿瘤，增强机体免疫功能；半夏祛痰镇咳镇吐，利胆，抗肿瘤；甘草解毒，亦可祛痰镇咳，提高机体免疫力；牡蛎保肝，增强机体免疫水平，并有抗肿瘤，延缓衰老等功效。

【用方经验】许履和教授将本方用于治疗乳疬气滞痰凝证。许教授认为本病多由于"气滞痰凝"或"肾气不充，肝失所养"而成。而临床以前者居多，多因肝气郁结，气郁化火，炼液成痰，气滞痰凝，痰气互结，络脉失和而成。治疗上许履和教授以叶天士的"男妇乳疬方"（香附、青皮、橘叶、夏枯草）为主，此方重在疏肝理气，再合入二陈汤以和胃化痰，加牡蛎软坚，组成"加味乳疬方"，应用此方临证治疗气滞痰凝型乳疬取得了较为满意的效果。常规用量：香附9 g，青皮6 g，橘叶6 g，夏枯草6 g，陈皮9 g，茯苓9 g，半夏6 g，甘草6 g，牡蛎12 g。

许芝银经验方1

【组成】龙胆10 g，牡丹皮10 g，赤芍10 g，栀子10 g，黄芩10 g，泽泻10 g，车前子10 g，当归10 g，生地黄10 g，柴胡6 g，木通3 g，甘草5 g。

【功效】疏肝泻火，化痰散结。

【主治】肝郁火旺证之乳病。症见乳房肿块扁平疼痛，触痛明显，往往起病突然，或发病于情志波动后。伴心烦易怒，性情急躁，口干苦，舌质红，舌苔薄黄，脉弦。

【加减】乳房疼痛甚者，加川楝子、延胡索；冲任不调者，加仙茅、淫羊藿。

【方解】方中龙胆苦寒，能上清肝胆实火，下泻肝胆湿热，泻火除湿，两善其功，切中病情，故为方中君药；黄芩、栀子两药苦寒，归经肝胆三焦，泻火解毒，燥湿清热，用以为臣，以加强君药清热除湿之功；湿热壅滞下焦，故用渗湿泄热之车前子、木通、泽泻导湿热下行，从水道而去，使邪有出路，则湿热无留，用以为佐；牡丹皮、赤芍活血散瘀；然肝为藏血之脏，肝经实火，易伤阴血，所用诸药又属苦燥渗利伤阴之品，故用生地黄养阴，当归补血，使祛邪而不伤正；肝体阴而用阳，性喜疏泄条达而恶抑郁，火邪内郁，肝气不舒，用大剂苦寒降泄之品，恐肝胆之气被抑，故又用柴胡舒畅肝胆，并能引诸药归肝胆之经，且柴胡与黄芩相合，既解肝胆之热，又增清上之力，以上诸药，合而为佐；甘草为使，一可防苦寒之品防其伤胃，二可调和诸药。综观全方，泻中有补，降中寓升，祛邪而不伤正，泻火而不伐胃，配伍严谨，诚为泻肝之良方，使火降热清，湿浊得消。

【注意事项】肾虚精滑无湿热者不宜服用本方，服药期间不宜同时服用藜芦、海藻、大戟、甘遂、芫花或其制剂。

【现代研究】龙胆具有健胃，保肝，抗炎，抗肿瘤等作用；牡丹皮具有抗炎镇痛，抗病原微生物，利尿作用，且能抗乙酰胆碱和抗组织胺；赤芍具有抗血栓形成，抗血小板聚集，保肝等功效；栀子护肝，促进胆汁和胰液的分泌，且能抗炎；黄芩具有抗真菌、抗病毒、抗炎抗变态反应、抗肿瘤等作用；泽泻保肝，利尿；车前子利尿，祛痰，止咳；当归具有保肝、抗肿瘤、抗辐射、抗炎镇痛等功效；生地黄抗炎、抗过敏、抗真菌、抗肿瘤；柴胡具有抗炎、提高免疫功能、抗肝损伤和抗辐射损伤的作用；木通利尿，抗菌；甘草有肾上腺皮质激素样作用，且可解毒，

止咳平喘，调节机体免疫功能，抗心律失常等。

【用方经验】许芝银教授将本方用于治疗乳病肝郁火旺证。许教授认为男子乳头属肝，故肝经虚实盛衰直接可以导致乳房疾病。本病多由肝经实火上炎，故除有乳房肿块扁平疼痛、触痛明显等症状外，尚有心烦易怒，性情急躁等肝郁火旺症状。故用龙胆泻肝汤合丹栀逍遥散加减治疗，上清肝胆实火，下泄肝胆湿热，对症明确，临床疗效满意。

许芝银经验方 2

【组成】熟地黄 10 g，山药 10 g，茯苓 10 g，山茱萸 10 g，枸杞子 10 g，橘核 10 g，广郁金 10 g，八月札 10 g，牡蛎 20 g。

【功效】滋肾养肝，化痰散结。

【主治】肝肾阴虚证之乳病。症见乳房肿块隐痛，位于乳晕部，常无意中发现。伴头晕目眩，腰酸乏力，甚或心悸，盗汗，午后潮红，舌质红，舌苔薄，脉细弦。

【加减】乳房疼痛甚者，加延胡索、川楝子；肝气郁滞者，加柴胡、香附。

【方解】方中熟地黄滋肾益精，以填真阴，为君；山茱萸养肝滋肾，涩精敛汗；山药补脾益阴，滋肾固精；枸杞子补肾益精，养肝明目，三者以助熟地黄养阴填精，滋肾养肝，共为臣药；茯苓健脾燥湿，以复气血生化之源；郁金活血行气止痛；八月札疏肝理气，活血止痛；牡蛎咸寒，软坚散结，四者相合，以化痰散结，共为佐药；橘核理气散结止痛，且为肝经引经之药，故作佐使之用。诸药相合，共奏滋肾养肝，化痰散结之功。

【注意事项】阳虚畏冷及阴血不虚者不宜服用本方，服药期间不宜同时服用丁香或其制剂。

【现代研究】熟地黄补血、止血，延缓衰老；山药能保持血管弹性，减少皮下脂肪堆积，防止结缔组织的萎缩；茯苓具有利尿，抗癌，增强免疫力的作用；山茱萸抗菌，抑制血小板聚集，降血糖；橘核有一定的抗炎功效；枸杞子具有调节免疫，延缓衰老，抗

肝损伤、抗疲劳、抗肿瘤等作用；八月札有显著的抗肿瘤作用；郁金可抗过敏、抗氧化、抗炎；牡蛎具有收敛，制酸，止痛，镇静，解热等功效。

【用方经验】许芝银教授将本方用于治疗乳病肝肾阴虚证。许教授认为肾藏精，主骨生髓，肾阴亏损，精髓不充，封藏失职，故除乳房异常发育还会伴有头目眩晕、腰酸腿软、遗精滑泄等症状。治宜壮水之主，以培肾之真阴，以左归饮为基础，方中应用熟地黄、山茱萸、山药等补益肝肾之阴，配合牡蛎软坚散结，消除乳房肿块，并运用疏肝理气之品以开郁宽胸，从而达到治病求本的目的。临床上根据患者患病情况调整药味及用量，疗效确切。

许芝银经验方 3

【组成】鹿角片 10 g，熟地黄 10 g，白芥子 10 g，仙茅 10 g，淫羊藿 10 g，半夏 10 g，麻黄 6 g，陈皮 6 g，肉桂 3 g。

【功效】温阳益肾，化痰散结。

【主治】阳虚痰凝证之乳病。症见乳房肿块质韧，无明显疼痛。伴畏寒怕冷，面色少华，腰酸肢冷，舌质淡，舌苔薄白，脉沉细。

【加减】疼痛甚者，加郁金、姜黄、延胡索、川楝子；肿块明显者，加橘核、八月札。

【方解】方中熟地黄滋补阴血，填精益髓；配以血肉有情之鹿角片及仙茅、淫羊藿，补肾助阳，强壮筋骨，四药合用，养血助阳，以治其本，共为君药；寒凝湿滞，非温通而不足以化，故用温热之肉桂为臣；佐以麻黄，辛温达卫，宣通经络，引阳气，散寒结；白芥子去寒痰湿滞，可达皮里膜外，两味合用，既能使血气宣通，又可令熟地黄、鹿角片补而不滞；半夏燥湿化痰，消痞散结；陈皮理气健脾，燥湿化痰，共为使药。综观全方，补肾阳化痰滞，共同消散阳虚痰凝之乳房肿块。

【注意事项】阴虚火旺，里有实热，血热妄行出血者均不宜服用本方，服药期间不宜同时服用乌头、附子或其制剂。

【现代研究】鹿角片具有抗炎，抑制单胺氧化酶活性，调节内分泌等作用；熟地黄补血、止血，延缓衰老；白芥子具有抗真菌，祛痰等作用；仙茅调节免疫，抗氧化，保肝抗炎及有适应原样作用；淫羊藿有类似内分泌激素的作用，从而改善内源激素的分泌水平，调整内分泌功能；半夏镇咳，抑制腺体分泌，抗肿瘤；麻黄可抗炎解热、抗过敏、抗真菌、抗病毒等；陈皮具有抗炎、抗溃疡的功效；肉桂杀菌，利尿，抗辐射、抗补体，且可控制血糖平衡等。

【用方经验】许芝银教授将本方用于治疗乳病阳虚痰凝证。许教授认为本病虽然表现为乳房局部肿块，但是与人体自身的体质是分不开的，本型患者由于素体肾阳虚损，寒凝湿滞，结聚于乳房经络，因而出现乳房异常发育及全身肾阳不足的症状，方以阳和汤为主加减对症治疗，不仅消散乳房结块，而且从根本上调整患者的内在状态，从而达到治愈疾病的目的。

许芝银经验方 4

【组成】仙茅 10 g，淫羊藿 10 g，肉苁蓉 10 g，当归 10 g，赤芍 10 g，莪术 10 g，夏枯草 9 g，牡蛎 30 g。

【功效】调摄冲任，化痰散结。

【主治】冲任失调证之乳病。症见乳房增大，内有结块，质地较柔软，疼痛不甚，伴腰酸神疲，身体短小，体质虚弱，舌质淡胖而嫩，舌苔薄，脉细无力。

【加减】阴道有出血者，加墨旱莲、女贞子；疼痛甚者，加川楝子、延胡索。

【方解】方中仙茅、淫羊藿、肉苁蓉温肾壮阳，调节冲任，共为君药；当归、赤芍滋阴养血，亦有阴中求阳之意，以助君药，调摄冲任，为臣；牡蛎咸寒，软坚散结；莪术活血止痛，散瘀消肿，为佐；夏枯草清肝火、散郁结，且为肝经引经之药，为佐使之品。诸药相合，共奏调摄冲任，化痰散结之功。

【注意事项】阴虚火旺及脾胃虚弱者不宜服用本方，服药期间不宜同时服用藜芦或其制剂。

【现代研究】仙茅具有调节免疫，抗氧

外科国医圣手时方

化，保肝，抗炎和适应原样作用；淫羊藿提高性机能，提高机体免疫力，抗炎、抗病原微生物，促进白细胞生成；肉苁蓉能够促进脱氧核糖核酸合成，调节免疫，延缓衰老，抗突变，且能通便；当归具有保肝、抗肿瘤、抗辐射、抗炎镇痛等作用；赤芍抗血栓形成，抗血小板聚集，保肝；莪术可抗肿瘤，保肝，抑制血小板聚集和抗血栓形成；夏枯草具有抗病原微生物及免疫抑制作用；牡蛎收敛，制酸，止痛，镇静，解热。

【用方经验】许芝银教授将本方用于治疗乳病冲任失调证。许教授精研医籍，结合临床，认为乳病发病首当责肝肾不足，冲任失调。临床以补肾壮阳，调和冲任配合软坚散结为治疗大法，方以二仙汤为基础，加减变化。同时强调内外治相结合治疗本病，外治可用乳香、没药、黄柏、大黄等各等份，冰片少量，研末后用鸡蛋清调敷患处；亦可选用川乌、草乌、蟾酥研末以蜂蜜适量调膏敷于脐孔穴及乳核上，内外结合，标本兼顾，疗效确切。

许芝银经验方 5

【组成】知母 10 g，黄柏 10 g，生地黄 10 g，玄参 10 g，牡丹皮 10 g，泽泻 10 g，夏枯草 10 g，柴胡 6 g，青皮 6 g，龟甲 15 g。

【功效】滋阴降火，化痰软坚。

【主治】阴虚火旺证之乳病。症见乳头、乳晕着色，下有结块，质地较硬，按之肿块或痛或不痛。伴头晕，耳鸣，五心烦热，口干津少，舌质红，舌苔少，脉细数。

【加减】心烦口苦者，加龙胆、鸭跖草；舌红口干甚者，加天花粉、麦冬。

【方解】方中生地黄、玄参滋阴清热凉血；龟甲补肝肾之阴，而退虚热，共为君药；知母、黄柏滋阴清热；牡丹皮清血中之伏火，以助君药滋阴降火之功，而为臣；柴胡、青皮既可疏肝解郁，理气散结止痛，又能疏散退热；夏枯草清肝火，散郁结；泽泻利水渗湿泄热，四者相合，共为佐药。诸药相合，共奏滋阴降火，化痰软坚之功。

【注意事项】脾胃虚弱者不宜服用本方，

服药期间不宜同时服用藜芦或其制剂。

【现代研究】知母具有抗真菌、抗辐射、延缓肝脏对皮质醇的代谢等作用；黄柏抗肝炎、抗溃疡；生地黄具有抗炎、抗过敏、抗真菌、抗肿瘤等功效；玄参抗菌，且可降血压；牡丹皮具有抗炎镇痛解痉，抗病原微生物，利尿，且有抗乙酰胆碱和抗组织胺作用；泽泻保肝，利尿；夏枯草具有抗病原微生物及免疫抑制作用；柴胡解热，抗炎，促进免疫功能，抗肝损伤和抗辐射损伤；青皮解痉健胃，祛痰，利胆，强心抗休克；龟甲调节免疫水平，且可抗肿瘤。

【用方经验】许芝银教授将本方用于治疗乳病阴虚火旺证。许教授治疗本证患者临床常以知柏地黄汤为基础方加减变化，以滋阴降火为主，酌加化痰、活血、软坚之品，从而达到调理全身，标本兼治的目的。同时，其并嘱于患者不应长期过度触摸及挤捏患处，同时避免进食含激素类食物，在注重日常生活起居的基础上，配合临床药物治疗，取得了事半功倍的疗效。

赵尚华经验方

【组成】当归 10 g，白芍 10 g，柴胡 10 g，茯苓 10 g，白术 10 g，半夏 10 g，青皮 10 g，仙茅 10 g，淫羊藿 10 g，鹿角霜 10 g，炮甲珠 10 g。

【功效】调理冲任，理气化痰，和营散结。

【主治】冲任不调，气滞痰凝证之乳病。症见初起在乳晕中央生一肿块，如杏核大小，呈扁圆形，质地微硬，疼痛轻微，摩擦触碰则痛，皮色如常，稍可活动，多数为两侧均生，但亦有单发于一乳者，不成脓，不溃破。

【加减】乳房部疼痛剧烈者，加延胡索、川楝子。

【方解】方中柴胡疏肝解郁，使肝气得以条达为君；仙茅、淫羊藿、鹿角霜补益肝肾，调和冲任，共为君药；白芍酸苦微寒，养血敛阴，柔肝缓急；当归甘辛苦温，养血和血，且气香可理气，为血中之气药；归、芍与柴胡同用，补肝体而助肝用，使血和则肝和，血充则肝柔，亦为臣药；木郁则土衰，肝病易于传脾，故以白术、茯苓健脾益气，非但实土以抑木，且使营血生化有源；半夏化痰散结；炮甲珠活血通经下乳，以消乳房部血瘀痰凝，共为佐药；青皮疏肝理气，消积化滞，且为肝经引经药，而为佐使之品。诸药相合，共奏调理冲任，理气化痰，和营散结之功。

【注意事项】外感发热者不宜服用本方，服药期间不宜同时服用藜芦、乌头、附子或其制剂。

【现代研究】当归具有保肝，抗肿瘤、抗辐射、抗炎镇痛等作用；白芍护肝，镇痛，抗菌，调节免疫功能；柴胡具有促进免疫功能，抗肝损伤和抗辐射损伤的作用；茯苓利尿，抗肿瘤，增强免疫力；白术具有抗溃疡，保肝，增强机体免疫功能，抗应激、抗氧化、抗肿瘤等作用；半夏镇咳，抑制腺体分泌，

抗癌；仙茅具有调节免疫，抗氧化，保肝，抗炎和适应原样等功效；淫羊藿、鹿角霜现代药理研究有类似内分泌激素的作用，从而改善内源激素的分泌水平，调整内分泌功能；炮甲珠能降低血液黏度，抗炎，提高缺氧耐受能力等。

【用方经验】赵尚华教授将本方用于治疗乳疬冲任不调，气滞痰凝证。赵教授认为本病虽然病机复杂，但其发生根本原因在于内分泌激素紊乱，补益肝肾，调摄冲任可调整内分泌激素失调及维持其平衡，是治本之法。本方应用逍遥散加减，配合仙茅、淫羊藿、鹿角霜等药，其中逍遥散疏肝解郁，养血健脾，用于肝郁血虚脾弱证；仙茅、淫羊藿、鹿角霜等补益肝肾，调和冲任，共同治疗肝郁冲任不调的乳房异常发育症，本方对症明确，在临床取得满意效果。

第五节　乳　核

乳核是发生在乳房部最常见的良性肿瘤，相当于西医的乳腺纤维腺瘤。好发于 20～25 岁青年女性，其次是 15～20 岁和 25～30 岁年龄段者。本病主因情志内伤，肝气郁结，或忧思伤脾，运化失司，痰湿内生，气滞痰凝而成；或冲任失调，气滞血瘀痰凝，积聚乳房胃络而致。乳核临床主要表现为乳房单发肿块，也可见多个肿块在单侧或双侧乳房内同时或先后出现，呈圆形或椭圆形，直径大多在 0.5～5 cm 之间，边界清楚，质地中等或偏硬，表面光滑，按之有硬橡皮球之弹性，活动度大，触诊常有滑脱感，但一般无乳房疼痛，少数可有轻微胀痛，与月经无关，肿块通常生长缓慢，妊娠期可迅速增大，应排除恶变的可能。可首选 B 超检查，或采用钼靶 X 线摄片等进行疾病的诊断与鉴别。本病为良性肿瘤，一般预后良好；少数患者若肿块在短时间内迅速长大，要警惕转变为肉瘤的可能；部分患者表现为多发性纤维腺瘤，或手术后复发。

郭诚杰经验方

【组成】柴胡 10 g，白芍 15 g，枳壳 9 g，甘草 6 g，川芎 9 g，香附 10 g，郁金 10 g，当归 15 g，黄药子 15 g，益母草 10 g。

【功效】舒肝理气。

【主治】肝郁气滞证之乳核。症见一侧乳房单发一个或数个大小不等的无痛性包块，也有双侧乳房均发者，一般生长缓慢，也有近数月来迅速增大者，触按包块活动度大，如滚珠样，与皮肤及基底组织无粘连。伴胸闷叹息，舌质正常，舌苔薄白，脉弦。

【加减】坚硬不消者，加三棱、莪术。

【方解】方中柴胡疏肝解郁，为君药；香附理气疏肝，助柴胡以解肝郁；川芎行气活血止痛，助柴胡以解肝经之郁滞，二药相合，增其行气止痛之功，为臣药；枳壳理气行滞，白芍、当归养血柔肝，缓急止痛；郁金、益母草行气活血调经，疏肝解郁止痛，以助君

臣；黄药子化痰散结消肿，共为佐药；甘草调和药性，缓急止痛，为使。诸药相合，共奏舒肝理气之功。

【注意事项】脾胃虚弱、气虚或肝功能损害者不宜服用本方，因方中黄药子有一定的毒性，因此不宜长期服用，如多服、久服则可引起吐泻腹痛等症状，并对肝脏有一定的损害，服药期间不宜同时服用藜芦、海藻、大戟、甘遂、芫花、丁香或其制剂。

【现代研究】柴胡抗炎退热，提高免疫功能；白芍解痉镇痛，护肝，抗菌，且可调节免疫功能；枳壳利尿，升压，抗变态反应；甘草具有解毒祛痰，止咳平喘，调节免疫功能；川芎嗪有显著的抗血小板凝集，抗血栓形成的功效；香附解热镇痛，抗菌抗炎，并有雌激素样作用；郁金调节血脂水平，抗真菌；当归抑制血小板聚集，增强造血功能，改善机体免疫力，且可抗炎抗菌；黄药子抗病原微生物，抗肿瘤，调节内分泌水平；益母草有显著的抗血小板聚集，抗血栓形成的功效，且能抗真菌。

【用方经验】郭诚杰教授将本方用于治疗乳核肝郁气滞证。郭教授治疗乳腺病多从肝来论治，通过调理肝肾，而达调和冲任之效，其认为只要调理好肝肾，冲任则亦调理，所以在治疗上重视乳房病中疏肝气、益脾肾之法，同时诊治尤强调辨病与辨证相结合。对于本证患者其认为因其女性多幻想、多忧伤、情感脆弱，一旦遭受挫折或幻想破灭时常造成肝郁气滞，冲任失调，思虑伤脾，痰湿凝于乳络而刺激乳腺内纤维组织过度增生，形成圆形、椭圆形和不规则光滑活动度大的包块。因此治疗上以舒肝理气为法，多以柴胡疏肝散为基础方辨证施治，疗效满意。

许履和经验方

【组成】郁金9 g，青皮6 g，制半夏6 g，制南星3 g，炙僵蚕3 g，制川乌3 g，山慈菇3 g，浙贝母6 g。

【功效】疏肝理气，化痰散结。

【主治】气滞痰凝证之乳核。症见乳房肿块，质地较硬，皮色不变，边缘光滑，推之

活动，压之微痛。伴胸闷叹息，烦闷急躁。

【加减】肝火偏旺者，可加香附、橘叶、夏枯草。

【方解】方中郁金、青皮疏肝气、解郁结，为君药；制半夏、制南星、浙贝母化痰散结，为臣；川乌与半夏、浙贝母虽为相反，但可增强化痰散结之功；炙僵蚕、山慈菇亦可化痰浊、散坚结，以助君臣，共为佐药。诸药相合，共奏疏肝理气，化痰散结之功。

【注意事项】实热内盛及虚火上炎者不宜服用本方，服药期间不宜同时服用丁香、附子、瓜蒌、白蔹、白及、犀角或其制剂，方中川乌与半夏、贝母虽是相反之药，但方者在临床应用尚未发现不良反应。

【现代研究】郁金可调节血脂水平，抗真菌；青皮可刺激胃肠道，改善消化功能，且可祛痰、利胆、强心、抗休克；半夏祛痰镇咳镇吐，保肝利胆，抗肿瘤；制南星有显著的祛痰，镇痛功效；僵蚕抗惊厥、抗凝、抗血栓、促纤溶，亦可抗肿瘤，调节血脂，催眠；川乌有显著的镇静抗炎及抗肿瘤功效；山慈菇抗肿瘤作用明显；川贝母镇咳祛痰，亦有一定的抗菌功效。

【用方经验】许履和教授将本方用于治疗乳核气滞痰凝证。许教授以本方临床治疗乳房纤维腺瘤，以疏肝理气，化痰散结为法，取诸药相反相成之意，临床亦可将本方制成丸剂，以求缓功之力，效果显著。

许芝银经验方1

【组成】柴胡10 g，茯苓10 g，白术10 g，白芍10 g，海藻10 g，法半夏10 g，昆布10 g，青皮6 g，陈皮6 g。

【功效】疏肝健脾，化痰散结。

【主治】肝郁痰凝证之乳核。症见乳房肿块呈圆球形或椭圆形，光滑活动，边界清楚，皮色不变。伴胸闷叹息，舌质淡红，舌苔薄白，脉弦滑。

【加减】肿块伴疼痛者，加延胡索、广郁金；肝火偏旺者，加牡丹皮、栀子、夏枯草。

【方解】方中柴胡疏肝解郁，使肝气得以条达，为君药；白芍酸苦微寒，养血敛阴，

柔肝缓急，白芍与柴胡同用，补肝体而助肝用，使血和则肝和，血充则肝柔；半夏散结除痞，海藻、昆布消痰软坚，共为臣药；木郁则土衰，肝病易于传脾，故以白术、茯苓健脾益气，非但实土以抑木，且使营血生化有源，健脾以祛痰，为佐药；青皮疏肝理气，消积化滞，橘皮理气健脾，燥湿化痰，亦为佐品；柴胡为肝经引经药，又兼使药之用。合而成方，使肝气得疏，脾运得复，痰凝得化，肝脾同调，立法周全，组方严谨，故为疏肝健脾，化痰散结之良方。

【注意事项】孕妇不宜服用本方，忌寒凉生冷、油腻难消化食物，服药期间不宜同时服用乌头、附子、甘草、藜芦或其制剂。

【现代研究】柴胡具有抗炎、抗肝损伤、抗辐射，促进免疫功能的作用；茯苓抗肿瘤，增强免疫功能；白术具有增强机体免疫功能，抗应激及抗肿瘤等作用；白芍保肝、镇痛、提高免疫力；海藻、昆布具有提高人体免疫力，抗肿瘤、抗病毒等作用；半夏抗肿瘤、镇咳镇吐，亦可降压；青皮含有的挥发油能刺激胃肠道，促进消化液分泌及胃肠积气的排除而呈健胃作用，且可舒张胆囊平滑肌，增加胆汁流出量而发挥利胆功效；陈皮具有明显的抗炎、抗溃疡作用。

【用方经验】许芝银教授将本方用于治疗乳核肝郁痰凝证。许教授认为乳房为阳明经所司，乳头为肝经所属，本方所治之证主因情志不畅，肝失疏泄，郁久伤脾，运化失常，痰凝气滞互结于乳房导致。选方用药在疏肝解郁的基础上，配以健脾柔肝，化痰散结之品，使肝气得疏，肝脾相合，痰化结消。本证因情志而来，许芝银教授除了临床经常应用柴胡、陈皮、青皮、海藻、昆布等疏肝解郁，理气化痰药物治疗外，亦善于帮助患者从思想上正确的认识疾病，树立良好的心态及战胜疾病的信心，药物治疗结合心理治疗，从而使得患者按时治疗，依从性强，故临床效果较好。

许芝银经验方 2

【组成】半枝莲 30 g，瓜蒌 30 g，海藻 12 g，昆布 12 g，乳香 6 g，没药 6 g，橘叶 6 g，青皮 6 g，贝母 10 g，山慈菇 10 g。

【功效】疏肝健脾，化痰散结。

【主治】肝郁痰凝证之乳核。症见乳房肿块呈圆球形或椭圆形，边界清楚，不红不热，推之可移。伴胁肋胀痛，痞闷不舒，情志抑郁，善叹息，舌质淡红，舌苔薄白，脉弦滑。

【加减】肿块伴疼痛者，加延胡索、广郁金；肝火偏旺者，加牡丹皮、栀子、夏枯草。

【方解】方中半枝莲清热解毒，活血祛瘀，消肿止痛；瓜蒌消肿散结，二者合用消除乳房肿块，止疼痛，共为君药；海藻、昆布软坚消痰散结；乳香、没药活血行气，消肿止痛共为臣药；橘叶、青皮疏肝理气，散结消肿；浙贝母开郁散结；山慈菇消痈散结，四药合用共助君臣疏肝行气，化痰散结止痛，共为佐药；橘叶、青皮为肝经引经之品，亦为使者。全方相合，共奏疏肝解郁，化痰散结之效。

【注意事项】正虚体弱者慎用，服药期间不宜同时服用乌头、附子、甘草或其制剂。

【现代研究】半枝莲具有抑菌、抗肿瘤作用，临床常用于治疗胃癌、食管癌、肝癌、鼻咽癌等，均有较好疗效；瓜蒌亦可抗癌，瓜蒌煎剂及瓜蒌皮和瓜蒌子的提取物对癌细胞均有杀灭作用；海藻、昆布具有提高人体免疫力，抗肿瘤、抗病毒等作用；乳香、没药具有较强的镇痛，杀菌功效；橘叶、青皮具有化痰，消肿的作用；浙贝母镇痛作用显著；山慈菇具有明显的抗肿瘤功效。

【用方经验】许芝银教授将本方用于治疗乳核肝郁痰凝证。症见乳房肿块呈圆形或椭圆形，光滑活动，同时伴有肝气郁滞的症状，如乳房肿块在经前期略增大或疼痛，易怒善太息等。故许教授在治疗本病时除应用活血消肿止痛之品，诸如半枝莲、乳香、没药等药物外，更加入了疏肝理气，化痰散结如青皮、橘叶、海藻、昆布、浙贝母等，以乳癖化坚汤为基础方，临证加减变化，辨证施治，同时嘱患者放松心情，调畅情志，故疗效显著。

许芝银经验方 3

【组成】仙茅 10 g，淫羊藿 10 g，当归

10 g，黄柏 10 g，知母 10 g，巴戟天 10 g，橘核 10 g，八月札 10 g，川芎 10 g，红花 10 g，香附 10 g，丹参 15 g，牡蛎 20 g。

【功效】调理冲任，祛瘀化痰。

【主治】冲任失调证之乳核。症见乳房肿块，形如丸卵，境界清楚，光滑活动，经前肿块处胀痛，经后疼痛缓解，肿块依然，舌质淡红，舌苔薄，脉细弦。

【加减】有痛经者，加延胡索、艾叶；伴肝肾阴虚者，加枸杞子，女贞子。

【方解】方中仙茅、淫羊藿、巴戟天归肝肾二经，补肾壮阳，调摄冲任，为君药；当归补血活血止痛，滋肝肾之阴；香附、八月札疏肝理气；红花、丹参、川芎活血祛瘀，诸药相合，助君药调摄气血冲任，疏肝调经，活血祛瘀，共为臣药；牡蛎软坚散结；橘核理气散结止痛；黄柏、知母滋阴润燥泻火，制约诸药的温燥之性，使补阳而不伤阴，助阳而不助火，阴阳相济，冲任调和，共为佐药。诸药相合，共奏调理冲任，祛瘀化痰之功。

【注意事项】阴虚火旺，上盛下虚，多汗，月经过多及气弱之人不宜服用本方，服药期间不宜同时服用藜芦或其制剂。

【现代研究】仙茅具有调节免疫力，抗氧化，保肝，抗炎和适应原样等作用；淫羊藿具有激素样作用，可调节细胞代谢，增强免疫功能，抗炎；当归保肝，抗肿瘤，镇痛抗炎；黄柏具有抗菌，抗炎，抗溃疡的功效；知母抗菌、抗辐射，能延缓肝脏对皮质醇的代谢；巴戟天具有调节免疫，促进皮质酮分泌，抗炎等作用；橘核有显著的抗炎作用；八月札有明显的抗癌功效，对乳腺癌、肝癌、胃癌、食管癌等都有一定的治疗作用；川芎抗菌、抗放射，且可抑制血小板聚集，抗血栓形成；红花具有抑制血小板凝集，抗内、外凝血，促进淋巴细胞转化等作用；香附镇痛，抗菌抗炎；丹参具有改善微循环，促进组织的修复与再生，抑制过度增生，保肝，抗菌等作用；牡蛎有一定的抗炎及止痛功效。

【用方经验】许芝银教授将本方用于治疗乳核冲任失调证。因本型患者症见乳房部光滑活动的肿块同时，伴经前乳房肿块疼痛加重，经后缓解。许教授认为冲任二经，上为乳汁，下为脉，因此多应用仙茅、淫羊藿、巴戟天等补肾调冲任之品，配合疏肝调经，活血止痛，理气散结之药，从而促进乳房肿块的消散，诸药相合，标本兼顾，补虚泻实，恰到好处，故在辨证治疗冲任失调型乳核方面疗效显著。

第六节 乳 衄

乳衄是乳窍不时溢出少量血液的疾病，能够引起本病的西医学疾病有多种，如乳腺导管内乳头状瘤、乳腺癌、乳腺增生病等，乳腺导管内乳头状瘤又包括大导管内乳头状瘤和多发性导管内乳头状瘤，而前者发生在大导管近乳头壶腹部；后者发生在乳腺的中小导管内，又称乳头状瘤病，恶变可能较大，是目前公认的乳腺癌癌前疾病之一。本病好发于 40～50 岁妇女。多因忧思郁怒，肝气不疏，郁久化火，迫血妄行而致；或素体脾虚，脾不统血，血不循经而成。乳衄临床主要表现为乳窍溢出血性液体，无疼痛，部分患者乳晕部可触及黄豆大圆形肿物，质软，不与皮肤粘连，推之活动，轻按肿物，即可从乳窍内溢出血性或黄色液体。临床可通过乳腺导管内镜、乳腺导管造影及乳头溢液细胞学检查助于疾病的诊断与鉴别。本病属良性肿瘤，一般预后良好；如为多发性导管内乳头状瘤要引起重视，其是目前公认的乳腺癌癌前疾病之一，应定期自我检查，防止疾病的进展与恶化。

班秀文经验方

【组成】牡丹皮 10 g，栀子 9 g，当归身 9 g，杭白芍 15 g，北柴胡 6 g，生地黄 15 g，莲藕节 20 g，女贞子 10 g，夏枯草 15 g，素馨花 6 g，生甘草 5 g。

【功效】平肝泻火，养血扶脾。

【主治】肝阴受损，肝火偏旺证之乳衄。症见乳头溢出较多血性或黄色液体，乳房胀痛，经行超前，量多，色红。伴平素性情急躁，心烦易怒，夜难入寐，寐则梦多，头痛头晕，时感烘热，口苦咽干，舌质红，舌苔黄，脉弦数。

【加减】心烦易怒，胸胁胀痛者，加香附、郁金；头晕目眩，夜寐不深，易惊易醒者，加熟地黄、山茱萸、山药、茯苓、泽泻。

【方解】方中柴胡味苦性微寒，归肝胆经，升发阳气，疏肝解郁，为君药；白芍、当归、生地黄敛阴养血柔肝；牡丹皮清肝降火；共为臣药，与柴胡合用，以补养肝血，调达肝气，清泻肝火，亦使柴胡升散而无耗伤阴血之弊；佐以素馨花舒肝解郁，理气止痛；夏枯草、栀子清肝泻火，共助君臣平肝泻火，莲藕节散瘀止血；女贞子滋补肝肾，养肝扶脾；甘草清热解毒，调和诸药，为使。诸药相配，共奏平肝泻火，养血扶脾之功。

【注意事项】阳气虚衰、脾胃虚寒者及孕妇不宜服用本方，服药期间不宜同时服用藜芦、海藻、大戟、甘遂、芫花或其制剂。

【现代研究】牡丹皮中牡丹酚有镇静、降温、解热镇痛的作用；栀子保肝利胆，且有一定的抗菌、抗病原微生物功效；当归可提高机体免疫力，又有促进体液免疫的功效，可发挥抗肿瘤、抗炎镇痛的作用；白芍总苷可抑制肝损伤，提高机体免疫功能；地黄的乙醇提取物所得的黄色针状结晶能缩短凝血时间，生地黄亦有加快多能造血干细胞、骨髓红系造血祖细胞的增殖、分化作用；女贞子具有抗炎、抗肿瘤、抗突变的作用；莲藕节可显著缩短出血时间，有止血功效；柴胡、夏枯草均具有调节免疫功效；素馨花可解痉、抗肿瘤；甘草抗炎、抗病毒，保肝及增强免疫功能。

【用方经验】班秀文教授将本方用于治疗乳衄肝阴受损，肝火偏旺证。班教授认为本病是由于七情过极，肝失疏泄，脾失健运，以致储藏统摄失常而引起的血液病变，因而

其治疗之法，必须着眼于治肝。治肝之法，叶天士归纳为"治用、治体、治阳明"三法。其中尤以治肝用、治肝体为主要。如心烦易怒，胸胁胀痛，口苦咽干，舌苔薄白或黄，舌边尖红，此属肝火偏旺，治宜疏肝解郁，清热凉血之法，以丹栀逍遥散加减治之，取"肝欲散，急食辛以散之，辛以补之"之意；如头晕目眩，夜寐不深，易惊易醒，脉弦细者，治宜柔养阴血为主，常用归芍地黄丸以滋阴而生肝体，或用一贯煎以养肝胃之阴而荣肝木，亦即"肝苦急，急食甘以缓之"。

顾伯华经验方

【组成】柴胡 9 g，当归 12 g，白芍 9 g，焦白术 9 g，茯苓 9 g，牡丹皮 9 g，生栀子 9 g，墨旱莲 15 g。

【功效】疏肝扶脾，凉血清热。

【主治】肝气不舒，郁久生火证之乳衄。症见乳头有血性分泌物溢出，按压后乳晕部乳头孔溢出更甚。伴抑郁善叹息，胸胁胀满，急躁易怒，舌质红，舌苔薄黄，脉弦。

【加减】溢液色鲜红或紫者，加龙胆、仙鹤草；溢液色淡黄者，加生薏苡仁，泽泻；乳腺囊性增生病者，加菟丝子、淫羊藿、锁阳；大导管乳头状瘤，加白花蛇舌草、急性子、黄药子（有肝病者禁用）。

【方解】方中柴胡疏肝解郁，使肝气得以调达，为君药；当归甘辛苦温，养血和血；白芍酸苦微寒，养血敛阴，柔肝缓急，归、芍与柴胡同用，使血和则肝和，血充则肝柔，共为臣；白术、茯苓健脾益气，以复气血生化之源，且可防肝病传脾之弊；牡丹皮、栀子清肝泻火，以助君臣疏肝清肝之力；墨旱莲滋补肝肾，凉血止血，共为佐药。诸药相合，共奏助肝扶脾，凉血清热之功效。

【注意事项】应保持情绪舒畅，切忌生气恼怒，服药期间不宜同时服用藜芦或其制剂。

【现代研究】柴胡具有抗炎退热，增强免疫功能，且有抗肝损伤的作用；当归有抗血小板凝集和抗血栓作用，并能促进血红蛋白及红细胞的生成；白芍抗血小板聚集，护肝，解痉镇痛，亦可抗菌；白术可改善消化功能，

增强机体免疫力、抗溃疡、抗应激、抗肿瘤，亦可增强造血功能，抗凝血；茯苓利尿，抗癌，增强免疫功能；牡丹皮镇静抗惊、抗炎、抗血栓；墨旱莲有较好的止血功效；栀子保肝利胆，且有一定的抗炎、抗病原微生物功效。

【用方经验】顾伯华教授将本方用于治疗乳衄肝气不舒，郁久生火证。顾教授认为乳头溢液的性质大多为血性或浆性，血性溢液属中医学"乳衄"的范畴。其认为肝藏血，脾统血，盖乳头属肝，肝为刚脏，性喜条达，一有抑郁，则肝气不舒，郁久生火，火扰于中，肝脏受损，藏血无权，血热妄行，旁走横溢而成乳衄；亦可因肝脾不调，忧思伤脾，脾失统摄之权，血亦妄行而成。顾教授治疗乳头溢液以疏肝扶脾，凉血清热为基本治则，对乳头溢液伴有月经不调或婚后不孕的患者，顾老认为这与冲任不调有关，在治疗时主张加入调摄冲任的药物，如菟丝子、淫羊藿、锁阳、肉苁蓉等，临床实践证实，确能提高疗效。

王玉玲经验方

【组成】当归 10 g，白芍 10 g，茯苓 10 g，牡丹皮 10 g，熟地黄 10 g，柴胡 6 g，夏枯草 12 g，煅牡蛎（先煎）30 g。

【功效】疏肝清热，开郁调经。

【主治】肝气郁结，久郁化热，热迫营血证之乳衄。症见乳头出血淋漓，伴乳房胀痛，乳内未及硬块，时嗳气，口干，面色黄晦，舌质红，舌苔薄，脉弦微涩。

【加减】嗳痞不舒者，加香附、郁金；热象明显者，加栀子。

【方解】方中柴胡疏肝解郁，使肝气得以调达，为君；当归甘辛苦温，养血和血；白芍酸苦微寒，养血敛阴，柔肝缓急，归、芍与柴胡同用，补肝体而助肝用，使血和则肝和，血充则肝柔；熟地黄甘微温，为养血补虚之要药，以上诸药共为臣药；牡丹皮、夏枯草清热，助君药以疏肝清热；茯苓健脾益气，既能实土以御木侮，且使营血生化有源；煅牡蛎咸寒质重，归肝经，具有平肝潜阳、

软坚散结之效，共为佐药。诸药相合，使肝郁得疏，热迫营血得解，共奏疏肝清热，开郁调经之功。

【注意事项】脾气不足或阳虚畏寒及孕妇不宜服用本方，服药期间不宜同时服用藜芦或其制剂。

【现代研究】当归中性油总酸有增强巨噬细胞的吞噬功能和促进淋巴细胞转化作用，因此当归总酸既有提高机体免疫作用，又有促进体液免疫功效，且有抗血小板凝集和抗血栓作用，并能促进血红蛋白及红细胞的生成；有抗心肌缺血和扩张血管作用，并能促进肝细胞再生和恢复肝脏某些功能的作用；白芍、牡丹皮、柴胡均具有一定的抗炎作用；羧甲基茯苓多糖有免疫调节，保肝降酶，间接抗病毒，诱生和促诱生干扰素，减轻放射副反应，诱生和促诱生白细胞调节素等多种生理活性；熟地可促进红细胞、血红蛋白的恢复，加快多能造血干细胞（CFU-S）、骨髓红系造血祖细胞（CFU-E）的增殖、分化作用；夏枯草具有调节免疫力功效；牡蛎有明显的镇痛作用，且牡蛎多糖可降血脂，抗凝血、抗血栓。

【用方经验】王玉玲教授将本方用于治疗乳衄肝气郁结，久郁化热，热迫营血证。王教授认为本病先见经事不行，后现乳衄频作。显然其间关系至密。盖乳房为胃经所主，乳头为肝经所属，饮食入胃，腐化精微，变生气血，气血赖肝之疏泄，上行为乳，下行为经，此乃乳血同源，一源而歧。今患者月事不行，逆为乳衄，当责肝气郁结，疏泄失调，气血违和，升降乖乱，久郁化热，热迫营血所致。治宗"木郁达之"，用养血疏肝，开郁调经之逍遥散加减变化，俟木郁得畅，气血调和，升降有序，则血归其道，月事复潮，乳衄自止。

夏桂成经验方 1

【组成】黑栀子 10 g，炒牡丹皮 10 g，炒当归 10 g，白芍 10 g，牛膝 10 g，龙胆 6 g，荆芥炭 6 g，白术 9 g，茯苓 9 g，钩藤 15 g，仙鹤草 15 g，醋炒柴胡 5 g。

外科国医圣手时方

【功效】疏肝解郁，清热凉血。

【主治】肝郁化火证之乳衄。症见乳头衄血，量一般较多，色鲜红或紫红，质黏稠，或偶有较少，点滴，在内衣上常有血污印迹，乳房胀痛，可触及肿块，月经先期，量多，色鲜红，或有小血块。伴精神抑郁，烦躁易怒，尿黄便秘，舌尖红，舌苔薄黄，脉弦数。

【加减】乳房有肿块者，加炙穿山甲、牡蛎（先煎）、夏枯草、土贝母；气郁不畅，胸闷烦躁，头晕头痛者，加广郁金、合欢皮、白蒺藜；心肝火旺，心烦失眠者，加莲子心、黄连、青龙齿（先煎）；胃脘痞闷，纳食欠佳者，加陈皮、佛手、炒谷、麦芽。

【方解】方中柴胡疏肝解郁，使肝气得以条达，为君药；白芍酸苦微寒，养血敛阴，柔肝缓急；当归甘辛苦温，养血和血，且气香可理气，为血中之气药；归、芍与柴胡同用，补肝体而助肝用，使血和则肝和，血充则肝柔；栀子、牡丹皮清热凉血，以除火郁之候；龙胆、钩藤清热平肝，泻肝胆火，以助君药之力，共为臣药；木郁则土衰，肝病易传于脾，故以白术、茯苓健脾益气，并使气血生化有源；荆芥炭、仙鹤草收敛止血；牛膝活血通经，引火下行，共为佐药。诸药相合，共奏疏肝解郁，清热凉血之功。

【注意事项】脾胃虚寒、气虚无滞者及孕妇不宜服用本方，少食生冷及油腻难消化的食物，保持情绪乐观，切忌生气恼怒，服药期间不宜同时服用藜芦或其制剂。

【现代研究】栀子抗病源微生物，利胆，降血压；牡丹皮抗炎、抗变态反应，且可镇静抗惊；当归可促进全血细胞生成，亦有血小板凝集，抗血栓形成的作用；白芍镇痛解痉，护肝，抗菌，且能抑血小板聚集，降血压；牛膝抗炎镇痛，刺激胃肠功能，调节血脂水平；龙胆保肝利胆，利尿，抗菌；荆芥炭含有总黄酮，为止血作用的主要有效活性成分；白术抗应激、抗溃疡、抗凝血、抗肿瘤，且能增加机体免疫功能；茯苓利尿，镇静，抗肿瘤，且有一定的抗菌功效；柴胡抗炎退热，抗肝损伤，促进免疫功能；钩藤改善血液动力学，降血压，镇静抗惊厥；仙鹤草抗菌抗炎，且有一定的抗肿瘤作用。

【用方经验】夏桂成教授将本方用于治疗乳衄肝郁化火证。夏教授认为乳头属肝，肝藏血，主疏泄，木气冲和，则血海安宁，血循常道。若素性忧郁，或七情内伤，郁久不解，或暴怒伤肝，肝气郁结，久郁化火，藏血无权，火灼乳络，火热破血，故从乳房窍络而溢出，发为乳衄。治疗上对于本证型患者，夏桂成教授多以丹栀逍遥散为基础方，随证加减变化，以养血健脾，疏肝清热，疗效显著。

夏桂成经验方 2

【组成】党参 15 g，白术 15 g，黄芪 15 g，煨木香 5 g，炙远志 5 g，炒酸枣仁 5 g，茯苓 10 g，炒芡实 10 g，炙甘草 6 g，荆芥炭 6 g，陈皮 5 g。

【功效】健脾补气，引血归经。

【主治】脾胃气虚证之乳衄。症见乳头溢血，或流咖啡样黄水，量多少不一，质清稀，或内衣上有血污印迹，劳倦后溢血可增多。伴有月经过多，色淡红，无血块，面色萎黄，神疲乏力，纳差便溏，心悸寐差，舌质淡，舌苔白，脉细缓。

【加减】乳房肿块作痛者，加五灵脂、牡蛎（先煎）、制南星、山慈菇；若兼肝郁，胸闷烦躁，头痛，舌质红绛者，加炒牡丹皮、钩藤、炒柴胡、苦丁茶；经量过多者，加地榆、贯众炭、仙茅、淫羊藿、龟甲；经量偏少者，加牛膝、泽兰叶、丹参、益母草（倒经汤）。

【方解】方中黄芪甘微温，补脾益气，为君；党参、白术甘温补气，与黄芪相配，加强补脾益气之功，为臣药；茯苓、酸枣仁、远志宁心安神；木香、陈皮理气醒脾，健脾化痰，与补气药相配，使之补而不滞；芡实、荆芥炭收敛止血，共为佐药；炙甘草理气健脾，调药和中，为佐使之品。诸药相合，共奏健脾补气，引血归经之功。

【注意事项】阳气亢盛及外感发热者不宜服用本方，服药期间不宜同时服用藜芦、海藻、大戟、甘遂、芫花或其制剂。

【现代研究】党参可刺激胃肠功能，抗溃

疡，增强机体免疫力；白术保肝，抗溃疡，增强免疫功能，促进造血，且可抗凝、抗肿瘤；黄芪增强免疫功能，保肝，促进造血干细胞的分化与增殖，抗疲劳、抗溃疡；木香抗菌，且可刺激消化系统，利胆；远志镇静抗惊厥，并有强身益智和增强脑区域性代谢的功能；酸枣仁镇静催眠，改善微循环，增强机体免疫力；茯苓利尿，镇静，抗肿瘤；芡实中含有丰富的维生素，可以刺激皮肤细胞的生长，促进新陈代谢；甘草解毒，抗溃疡，止咳平喘，调节机体免疫功能；荆芥炭含有总黄酮，为止血作用的主要有效活性成分；陈皮可温和的刺激胃肠道，改善消化功能，且有一定的抗炎功效。

【用方经验】夏桂成教授将本方用于治疗乳衄脾胃气虚证。夏教授认为脾胃为后天之本，气血生化之源，气血有固护乳房的作用，如若素体脾胃虚弱，或者忧愁思虑伤脾胃，使脾胃气虚，失于统摄，血不循常道外溢，则发为本病。临床上对于本证型患者，夏桂成教授多以归脾汤为基础方加减。夏教授还强调，在乳房疾病的治疗过程中，始终不能忽视调经，只有月经调和，才能较好地达到调治乳房疾病的目的。

许履和经验方 1

【组成】柴胡 8 g，橘叶 10 g，炒牡丹皮 10 g，黑栀子 10 g，夏枯草 10 g，当归 10 g，白芍 6 g，青皮 5 g，制香附 10 g，侧柏炭 10 g，生甘草 2 g，藕节炭 2 个。

【功效】清泄肝火，疏肝理气。

【主治】肝火偏旺证之乳衄。症见乳窍流血色鲜红或暗红，乳晕部可扪及肿块，压痛明显。伴性情急躁，乳房及两胁胀痛，胸闷嗳气，咽干口苦，失眠多梦，舌质红，舌苔薄黄，脉弦。

【加减】血色鲜红者，加生地黄、小蓟；乳房胀痛者，加川楝子；肿块难消者，加山慈菇、土贝母、牡蛎。

【方解】方中柴胡、橘叶疏肝解郁；牡丹皮、栀子、夏枯草清泄肝火，共为君药；当归、白芍滋养肝血，柔肝缓急，疏肝解郁；

香附、青皮理气伐肝，以助君药，共为臣；佐以侧柏炭、藕节炭凉血止血；生甘草调和诸药，为使。诸药相合，共奏清泄肝火，疏肝理气之功。

【注意事项】脾胃虚寒者不宜服用本方，服药期间不宜同时服用藜芦、海藻、大戟、甘遂、芫花或其制剂。

【现代研究】柴胡抗炎退热，促进免疫功能，抗肝损伤；橘叶有一定的抗炎功效；牡丹皮镇静抗惊，抗炎、抗变态反应，且可抑制血小板聚集；栀子改善肝脏及胃肠系统的功能，抗病原微生物；夏枯草抗菌，降血压；当归可促进红细胞及血红蛋白的生成，且抗血小板聚集，抗血栓形成；白芍解痉镇痛镇静，抗菌；青皮解痉健胃利胆，升压强心抗休克；香附解热镇痛，抗炎抗菌，且有雌激素样作用；侧柏炭、藕节炭均有一定的止血功效；甘草解毒，增加机体免疫功能，且可祛痰镇咳平喘。

【用方经验】许履和教授将本方用于治疗乳衄肝火偏旺证。许教授认为此病多由情怀不畅，肝气郁结而起，所以治疗方法自当以疏肝解郁为主法，局方逍遥散为主方。但气郁者多从火化，丹溪所谓"气有余便是火也"，故临证时尚宜斟酌取舍，重在清肝泻火，调理肝脾，从而形成了自己独特的从肝脾论治乳衄的辨证思想。许履和教授在治疗本病的同时，还特别强调调节患者的情志，从病因入手，所谓畅怀于服药之先，可收到事半功倍的疗效。

许履和经验方 2

【组成】牡丹皮 10 g，黑栀子 10 g，炒归身 10 g，醋炒柴胡 2 g，人参 10 g，炙黄芪 10 g，炙远志 5 g，茯苓神各 10 g，广郁金 5 g，橘叶 5 g，制香附 10 g，白术、白芍各 10 g，藕节炭 10 g，炙甘草 1.5 g。

【功效】清肝解郁，引血归脾。

【主治】肝郁脾虚证之乳衄。症见乳窍流血，挤之则有，不挤则无。伴性情急躁，多郁，多虑，胸闷，疲乏，面白，心慌。

【加减】胸闷者，白抄参减量，加苏梗、

外科国医圣手时方

广木香。

【方解】方中牡丹皮、栀子清肝泻火；人参、炙黄芪补脾益气，共为君药；白芍、当归滋阴养血，柔肝缓急，疏肝解郁；白术、茯苓助参、芪健脾益气，以复气血生化之源，共为臣药；柴胡、香附、郁金、橘叶疏肝理气解郁；远志、茯神解郁安神；藕节炭收敛止血，合而为佐；炙甘草健脾益气，调和诸药，为佐使之品。诸药相合，共奏清肝解郁，引血归脾之功。

【注意事项】月经过多者不宜服用本方，服药期间不宜同时服用藜芦、海藻、大戟、甘遂、芫花、丁香或其制剂。

【现代研究】牡丹皮镇静抗惊、抗炎、抗变态反应、抗凝血；栀子抗菌、抗病原微生物，且可利胆；柴胡抗炎退热，提高机体免疫机能；当归促进血细胞的生成，亦有抗血栓形成功效；白术保肝、抗溃疡，改善消化系统，且可增强造血功能、抗凝血、抗肿瘤；白芍解痉镇痛，抗菌，护肝；茯苓利尿，抗肿瘤，增强免疫功能；茯神有显著的镇静作用；甘草增强免疫功能，解毒，镇咳祛痰；人参有抗利尿，抗缺氧功效；黄芪增强免疫功能，保肝，抗溃疡、抗疲劳，且能增加红细胞数量；远志镇静抗惊厥，并有强身益智和增强脑区域性代谢的功能；郁金可调节血脂水平，抗真菌；橘叶有一定的抗炎功效；香附解热镇痛，抗炎抗菌，且有雌激素样作用；藕节炭止血疗效显著。

【用方经验】许履和教授将本方用于治疗乳衄肝郁脾虚证。许教授认为对于本证患者，郁怒与思虑相兼，肝脾同病，这时治疗方法须宗《疡医大全》"平肝散郁，养血扶脾"的原则，给予肝脾同治，每能加速疗效。

许芝银经验方 1

【组成】龙胆6 g，焦栀子9 g，生地黄12 g，黄芩9 g，车前子9 g，柴胡9 g，当归9 g，牡丹皮6 g，赤芍6 g，郁金6 g。

【功效】清肝泻火，凉血散结。

【主治】肝郁火旺，迫血妄行证之乳衄。症见乳头溢血鲜红，乳晕下结块压痛。伴平素性情急躁，乳房作胀，胸胁痞闷，口干苦，舌质红，舌苔薄黄，脉弦。

【加减】伴头昏目眩者，加菊花、青箱子；大便干结者，加瓜蒌、决明子。

【方解】方中龙胆草苦寒，既能泻肝胆实火，又能利肝经湿热，泻火除湿，两擅其功，切中病机，故为君药；黄芩、栀子苦寒泻火、燥湿清热，加强君药泻火除湿之力，用以为臣；车前子渗湿泄热，导湿热从水道而去；肝乃藏血之脏，若为实火所伤，阴血亦随之消耗；且方中诸药以苦燥渗利伤阴之品居多，故用当归、生地黄养血滋阴，使邪去而阴血不伤；牡丹皮、赤芍、郁金活血散结止痛，以上皆为佐药；肝体阴用阳，性喜疏泄调达而恶抑郁，火邪内郁，肝胆之气不舒，骤用大剂苦寒降泄之品，既恐肝胆之气被抑，又虑折伤肝胆生发之机，故又用柴胡舒畅肝胆之气，并能引诸药归于肝胆之经，为佐使之药。诸药相伍，泻中有补，利中有滋，祛邪而不伤正，泻火而不伐胃，使火降热清，湿浊得利。

【注意事项】方中药多苦寒，易伤脾胃，故对脾胃虚寒和阴虚阳亢之症皆非所宜，服药期间不宜同时服用藜芦、丁香或其制剂。

【现代研究】龙胆能促进胃液和胃酸分泌，助消化，并具有抗炎抗菌的功效；栀子及所含环烯醚萜苷等成分有利胆作用，亦可抗炎、抗病原微生物；黄芩、地黄均具有抗炎抗菌的作用，其中地黄的乙醇提取物可缩短凝血时间；黄芩还具有保肝，利胆，抗氧化的功效；车前子利尿作用明显；柴胡抗炎解热，促进免疫功能，抗肝损伤及辐射损伤；当归能抑制血小板聚集及抗血栓形成，亦可促进血细胞的生成；牡丹皮水提物可抑制血小板花生四烯酸产生血栓素 A_2，进而抑制血小板聚集；赤芍亦可抗血小板聚集，改善血液流变性；郁金调节血脂，亦有一定的抗真菌作用。

【用方经验】许芝银教授将本方用于治疗乳衄肝郁火旺，迫血妄行证。许教授治疗本证型患者，临床善用龙胆泻肝汤为基础方加减变化。其认为乳房为阳明经所司，乳头为肝经所属，本方所治之证主因情志不畅，肝失调达，气血凝滞，导致乳房作胀，胸胁痞闷，方中重用疏肝解郁之药，配以养血滋阴，活血散结止痛之品，使肝气得疏，瘀块得消。

许芝银经验方 2

【组成】黄芪 12 g，党参 6 g，当归 9 g，龙眼肉 12 g，白术 9 g，茯苓 9 g，酸枣仁 12 g，木香 3 g，牡蛎 12 g，海藻 6 g。

【功效】益气摄血，健脾散结。

【主治】脾虚失统，血溢脉外证之乳衄。症见乳头溢血淡红或浆液状，乳晕部结块疼痛。伴面色少华，神疲乏力，心悸少寐，舌质淡红，舌苔薄，脉细弱。

【加减】纳谷不振者，加山楂、麦芽；伴有气郁者，加广郁金、合欢皮。

【方解】方中参、芪、术大队甘温之品，补脾益气以生血，使气旺而血生，共为君药；当归、龙眼肉甘温补血养心；茯苓、酸枣仁宁心安神，共为臣；木香辛香而散，理气醒脾，与大量益气健脾药配伍，复中焦运化之功，又能防大量益气补血药滋碍脾胃，使补而不滞，滋而不腻；牡蛎、海藻软坚散结消痰，共为佐药。诸药相合，共奏益气摄血，健脾散结之功。

【注意事项】外感发热者不宜服用本方，服药期间不宜同时服用藜芦、甘草或其制剂。

【现代研究】黄芪能显著增加血液中的白细胞总数，促进中性粒细胞及巨噬细胞的吞噬功能和杀菌能力，发挥增强免疫作用，且可促进血细胞的生成；党参能较好地改善心肌的舒张功能，增加心肌的顺应性，改善心肌缺血，且可升高红细胞数；当归可抑制血小板聚集，抗血栓，并能促进血细胞的生成；龙眼肉抑菌，抗衰老；白术亦可促进红细胞生成，有显著促进红系造血祖细胞的生成作用，并可延长凝血酶原时间及凝血时间；茯苓抗肿瘤，调节免疫功能；酸枣仁具有镇痛，抗惊厥，降温等功效；木香抑菌，调节胃肠道功能；牡蛎止痛，且可促进溃疡的愈合；海藻中褐藻酸钠具有增强体液免疫的功能，对红细胞凝集有明显促进作用，且具有一定的抗肿瘤功效。

【用方经验】许芝银教授将本方用于治疗乳衄脾虚失统，血溢脉外证。许教授认为本证因思虑过度，劳伤心脾，气血亏虚所致。治疗上以归脾汤为基础方随证加减，本方的特点有三。一则心脾同治，重点在脾，使脾旺则气血化生有源；二则气血并补，但重在补气，意即气为血之帅，气旺血自生，血足则心有所养；三则补气养血药中佐以木香理气醒脾，使补而不滞，临床每用，疗效甚佳。

许芝银经验方 3

【组成】桃仁 12 g，红花 9 g，当归 9 g，生地黄 9 g，川芎 6 g，赤芍 6 g，柴胡 3 g，枳壳 3 g，仙鹤草 9 g。

【功效】理气活血，祛瘀散结。

【主治】气血瘀滞，乳络失和证之乳衄。症见乳头溢血色紫暗或成咖啡样，乳头下肿块压痛，按之乳头溢血。舌质紫，有瘀斑、瘀点，舌苔薄，脉弦滑。

【加减】溢血多者，加参三七、血余炭；伴胸闷乳胀者，加香附、广郁金。

【方解】方中桃仁破血行滞而润燥；红花活血祛瘀以止痛，共为君药；赤芍、川芎助君药活血祛瘀，为臣；生地黄、当归养血益阴，清热活血，亦可防血行而伤血之弊；枳壳宽胸行气；柴胡疏肝解郁，升达清阳，与枳壳同用，尤善理气行滞，使气行则血行；仙鹤草收敛止血补虚，共为佐药。诸药相合，使血活、瘀化、气行、结散，则诸症可愈。

【注意事项】方中活血祛瘀之力较大，因此血虚无滞者及孕妇不宜服用本方，服药期间不宜同时服用藜芦或其制剂。

【现代研究】桃仁有显著的抗凝作用，且可抗炎、抗过敏、抗肿瘤；红花可使全血凝固时间及血浆复钙时间显著延长，从红花中分离出的有效成分红花黄色素，具有抑制血小板凝聚，增加纤维蛋白溶解酶的活性；当归有抗血小板凝集和抗血栓作用，并能促进血红蛋白及红细胞的生成；地黄可缩短凝血时间，增强机体免疫力，抗肿瘤、抗溃疡、抗衰老；川芎具有明显的镇痛及抑制血小板聚集作用；赤芍能使增高的血小板表面活性

外科国医圣手时方

和聚集性明显降低；柴胡多糖能提高体液和细胞免疫功能，且可抗炎退热；枳壳可增加冠状动脉流量和肾血流量，且能利尿，抗变态反应；仙鹤草具有抑癌杀菌止血的功效。

【用方经验】许芝银教授将本方用于治疗乳衄气血瘀滞，乳络失和证。许教授认为本证型之乳衄多因气滞血瘀，瘀血阻络，久结成块，伤及脉络，以致血溢脉外而成，治疗上善用血府逐瘀汤临证加减，因方中活血与行气相伍，既能行血分瘀滞又解气分郁结，祛瘀药与养血同施，则活血而无耗血之虑，行气又无伤阴之弊，临床对证应用，疗效非常。

许芝银经验方 4

【组成】仙茅 9 g，淫羊藿 9 g，巴戟天 9 g，当归 9 g，知母 6 g，黄柏 6 g，牡蛎 9 g，橘核 6 g，生地黄 9 g，柴胡 6 g，藕节炭 9 g。

【功效】调摄冲任，止血散结。

【主治】冲任失调，乳络失和证之乳衄。症见乳头溢血少量，或乳晕下肿块，或乳房部结块。伴月经紊乱，先期后行不定，舌质淡红，舌苔薄，脉弦。

【加减】阳虚较甚者，可加制附片、干姜、桂枝。

【方解】仙茅、淫羊藿、巴戟天温补肾阳，并启肾中真水上济于心，共为君药；黄柏、知母泻火而滋肾保阴，并以助心火之下降，为臣药；当归、生地黄养血活血，调理冲任；牡蛎、橘核软坚散结；藕节炭收敛止血，共为佐药；乳头属肝经，柴胡主归肝经，且可疏肝理气，为佐使之品。诸药相合，共奏调理冲任，疏肝理气，止血散结之功。

【注意事项】阴虚火旺及阳热内盛者不宜服用本方。

【现代研究】仙茅具有雄性激素样作用，其水提取液有兴奋性机能的功效，亦可调节免疫、抗氧化、保肝及抗骨质疏松等；淫羊藿多糖通过对脾脏抗体生成细胞的影响，既增加脾脏抗体生成细胞数，又促进每个浆细胞产生抗体，从而调节免疫功能；巴戟天具有抑制胸腺萎缩及增加血中白细胞数的功能，亦可调节免疫；当归具有调节免疫力，抗血栓形成以及抗血小板凝集的作用；知母抗菌，降血糖，抗肿瘤；橘核抗炎；地黄可缩短凝血时间，增强机体免疫力，抗肿瘤、抗溃疡、抗衰老；黄柏、柴胡均具有一定的抗炎解热，调节免疫力的作用；牡蛎有收敛，制酸，止痛的功效，且生用镇静，软坚，解热的效力良好；藕节炭具有一定的止血作用。

【用方经验】许芝银教授将本方用于治疗乳衄冲任失调，乳络失和证。许教授认为冲为血海，任主胞胎，冲任之脉隶于肝肾，冲任失调，肝肾受损，月经不调，气血不畅，气机逆乱，乳络失和，络损血溢，多发乳衄。临证治疗以二仙汤为主方加减，以滋补肝肾，调摄冲任为主，辅以散结止血之品，疗效显著。

第七节　乳　岩

乳岩是发生于乳房部的恶性肿瘤，相当于西医的乳腺癌。目前已成为女性最为常见的恶性肿瘤之一，未曾生育或哺乳的妇女、月经初潮早或绝经晚的妇女、有乳腺癌家族史的妇女，本病的发病率相对较高，多见于40～60 岁女性，男性少见，约占 1%。本病的发生总不外乎六淫内侵，肝脾气郁，冲任不和，脏腑功能失调，以致气滞、血瘀、痰凝、邪毒结于乳络而成。乳岩临床主要表现为乳房内触及无痛性肿块，边界不清，质地坚硬，表面不光滑，不易推动，常与皮肤粘连而呈现酒窝征，个别可伴乳头血性或水样溢液；后期可产生不同程度的疼痛，皮肤橘皮样改变；晚期可见乳房肿块溃烂，渗流血水，伴腋下或锁骨上质硬无痛的臖核肿大，甚则形体消瘦。可采用钼靶 X 线摄片、B 超、病理切片等辅助检查明确诊断。本病预后与患者全身及局部状况等因素相关，一般预后欠佳，晚期或局部晚期患者在积极治疗下亦有带瘤生存的可能。

李佩文经验方 1

【组成】生黄芪 15 g，甘草 5 g，党参 10 g，当归 10 g，白术 10 g，橘皮 10 g，升麻 10 g，柴胡 10 g。

【功效】温补气血。

【主治】气血亏虚证之乳岩。症伴情绪不佳，面色苍白，脱发明显，乏力气短，纳呆，失眠，大便干。

【加减】气短乏力明显者，加用人参；脱发者，加用菟丝子、枸杞子、女贞子。

【方解】方中黄芪味甘微温，归脾肺经，补中益气，升阳固表，为君药；配伍党参、甘草、白术补气健脾为臣，与黄芪合用，以增强其补中益气之功；血为气之母，气虚时久，营血亏虚，故用当归养血和营，协黄芪、党参以补气养血；橘皮理气和胃，使诸药补而不滞，共为佐药；并以升麻、柴胡升阳举陷，协助君药以升提中气，为佐使药。诸药合用，甘温益气，养血和营，温补气血，则诸症自愈。

【注意事项】感冒发热者不宜服用本方，服药期间不宜同时服用大戟、芫花、甘遂、海藻、藜芦或其制剂。

【现代研究】黄芪可增强机体的免疫力，并有抗肿瘤、抗溃疡的作用；甘草亦可调节机体免疫力；党参提取物可促进淋巴细胞的转化，增强抗体产生细胞的功能，提高抗体滴度，此外，党参还可提高机体对有害刺激的抵抗能力；当归可抗肿瘤、抗炎镇痛，当归中性油总酸可增强巨噬细胞的吞噬功能和促进淋巴细胞转化作用，总酸亦可促进特异抗体 IgG 产生；白术对瘤细胞有细胞毒作用，能降低瘤细胞的增殖率，减低瘤细胞的侵袭性，提高机体抗肿瘤反应的能力，白术的丙酮提取物亦有一定的抗溃疡作用；橘皮有明显的抗炎、抗溃疡作用；升麻可解热镇痛；柴胡多糖可增强自然杀伤细胞功能及白细胞吞噬功能，提高淋巴细胞转核率，从而促进免疫功能。

【用方经验】李佩文教授将本方用于治疗乳岩气血亏虚证。李教授认为乳腺癌是一种全身性疾病，中医有注重整体治疗的传统，无论是手术切除后，还是应用放化疗，都不可避免地会损伤机体，扶正培本治疗是中医的治疗特色。在选择治法方药方面，李教授针对此类病人多有乏力体虚、面白畏冷的表现，以补气温阳为主要治法随症加减，可以明显改善症状，促进机体恢复。特别是对于放化疗后白细胞长期低于 $4×10^9$/L 的患者，在补气的同时配合补阳药，多数病人白细胞在下一化疗周期前可恢复正常，且症状好转，免疫力有所提高，从而可以完成化疗，延长患者的无病生存期。成方多选补中益气汤加减，常用中药有人参、党参、白术、山药、黄芪、枸杞子、女贞子、菟丝子等。

李佩文经验方 2

【组成】大生地黄 20 g，醋柴胡 10 g，五味子 10 g，生薏苡仁 20 g，青皮 10 g，陈皮 10 g，木香 10 g，焦三仙各 10 g，鸡内金 20 g，菊花 10 g，玫瑰花 10 g，白花蛇舌草 20 g。

【功效】清肝利湿，健脾助运。

【主治】肝经湿热，脾失健运证之乳岩。症伴乏力，纳呆，恶心，咽干不欲饮水。

【加减】纳呆呕恶者，加木瓜；肿块明显者，加蒲公英、虎杖；后期应用调肝补肾中药。

【方解】方中醋柴胡味苦性微寒，归肝胆二经，疏肝解郁，和解退热；青皮苦辛而温，入肝胆胃经，疏肝破气，消积化滞，两药相合，畅达肝气，清肝退热，共为君药；玫瑰花、木香行气解郁止痛，以助君药疏肝清肝之力，陈皮、鸡内金、焦三仙、生薏苡仁理气健脾助运，燥湿化痰和胃，因女子乳头属肝，乳房属胃，一可通过配伍君药调和肝胃，以治乳疾，二可防肝病犯脾之弊，为臣药；大生地黄滋阴养血，以滋肝体，并防药物辛温香燥之性；五味子酸敛固涩，益气生津；

外科国医圣手时方

菊花、白花蛇舌草清热解毒，为佐。诸药相合，疏肝解郁，燥湿和胃，健脾助运，清热解毒，诸症可除。

【注意事项】孕妇及气弱阴虚者慎用本方，且本方不宜久煎，以免影响药效。

【现代研究】生地黄可明显提高淋巴细胞DNA和蛋白质的合成，对活性淋巴细胞的白介素-2（IL-2）的产生有明显的增强作用，使低下的细胞免疫功能增强；柴胡挥发油、柴胡皂苷有明显的解热作用，柴胡多糖可增强自然杀伤细胞功能，促进免疫机能；五味子具有抗肝损伤作用，且能增强机体对非特异性刺激的防御能力，并具有消炎作用；玫瑰花中所含的营养素能促进血液循环，可有效激活、收缩受损细胞，增强机体活力；青皮含有的挥发油能刺激胃肠道，促进消化液分泌及胃肠积气排除而呈健胃作用，且可舒张胆囊平滑肌，增加胆汁流出量而发挥利胆作用；陈皮可抗炎、抗溃疡、利胆；木香水提取液、挥发油、总生物碱对小肠运动有促进作用，木香还具有一定的抗菌功效；鸡内金有抑制肿瘤细胞的作用；麦芽有很好的消化淀粉类食物的作用；山楂善于治疗肉类或油腻过多所致的食滞；神曲则利于消化米面食物，三药合用，能明显地增强消化功能；菊花中的蒲公英赛烷型三萜烯醇类对由TPA引起的皮肤肿瘤有较显著的抑制作用，菊花亦可抗炎、抗病毒；白花蛇舌草可抗菌、抗肿瘤；薏苡仁的中性多糖葡聚糖混合物及酸性多糖Ⅱa-1，Ⅱa-2，Ⅱa-3，Ⅱb部分均显示抗补体活性，具有免疫调节作用，其提取物并可抗肿瘤。

【用方经验】李佩文教授将本方用于治疗乳岩肝经湿热，脾失健运证。李教授运用本方于手术化疗后，肝功能持续异常者，其认为肝功能异常多见于化疗后或服用三苯氧胺期间，停药后虽然肝功能可以逐渐恢复，但停药会增加肿瘤复发的风险。也有少部分患者肝功能持续异常，出现纳呆、腹胀、乏力等症状，严重影响生活质量。李教授认为此时辨证运用中药，可以帮助患者坚持完成西医治疗。临床患者多表现为面色晦暗、口苦咽干、倦怠乏力、纳呆食少、头胀头痛、心烦失眠。李教授在健脾和胃的同时，给予清肝火利湿热中药，多数患者可以完成西医规范治疗，最大限度地减少复发转移的风险。常用药物有生地、醋柴胡、五味子、野菊花、玫瑰花、土茯苓、木瓜、青皮、鸡内金、焦三仙、诃子、薏苡仁、柴胡、蒲公英、虎杖等。

李佩文经验方 3

【组成】郁金10 g，香附10 g，玫瑰花10 g，茯苓10 g，五味子10 g，浮小麦20 g，酸枣仁20 g，知母10 g，百合10 g，白花蛇舌草20 g。

【功效】疏肝理气。

【主治】肝郁气滞证之乳岩。症伴烦躁易怒，汗多，夜间尤甚，眠差，舌质淡红，舌苔薄黄，脉弦。

【加减】眠差者，加合欢皮。

【方解】方中郁金辛苦而寒，归心肝肺经，行气化瘀，清心解郁；香附辛甘微苦，性平，归肝三焦经，理气解郁，调经止痛，两药相合，疏肝理气解郁，共为君药；玫瑰花可理气解郁，和血调经，以助君药，为臣；五味子、浮小麦、酸枣仁收涩敛汗；酸枣仁、百合、茯苓宁心安神；知母清热生津润燥；白花蛇舌草清热解毒，共为佐药。诸药相合，疏肝解郁，宁心安神，清热解毒，养阴润燥，以除诸症。

【注意事项】气虚无滞者不宜服用本方，服药期间不宜同时服用丁香或其制剂。

【现代研究】郁金及其提取液对肺癌、肝癌、结肠癌、黑色素瘤和胃癌等多种细胞系具有抑制作用，并诱导其凋亡；香附具有抗炎、抗菌，并可发挥雌激素样作用；玫瑰花对乳腺炎、乳腺增生等乳腺疾病具有一定的治疗作用；茯苓多糖可激活局部补体，使肿瘤临近区域被激活的补体通过影响巨噬细胞、淋巴细胞或其他细胞及体液因子，从而协同杀伤肿瘤细胞；五味子中多糖和木脂素有抗肿瘤作用；浮小麦可使肝组织中的脂质及过氧化脂质含量显著减低，保护肝脏；酸枣仁提取物可增强机体免疫力；知母浸膏、知母皂甙均具有抗肿瘤作用；百合能升高外周白细胞，并有提高机体免疫力的作用；白花蛇舌草亦可抗菌消炎、抗肿瘤。

【用方经验】李佩文教授将本方用于治疗乳岩肝郁气滞证。李教授认为女性乳腺为肝经所属，因此多以疏肝散结作为乳腺癌主要治法之一，对于术后有肝郁表现的患者尤为适宜。

李佩文经验方 4

【组成】熟地黄 15 g，山药 10 g，枸杞子 10 g，山茱萸 10 g，牛膝 10 g，菟丝子 10 g，鹿角胶 10 g，透骨草 10 g，骨碎补 10 g，补骨脂 10 g，鹿含草 10 g，马鞭草 10 g。

【功效】补肾养精。

【主治】肾精不足证之乳岩。多见于乳腺癌发生骨转移后，而伴腰膝酸软，肢体疼痛等肾精不足的症状。

【加减】脊椎转移加桑寄生、伸筋草；上肢骨转移加葛根、桑枝；下肢骨转移加牛膝、千年健；疼痛明显者加藁本、蔓荆子；有热毒表现者加菊花、蒲公英、石见穿、白花蛇舌草、半枝莲。

【方解】方中熟地黄滋肾益精，以填真阴，为君药；山茱萸养肝滋肾，涩精敛汗；山药补脾益阴，滋肾固精；枸杞子补肾益精，养肝明目；鹿角胶为血肉有情之品，峻补精髓，补骨脂、鹿角胶均偏于补阳，取"阳中求阴"之意，均为臣药；菟丝子、牛膝益肝肾，强腰膝，健筋骨；透骨草、骨碎补、鹿含草、马鞭草活血舒筋止痛，俱为佐药。诸药相合，共奏补益肝肾，舒筋活络，散瘀止痛之功。

【注意事项】忌食油腻食物，外感患者不宜服用本方。

【现代研究】熟地黄醇提取物可对受抑制的巨噬细胞功能起到明显的保护作用，发挥免疫调节功能；山药中富含多种维生素、氨基酸及矿物质，可以增强人体免疫力；枸杞子具有增加白细胞活性，促进肝细胞新生的药理作用，以及对体外癌细胞有明显的抑制作用，可用于防止癌细胞的扩散和增强人体

的免疫功能，抗肿瘤，促进造血功能等作用；山茱萸在体外有杀死腹水癌细胞的作用；牛膝多糖既具有体液免疫功能，又能提高 NK 细胞活性和小鼠巨噬细胞的吞噬能力；菟丝子可提高免疫功能；鹿角胶对人体的淋巴母细胞转化有促进作用；透骨草乙醇提取物体外对人卵巢癌 SK-OV-3 细胞、人乳腺癌 MCF-7 细胞、人宫颈癌 Hela 细胞、人肝癌 HepG-2 细胞等有显著抑制作用；骨碎补对骨质作用明显，亦有抗炎功效；补骨脂可抗肿瘤，具有显著增强机体免疫功能的作用；鹿含草有抗炎及免疫促进作用；马鞭草抗炎止痛效果明显。

【用方经验】李佩文教授将本方用于治疗乳岩肾精不足证。李教授认为乳腺癌患者约有 70％发生骨转移，患者多表现出腰膝酸软、肢体疼痛等肾精不足的症状，李教授根据中医肾主骨藏精的理论，提出补肾养精是防治骨转移的可能途径。根据中医学"先安未受邪之地"的理论，有针对性地选用补肾壮骨类中药，临床可望降低骨转移发生率，对已经有骨转移的患者也有良好的减症治疗作用。临床常用左归饮加味进行辨证治疗，以补肾养精，壮骨延年。

痛块消口服液（李佩文经验方）

【组成】玫瑰花 6 g，香附 12 g，白芍 6 g，川芎 6 g，党参 12 g，茯苓 15 g，菊花 12 g，白花蛇舌草 15 g，甘草 6 g。

【功效】补肝调肝，疏肝散结。

【主治】肝郁证之乳岩。多见于乳腺癌发生肝转移后，而伴肝郁气滞等临床表现。

【加减】郁滞明显者，可加郁金、合欢皮、绿萼梅。

【方解】方中香附辛苦甘平，归肝经，疏肝理气解郁，玫瑰花甘温微苦，归肝脾二经，理气解郁，和血调经，两药相合，畅达肝气，疏肝解郁，共为君药；白芍、川芎养血柔肝，与君药配伍，养肝血调肝用，为臣药；茯苓健脾益气；党参益气生津养血，即可助君臣以养肝血，亦可防肝病及脾之弊；菊花、白花蛇舌草清热解毒，共为佐药；甘草健脾益

气，调药和中，为使。诸药相合，共奏补肝血、调肝气、疏肝郁之功。

【注意事项】孕妇慎用本方，服药期间不宜同时服用藜芦、大戟、甘遂、芫花、海藻或其制剂。

【现代研究】玫瑰花有一定的抗肿瘤作用；香附抗菌、抗炎，可发挥雌激素样作用；白芍有抗菌镇痛的功效，并有护肝的作用；川芎嗪可增进微循环，川芎对多种细菌、真菌有抑制作用；党参煎剂可明显促进 ConA 活化的脾淋巴细胞 DNA 和蛋白质的生物合成，对白细胞介素-2（IL-2）的产生也有明显增强作用，从而影响机体的免疫功能；茯苓次糖对小鼠肉瘤 S180 有抑制作用，自人工深层培养获得的茯苓菌丝体中，可提取到茯苓多糖 F1 和 H11，具有明显抗肿瘤活性；菊花对皮肤肿瘤有较显著的抑制作用；白花蛇舌草亦有抗菌消炎、抗肿瘤作用；甘草可抗炎、抗病毒、保肝解毒及增强免疫功能。

【用方经验】李佩文教授将本方用于治疗乳岩肝郁证。李教授认为肝脏是乳腺癌术后较常发生转移的脏器，也是导致乳腺癌治疗失败的原因之一。乳腺癌发生肝转移后，病情进展快，预后差，中西医均没有特效的治疗方法。李教授临床发现，乳腺癌肝转移患者多有肝气郁结的表现，因此其将补肝血调肝用、疏肝散结做为乳腺癌主要治法之一，对于术后有肝郁表现的患者，可以长期服用郁金、香附、玫瑰花、合欢皮、绿萼梅等。临床研究发现，腋窝淋巴结转移大于 4 个的患者，属复发高危患者，即使经过充分的术后辅助西医治疗，仍约有 40% 的病例在 3 年内复发转移。李教授以补肝血调肝用为指导思想，研制出痛块消口服液，患者在辨证服用汤药的同时长期坚持服用该药，收到良好的疗效。

林毅经验方 1

【组成】党参 30 g，麦芽 30 g，稻芽 30 g，砂仁（后下）10 g，山药 15 g，茯苓 15 g，白术 15 g，薏苡仁 30 g，扁豆 20 g，陈皮 10 g，车前草 15 g，滑石（包煎）30 g，灯心草 3 扎。

【功效】健脾利水，通络消肿。

【主治】脾虚湿蕴证之乳岩术后。多见于乳岩术后，症见术后及化疗后上肢水肿，病情逐渐加重，患肢肿胀，皮色苍白无泽，皮纹消失，按之韧有凹陷，局部皮温不高，活动不利，遇阴雨天或劳累更加明显。伴面色萎黄，疲倦乏力，纳呆，大便稀塘，舌质淡胖，边有齿痕，舌苔白，患侧脉难取，健侧脉沉细。

【加减】骨转移者，以六味地黄汤合三骨汤为主，用山药、茯苓、牡丹皮、泽泻、山茱萸、生地黄、补骨脂、透骨草、骨碎补、续断、杜仲、白花蛇舌草等；若骨痛明显，彻夜难眠者，加郁金、延胡索、五灵脂、僵蚕等；肺及胸膜转移者，以四君子汤合百合固金汤为主，用山药、白术、茯苓、太子参、百合、沙参、麦冬、鱼腥草、金荞麦、白花蛇舌草、浙贝母、仙鹤草等；若伴胸腔积液者，用贞芪合剂合葶苈大枣泻肺汤为主，用北芪、党参、女贞子、山药、茯苓、白术、大枣、葶苈子、金荞麦、莱菔子、白芥子、紫苏子、川贝母等；肝转移者，以六味地黄汤为主，用女贞子、桑椹、菟丝子、白芍、生地黄、山茱萸、枸杞子、五灵脂、莪术等；以身目黄疸为主要表现者，用党参、北芪、茯苓、白术、山药、陈皮、砂仁、郁金、茵陈蒿、白花蛇舌草、栀子、大黄、徐长卿等；脑转移者，以羚羊钩藤饮为主，用羚羊角、钩藤、僵蚕、石决明、川芎、生地黄、天麻、石菖蒲、珍珠母、姜竹茹、白花蛇舌草等；抽搐明显者，用全蝎、蜈蚣、地龙等；气虚痰壅者，用西洋参、郁金、莱菔子等；热毒内盛者，用葛根、黄芩等。

【方解】方中党参、茯苓、白术益气健脾渗湿，为君药；配伍山药，以助君药健脾益气之力，兼能止泻；并用扁豆、薏苡仁助白术、茯苓健脾渗湿，共为臣；车前子、滑石、灯心草利水渗湿，以助君臣；砂仁、麦芽、稻芽醒脾和胃，和乳通络，行气化湿；陈皮理气健脾，化痰消肿，共为佐药。诸药相伍，共奏健脾利水，通络消肿之功。

【注意事项】汗出甚，多渴等阴伤血少者

及孕妇不宜服用本方，服药期间不宜同时服用藜芦或其制剂。

【现代研究】党参可增强免疫力，调节免疫功能，且能抗休克；麦芽、稻芽所含的淀粉酶对胃酸及胃蛋白酶的分泌有促进作用，从而改善消化功能；砂仁可增进肠道运动，且可明显抑制胃酶消化蛋白，具有抗溃疡功效；山药中含有黏液质及多种营养成分，有滋补功效，亦可降低血糖；茯苓所含的茯苓多糖具抗肿瘤活性及增强免疫作用；滑石对伤寒沙门菌、副伤寒沙门菌有抑制作用；白术对瘤细胞有细胞毒作用，可降低瘤细胞的增殖率，减低瘤组织的侵袭性，提高机体抗肿瘤反应的能力；薏苡仁利尿，消水肿，其对细胞免疫、体液免疫均有促进作用，亦可抗肿瘤；扁豆可增加脱氧核糖核酸和核糖核酸的合成，能激活肿瘤患者的淋巴细胞产生淋巴毒素，有显著的抗肿瘤功效；陈皮抗炎、抗溃疡，利胆；车前草具有一定的利尿作用，且可抗炎；灯心草含有纤维、脂肪油、蛋白质等，具有利尿，止血等功效。

【用方经验】林毅教授将本方用于治疗乳岩术后脾虚湿蕴证。林教授认为乳腺癌之所以发生发展，其根本原因在于人体正气的虚衰，只有在人体正气亏虚的前提下，邪气才可能侵袭流注于乳房，并积聚变性，形成瘤肿，致生乳腺癌，并可能不断发展恶化。因此，在治疗乳腺癌之时，林教授强调应至始至终"时时扶正"，正气来复，邪毒自去。而先天之本在肾，后天之本在脾，元气的盛衰，气血的虚实，关键在于脾和肾。因此扶正固本主要就是补脾肾、养气血。常用方法有益气健脾、滋阴补肾或温阳补肾、脾肾双补等法。具体运用时还应根据各脏腑的特点及其虚损情况进行调治。其中，应注意各脏腑间的相生关系，采用"虚则补其母"的间接补法，如培土生金、补火助土、滋水涵木等。在扶正之余，林毅教授同时强调"适时祛邪"，其意指在"时时扶正"的基础上，根据乳腺癌疾病的进程、邪正的演变以及病机的转归情况，适时地施以祛邪药物，使邪去正安。林教授认为在乳腺癌发生发展过程中，虽然正气亏虚是其决定因素，但作为矛盾的

另一方，邪气的存在亦会不断销蚀人体正气，促进癌瘤发展转移，从而影响疾病的进程，有时甚或成为这一过程的决定性因素。因此在治疗乳腺癌之时，务必在"时时扶正"基础上，适时地投用祛邪之品，同时根据机体状况、正邪对比来确定攻补主次，正确把握"适时"是关键。林毅教授临证多主张"五脏皆虚独取中州""养正积自消"之原则，并"适时祛邪"，发挥中医药治疗乳腺癌的优势，多取得良好效果。

林毅经验方 2

【组成】紫苏梗 15 g，党参 15 g，茯苓 15 g，姜制竹茹 15 g，山药 15 g，炒白术 15 g，陈皮 5 g，广木香（后下）5 g，法半夏 15 g，莱菔子 15 g，焦山楂 15 g，焦麦芽 15 g，焦神曲 15 g，砂仁（后下）10 g。

【功效】健脾醒胃，理气燥湿。

【主治】脾胃不和，湿浊中阻，湿热壅盛证之乳岩围化疗病。多见于乳腺癌围化疗期，症见化疗后的第 2～3 日出现胃肠道功能紊乱之反应，此时机体运化失司，脾胃受损，脾胃不和，升降失调，湿邪上犯，引起胃满、纳差、恶心、呕吐等消化道症状。

【加减】偏阴虚者，用西洋参、太子参、山药、云苓、白术、女贞子、桑椹、菟丝子、枸杞子、鸡血藤、黄精、北芪、陈皮等；偏阳虚者，用红参、党参、山药、云苓、白术、淫半藿、补骨脂、女贞子、枸杞子、桑椹、菟丝子、山茱萸、北芪等；对白细胞明显减少者，用北芪、党参等；对红细胞减少者，用紫河车、鸡血藤、黄精等；对血小板减少者，用北芪、沙参、麦冬、石斛等。

【方解】方中炒白术、茯苓、党参健脾运湿，缓中补虚，三药相合，共为君药；砂仁、紫苏梗气味芬芳，其化湿醒脾行气，为醒脾调胃之要药；法半夏、陈皮理气燥湿和胃；竹茹清热降逆止呕，五药相合，以助君药调和脾胃，化中焦之湿，俱为臣药；莱菔子、焦三仙取其消食和胃，共助君药以健脾和胃；山药补脾益气，滋养脾阴，既可健脾益气，亦可防利水渗湿之药伤阴之弊；广木香气味芳

香，能醒脾开胃，亦可减轻补益药的腻胃和滞气之弊，共为佐。诸药相配伍，共奏健脾醒胃，理气燥湿之效。

【注意事项】阴伤血少者不宜服用本方，服药期间不宜同时服用藜芦、乌头、附子、人参或其制剂。

【现代研究】党参、白术、茯苓能增强机体免疫功能；砂仁可促进胃肠蠕动，改善消化功能；紫苏叶煎剂有缓和的解热作用，且可促进消化液分泌，增进胃肠蠕动；竹茹对白色葡萄球菌、枯草杆菌、大肠埃希菌及伤寒沙门菌等均有较强的抗菌作用；莱菔子于体外与细菌外毒素混合后有明显的解毒作用，且对小肠有明显的推进作用；木香水提液、挥发油和总生物碱对小肠有轻度兴奋作用，且可抗菌；陈皮抗炎、抗溃疡，且可温和地刺激胃肠道，改善消化功能；山药含有黏液质及淀粉酶，有滋补作用，且可止泻，祛痰，调节免疫功能；法半夏有一定的抗肿瘤作用；山楂可调节胃肠功能，且能抑制血小板聚集，降血压，调节血脂及免疫水平；麦芽含有淀粉酶，对胃酸与胃蛋白酶的分泌有一定的促进作用，且可抗真菌；神曲含有多种酵母菌和B族维生素，可改善消化机能。

【用方经验】林毅教授将本方用于治疗乳岩围化疗期脾胃不和，湿浊中阻，湿热壅盛证。林毅教授在临证论治的同时，擅用时间医学理论指导服药时间。《素问·生气通天论》曰："阳气者，一日而主外，平旦人气生，日中而阳气隆，日西而阳气已虚，气门乃闭"。说明人体阳气随昼夜推移而呈盛衰变化。根据中医学自《黄帝内经》以来"天人相应"的整体方法论以及时间医学理论基础，择时用药是调节生命节律以顺应天地之时而治疗疾病的方法，应根据各个药物的药性特点、人体生理活动的昼夜节律，综合考虑，选择最佳给药时间，使阳药用于阳长之时，阴药用于阴长之时，阴阳双补之药用于阴阳交会之时，更好地发挥出药效。《本草纲目》曰："病在胸膈以上者，先食后服药；病在心腹以下者，先药后食；病在四肢血脉者，宜空腹而在旦；病在骨髓者，宜饱满而在夜"。林毅教授临床习用的龟鹿二仙汤加味是经典

的阴阳双补之名方，选择在夜晚20：30临睡前口服，服后于21：00服助眠药安睡，机体此时阴阳交会，阳气内藏，阴气隆盛，气血趋向于里，输布于内脏组织，药物借营卫之气由阳入阴之际乘势入里，阴阳双补，入阴入血，能有效提高骨髓的造血功能，预防中、重度骨髓抑制症。

陆德铭经验方 1

【组成】生黄芪 30 g，党参 15 g，白术 12 g，茯苓 12 g，生地黄 15 g，天冬 12 g，南沙参 15 g，枸杞子 12 g，淫羊藿 30 g，仙茅 9 g，肉苁蓉 12 g，鹿角片 10 g，山茱萸 9 g，山慈菇 15 g，海藻 30 g，三棱 15 g，莪术 30 g，蜂房 12 g，石见穿 30 g，桃仁 15 g，丹参 30 g，制香附 9 g。

【功效】益气养阴，调摄冲任，佐解毒。

【主治】术后气阴两亏，冲任失调证之乳岩。症见术后乳房胀痛，经前痛甚，经后缓解，伴口干欲饮，舌苔薄，边有齿痕，脉濡。

【加减】气虚明显者，可加山药；阴血明显者，可加天花粉、玄参。

【方解】方中黄芪、党参益气；天冬、南沙参滋阴养血，共为君药；白术、茯苓健脾益气，以助参、芪；生地黄、枸杞子、山茱萸养阴生津，以合天冬、沙参，为臣；仙茅、淫羊藿、肉苁蓉、鹿角片补肾助阳，以充阳气，亦有"阳生阴长"之意；其余药味可起到行气散瘀，消痰软坚，散结消肿之功效，共为佐药。诸药相合，既扶助正气，亦解毒散结，标本兼顾。

【注意事项】忌食寒凉生冷，孕妇慎用本方，服药期间不宜同时服用藜芦、甘草、芒硝或其制剂。

【现代研究】黄芪、党参、白术、肉苁蓉可增强机体免疫功能，此外，党参、白术皆有抗溃疡功效；茯苓、生地黄、天冬、蜂房可抗肿瘤；沙参可解热镇痛，亦可祛痰；枸杞子多糖有免疫调节作用，且其亦可显著抑制癌细胞的生长与繁殖；仙茅、淫羊藿能显著提高巨噬细胞的吞噬功能，淫羊藿对机体免疫功能有双向调节作用；鹿角片抗炎作用

明显；山茱萸亦可抗炎、抗菌；慈菇鳞茎中含秋水仙碱，有抗肿瘤作用；海藻多糖可抗肿瘤，并对于感染有明显的抑制作用；三棱可抑制血小板聚集，延长血栓形成时间；莪术具有升高白细胞作用，抗炎、抗肿瘤；石见穿中多糖成分对于癌细胞亦有抑制作用；桃仁、丹参、香附可改善微循环，亦可发挥一定的抗炎功效。

【用方经验】陆德铭教授将本方用于治疗乳岩术后气阴两亏，冲任失调证。陆教授认为乳腺癌发生与正气不足，邪毒留滞有关。肝肾不足，气虚血弱，冲任二脉空虚，气血运行失常，以致冲任失调，气滞血瘀，久则聚痰酿毒，相互搏结于乳房而生癌瘤。故乳腺癌的发生，是因虚致实，因实更虚，虚实夹杂的过程，其病本虚而标实。因此陆教授临证采用辨证与辨病，扶正与祛邪相结合的原则，以扶正培本为主，祛邪抗癌为辅，"扶正以祛邪"，通过机体免疫能力，抑制癌肿发展，延长存活期，提高生命质量。陆教授遣方用药别具一格，既考虑中医的理法方药，又结合现代药理学研究成果，力争一药多用。陆教授还认为，乳腺癌术后放疗、化疗是常规辅助疗法，放化疗的副作用严重，多化热毒，易伤津耗气而致气阴两亏。故他常在益气养血，健脾和胃，解毒抗癌基础上加用生地，天花粉、枸杞子、生何首乌等养阴生津之品，以增加放化疗对肿瘤治疗的敏感性及减轻其毒副作用，且可增加患者抗肿瘤能力，使患者能顺利完成放化疗过程。

陆德铭经验方 2

【组成】生黄芪 30 g，党参 12 g，白术 9 g，茯苓 12 g，南沙参 15 g，枸杞子 15 g，巴戟天 12 g，肉苁蓉 12 g，淫羊藿 15 g，石见穿 30 g，蜂房 12 g，莪术 30 g，鹿角片 12 g，海藻 30 g，牛膝 30 g，蛇六谷（先煎）60 g，补骨脂 30 g，煅牡蛎 30 g，煅龙骨 30 g，徐长卿 30 g，乳香 10 g，片姜黄 30 g，半枝莲 30 g，延胡索 30 g，蜈蚣 3 条。

【功效】益气养阴，温阳通络止痛。

【主治】术后正不胜邪，邪毒窜骨证之乳岩。症见术后颈后、胸骨、肋骨疼痛难忍，压痛明显，影响活动及睡眠，舌苔薄，脉细。

【加减】伴有水肿者，加王不留行、三棱、泽兰；口干咽燥者，加川石斛、天冬、麦冬；潮热汗出者，加知母、当归、黄柏。

【方解】方中黄芪、党参、沙参、枸杞子益气养阴，扶助正气，共为君药；白术、茯苓健脾益气；巴戟天、肉苁蓉、淫羊藿、鹿角片、补骨脂温补肾阳，以助君药，而为臣；佐以大量行气活血通络，消痰软坚散结之品，以解毒祛邪止痛；片姜黄既能破血行气，通络止痛，助除诸症；又可引药上行，使诸药直达病所，为佐使之药。全方攻补兼施，扶正与祛邪兼备，标本兼顾。

【注意事项】孕妇慎用本方，服药期间不宜同时服用藜芦、甘草或其制剂。

【现代研究】黄芪、党参、白术、枸杞子、肉苁蓉可调节机体免疫力；茯苓多糖、石见穿多糖、沙参、露蜂房、半枝莲、蜈蚣、莪术、蛇六谷可抗肿瘤；巴戟天有抑制小鼠胸腺萎缩及增加血中白细胞数的作用；淫羊藿多糖和淫羊藿甙对 Ts 细胞的作用相反，因此淫羊藿对机体免疫功能呈双向调节作用；鹿角片抗炎效果明显，并有一定的抗肿瘤功效；海藻亲糖蛋白能激活淋巴细胞，因而和免疫功能有密切关联，能抑制肿瘤细胞的增殖；怀牛膝有增强细胞活性的作用，其富含牛膝多糖可明显的增强体液免疫功能；补骨脂亦可增强机体免疫功能，补骨脂素有高效的抗肿瘤作用；牡蛎抗病毒、抗肿瘤；龙骨镇静安神，可抗抑郁；徐长卿、乳香抗炎镇痛作用显著；片姜黄有一定的抗炎活性和抑瘤效果；延胡索可镇痛，并抗溃疡。

【用方经验】陆德铭教授将本方用于治疗乳岩术后正不胜邪，邪毒窜骨证。临证对于乳腺癌转移者，由于转移部位的不同及体质等诸多因素的影响，患者常有许多兼证、变证。陆德铭教授在上述辨病用药基础上，重用祛邪药物，特别重用蛇六谷至 60 g，取其散结化痰，以毒攻毒，临床应用，只要先煎半小时，不服药渣，一般对患者无明显副作用。转移入肺及胸膜，有咳嗽、气急、胸闷、伴积液者，加葶苈子、莱菔子、紫苏子、白

外科国医圣手时方

芥子以肃肺降气平喘；转移入骨，疼痛彻夜难眠者，加制乳香、徐长卿以活血止痛，并加重补骨脂、蛇床子等补肾之品，以壮骨通阳；转移入肝，黄疸、呕恶、纳谷不馨者，加茵陈、垂盆草、虎杖以利湿退黄；局部淋巴结转移者，则加用山慈菇、夏枯草、牡蛎等软坚散结。

孙桂芝经验方 1

【组成】牡丹皮 10 g，炒栀子 10 g，炒柴胡 10 g，赤芍、白芍各 10 g，生龙骨 15 g，生牡蛎 15 g，三七 5 g，生蒲黄 10 g，黄芩 10 g，黄连 10 g，浙贝母 10 g，炮穿山甲 10 g，鳖甲 15 g，山慈菇 10 g，夏枯草 12 g，知母 10 g，合欢皮 30 g，桑螵蛸 10 g，蜂房 5 g，鸡内金 30 g，生山楂 10 g，荷叶 10 g，草河车 15 g，炒决明 10 g，炙甘草 10 g。

【功效】疏肝健脾，扶正祛邪。

【主治】肝郁脾虚，郁而化热，气血不足，邪毒凝滞证之乳岩。症伴神情忧郁，面色萎黄，眼睑色淡，心烦易怒，口干口苦，夜不能寐，纳差喜呕，大便干结，舌质暗淡，舌苔黄，脉弦细。

【加减】恶心欲呕者，加清半夏；阴津亏虚者，加沙参。

【方解】方中柴胡疏肝解郁；赤芍、白芍养血柔肝，三药相合，补肝体而助肝用，为君；牡丹皮清血中之伏火；炒栀子善清肝热，并导热下行；草决明清肝泻火；黄芩、黄连清上、中二焦之热，以助君药清肝之火，共为臣药；龙骨、牡蛎、炮穿山甲、山慈菇、夏枯草、浙贝母、草河车散结消肿；三七、蒲黄活血化瘀止痛；鳖甲、知母养阴生津润燥，以防伤阴之弊；蜂房攻毒杀虫止痛；桑螵蛸补肾助阳，阳中求阴，以滋肝体；鸡内金、山楂、荷叶健脾消食，除湿和胃；合欢皮宁心安神，以除诸症，共为佐药；炙甘草健脾益气，调和诸药，而为佐使。诸药相合，疏肝解郁，清肝泻火，健脾益气养血，攻毒散结，扶正与祛邪兼顾，标本兼治。

【注意事项】孕妇慎用本方，服药时应少食生冷及油腻难消化食物，保持情绪乐观，切忌生气恼怒，服药期间不宜同时服用藜芦、乌头、附子、大戟、甘遂、芫花、海藻或其制剂。

【现代研究】牡丹皮、柴胡、蒲黄、鳖甲、山楂对机体免疫有增强作用；山慈菇、赤芍、三七、浙贝母、鳖甲、合欢皮、蜂房、草河车现代药理证明均可抗肿瘤；栀子、山楂、黄芩、黄连、夏枯草、知母、草决明、荷叶有一定的抗菌作用；白芍可抗菌、解痉、镇痛；龙骨牡蛎可作用于神经系统，具有镇静、抗惊厥的作用；穿山甲醇提液抗炎镇痛明显；桑螵蛸可增加小鼠胸腺、脾脏、睾丸指数和阳虚小鼠的体温；鸡内金能增高胃液分泌量、酸度及消化力，从而改善胃肠道消化功能；甘草可调节机体免疫功能，发挥肾上腺皮质激素样作用。

【用方经验】孙桂芝教授将本方用于治疗乳岩肝郁脾虚，郁而化热，气血不足，邪毒凝滞证。孙教授尤重视"女子以血为用"，易于忧愁抑郁而肝气不疏等特点，每予兼顾。因肝脾郁怒患者，常常肝郁化热，急躁易怒，夜不能寐或睡不安稳，且脾胃不和，心烦喜呕，故常以丹栀逍遥散加沙参、黄芩、清半夏等以清热除烦，和胃止呕。

孙桂芝经验方 2

【组成】生黄芪 30 g，太子参 15 g，炒白术 15 g，茯苓 10 g，远志 10 g，龙眼肉 10 g，炒酸枣仁 30 g，大枣 5 个，当归 10 g，广木香 10 g，绿萼梅 10 g，九香虫 5 g，莪术 10 g，金银花 15 g，山慈菇 10 g，浙贝母 10 g，炮穿山甲 10 g，鳖甲 15 g，龟甲 15 g，白花蛇舌草 15 g，重楼 15 g，夏枯草 12 g。

【功效】健脾益气，养血和胃，扶正祛邪。

【主治】气血不足，正虚邪滞证之乳岩。症伴神疲乏力，面色少华，食少寐差，口干便结，舌质淡，舌苔薄，脉弱。

【加减】有骨转移者，加桑寄生、牛膝、鸡血藤等；局部疼痛者，加丝瓜络、路路通、王不留行、三棱、土鳖虫、地龙等；自汗者加甘麦大枣汤；伴有胸水者，加汉防己、猪芩等。

【方解】方中黄芪甘而微温，补脾益气；龙眼肉甘温，既能补脾气，又能养心气，共为君药；太子参、炒白术、茯苓甘温补气，与黄芪相配，加强补脾益气之功；当归、大枣滋养营血；鳖甲、龟甲补肾滋阴，与龙眼肉相伍，增加滋阴养血之效，均为臣药；酸枣仁、远志宁心安神；木香理气醒脾，使补而不滞；九香虫理气止痛；莪术、浙贝母、炮穿山甲、山慈菇、夏枯草、绿萼梅消痰软坚散结；金银花、白花蛇舌草、重楼清热解毒，俱为佐药。诸药相合，共奏益气养血，扶正散结之功。

【注意事项】忌食不易消化的食物，外感发热者慎用本方，服药期间不宜同时服用藜芦、乌头、附子或其制剂。

【现代研究】黄芪、白术、茯苓、酸枣仁、金银花、鳖甲、龟甲可增强机体免疫功能；此外，茯苓、鳖甲、龟甲、远志、山慈菇、龙眼肉、大枣、当归、九香虫、莪术、浙贝母、白花蛇舌草、重楼均有一定的抗肿瘤作用；太子参对机体具有"适应原"样作用，能增强机体对各种有害刺激的防御能力；广木香、夏枯草具有抗菌功效；穿山甲可降低血液黏度，具有明显的抗炎镇痛作用。

【用方经验】孙桂芝教授将本方用于治疗乳岩气血不足，正虚邪滞证。孙教授对于乳岩属气血亏损患者，多予归脾汤化裁，主药为黄芪、远志、太子参、炒白术、茯苓、莲子肉、龙眼肉，酌加白芍、当归及消痰软坚散结之品，其认为乳岩的发病多为正虚邪实，因此，治疗上重视标本兼顾，扶正与祛邪并举。

乳宁Ⅱ号（唐汉钧经验方）

【组成】生黄芪 30 g，太子参 30 g，枸杞子 12 g，当归 15 g，鹿角片 9 g，淫羊藿 12 g，莪术 12 g，薏苡仁 12 g，天冬 12 g，蜂房 12 g，八月札 15 g，山慈菇 9 g。

【功效】益气养阴，调摄冲任，扶正祛邪。

【主治】乳岩术后恢复期。

【加减】乳腺癌术后肝气郁结者，加柴胡、郁金、香附、白芍；肝火旺盛者，加山栀、牡丹皮；肝肾亏虚，冲任失调者，加女贞子、生地黄、何首乌、鸡血藤；脾失健运，胃气上逆者，加陈皮、姜半夏、竹茹、紫苏梗、谷芽、麦芽、旋覆花（包煎）、赭石；肺肾亏虚，气阴不足者，加生地黄、沙参、麦冬、五味子、女贞子、墨旱莲；毒邪蕴结者，加重楼、天南星、鹿含草、土茯苓、石见穿、乳香、延胡索；春季外感者，加金银花、连翘、菊花、板蓝根、黄芩、苦丁茶；夏季暑湿者，加藿香、佩兰、苍术、厚朴、绿萼梅、荷叶；秋季燥邪伤肺者，加生地黄、玄参、沙参、百合、天花粉；冬季阳虚畏寒者，加菟丝子、蚕茧、杜仲、熟地黄、何首乌、阿胶（烊化）、龟甲；如睡眠欠佳者，加五味子、酸枣仁、首乌藤；白细胞下降者，加黄精、何首乌、补骨脂；上肢肿胀者，加桑枝、忍冬藤；腰背痛者，加杜仲、菟丝子、续断；咳嗽明显者，加紫菀、款冬花、桔梗；口干渴者，去鹿角片、淫羊藿，加沙参、麦冬、生地黄；纳差者，加焦三仙、鸡内金、砂仁；发热明显者，加白花蛇舌草、蒲公英、败酱草。

【方解】方中重用生黄芪、太子参以甘温益气，健脾养胃，共为君药；枸杞子、当归、天冬滋阴养血，合君药以气血双补，助扶正之力；鹿角片、淫羊藿归肾肝二经，具有补肾壮阳，强筋健骨之功效，以温补肝肾，调摄冲任，为臣药，君臣相合，气、血、阴、阳并补，恢复正气，以助抗邪；佐以莪术、薏苡仁、八月札、蜂房、山慈菇攻毒软坚，解毒散结，以行祛邪之效。诸药相合，共奏益气养阴，调摄冲任，扶正祛邪之功，实乃治疗乳岩术后气血阴阳虚弱，余邪留恋之良方。

【注意事项】孕妇不宜服用本方，服药期间不宜同时服用藜芦或其制剂。

【现代研究】乳宁Ⅱ号通过从分子、细胞、基因等不同的角度，经过多中心的实验及临床观察，结果证明，乳宁Ⅱ号可通过调控小鼠 Ca761 乳腺癌移植瘤细胞的细胞周期来抑制肿瘤的生长，并证明这可能与其调控肿瘤组织 p53 和 ras 基因表达有关，并可明显抑制肿瘤的生长和抗转移，且对化疗药 CTX 有减毒增效的作用，同时，乳宁 II 号对 MA-891 细胞株有较强的杀伤作用，能够抑制 VEGF、f1K-1 的表达，从而抑制肿瘤的血管生成；通过对患者血清的实验观察，证实乳宁 II 号可增加 CD3＋、CD4＋细胞，降低 CD8＋细胞，提高 CD4/CD8 比值，降低血液中 TXB_2 值及 $TXB2/PGF_{1a}$ 比值，还有增加 NK 细胞的趋势，其下调 VEGF、上调 TNF-α、INF-γ 的表达，并对人乳腺癌 MCF-7 的生长有明显的抑制作用，亦对乳腺癌术后绝经期患者的性激素有调整作用，可以提高乳腺癌术后患者免疫功能，调整 T 细胞亚群的平衡，并使 TXA_2 与 PGI_2 的平衡向正常状态恢复，延长乳腺癌患者的生存期。

【用方经验】唐汉钧教授将本方用于治疗乳岩术后恢复期。乳宁 II 号方是唐汉钧教授经过 40 余年的临床经验总结而成的经验方，唐教授认为乳腺癌的发生主要为脏腑功能减退，阴阳气血失调的正虚所致。其过程表现为因虚致积，积因更虚的恶性循环，其病本虚而标实。虚乃全身性，实乃局部性。由于大病、久病、手术、放疗、化疗等耗气伤阴，故乳腺癌的本虚以气虚、气阴两虚多见，标实则不外乎气滞血瘀、痰凝湿聚、热蕴毒结。而其转移则因余邪未清，正不敌邪，而至邪毒旁窜，使正更虚，邪更胜。治疗原则当以扶正祛邪为主。乳宁 II 号以益气养阴，调摄冲任，扶正治本，化痰软坚，消解癌毒，祛邪治标，突出体现了唐汉钧教授的辨证思想和治疗原则。

唐汉钧经验方 1

【组成】柴胡 9 g，香附 9 g，郁金 9 g，八月札 12 g，天冬 12 g，当归 12 g，赤芍 12 g，海藻 12 g，瓜蒌 12 g，莪术 15 g，露蜂房 9 g，山慈菇 15 g，生薏苡仁 12 g。

【功效】疏肝解郁，化痰散结。

【主治】肝郁痰凝证之乳岩。症见乳房触及小椭圆形结块，皮色正常，质地坚硬，边缘欠规则，活动度不大，多见于微小癌、导管内癌、浸润性导管癌。患者时有心情不适，精神忧郁，胸闷不舒，胁肋胀痛，烦躁易怒，舌质红，舌苔黄，脉弦滑。

【加减】若肝火旺盛者，可加山栀、牡丹皮。

【方解】方中柴胡味苦性微寒，归肝胆经，长于疏肝解郁；香附辛苦甘平，归肝脾经，疏肝理气，调经止痛；郁金辛苦性寒，归肝胆心经，活血行气止痛，解郁清心凉血；八月札性味甘寒，亦可疏肝理气除烦，活血止痛，四药合而为君；天冬养阴生津；当归养血活血，调经止痛；赤芍独归肝经，清肝火，散郁结；三药相合，一可滋阴养血以养肝血、敛肝阴、柔肝急，二又可防肝气郁久而伤脾之弊，共为臣药；海藻、瓜蒌、莪术、露蜂房、山慈菇、生薏苡仁为佐，共奏化痰消肿，软坚散结，解毒止痛之功。诸药相合，使肝气疏、痰浊消、郁结除。

【注意事项】月经过多及外感时不宜服用本方，忌食寒凉、生冷食物，服药期间不宜同时服用丁香、藜芦、乌头、附子、甘草或其制剂。

【现代研究】柴胡具有抗炎退热，促进免疫功能的作用；香附可抗炎，解痉镇痛，并有雌激素样作用；郁金多糖具有较强的网状内皮系统激活活性而发挥免疫活性作用；八月札有明显的抗肿瘤作用，对乳腺癌、肝癌、胃癌、食管癌等都有一定的治疗作用；天冬具有抗肿瘤作用，可升高外周白细胞，增强网状内皮系统吞噬功能，有利于抗体形成，增强体液免疫功能；当归可提高机体免疫力，又有促进体液免疫的功效，可发挥抗肿瘤、抗炎、镇痛的作用；赤芍具有抗肿瘤及保肝的作用；海藻含有一种特殊的蛋白质称为亲糖蛋白，海藻的亲糖蛋白能激活淋巴细胞，因而和免疫功能有密切关联，其能抑制肿瘤细胞的增殖，具有抗内毒素及抗肿瘤的作用；瓜蒌可以抗炎抗肿瘤，且瓜蒌皮的体外抗癌效果优于瓜蒌子；莪术具有升高白细胞作用，保肝抗炎抗肿瘤；露蜂房具有镇痛、抗炎的作用；山慈菇对人结肠癌、肝癌、胃癌、肺癌、乳腺癌和卵巢癌的癌细胞具有非选择性中等强度的细胞毒活性；生薏苡仁具有抗肿瘤、免疫调节等作用。

【用方经验】唐汉钧教授将本方用于治疗乳岩肝郁痰凝证。乳房为阳明经所司，乳头为肝经所属，本方所治之证主因情志不畅，肝失调达，郁久伤脾，运化失常，气血瘀滞，痰瘀互结于乳而致。选方用药在疏肝解郁的基础上，配以养血滋阴，化痰散结之品，使肝气得疏，肝胃相合，痰化结消。本证因情志而来，唐汉钧教授临证重视情志致病，其认为"情志致病，亦可愈病"，唐教授临床除以药物治疗外，亦善于帮助患者树立战胜疾病的信心，解除患者的精神负担，使患者保持良好的精神状态，在疾病的治疗过程中起到了良好的辅助作用。

唐汉钧经验方 2

【组成】当归 12 g，赤芍 9 g，仙茅 9 g，淫羊藿 15 g，鹿角片 9 g，柴胡 9 g，香附 9 g，八月札 9 g。

【功效】调摄冲任，行气活血。

【主治】冲任失调证之乳岩。症见乳内结块，质地坚硬，表面高低不平，表皮不红不热，肿块与皮肤粘连，或与深层组织粘连，失去活动度。患者伴有月经不调，经前期乳房胀痛，婚后未生育或有多次流产史，时有烘热汗出，腰背酸痛，舌质淡红，舌苔薄白，脉弦细。

【加减】肝肾亏损者，酌加何首乌、丹参、杜仲、桑寄生、熟地黄、山茱萸、菟丝子。

【方解】方中仙茅、淫羊藿辛温，归肝肾经；鹿角片味咸涩性温，亦归于肝肾二经，肝司血海，肾主冲任，3 药相合，补益肝肾，调摄冲任，共为君药；当归甘辛苦温，养血和血，且气香可理气，为血中之气药；柴胡疏肝解郁，使肝气条达；香附理气解郁，调经止痛，3 药配伍，疏肝理气，养血调经，以助君药调补冲任之力，共为臣药；赤芍苦寒入肝，善于活血散瘀止痛；八月札甘寒，亦可疏肝理气，活血止痛，共奏活血散结止痛之功，为佐。诸药相配，使冲任得调，血虚得养，肝郁得疏，血瘀得散。

【注意事项】月经过多者及外感时不宜服用本方，忌食寒凉、生冷食物，服药期间不宜同时服用藜芦或其制剂。

【现代研究】当归含有兴奋子宫和抑制子宫的两种成分，当归多糖具有补血及调节免疫和物质代谢的功能，其含有的有机酸类成分阿魏酸具有抗菌、抗病毒，调节免疫的作用；赤芍正丁醇提取物具有抗肿瘤作用；仙茅可以增强免疫功能，并发挥抗炎作用；淫羊藿多糖有增强机体免疫功能的作用，其通过对脾脏抗体生成细胞的影响，既增加脾脏抗体生成细胞数，又可促进每个浆细胞产生抗体；鹿角片具有抗炎作用；柴胡可抗炎退热，促进免疫功能及抗肝损伤；香附抗菌、抗炎，有雌激素样作用，并可使子宫收缩力减弱、肌张力降低；八月札为抗肿瘤的有效中草药。

【用方经验】唐汉钧教授将本方用于治疗乳岩冲任失调证。因冲为血海，任主胞胎，冲任之脉隶于肝肾，冲任失调，肝肾受损，月经不调，气血不畅，经络阻塞而发病，因此治以调摄冲任，行气活血。

唐汉钧经验方 3

【组成】香附 9 g，贝母 15 g，土茯苓 30 g，生薏苡仁 15 g，金银花 15 g，凤尾草 15 g，重楼 15 g，夏枯草 9 g，蛇六谷 30 g，露蜂房 9 g，生黄芪 30 g，白花蛇舌草 15 g，当归 15 g，莪术 30 g，生甘草 6 g。

【功效】解毒扶正，化痰散结。

【主治】毒邪蕴结证之乳岩。症见乳房肿块坚硬，表面高低不平，状如堆粟，岩肿破溃，血水淋漓，臭秽不堪，创面坚硬，色紫，剧痛，多见于硬癌、炎性癌晚期。伴有心烦易怒，面红目赤，胁肋窜痛，舌质暗红，舌苔薄黄，脉弦滑数。

【加减】疼痛剧烈者，可加乳香、没药、延胡索；肿块坚硬者，加三棱、莪术、石见穿；皮肤溃疡渗血水者，加血余炭、茜草根、仙鹤草。

【方解】方中黄芪味甘性微温，归肺脾肝肾之经，补中益气，托疮生肌；当归性温味

外科国医圣手时方

辛甘，归心肝脾经，补血活血，调经止痛，两者相合，补益气血，扶正养虚，为君药；土茯苓解毒除湿；金银花、白花蛇舌草、凤尾草清热解毒；重楼清热解毒，消肿止痛；露蜂房亦可攻毒止痛，上药相合，使毒邪得清，与君药相配伍，有攻中寓补，攻而不伐之意，为臣；香附疏肝理气；夏枯草清肝散结；贝母、蛇六谷化痰散结；生薏苡仁清热排脓；莪术破血行气止痛，诸药可散郁结、化痰浊、破瘀血，为佐药；甘草清热解毒，调药和中，为使。诸药相合，扶正而不留邪，祛邪而不伤正，共奏解毒扶正，化痰散结之功。

【注意事项】月经过多者慎用本方，服药期间不宜同时服用大戟、芫花、甘遂、海藻、乌头、附子或其制剂。

【现代研究】香附具有抗炎镇痛的作用，其中香附挥发油有轻度雌激素样活性；贝母醇提物对金黄色葡萄球菌和大肠埃希菌有明显的抑制作用，平贝总碱有一定的抗溃疡作用；薏苡仁的乙醇提取物及丙酮提取物具有抗肿瘤作用，其含有的多糖成分可抗补体活性，发挥调节免疫力的作用；土茯苓具有抗肿瘤的作用；金银花可抗炎解热，加强免疫功能；凤尾草具有抗菌、抗肿瘤的作用；重楼具有抗菌、抗炎作用，其水及醇提物可抗肿瘤，重楼皂苷是其主要有效成分，重楼皂苷Ⅰ、Ⅱ具有细胞毒活性，重楼皂苷Ⅰ～Ⅲ及β-蜕皮激素具有免疫调节活性；夏枯草可抗病原微生物；蛇六谷具有明显的抗肿瘤作用；白花蛇舌草亦可抗肿瘤及抗菌消炎；露蜂房具有一定的抗炎镇痛功效；生黄芪可增强特异性、非特异性免疫功能，增强肾上腺皮质功能及抗疲劳、抗溃疡、抗肿瘤的作用；当归总酸即可提高机体免疫功能，又有起到促进体液免疫的作用，同时，当归具有一定的抗炎镇痛、抗肿瘤的作用；莪术有直接杀瘤细胞的作用，还能增强瘤细胞的细胞免疫原性，从而诱发或促进机体对肿瘤的免疫排斥反应；甘草可调节机体免疫功能，甘草甜素具有一定的解毒作用。

【用方经验】唐汉钧教授将本方用于治疗乳岩毒邪蕴结证。唐汉钧教授强调临床上需因人、因时、因地制宜，既不能盲目地重用有毒的峻猛攻逐的药物，企图在短时间内消除肿瘤，这样必耗气伤阴败胃；也不能一味地用补益药，促使肿瘤生长。唐教授在选用苦寒的半枝莲、白花蛇舌草等清热解毒类药物时，常佐以党参、炒白术、茯苓、黄芪等益气健脾药；在应用活血化瘀药时，如莪术、桃仁等，时间不宜久，需佐以扶正的太子参、黄芪等。这样"攻中寓补，攻而不伐"。如果一味妄攻，无视病机所在，往往导致治疗的失败。根据患者体质强弱，病程长短，肿瘤状况及手术后放化疗的具体情况，全面考虑确定扶正与祛邪的主次。一般来说，乳岩早期应以祛邪为主，中期攻补兼施，晚期重在扶正。

唐汉钧经验方 4

【组成】香附 9 g，贝母 12 g，太子参 30 g，生黄芪 30 g，白术 15 g，茯苓 15 g，当归 12 g，白芍 12 g，熟地黄 15 g，蛇六谷 30 g，大枣 20 g，生薏苡仁 15 g，生甘草 6 g，白花蛇舌草 30 g。

【功效】滋补气血，解毒散瘀。

【主治】气血两虚证之乳岩。症见肿块延及胸胁，腋下肿块累累，乳房肿块与胸壁粘连，推之不动，乳房遍生结节，皮肤出现溃疡、结节，多见于晚期乳癌、淋巴结转移、恶液质等。伴有头晕目眩，心悸气短，面色㿠白，神疲乏力，失眠盗汗，舌质淡，舌苔白腻或无苔，脉沉细无力。

【加减】脾失健运者，可加陈皮、姜半夏、紫苏梗、鸡内金、谷麦芽；肺肾阴虚者，可加生地黄、沙参、麦冬、五味子、山茱萸、女贞子、墨旱莲。

【方解】方中黄芪、太子参与熟地黄相配，益气养血，共为君药；白术、茯苓、薏苡仁健脾益气，协黄芪、太子参益气补脾；当归、白芍、大枣养血和营，助熟地黄补益阴血，均为臣药；佐以香附理气解郁；贝母、蛇六谷化痰散结消肿；白花蛇舌草清热解毒；甘草益气和中，调和诸药，为使药。诸药相合，共奏益气养血，理气化瘀，解毒散结之功。

【注意事项】外感发热者不宜服用本方，服药期间不宜同时服用大戟、芫花、甘遂、海藻、乌头、附子、藜芦或其制剂。

【现代研究】香附所含有的三萜类化合物可解热镇痛，且有抗炎、抗菌及雌激素样作用；贝母醇提物有明显的抑菌作用，平贝总碱有一定的抗溃疡作用；太子参总提取物有明显的增强免疫作用，其对机体具有"适应原"样作用，能增强机体对有害刺激的预防能力，增强人体内的物质代谢；生黄芪能明显增强细胞免疫及非特异性免疫功能，且具有一定的抗溃疡、抗肿瘤的作用；白术亦可抗溃疡、抗肿瘤，增强机体免疫功能；茯苓具有增强免疫的作用，具有明显的抗肿瘤活性；当归即可抗炎镇痛，又能抗肿瘤，提高机体的免疫力；白芍总苷具有一定抗肿瘤作用及免疫调节作用；熟地黄中多糖成分可明显增强和改善免疫功能；生薏苡仁对癌细胞有阻止成长及伤害作用；蛇六谷的水提取液经醇沉淀后的浓缩制剂具有抗肿瘤作用；白花蛇舌草对急性淋巴细胞型、粒细胞型、单核细胞型以及慢性粒细胞型的肿瘤细胞都有较强的抑制作用；大枣富含三萜类化合物和二磷酸腺苷，三萜类化合物大都具有抑制癌细胞的功能；甘草可调节机体免疫功能，甘草浸膏、甘草甜素、甘草次酸等具有肾上腺皮质激素样作用。

【用方经验】唐汉钧教授将本方用于治疗乳岩气血两虚证。唐教授治疗乳腺癌擅用对药。如：①菊花和生地黄。菊花味苦甘，性凉，有清热解毒、疏风平肝之效；生地黄味甘，性寒，清热凉血，滋阴补肾，两者合用治疗乳腺癌兼有热象者。②白花蛇舌草和半枝莲。白花蛇舌草味苦甘，性寒，清热解毒，利湿；半枝莲味辛、苦，性寒，清热解毒，散瘀止血，利尿消肿。二药合用，抗肿瘤疗效显著。③蒲公英和夏枯草。蒲公英清热解毒，又善消肿散结；夏枯草平肝，解郁积，且长于清热散结。两药配伍，清热平肝，解郁散结，常用于肝郁火旺之证。④山慈菇和浙贝母。山慈菇味甘、微辛，性寒，有小毒，有化痰散结、解毒消肿功效；浙贝母味辛、

苦，性微寒，二药伍用，可散郁清热，消痰散结，用于各个阶段的乳腺癌。⑤桑寄生和桑枝。桑寄生补肝肾，强筋骨，桑寄生以补为要；桑枝横行四肢，行津液，利关节，通络止痛，以通为主。二药参合，一补一通，相互为用。⑥熟地黄和砂仁。熟地黄甘温黏腻，补益肝肾，滋阴养血，生精补髓；砂仁辛散温通，芳香理气，行气和中，开胃消食。以砂仁辛散之性，去熟地黄黏腻碍胃之弊，二药伍用，补血、滋肾、开胃之力甚妙。

王玉章经验方

【组成】柴胡 10 g，杭白芍 10 g，丝瓜络 10 g，香附 10 g，郁金 10 g，青皮 15 g，陈皮 15 g，首乌藤 30 g。

【功效】疏肝健脾，化痰散结。

【主治】肝郁脾虚，气滞痰凝证之乳岩。症见左乳头内陷可扪及肿块，质硬如石，边界不清，与皮肤及皮下组织粘连，呈橘皮样改变，双腋下可扪及多个蚕豆大小的淋巴结，质硬，推之可移。患者形体消瘦，面色晦暗，倦怠乏力，纳食无味，失眠多梦，舌苔薄白，脉沉细。

【加减】若疼痛剧烈者，可加乳香、没药、延胡索；若肿块坚硬者，加三棱、莪术。

【方解】方中柴胡味苦性微寒，归肝胆经，长于疏肝解郁，为君药；香附辛苦甘平，归肝脾经，疏肝理气，调经止痛；郁金辛苦性寒，归肝胆心经，活血行气止痛，解郁清心凉血；青皮苦辛而温，归肝胆胃经，疏肝破气，消积化滞，三药合而为臣，共助君药疏肝解郁，行气止痛之力；陈皮健脾理气，燥湿化痰；杭白芍酸苦而甘，柔肝止痛，养血调经；丝瓜络通络止痛，化痰散结；首乌藤养心安神，通经活络止痛，均为佐药，以助君臣健脾理气，化痰散结之力。诸药配伍，使肝疏脾健，痰化结散，是治疗肝郁脾虚，气滞痰凝证之乳岩的良方。

【注意事项】气虚及月经过多者不宜服用本方，服药期间不宜同时服用藜芦、丁香或其制剂。

【现代研究】柴胡具有抗炎退热，促进免

外科国医圣手时方

外科国医圣手时方

疫功能的作用；白芍总苷具有一定抗肿瘤作用及免疫调节功效；丝瓜络含有木聚糖、甘露聚糖，均可增强机体免疫功能，保肝；香附可抗炎，解痉镇痛，并有雌激素样作用；郁金多糖具有较强的网状内皮系统激活活性而发挥免疫活性作用；青皮含有的挥发油能刺激胃肠道，促进消化液分泌及胃肠积气排除而呈健胃作用，且可舒张胆囊平滑肌，增加胆汁流出量而发挥利胆功效；陈皮含有黄酮类物质及挥发油，可调节胃肠平滑肌运动，助消化，抗溃疡，保肝利胆，祛痰；首乌藤有一定镇静的功效。

【用方经验】王玉章教授将本方用于治疗乳岩肝郁脾虚，气滞痰凝证。王教授认为在临证要抓住早期以消为贵的原则，在发现乳房肿块，坚硬如石，推之不移，虽无明显全身症状时，也应积极治疗，切勿错过良好的治疗时机。根据多年临床经验，王玉章教授认为本病属阴毒之证。在治疗方面，要始终固护脾胃，脾胃乃后天之本，气血生化之源，只有正气充足，方能抗邪，病势才能得以稳定或减退，故常常攻补兼施，消补并用。但不宜攻伐太过，损耗正气，临床常选陈皮、山药、云苓、白术之品。乳岩术后，因淋巴回流受阻，气血流通不畅，血瘀阻络，而出现上肢肿胀麻木，疼痛沉重，活动受限，此多属术后气血两亏，经络受阻，应施以调补气血，温经通络之法，常选用木瓜、丝瓜络、独活、路路通等温通经络，川芎、红花等养血活血化瘀，当归、熟地黄、玄参、白芍等调补气血。至于术后伤口感染，久不愈合者，此乃正气虚弱，外邪乘虚而入，毒邪侵伤骨骼所致，常选用生黄芪、北沙参、云苓、白术、金银花、白花蛇舌草等养阴益气，扶正祛邪而达到治愈目的。

许芝银经验方

【组成】当归 10 g，白芍 10 g，太子参 10 g，黄芪 20 g，白术 10 g，茯苓 10 g，猪苓 10 g，半枝莲 20 g，露蜂房 10 g，木馒头 10 g，地骨皮 10 g，白花蛇舌草 20 g，玉竹 10 g，黄精 10 g，首乌藤 20 g，酸枣仁 10 g，焦谷芽 10 g，甘草 5 g。

【功效】补气养阴，抑癌。

【主治】气血两虚证之乳岩术后。多见于乳岩术后，症见乳癌手术及化疗后，经停。伴烦躁，面色白，自觉乏力，纳眠差，盗汗，口干舌燥，舌质红，少苔，脉细弱。

【加减】若失眠多梦、心悸怔忡、五心烦热者，加茯神；若消瘦乏力、舌淡脉虚、纳谷不香者，加党参、山药、焦山楂；若肝气不舒、郁郁寡欢，加合欢花、郁金、绿萼梅、玫瑰花；若阴虚盗汗、手足心热者，加浮小麦、糯稻根。

【方解】方中黄芪味甘性微温，归肺脾肝肾之经，补中益气，为君药；白术甘苦温，归脾胃经，益气健脾；太子参补气健脾，生津润肺；黄精补气养阴，健脾，上药相合，与君药相配伍，以增强其补中益气之功，为臣；血为气之母，气虚时久，营血亦亏，故用当归、白芍养血和营，协黄芪以补气养血；茯苓、猪苓、焦谷芽健脾利湿，消食和中，使诸药补而不滞；白花蛇舌草、半枝莲、露蜂房清热解毒，攻毒散结；木馒头解毒消肿；地骨皮凉血除蒸，清肺降火，养阴敛汗；首乌藤配酸枣仁、玉竹，滋心阴、宁心神，养肝敛汗，共为佐药；甘草益气和中，调和诸药，为使。诸药合用，甘温益气，养血和营，温补气血，诸症皆愈。

【注意事项】阴虚发热及内热炽盛者不宜服用本方，服药期间不宜同时服用藜芦、海藻、大戟、甘遂、芫花或其制剂。

【现代研究】黄芪、太子参、白术可增强机体的免疫功能；当归具有抑制血小板聚集，降低血浆纤维蛋白原浓度，且能显著促进血红蛋白及红细胞生成，其亦可提高机体免疫，促进体液免疫功能，并有一定的抗肿瘤功效；猪苓对癌细胞有细胞毒活性作用，其亦可抗炎；茯苓多糖、羧甲基茯苓多糖有抗肿瘤功效；白芍可抗菌，解痉，镇痛，调节免疫机能；白花蛇舌草抗菌消炎，抗肿瘤；酸枣仁能增强体液免疫和细胞免疫功能，可明显增强单核巨噬细胞的吞噬功能；木馒头含有人体所必需的多种氨基酸，矿质元素极为丰富，可抑制肿瘤细胞生长；地骨皮降血糖、降血脂，抗病原微生物；首乌藤有一定的镇静功效；谷芽含有多种淀粉酶，可促进消化；蜂房、半枝莲具有显著的抗癌作用；黄精降血压、降血糖、降血脂，防止动脉粥样硬化，延缓衰老，黄精多糖亦具有免疫激活作用；玉竹具有提高巨噬细胞的吞噬百分数和吞噬指数，促进干扰素合成，抑制结核分枝杆菌生长及抗衰老等功效；甘草可抗炎、抗病毒，保肝解毒及增强免疫功能。

【用方经验】许芝银教授将本方用于治疗乳岩术后气血两虚证。许教授认为正气虚为乳腺癌发病之根本，"邪之所凑，其气必虚"，故在治疗上既要注意消除外在致病的因素，顾及局部病灶，更要重视调动和提高人体自身的抗肿瘤能力，调节机体内环境，增强机体免疫作用。许教授在治疗上始终强调抑癌为辅，因癌症发生的基础在于正虚邪实，邪气包括存在于外界或由人体内产生的可致病的因素，它可导致人体生理功能失常、脏腑组织及功能的损坏，甚至可改变人体体质类型，因此"实则泻之"，故在补益正气的同时应用抑癌之品以消除余邪的侵袭及抑制亢奋的病理反应。同时，其还非常重视乳癌患者的精神调养，由于人体是以五脏为中心的有机整体，故情志活动与五脏精气的关系最为密切，不良情志可导致脏腑精气阴阳功能失常，气机运行失调，故临床教导患者应以平和的心态泰然对之，积极参加适当的体育锻炼及社交活动，均有助于乳腺癌患者增强机体抵抗力，助于疾病的康复。总之，许芝银教授认为乳腺癌为虚实夹杂之症，正虚为发病之根本，邪实为发病之条件，故治疗大法应为培补正气，驱除邪实，使人体阴阳重归平衡。

郑卫琴经验方 1

【组成】生黄芪 30 g，当归 12 g，太子参 30 g，白术 15 g，猪苓 15 g，茯苓 15 g，柴胡 10 g，生薏苡仁 30 g，郁金 10 g，白芍 15 g，浙贝母 15 g，山海螺 30 g，漏芦 12 g，香茶菜 15 g，枸杞子 15 g，野荞麦根 20 g，穿山甲 10 g，大枣 30 g。

【功效】疏肝健脾，解毒散结。

【主治】肝郁痰凝，脾弱湿困证之乳岩。乳岩术后症伴形体消瘦，面色欠华，头昏乏力，胸闷易烦，纳谷不香，舌质暗红，舌苔白腻，脉弦细。

【加减】气郁明显者，可加八月札、佛手、青皮、香附、合欢皮。

【方解】方中黄芪益气；当归养血，同补气血，共为君药；太子参、白术、茯苓、薏苡仁健脾益气；白芍、大枣、枸杞子滋阴养血，以助脾胃生化气血，扶正以祛邪，正所谓"正气存内，邪不可干"，为臣；佐以柴胡、郁金疏肝理气，漏芦、香茶菜、野荞麦根、山海螺清热解毒消肿，疏通乳络；猪苓渗湿消肿；浙贝母、穿山甲祛瘀散结；全方共奏益气养血，疏肝理气，解毒活血散结之功效，使气血渐复。

【注意事项】孕妇及外感发热者不宜服用本方，服药期间不宜同时服用藜芦、丁香、乌头、附子或其制剂。

【现代研究】黄芪、太子参、白术、柴胡、枸杞子可增强机体的免疫力；当归可促进血红蛋白及红细胞的生成，并有一定的抗肿瘤作用；猪苓对癌细胞有细胞毒活性作用，并可抗菌、抗炎；茯苓多糖、羧甲基茯苓多糖有抗肿瘤作用；薏苡仁可抗肿瘤，并具有免疫活性作用；郁金可降血脂，其提取物有抗肿瘤作用；白芍可扩张冠状动脉，抗菌镇痛，亦可保肝；浙贝母有抗肿瘤及逆转癌细胞耐药作用，可抗溃疡、抗炎镇痛；山海螺对移植性小鼠肉瘤 S-180 有抑制作用；漏芦蜕皮甾酮有免疫调节作用；香茶菜中有效成分溪黄草素 A、尾叶香茶菜素 A 具有抗癌活性；野荞麦根、穿山甲抗炎疗效明显；大枣中含有丰富的环磷酸腺苷，它能调节细胞的分裂繁殖，有助于癌变的细胞向正常细胞转化。

【用方经验】郑卫琴教授将本方用于治疗乳岩肝郁痰凝，脾弱湿困证。郑教授认为妇人乳疾，与肝的关系最为密切。"女子以血为本，以肝为先天"，乳腺疾病肝气郁结之象往往易见。患者乳腺肿块的大小、硬度及疼痛常受情绪的影响，且易在焦虑、紧张、郁怒

外科国医圣手时方

时诱发，患者自觉肿块增大，双乳发胀，结硬加重，并伴有两胁胀痛，胸闷不适等。因此，治疗中疏肝理气解郁显得尤为重要。郑教授遵从肝"体阴用阳"之特性，临床上常用白芍、当归养血柔肝；柴胡、郁金行气疏肝；并随证配以八月札、佛手、青皮、香附、合欢皮等治之，每取良效。郑教授认为乳腺癌患者术后仍处于正气亏虚，余毒未清的状态，治疗当以扶正祛邪兼顾，旨在防止复发和转移。手术耗气伤血难免，术后化疗虽祛邪势猛，但更易伤正。化疗引起的消化道反应和骨髓抑制均属虚证之表现。故补气健脾是乳腺癌术后扶正之关键。常用黄芪、太子参、当归、白术、猪苓、茯苓、薏苡仁、大枣等。肾、脾二脏又为人体先、后天之本，此二脏虚，则人体俱亏。故郑教授常于健脾方剂之中加入补肾之药，如山药、生地黄、菟丝子、肉苁蓉、补骨脂、枸杞子等，使先天得固，则先、后天平衡，正气充盈，祛邪、抗邪有力。

郑卫琴经验方 2

【组成】黄芪 30 g，太子参 30 g，山茱萸 10 g，鳖甲（先煎）15 g，法半夏 10 g，薏苡仁 20 g，山慈菇 15 g，甲珠（先煎）10 g，蜂房 10 g，麦冬 15 g，天冬 15，蜈蚣 2 条，沙参 20 g，柴胡 10 g，郁金 10，白蒺藜 15 g。

【功效】补益肝肾，益气养阴，解毒消痰，化瘀散结。

【主治】肝肾亏虚，气阴两伤，癌毒痰瘀互结证之乳岩。乳岩术后症伴右胸部阵发性牵掣疼痛，乏力，头晕，口干，舌质暗，舌苔黄腻，中有剥苔，脉细滑。

【加减】气虚明显者，加白术、茯苓；血虚明显者，加当归、大枣；阴虚内热，潮热汗出，五心烦热者，加知母、地骨皮、白薇。

【方解】方中以黄芪、太子参、沙参益气养阴扶正，为君药；鳖甲、麦冬、天冬、山茱萸培补肝肾之阴，以助君药，为臣；佐以柴胡、郁金、白蒺藜疏肝解郁；法半夏燥湿化痰；薏苡仁健脾益气，亦可消痈排脓；甲珠散结通络；山慈菇、蜂房、蜈蚣攻毒。诸药相合，体现扶正固本，尤其重在补益肝肾与脾胃的中医"治未病"之既病防变的思想。

【注意事项】孕妇及外感者不宜服用本方，服药期间不宜同时服用藜芦、乌头、附子、丁香或其制剂。

【现代研究】黄芪、太子参、柴胡可提高机体免疫功能；山茱萸在体外有杀死腹水癌细胞的作用；鳖甲、蜂房、山慈菇、半夏亦可抗肿瘤；薏苡仁的水提物有免疫调节作用，其乙醇提取物、丙酮提取物对实体肿瘤有明显抑制作用；甲珠抗炎疗效明显；蜈蚣对网状内皮细胞机能有增强作用，其注射液对肿瘤细胞有抑制作用；麦冬可增强体液免疫和细胞免疫，麦冬须水溶液对 NIH 纯系小鼠接种 S180 和 EAC 癌细胞的白细胞和 T 细胞均有明显的提高；天冬、沙参亦有抗肿瘤作用；郁金可降血脂，并有一定的抗癌功效；白蒺藜有效成分哈尔明盐酸盐对癌细胞株的生长具有抑制作用。

【用方经验】郑卫琴教授将本方用于治疗乳岩肝肾亏虚，气阴两伤，癌毒痰瘀互结证。郑教授认为乳腺癌术后，瘤体虽已切除，但"补消结合"的治法仍需贯穿全程。乳癌之肿块以痰、瘀、毒邪为主。痰既是病理产物，又是致病因素。其病理表现变化多端，常见痰气交阻、痰毒内蕴、痰瘀互结的征象。郑教授常以理气化痰、清热解毒、活血化瘀相结合，以加强祛邪之力。辨证选药时，选择具有抗癌抑癌作用的药物。同时，亦不忘培补肝肾，调补气血，做到扶正与祛邪兼顾。

第五章 周围血管疾病

第一节 脱 疽

脱疽是指发生于四肢末端，严重时趾（指）节坏疽脱落的一种慢性周围血管疾病，又称脱骨疽。相当于西医学的血栓闭塞性脉管炎、闭塞性动脉硬化症和糖尿病足。本病多由素体脾气不健、肾阳不足，又加外受寒冷、寒湿之邪侵袭而发病，脾肾阳气不足，不能温养四肢，复受寒湿之邪，则气血凝滞，经络阻塞，不通则痛，四肢气血不充，失于濡养则皮肉枯槁，坏死脱落。若寒邪久蕴，则郁而化热，湿热浸淫，则患趾（指）红肿溃脓。热邪伤阴，病久可致阴血亏虚，肢节失养，干枯萎缩。总之，本病的发生以脾肾亏虚为本，寒湿外伤为标，而气血凝滞、经脉阻塞为其主要病机。本病多见于青壮年男性、老年人及糖尿病患者，好发于四肢末节，下肢多于上肢。初起时四肢末端发凉、怕冷、疼痛、麻木，间歇性跛行，继则疼痛剧烈，日久患趾（指）坏死变黑，甚至趾（指）节脱落。本病轻症可单用中药治疗，重症应中西医结合治疗。

四妙勇安汤加味（尚德俊经验方）

【组成】金银花 30 g，玄参 30 g，当归 15 g，赤芍 15 g，牛膝 15 g，黄柏 10 g，黄芩 10 g，栀子 10 g，连翘 10 g，苍术 10 g，防己 10 g，紫草 10 g，生甘草 10 g，红花 6 g，木通 6 g。

【功效】清热利湿，活血化瘀。

【主治】闭塞性动脉硬化症、血栓闭塞性脉管炎和糖尿病性坏疽等疾病湿热下注证。

【方解】方中金银花甘寒入心，善于清热解毒，玄参泻火解毒，故重用为君药，当归活血散瘀，甘草清解百毒，配金银花以加强清热解毒之力，用量亦不轻，四药合用，既能清热解毒，又能活血散瘀，是治疗脱疽的良方。同时连翘清热解毒，赤芍、牛膝、红花、紫草活血通络，黄柏、黄芩、栀子、苍术、木通、防己清热利湿。全方合用共奏清热利湿，活血化瘀之功。

【注意事项】本方适用于肢体动脉闭塞性疾病出现肢体坏疽感染，局部红肿疼痛，相当于Ⅲ期（坏死期）1级闭塞性动脉硬化症，嘱咐患者注意保护患肢，不要搔抓患处，抬高患肢。

【现代研究】1. 现代药理研究：方中金银花具有抗病原微生物作用，对多种致病菌如金黄色葡萄球菌、溶血性链球菌、大肠埃希菌等均有一定抑制作用，而且具有明显抗炎性渗出和抗增生的作用；玄参具有扩张外周血管，缓解动脉血管痉挛，增强心收缩力等作用；当归能够增加外周血流量和减少血管阻力，同时具有降血脂、抗实验性动脉粥样硬化、抑制血小板聚集、降低血液黏滞性以及抗炎和抗菌作用；川牛膝有降低血压、利尿、抗凝、降低血糖、抗炎、镇静等作用；赤芍有抗血栓形成、抗血小板聚集、降血脂和抗动脉硬化作用；黄柏有抗菌、抗溃疡作用；黄芩有抗菌、降压、抗血小板聚集、降脂等作用；栀子有抗菌、利胆、镇静、降压等作用；连翘有抗病原微生物、抗炎、解热、强心、降压、保肝等作用；苍术有抑菌、抗溃疡、调整胃肠运动功能和保肝作用；防己有镇痛、消炎、增强心肌收缩力、降压、扩血管等作用；紫草有抗病原微生物、抗凝、抗肿瘤、降血糖作用；木通有抗菌、利尿作用；红花有轻度兴奋心脏、降低冠状动脉阻力、增加冠状动脉流量、降压、抗凝、抗血栓、抑制血小板聚集、降血脂、镇静、镇痛等作用；甘草有抗炎、抗变态反应、解毒、类肾上腺皮质激素和调节免疫等作用。

2. 实验研究：本方可以降低血栓闭塞性脉管炎湿热型和血瘀型患者的血浆黏度，促使血管扩张，降低血管阻力，增加循环血流量，调节血脂。此外还具有抑制小鼠腹腔毛细血管通透性增高、降低炎性组织中前列腺素 E$_2$ 的含量及抗炎、镇痛、抑菌和解毒等作用。

【用方经验】尚德俊教授认为闭塞性动脉硬化症湿热下注证是在肢体缺血、瘀血的基础上，肢体发生轻度坏疽继发感染，灼热疼痛，宜清热活血法治疗，用四妙勇安汤加味治之，能够有效地消除组织炎症，改善血液循环，控制坏疽感染。临床可配合应用四虫片、通塞脉片、山莨菪类片等药物，以祛瘀通络、解痉止痛，改善肢体血液循环和微循环状态，促进肢体侧支循环建立。

丹参通脉汤（尚德俊经验方）

【组成】丹参 30 g，赤芍 30 g，黄芪 30 g，桑寄生 30 g，当归 30 g，鸡血藤 30 g，郁金 15 g，川芎 15 g，川牛膝 15 g。

【功效】益气活血，化瘀通络。

【主治】闭塞性动脉硬化症Ⅱ期，证属气虚血瘀。

【方解】方中丹参苦，微寒，功能养血活血，化瘀止痛；赤芍凉血活血，散瘀止痛；黄芪甘，微温，益气固表，三药重用为君药，具有益气活血作用。配合当归、鸡血藤、川芎活血化瘀，共辅君药化瘀通络。桑寄生补肝肾，强筋骨，郁金行气化瘀，川牛膝活血化瘀，兼引药下行。全方合用，共奏益气活血、化瘀通络之功。

【注意事项】湿热毒蕴者，不宜使用本方。

【现代研究】1. 现代药理研究：丹参有强心、扩血管、抗血栓、改善微循环、降血脂和抗菌等作用；赤芍有抗血栓形成、抗血小板聚集作用及降血脂抗动脉硬化作用，黄芪有增强机体免疫功能、保肝、利尿、抗衰老、抗应激、降压、扩血管和较广泛的抗菌作用；桑寄生有降压、增加冠状动脉流量、增强心肌收缩力、抑制血小板聚集、抗血栓形成以及抗肿瘤作用；当归能够增加外周血流量和减少血管阻力，同时具有降血脂、抗实验性动脉粥样硬化、抑制血小板聚集、降低血液黏滞性以及抗炎和抗菌作用；鸡血藤有增加红细胞和血红蛋白、降压、调节血脂、抗肿瘤等作用；郁金具有调节血脂、抗真菌作用；川芎具有强心、增加血流量、镇静、抗菌、抗放射、利尿作用；川牛膝有降低血压、利尿、抗凝、降低血糖、抗炎、镇静等作用。

2. 临床研究：李彦洲等观察丹参通脉汤对下肢动脉硬化闭塞症介入术后疗效的影响。将 41 例下肢动脉硬化闭塞症血瘀证随机分为治疗组 21 例和对照组 20 例，治疗组口服丹参通脉汤，对照组 20 例未服用中药。比较两组治疗前后证候评分及 ABI、PLT、FIB、血脂等相关指标的变化。结果治疗组 21 例中临床痊愈 5 例，显效 14 例，有效 2 例，总有效率 100%，对照组 20 例中临床痊愈 1 例，显效 9 例，有效 8 例，无效 2 例，总有效率 90%，两组疗效比较有显著性差异（$P <$ 0.01）。研究结果表明丹参通脉汤对血瘀型下肢动脉硬化闭塞症介入术后有较好疗效。

【用方经验】尚德俊教授认为Ⅱ期 ASO 主要病因病机为年老体衰，气虚不充，经脉痹阻，阳气不达四末，失于濡养而成脉痹之证。表现为瘀阻而体弱气虚（气虚血瘀），将活血法与补气法配合应用，以补其不足，攻其瘀滞，攻补兼施，目的在于消除瘀阻，流通血脉，调和气血。活血法与补气法联合应用，使元气健旺，增强和改善血液循环，提高活血化瘀法的疗效，能够消瘀血而不伤正气。临床应用时可将本方中药渣煎汤温洗患肢，同时配合应用通脉安片、通塞脉片、山莨菪碱片或应用丹参注射液静脉滴注，以增强活血化瘀之力。这体现了尚老整体辨证论治与药物静脉滴注相结合，内治疗法与外治疗法相结合的临床思辨特点。

清脉 791-1 冲剂（奚九一经验方）

【组成】垂盆草、甘草。

【功效】祛邪解毒，清热化湿。

【主治】血栓闭塞性脉管炎和闭塞性动脉硬化症急性期，证属真热假寒，湿热壅塞。

【加减】湿热重者可加金银花、苦参、半边莲、玄参、胡黄连、茵陈、田基黄等。

【方解】方中垂盆草性凉味甘，功能清热解毒、消肿利尿、排脓生肌，用量宜大。甘草性平，功能清热解毒。全方虽只有两味药，但用药精纯，切中病机。

【注意事项】阳虚寒凝者，不宜使用本方。

【现代研究】1. 现代药理研究：方中垂盆草有保肝、抗菌作用，对葡萄球菌、链球菌、伤寒沙门菌、白念珠菌等均有抑制作用；甘草有抗炎、抗变态反应、解毒、类肾上腺皮质激素和调节免疫等作用。

2. 实验研究：清脉791－1冲剂干预人脐带静脉内皮细胞分泌前列环素（PGI_2）和血栓素 B_2（TXB_2）表达的观察表明，清脉791－1冲剂能促进内皮细胞分泌 PGI_2 和 TXB_2（$P<0.05$），说明清脉791－1冲剂的作用机理与保护血管内皮细胞、调节 PGI_2/TXB_2 平衡系统，因而降低血小板聚集性，抑制血栓形成。

【用方经验】奚九一教授认为血栓闭塞性脉管炎急性发作期患肢进行性缺血，临床表现为患肢麻木、疼痛、间歇性跛行、发凉、怕冷、皮色苍白、发绀、坏疽、静息痛等症状。其病机实质是由于风、寒、热邪夹湿，侵袭络脉，郁而化热（热极生毒），热熬营血生瘀（即瘀因热生），致络脉痹阻，阳气不能敷布于表所致，四肢厥冷的病机为热壅络脉、热深厥深的真热假寒证（里实热证）。治疗上祛邪为先，清除络脉湿热、热毒，因为邪为标、瘀为变，忌过早用大量活血药攻瘀，以防激起恶化，要选用针对本病病因病理的主药，集中药力，少而精，避免法多方多，作用分散，要不泥于瘀，不拘于寒，不迷于虚。

阳和通脉汤（赵尚华经验方）

【组成】制附子10 g，桂枝10 g，川牛膝12 g，麻黄6 g，丹参30 g，鸡血藤30 g，红花10 g，地龙10 g，当归15 g，赤芍15 g，炮甲珠10 g，甘草6 g。

【功效】温阳散寒，活血通络。

【主治】血栓闭塞性脉管炎阳虚寒凝证。

【加减】若寒重者，加鹿角霜、肉桂、细辛；肌肉萎缩者，加党参、山药、苍术。

【方解】方中制附子大辛大热，峻补元阳，内逐寒湿，外散风寒，温通止痛；桂枝辛甘温，助阳散寒，引药上行，通畅血脉；川牛膝下行活血，三药合用为君。麻黄辛温，散寒而温通；丹参、鸡血藤、地龙、红花活血化瘀，共辅君药温通经络。炮甲珠通经散结，直达病所；当归、芍药既通血脉，又养血柔筋，以制附子之燥烈，并为佐药。甘草解毒，调和诸药为使药。全方共奏温元阳、破癖冷、通血脉、祛冷痛之功。

【注意事项】湿热毒蕴者，不宜使用本方。

【现代研究】现代药理研究：方中制附子有强心、扩血管、抗炎、镇痛和局部麻醉等作用；桂枝有扩血管、解热、镇痛、镇静、抗惊厥、抗菌和抗病毒等作用；川牛膝有降低血压、利尿、抗凝、降低血糖、抗炎、镇静等作用；麻黄有发汗、平喘、利尿、抗炎、抗过敏、解热、抗菌和抗病毒等作用；丹参有强心、扩血管、抗血栓、改善微循环、降血脂和抗菌等作用；鸡血藤有增加红细胞和血红蛋白、降压、调节血脂、抗肿瘤等作用；红花有轻度兴奋心脏、降低冠状动脉阻力、增加冠状动脉流量、降压、抗凝、抗血栓、抑制血小板聚集、降血脂、镇静、镇痛等作用；地龙有溶栓、抗凝、抗心律失常、降压、平喘和抗肿瘤等作用；当归有增加外周血流量和减少血管阻力、降血脂、抗动脉粥样硬化、抑制血小板聚集、降低血液粘滞性、抗炎和抗菌等作用；赤芍有降低血液黏度、降血脂、镇静和止痛等作用；穿山甲有降低血液黏度、延长凝血时间和抗炎等作用；甘草有抗炎、抗变态反应、解毒、类肾上腺皮质激素和调节免疫等作用。

【用方经验】赵尚华教授认为血栓闭塞性脉管炎一病的治疗，关键要辨清病在何期，证属何型，要突出体现外科分期辨证。本病初期，其证属寒，病位在血脉，病理机制主要是肾虚寒凝，脉络阻塞。病因主要是严寒涉水、步履冰雪、久居湿地，寒湿外袭以致寒凝络痹，血脉凝滞，阳气不达四末，肢体失于温煦濡养，遂致本病。治法当以温经散寒、活血通络为主，临床应用可配合具有温

外科国医圣手时方

经散寒活血通络的中药外用，如椒艾洗药：花椒 10 g，艾叶 30 g，紫苏木 30 g，透骨草 30 g，伸筋草 30 g，川芎 10 g，川乌头 10 g，干姜 30 g，煎水，先熏后洗，内外合治，可获良效。

赵炳南经验方

【组成】当归 9 g，金银花 15 g，玄参 9 g，紫花地丁 15 g，野菊花 15 g，石斛 15 g，牡丹皮 9 g，黄芪 9 g，党参 9 g，牛膝 9 g，生甘草 9 g。

【功效】清热解毒，益气养阴。

【主治】血栓闭塞性脉管炎Ⅲ期证属热毒耗伤气阴证。

【方解】方中金银花、紫花地丁、野菊花、生甘草清热解毒，当归、牛膝补血活血，石斛、牡丹皮、玄参养阴凉血，黄芪、党参补气托毒。全方合用共奏清热解毒、益气养阴托毒之功。

【注意事项】阳虚寒凝者，不宜使用本方。

【现代研究】现代药理研究：方中金银花具有抗病原微生物作用，对多种致病菌如金黄色葡萄球菌、溶血性链球菌、大肠埃希菌等均有一定抑制作用，而且具有明显抗炎性渗出和抗增生的作用；紫花地丁有抑制真菌、细菌和消肿、消炎等作用；野菊花有抗病原

微生物、促进白细胞吞噬功能、抗蛇毒、降压、抑制血小板聚集等作用；玄参具有扩张外周血管，缓解动脉血管痉挛，增强心收缩力等作用；当归有增加外周血流量和减少血管阻力、降血脂、抗动脉粥样硬化、抑制血小板聚集、降低血液黏滞性、抗炎和抗菌等作用；牛膝有降低血压、利尿、抗凝、降低血糖、抗炎、镇静等作用；石斛对离体豚鼠肠管呈兴奋作用，对离体蟾蜍心脏有抑制作用，可降低兔、豚鼠的心肌收缩力，降低血压以及调节免疫、抗衰老、升血糖及微弱的止痛退热作用；牡丹皮有抑菌、抗炎、调节免疫、降压、抗惊厥等作用；黄芪有增加特异性和非特异性免疫作用以及护肝、抗疲劳、抗衰老、强心、抗肿瘤等作用；党参有增强免疫功能、造血功能和强心、抗休克、改善血液流变学、镇静、催眠等作用；甘草有抗炎、抗变态反应、解毒、类肾上腺皮质激素和调节免疫等作用。

【用方经验】赵炳南教授认为血栓闭塞性脉管炎多由肾虚外受寒湿所致。因为"肾主骨"，肾阴虚则髓空骨质失养，肾阳不足则阴寒湿邪乘虚而入，以致气滞血瘀，经络阻隔，病久元气损伤，阴血亏耗，体质日衰，阴寒湿邪郁久化为毒热，致使患足掀肿，肉腐筋败。治疗上先以养阴解毒为主，后期可佐以温通托毒，双补气血，温经回阳。

第二节　股　肿

股肿是指血液在深静脉血管内发生异常凝固而引起静脉阻塞、血液回流障碍的疾病。其主要表现为肢体肿胀、疼痛、局部皮温升高和浅静脉怒张四大症状，好发于下肢髂股静脉和腘静脉，可并发肺栓塞而危及生命。相当于西医的血栓性深静脉炎。本病多由创伤或产后长期卧床，以致肢体气血运行不畅，气血凝滞，瘀血阻于脉络，脉络滞塞不通，营血回流受阻，水津外溢，聚而为湿，流注下肢而成。本病一般采用中西医结合方法进

行治疗。中医治疗方法早期多采用清热利湿、活血化瘀法，后期则重视健脾利湿、活血化瘀。

清营化瘀冲剂（奚九一经验方）

【组成】水牛角片 30 g，紫草 15 g，益母草 15 g，牡丹皮 12 g，大黄 5 g，玄明粉 5 g。

【功效】清营凉血，泻瘀消肿。

【主治】急性下肢深静脉血栓形成。

【加减】热毒症状重者加生石膏以增强清热泻火解毒之力；大便秘结者，上方可加量频频顿服。

【方解】方中水牛角苦咸寒，清热凉血解毒为君药，紫草、牡丹皮清营凉血；益母草利尿消肿解毒；生大黄、玄明粉以泻瘀通腑、消肿解毒。全方合用，共奏清营凉血，泻瘀消肿之功。

【注意事项】患者应卧床休息至少2周，过早活动需防肺栓塞。本方泻下力量较强，脾胃虚弱者不宜使用。

【现代研究】1. 现代药理研究：方中水牛角具有降压、镇静、抗惊厥、兴奋肾上腺皮质系统、降低毛细血管通透性等作用；紫草具有抗病原微生物、缓解消化道平滑肌痉挛、降压、降血糖及抗肿瘤等作用；益母草具有抗血小板聚集、改善冠状动脉循环、降压、抗衰老、兴奋子宫平滑肌等作用；牡丹皮具有增加冠状动脉血流量、减少心输出量、抑制血小板聚集、解热、抗炎和调节免疫等作用；大黄具有泻下、利胆、保肝、抗胃十二指肠溃疡、止血、降血脂、抗炎、解热、抗病原微生物等作用；玄明粉具有泻下、利尿、消肿止痛、引起肠道神经反射等作用。

2. 实验研究：杨军等观察清营化瘀冲剂对实验大鼠下肢深静脉血栓（DVT）治疗前后血栓素 A_2/前列环素 PGI_2（TXA_2/PGI_2）的影响，采用静脉血栓早期机化阶段动物模型，观测清营化瘀冲剂对 TXA_2 和 PGI_2 及血栓湿重的影响。结果显示清营化瘀冲剂可以明显减轻血栓湿重，降低 TXA_2 水平，从而使 TXA_2/PGI_2 比值接近正常，与生理盐水对照组比较差异有统计学意义（$P<0.05$）。研究结果表明改善 TXA_2/PGI_2 是清营化瘀冲剂治疗 DVT 的有效作用机制之一

【用方经验】奚九一教授认为本病急性期为血热鸱张，邪盛新瘀发展阶段，患肢静脉瘀血胀症候群进行性加剧，临床表现为患肢灼热、肿胀、疼痛，浅静脉充盈扩张明显，大多伴体温升高，舌质偏红，舌苔黄腻，脉象滑数有力等一派实热征象。由于血热壅滞络脉，以致新瘀不断发展，治疗予祛邪为先，以清营凉血泄瘀为主。需要注意的是本病急性期邪盛，早期不宜应用大剂量活血、扩张血管之品，以免激惹血管炎变发展，导致病情加重。在急性期应用本方的同时，可以本方加等量面粉，米醋调糊外敷患肢，每日2次。也可以应用大黄单味药泡水频服，保持细软大便每日2～3次。大黄味苦性寒，能导瘀热下行，有利于患肢局部症状改善。

活血利湿汤（陈淑长经验方）

【组成】丹参 30 g，赤芍 15 g，当归 20 g，桃仁 10 g，赤小豆 30 g，生薏仁 30 g，木瓜 10 g，泽兰 10 g，丝瓜络 15 g，生黄芪 30 g，牛膝 15 g。

【功效】活血化瘀，利湿通络。

【主治】下肢深静脉血栓形成辨证为脉络湿瘀证。

【加减】气虚明显者加党参益气活血。

【方解】方中丹参味苦，性微寒，功能化瘀血、生新血、凉血安神，专走血分，有祛瘀生新的作用，凉血兼养血活血，化瘀而不伤阴，为君药。赤芍味辛苦，性微寒，功能活血散瘀、凉血消痈，生薏苡仁味甘淡，性微寒，功能利湿健脾、排脓舒筋，共为臣药。当归辛甘、微苦，性温，使血各归其所，具有补血、活血、养血作用。桃仁味苦甘，性平，功能破血散瘀、润燥滑肠。赤小豆酸平，归心经，功效利水消肿、解毒排脓，利血分中湿热以助消肿。木瓜舒筋活络，化湿去浊，泽兰活血利水，丝瓜络通经活络，解毒消肿，生黄芪益气利水，共为佐药，川牛膝活血通经，兼引药下行。全方合用，共奏活血化瘀、利湿通络之功。

【注意事项】患者应卧床休息，勿劳累、久坐久站，可穿减压袜。

【现代研究】现代药理研究：方中丹参有强心、扩血管、抗血栓、改善微循环、降血脂和抗菌等作用；赤芍有降低血液黏度、降血脂、镇静和止痛等作用；黄芪有增强机体免疫功能、保肝、利尿、抗衰老、抗应激、降压、扩血管和较广泛的抗菌作用；当归有增加外周血流量和减少血管阻力、降血脂、抗动脉粥样硬化、抑制血小板聚集、降低血

液黏滞性、抗炎和抗菌等作用；薏苡仁有降血糖、降压、抗肿瘤、调节免疫，促进体内水液和血液代谢的作用；川牛膝有降低血压、利尿、抗凝、降低血糖、抗炎、镇静等作用。

【用方经验】陈淑长教授认为本症要点是患肢肿痛，也可见于上肢发病以及湿热下注恢复期。本方用药活血而不破血，陈老师指出化瘀不要太过，太过则新血随之而下，治疗时化瘀药应与一些药物配合使用以加强化瘀功效或减低长期大量运用伤正的不良反应，如与黄芪、党参配伍，益气活血化瘀且不伤正。少用红花、三棱、莪术、乳香、没药等破血行瘀、香辛走窜之品。

升提通络方（钟以泽经验方）

【组成】黄芪 30 g，桔梗 10 g，炒升麻 10 g，白术 12 g，茯苓 12 g，黄柏 12 g，牛膝 12 g，鸡血藤 30 g，丝瓜络 10 g，橘络 10 g，蜈蚣 1 条，大血藤 12 g。

【功效】补气升阳，健脾除湿，活血化瘀，通络止痛。

【主治】下肢深静脉血栓形成证属正气虚弱，湿邪阻遏，气滞血瘀。

【方解】方中黄芪补气，补脾升阳；桔梗载水上行；炒升麻有升提之功，总可收托下走之湿邪之效，使之不能下注于下肢而减轻下肢负担。桔梗引经入肺，调节全身水液分布；白术、茯苓同用可收健脾除湿之效；黄芪可利水消肿；黄柏可分消下焦之湿热；川牛膝可利水，又可载药下行为下肢引经药，诸药合用从上中下分消，为湿邪找到出路。川牛膝又可活血化瘀；鸡血藤行血补血；丝瓜络通络、活血；橘络行气通络、化痰；蜈蚣攻毒散，结络止痛。全方合用，共奏补气升阳，健脾除湿，活血化瘀，通络止痛之功。

【注意事项】患者应卧床休息，勿劳累、久坐久站。

【现代研究】现代药理研究：方中黄芪有增加血液中的白细胞总数，促进中性粒细胞及巨噬细胞的吞噬功能和杀菌能力，可以增强非特异性免疫和特异性免疫功能，此外还有护肝、抗疲劳、延缓衰老、抗病毒、抗溃疡、抗肿瘤、降低血管阻力、护张周围血管、抑制血小板凝集作用、利尿等作用；白术有明显而持久的利尿作用和降血糖、扩张血管、抑制血小板聚集、抗肿瘤、抗菌等作用；茯苓有利尿、降血糖、抗肿瘤、镇静、抑菌等作用；升麻有降压、抗菌、镇静、抗惊厥等作用；桔梗有抗炎、祛痰、镇咳等作用；川牛膝有降血压、利尿、抗凝、降低血糖、抗炎、镇静等作用；黄柏有抗菌、抗溃疡作用；鸡血藤有增加血红细胞和血红蛋白、降压、抗肿瘤、调节血脂等作用；丝瓜络有强心利尿的作用；橘络有减少血管壁的脆性和渗透性的作用；蜈蚣有止痉、抗肿瘤和抗真菌作用。

【用方经验】本病临床多见于老年患者，下肢多发。症见局部肿胀、疼痛、行走时加剧、皮温升高、皮肤颜色改变、局部感觉障碍和浅静脉扩张等局部症状。钟教授认为中气下陷、气虚血瘀是本病的根本所在。年老者脏腑功能减退，素体阳虚，正气虚衰，为阳气不足，多虚多痰多瘀之体。脾阳虚致中气下陷，升举无力，血液亦随之下陷，导致血液运行不畅，瘀于下肢；脾失健运，运化失司，湿邪下注，瘀滞经脉，阻塞不通，故成脉痹，所以治宜益气升提、健脾除湿以消病之根源。所以治疗宜从补气升提、健脾除湿、活血化瘀、通络止痛来论治。用升提法可以托下注之湿邪，其来源减少而病自轻，肺为水之上源，可通调水道以调节一身中水液的分布。故钟老治疗此病每每用到黄芪、炒升麻、桔梗；湿为阴邪，胶着难化，法宜活血祛湿、化瘀通络，用蜈蚣、川牛膝、鸡血藤、血通、白术、茯苓等药配伍效佳。

第三节　青蛇毒

青蛇毒是体表筋脉发生的炎性血栓性疾病,以体表筋脉肿胀灼热、红硬压痛、可触及条索状物为特点。相当于西医的血栓性浅静脉炎。本病是临床上的多发病,常见病,男女均可发病,以青壮年多见,多因湿热毒邪外侵、气血瘀滞筋脉所致。可以发生于身体的各个部位,通常多发于四肢,其次是胸腹壁,少数呈游走性发作。本病的临床特点为沿浅静脉走行突然发生红肿、灼热、疼痛或压痛,出现条索状物或硬结,急性期后,索条状物变硬,局部皮肤色素沉着。本病中医治疗早期多以清热利湿为主,后期以活血散结为主,同时,应积极治疗静脉曲张等原发疾病,配合外治以提高临床疗效,防止复发。

加味当归四逆汤（顾伯华经验方）

【组成】当归、桂枝、赤芍、丹参、泽兰、川芎、红花、王不留行、鸡血藤、牛膝。

【功效】温经活血,通络散结。

【主治】血栓性浅静脉炎辨证为寒凝血瘀证。

【加减】若疼痛甚者加乳香、没药,条索肿块经久不消者加水蛭粉 0.6 g 吞服。

【方解】方中当归补血活血,桂枝温经通络,红花、赤芍、丹参、川芎、牛膝活血化瘀,泽兰活血利水,鸡血藤养血活血,王不留行活血通络止痛。全方合用,共奏温经活血、通络散结之功。

【注意事项】湿热瘀滞者不宜用本方。

【现代研究】现代药理研究:方中当归有增加外周血流量和减少血管阻力、降血脂、抗动脉粥样硬化、抑制血小板聚集、降低血液黏稠性、抗炎和抗菌等作用;桂枝有解热、镇静、镇痛、抗菌、抗病毒、抗炎、利尿和增加冠状动脉血流量等作用;丹参有强心、扩血管、抗血栓、改善微循环、降血脂和抗菌等作用;赤芍有降低血液黏度、降血脂、镇静和止痛等作用;红花有增加冠状动脉血流量、降压、抗凝、抑制血小板聚集、抗疲劳、兴奋子宫、镇痛、镇静、抗炎等作用;川芎具有强心、增加血流量、镇静、抗菌、抗放射、利尿作用;牛膝有降低血压、利尿、抗凝、降低血糖、抗炎、镇静等作用;鸡血藤有增加红细胞和血红蛋白、降压、调节血脂、抗肿瘤等作用。

【用方经验】顾伯华教授认为静脉炎有深浅之别,浅者既可发于四肢,又可发于胸腹壁,中医称之为“青蛇毒”“恶脉”。其总的病理表现为“瘀阻脉络”,因此不论发于何部,都要抓住一个“瘀”字,再从寒热虚实的各种病证进行施治。寒凝血瘀证多有寒邪外侵,凝聚经络,血遇寒凝,瘀滞不通,阻于脉络,不通则痛,呈现条索状肿块,以患肢喜热恶寒,末端不温,肌肤浮肿,按之不起,皮色苍白或发绀、麻木疼痛,舌淡,脉沉细或迟为辨证要点。

芍药甘草汤加味（崔公让经验方）

【组成】赤芍 60 g,生甘草 30 g,当归 20 g,陈皮 30 g,金银花 30 g,玄参 30 g,两头尖 12 g。

【功效】清热解毒,健脾利湿。

【主治】血栓性浅静脉炎急性期辨证为湿热下注证。

【加减】如组织出现肿胀、炎变者,可增大各药物的用量（崔教授每味常用量 30～60 g）。

【方解】方中重用赤芍、生甘草两药,赤芍味酸苦、性凉,归肝、脾二经,清热凉血、行瘀、消肿止痛。生甘草性寒,清热解毒之力较大,且有流通之力。二者配伍玄参、金银花加大清热解毒之功,当归活血通络以助血行,两头尖祛湿消肿止痛,陈皮燥湿理气。

全方共奏清热解毒、健脾利湿之效。

【注意事项】甘草大剂量使用时间不能过长，最好控制在1周之内，以免引起水肿、血压升高、低血钾等不良反应。

【现代研究】现代药理研究：方中赤芍有降低血液黏度、降血脂、镇静和止痛等作用；甘草有抗炎、抗变态反应、解毒、类肾上腺皮质激素和调节免疫等作用；当归有增加外周血流量和减少血管阻力、降血脂、抗动脉粥样硬化、抑制血小板聚集、降低血液黏滞性、抗炎和抗菌等作用；金银花具有抗病原微生物、抗炎性渗出和抗增生的作用；玄参具有扩张外周血管，缓解动脉血管痉挛，增强心收缩力等作用；陈皮有抗炎、抗溃疡、降压、抑菌等作用；两头尖有抗肿瘤等作用。

【用方经验】崔公让教授认为本病多为湿热蕴结肝脾二经所致，临床应用经方芍药甘草汤加味治疗本病。历代医家多认为阴虚阳亢者多用白芍，而瘀热所致者则用赤芍；气虚体弱者用炙甘草，而偏火热者则生甘草。本病急性期乃湿热之邪侵入经脉而发病，故重用赤芍而不用白芍，重用甘草而不用炙甘草。通过清热解毒、健脾利湿之法，使气血得行，经脉得通，血脉流畅，则炎变得以消除。但需要注意甘草大剂量使用时间不能过长，最好控制在1周之内，以免引起水肿、血压升高、低血钾等不良反应。

施汉章经验方

【组成】萆薢10g，薏苡仁30g，土茯苓15g，蒲公英15g，金银花15g，赤芍10g，牡丹皮10g，络石藤20g。

【功效】清热利湿，解毒活血。

【主治】血栓性浅静脉炎急性期辨证为湿热瘀阻证。

【加减】发于上肢者加桑枝，发于下肢者加牛膝。

【方解】方中金银花、蒲公英清热解毒，萆薢、薏苡仁清热利湿，土茯苓解毒利湿，牡丹皮、赤芍凉血活血化瘀，络石藤通络止痛。全方共奏清热利湿、解毒活血之功效。

【注意事项】慢性期证属筋脉瘀滞者不宜

使用本方。

【现代研究】现代药理研究：方中金银花具有抗病原微生物、抗炎性渗出和抗增生的作用；蒲公英有抗病原微生物、抗胃溃疡、保肝、利胆、利尿和调节免疫等作用；土茯苓有抗肿瘤、解毒等作用；赤芍有降低血液黏度、降血脂、镇静和止痛等作用；牡丹皮有抑菌、抗炎、调节免疫、降压、抗惊厥等作用；薏苡仁有降血糖、降压、抗肿瘤、调节免疫，促进体内水液和血液代谢的作用；络石藤有抑菌、降压、扩血管等作用。

【用方经验】施教授认为血栓性静脉炎有深浅之分，二者治疗同中有异。浅静脉炎急性期多为湿热瘀阻筋脉，常以清热解毒、活血利湿法为主。临床以病变的静脉疼痛，伴有条索状物，或片块状肿物，皮色发红，有压痛，间有发热，舌苔黄白腻为辨证要点。如发于上肢者可加桑枝，发于下肢者加牛膝。经治局部炎症消退，留下索状或片块状物，色暗红微肿者就转为慢性期，治疗上就要以活血化瘀为主，清利湿热为辅。同时可外贴阴证膏（川草乌、皂角刺、白芷各60g，丁香、肉桂、土鳖虫、川芎、麻黄各30g，马钱子、乳没各30g，紫荆皮90g，急性子150g，香油2100g，樟丹800g，熬膏后摊于布上）配合使用，比单用内服药治疗效果要好。

三妙散加味（周涛经验方）

【组成】苍术15g，白术15g，黄柏15g，牛膝15g，延胡索15g，莪术15g，栀子15g，紫花地丁15g，薏苡仁30g，茵陈15g，陈皮9g，忍冬藤15g，丝瓜络15g，牡丹皮15g。

【功效】清热利湿，活血通络。

【主治】血栓性浅静脉炎急性期辨证为湿热下注证。

【方解】方中苍术、白术、黄柏、栀子、紫花地丁、薏苡仁清热利湿，牛膝、延胡索、忍冬藤、陈皮、牡丹皮活血行气止痛，牡丹皮还可凉血，莪术、丝瓜络通络散结。诸药合用，共奏清热利湿、活血化瘀散结之功。

【现代研究】现代药理研究：方中苍术有抑菌、抗溃疡、调整胃肠运动功能和保肝作用；白术有利尿、降血糖、抑制血小板聚集、扩张血管、抗肿瘤、抗菌、护肝、强壮等作用；黄柏有抗细菌、抗真菌、降压、镇咳、抗溃疡等作用；牛膝有降低血压、利尿、抗凝、降低血糖、抗炎、镇静等作用；延胡索有扩血管、增加血流量、镇静、止痛等作用；莪术有抗炎、抗肿瘤、免疫调节等作用；栀子有抗菌、利胆、镇静、降压等作用；紫花地丁有抑制真菌、细菌和消肿、消炎等作用；薏苡仁有降血糖、降压、抗肿瘤、调节免疫、促进体内水液和血液代谢的作用；茵陈有保肝、利胆、解热、扩血管、降压、降血脂、抗菌、消炎等作用；陈皮有抗炎、抗溃疡、降压、抑菌等作用；忍冬藤有抗菌、消炎等作用；牡丹皮有抑菌、抗炎、调节免疫、降压、抗惊厥等作用；丝瓜络有强心利尿的作用。

【用方经验】周涛教授认为本病多因感受外邪，饮食偏嗜，致使中焦气机不利所致。气为血之帅，气行不利故血行不畅，气血滞于脉中，蕴久化生湿热，循经下注，而发为本病。其病理特点是先有静脉损伤，血液瘀滞，后有血栓形成。发生部位以四肢多见。发生在下肢的血栓性浅静脉炎，多伴有长期的下肢静脉曲张病史，因静脉血液长期瘀滞，引起局部皮肤营养性变化，常合并郁滞性皮炎、小腿慢性溃疡和丹毒。因反复发作，浅表皮肤多留有大量色素沉着，皮下纤维性硬化，伴有疼痛，影响患者的生活。在治疗上以清热利湿、活血通络为主，配合行气散结法，以三妙散为主方加减用药。临床上可同时配合血栓通注射液等具有活血化瘀作用的中成药物静脉滴注以及局部外用海普林软膏等，多能取得良效。

第四节 臁 疮

臁疮是指发生在小腿下部的慢性溃疡，又称裤口毒、裙边疮。相当于西医的下肢慢性溃疡。本病多继发于恶脉（下肢静脉曲张）和丹毒等病。其临床特点是多发于小腿中下1/3交界处前内外侧，溃疡发生前患者长期皮肤瘀斑、粗糙，溃烂后疮口经久不愈或虽已经收口，每易因局部损伤而复发，俗称老烂腿。本病多由于经久站立或担负重物，致下肢脉络瘀滞不畅，加之下肢湿热之邪下注，气血凝滞、久蕴化热、蚀皮腐肉而成溃疡。此外局部皮肤搔抓、碰伤、虫咬、烫伤、湿疮等均可诱发。初发时湿热邪盛而正气不虚；日久不愈、脓水淋漓不尽者，多属气阴耗伤、正虚邪恋。外侧臁疮由三阳经湿热结聚，内侧臁疮多属三阴经津血亏损、湿毒下蕴。本病以清热利湿，调理气血为基本治疗原则。

唐汉钧经验方 1

【组成】萆薢 12 g，苦参 12 g，防己12 g，泽兰 12 g，薏苡仁 15 g，金银花 15 g，忍冬藤 15 g，鹿衔草 15 g，黄芪 30 g，丹参30 g，土茯苓 30 g，赤芍 15 g，红花 15 g，丝瓜络 15 g，牛膝 10 g。

【功效】清热除湿解毒，健脾利水消肿。

【主治】臁疮证属湿热下注，兼感毒邪。

【方解】方中金银花、鹿衔草、土茯苓清热解毒，萆薢、防己、泽兰、苦参、黄芪、薏苡仁健脾除湿，丹参、赤芍、红花、丝瓜络、忍冬藤活血通络，牛膝引药下行。全方合用共奏清热除湿解毒、健脾利水消肿之功。

【注意事项】患者因多注意休息，抬高患者，促进静脉血液回流。

【现代研究】现代药理研究：方中金银花具有抗病原微生物、抗炎性渗出和抗增生的作用；鹿衔草有抗菌、免疫促进、增加心肌收缩力等作用；土茯苓有抗肿瘤、解毒等作用；赤芍有降低血液黏度、降血脂、镇静和止痛等作用；防己有镇痛、消炎、抗过敏、增加冠状动脉血流量、降压、抗病原微生物等作用；丹参有强心、扩血管、抗血栓、改善微循环、降血脂和抗菌等作用；牛膝有降低血压、利尿、抗凝、降低血糖、抗炎、镇静等作用；薏苡仁有降血糖、降压、抗肿瘤、调节免疫，促进体内水液和血液代谢的作用；忍冬藤有抗菌、消炎等作用；丝瓜络有强心利尿的作用；黄芪有调节免疫、护肝、抗疲劳、延缓衰老、抗病毒、抗溃疡、抗肿瘤、降低血管阻力、扩张周围血管、抑制血小板凝集作用、利尿等作用。

【用方经验】唐汉钧教授认为，臁疮感染急性期多因劳力过度，伤及中气，或久经站立，过负重物，使脾气受损，失其健运，造成湿邪留滞。湿邪重浊黏腻，易袭阴位且湿久化热，湿热下注则小腿皮肉溃烂而成溃疡。湿热蕴阻为其标，脾虚失运为其本。临证可见皮肤有凹陷性浮肿，溃疡面覆盖黄色分泌物，肉芽紫暗，周围皮肤暗红肿胀。触之稍痛，全身不适，舌胖、舌质暗红，苔黄腻，脉滑数。治宜清化湿热、健脾燥湿为主，兼以活血通络。临床应用本方可同时配合中药湿敷，处方：一枝黄花、萆薢、马齿苋、黄连、重楼各 30 g。煎汤取汁约 1500 ml，待温浸洗湿敷患处，然后局部创面撒敷九一丹，外敷红油膏纱布，以提脓祛腐，候脓腐尽，可予复黄生肌愈疮油剂、生肌散、白玉膏等祛瘀补虚生肌，促进疮面愈合。

唐汉钧经验方 2

【组成】生黄芪 30 g，太子参 15 g，炒白术 15 g，姜半夏 15 g，陈皮 9 g，紫苏梗 15 g，当归 15 g，川芎 9 g，桃仁 15 g，牛膝 15 g，泽兰 15 g，泽泻 15 g，薏苡仁 30 g，防己 15 g，水蛭 9 g，生甘草 6 g。

【功效】健脾益气，祛瘀利湿。

【主治】臁疮证属正气虚弱，瘀滞不化。

【方解】方中生黄芪、太子参益气补虚，白术、薏苡仁、姜半夏、陈皮健脾化湿，当归、川芎、赤芍、桃仁活血化瘀，泽泻、防己利湿，泽兰活血利水，水蛭活血通络、搜剔络邪，牛膝引药下行，全方合用，共奏健脾益气、祛瘀利湿之功效。

【注意事项】臁疮急性期不宜用本方。

【现代研究】现代药理研究：方中黄芪有增加血液中的白细胞总数，促进中性粒细胞及巨噬细胞的吞噬功能和杀菌能力，可以增强非特异性免疫和特异性免疫功能，此外还有护肝、抗疲劳、延缓衰老、抗病毒、抗溃疡、抗肿瘤、降低血管阻力、扩张周围血管、抑制血小板凝集作用、利尿等作用；太子参中含有大量的氨基酸和微量元素，白术有利尿、降血糖、强壮、抑制血小板聚集、扩血管、抗肿瘤等作用；姜半夏有镇咳、镇吐、抑制腺体分泌、降压、抗凝血、抗肿瘤等作用；陈皮有抗炎、抗溃疡、降压、抑菌等作用；苏梗有促进胃肠蠕动及抗菌等作用；当归有增加外周血流量和减少血管阻力、降脂、抗动脉粥样硬化、抑制血小板聚集、降低血液黏滞性、抗炎和抗菌等作用；川芎具有强心、增加血流量、镇静、抗菌、抗放射、利尿作用；牛膝有降低血压、利尿、抗凝、降低血糖、抗炎、镇静等作用；薏苡仁有降血糖、降压、抗肿瘤、调节免疫，促进体内水液和血液代谢的作用；防己有镇痛、消炎、抗过敏、增加冠状动脉血流量、降压、抗病原微生物等作用；水蛭有抑制血小板聚集、抗凝血、溶栓、扩血管、改善微循环、抗肿瘤等作用。

【用方经验】唐汉钧教授认为，臁疮的发生是静脉瓣膜功能受到破坏使血液回流不良，静脉高压，造成组织与动脉间营养交换减少，组织缺氧，代谢产物清除功能显著下降而产生。指出臁疮的发病病因是"腐、瘀、虚"的存在，"腐"为表象，而"瘀、虚"是根本病因。因此在"祛腐生肌"的基础上又提出"祛瘀生肌""补虚生肌"的治疗原则。善于应用"清、通、补"法，既"祛腐、祛瘀、补虚、生肌"，使得祛瘀有利于生肌，祛瘀不至于化腐，祛瘀不至于成癥。临床应用本方应同时注重外用药物的使用。

黄芪丸（文琢之经验方）

【组成】生黄芪 30 g，制川乌 6 g，金铃子 12 g，地龙 10 g，赤小豆 15 g，小茴香

6 g，乌药 10 g，刺力 20 g，防风 9 g，丹参 15 g，草薢 15 g。

【功效】清热利湿，调和营卫。

【主治】臁疮证属湿热下注，营卫失调。

【加减】热重者以金银花、蒲公英煎汤送服，湿热重者以黄柏、木通、薏苡仁煎汤送服，痒甚者以土茯苓、地肤子、白鲜皮煎汤送服，痛甚者以乳香、没药为末和丸服。

【方解】方中生黄芪益气和营，制川乌温寒除湿，金铃子疏肝行气，地龙、赤小豆活血通络利尿，小茴香、乌药行气导滞，刺力、防风祛风除湿止痒。全方共奏补益气血、调和营卫、除湿止痒之功。

【现代研究】方中生黄芪有增强非特异性免疫和特异性免疫功能，护肝、抗疲劳、延缓衰老、抗病毒、抗溃疡、抗肿瘤、降低血管阻力、护张周围血管、抑制血小板凝集作用、利尿等作用；川乌有抗炎、镇痛、麻醉、强心、扩血管、降压、抗肿瘤等作用；金铃子有驱虫、抑制呼吸等作用；地龙有溶栓、抗凝、降压、抗心律失常、平喘、抗痉厥、平喘等作用；小茴香有抗溃疡、镇痛、性激素样作用；刺力有降压、扩血管、抗动脉粥样硬化、利尿等作用；防风有解热、镇痛、镇静、抗炎、抗菌等作用；丹参有强心、扩血管、抗血栓、改善微循环、降血脂和抗菌等作用。

【用方经验】文琢之教授治疗臁疮，从清利湿热，调和营卫入手，以黄芪汤作为基本方加减使用。方中生黄芪益气和营，制川乌温寒除湿，金铃子疏肝行气，地龙、赤小豆活血通络利尿，使湿邪从小便解，小茴香、乌药行气滞，气行则血行，刺力、防风祛风除湿止痒。全方共奏补益气血、调和营卫、除湿止痒之功效。开辟了治疗臁疮的新思路。文老常用此方治疗初期臁疮，常将上药共研细末，糊丸如梧桐子大，每次 20～30 粒，每日 3 次。此方也可作煎剂，防风 9 g、丹参 15 g、草薢 15 g。

张志礼经验方

【组成】双花 15 g，连翘 15 g，蒲公英 30 g，紫花地丁 15 g，车前子 15 g，泽泻 15 g，冬瓜皮 15 g，薏苡仁 30 g，防己 15 g，赤芍 15 g，木瓜 10 g，牛膝 10 g。

【功效】清热利湿解毒，利水消肿。

【主治】臁疮证属湿热下注，兼感毒邪。

【方解】方中双花、连翘、蒲公英、紫花地丁全清热解毒，车前子、泽泻、冬瓜皮利水消肿，薏苡仁、防己健脾祛湿，赤芍活血化瘀，木瓜舒筋活络，牛膝引药下行。全方共奏清热利湿解毒，利水消肿之功。

【现代研究】方中金银花具有抗病原微生物作用，对多种致病菌如金黄色葡萄球菌、溶血性链球菌、大肠埃希菌等均有一定抑制作用，而且具有明显抗炎性渗出和抗增生的作用；连翘有抗病原微生物、抗炎、解热、强心、降压、保肝等作用；蒲公英有抗病原微生物作用，对金黄色葡萄球菌耐药菌株、溶血性链球菌有较强的杀菌作用，对肺炎链球菌、脑膜炎奈瑟菌、白喉棒状杆菌、铜绿假单胞菌、变形杆菌、志贺菌属、伤寒沙门菌等及卡他球菌亦有一定的杀菌作用，此外还有免疫调节、抗溃疡、保胆利肝等作用；紫花地丁有抑制真菌、细菌和消肿、消炎等作用；车前子有抗病原微生物、利尿、祛痰、镇咳等作用；泽泻有降血脂、利尿、降压、降血糖等作用；薏苡仁有降血糖、降压、抗肿瘤、调节免疫，促进体内水液和血液代谢的作用；防己有镇痛、消炎、抗过敏、增加冠状动脉血流量、降压、抗病原微生物等作用；冬瓜皮有利尿作用；赤芍有降低血液黏度、降血脂、镇静和止痛等作用；木瓜有抗菌、抗肿瘤、护肝等作用；牛膝有降低血压、利尿、抗凝、降低血糖、抗炎、镇静等作用。

【用方经验】张志礼教授认为臁疮临床上分为二大类，一是湿热下注，兼感毒邪的湿热型，此型多因劳力过度伤及正气，或久经站立，过负重物，使脾气受损，湿邪留滞。湿邪重浊、黏腻，易袭阴位，则下注致使小腿受湿热蒸熏，皮肉溃烂而成。临床以清热利湿解毒、利水消肿治其标，健脾益气治其本。配合局部三棱针点刺放血，以及中药化腐生肌药膏外敷等综合治疗方法，得以治愈。

奚九一经验方

【组成】茵陈 15 g，泽兰 12 g，一枝黄花 30 g，六一散 15 g。

【功效】清热解毒，祛风化湿。

【主治】臁疮急性发作期。

【加减】瘙痒甚加苦参 15 g，蛇床子 10 g；血管炎疼痛者加白英 30 g，白花蛇舌草 30 g，仙鹤草 30 g；浅静脉炎者加用紫草 30 g，益母草 30 g，大黄 10，玄明粉 5 g。

【方解】方中茵陈清热解毒利湿，一枝黄花祛风清热、解毒清肿，泽兰活血利水，六一散清热解毒，全方共奏清热解毒，祛风化湿之功。

【现代研究】1. 现代药理研究：茵陈有利胆、保护肝功能、解热、抗炎、增加心脏冠脉血流量，改善微循环、降血压、降血脂、抗凝血、利尿平喘、驱除蛔虫及抑制多种致病性皮肤真菌与细菌的作用；一枝黄花有抗菌作用，对金黄色葡萄球菌、肺炎链球菌、铜绿假单胞菌及舒氏、宋氏志贺菌属有不同程度的抑菌作用，还有利尿、平喘、止血等作用。六一散有利尿、抗菌及保护黏膜的作用，对伤寒沙门菌、副伤寒沙门菌有抑制作用。

2. 临床研究：赵诚和曹烨民总结奚九一教授治疗下肢静脉性溃疡的临床经验，2009 年 10 月～2010 年 6 月观察了 98 例下肢静脉性溃疡患者，采用辨病与辨证结合进行临床分期，运用中医中药，内外兼治，观察症状变化。结果治愈 76 例，好转 16 例，未愈 6 例。研究结果显示奚九一辨病与辨证结合进行临床分期，运用中医中药，内外兼治，治疗下肢静脉性溃疡疗效显著。

【用方经验】奚九一教授认为小腿静脉溃疡常由多"邪"所致。下肢静脉高压引起毛细血管损伤或/和静脉血栓形成，此为"络热"之邪；静脉回流障碍、皮下组织压力升高、水肿、进行性纤维化，此为"湿滞"之邪；局部组织硬化或呈湿疹样变，此为"风湿"之邪；外伤或轻度感染，此为"湿毒"之邪。奚九一以"因邪致瘀、祛邪为先"为原则，以辨病与辨证结合进行临床分期治疗。急性期临床床常配合中药一枝黄花 15 g，半边莲 15 g，苦参 15 g，枯矾 5 g 等，煎汤外洗。疮面有腐肉者可用祛腐膏（露蜂房、蝉蜕、乌梅等）敷帖；疮面渗出多或疮周湿疹者则以 0.5% 甲硝唑液 100 ml＋地塞米松液 10 mg＋庆大霉素 24 万 U 湿敷，每日换药 1～2 次。临床研究表明运用中医中药，内外兼治能提高临床疗效、减少复发。同时，奚九一教授强调对小腿静脉性溃疡的治疗，临证既要注重辨证施治，也要注重对患者的宣教，如：根治癣病、减少站立、穿弹力袜等，同时强调对病程较长者要警惕疮面恶变的可能。

第五节　雷诺病

雷诺病又称肢端动脉痉挛症，是由于支配周围血管的交感神经功能紊乱引起的肢端小动脉痉挛，从而引起手或足部一系列皮肤颜色改变的综合症疾病。以阵发性四肢肢端间歇性苍白、紫红和潮红为主要临床特征，以手指指端多见，且呈对称性。好发于 20～30 岁之间的女性，且于寒冷季节或情绪激动、紧张或过度疲劳后发作频繁，病情加重。对于引起本病的致病因素目前尚不明确，一般认为与内分泌功能、中枢神经功能失调、遗传因素等有关。中医学认为本病多属于"厥证""四肢逆冷""血痹"等范畴，多认为由于先天禀赋不足，素体阳虚或久病耗气伤阳，或寒邪久踞，以致脾肾阳虚，不能温养四肢，寒凝络脉，阳气无力推动血液，气血凝滞，指（趾）肌肤失于气血温煦、濡养而成。其诱发因素多为寒冷刺激，其根源皆因素体阳气虚弱，所累及脏腑主要为心、肝、脾、肾四脏。治法以温经散寒、益气活血、养血通脉、活血化瘀、温通肾阳等为主。

颜德馨经验方

【组成】熟附片 10 g，淡干姜 6 g，桂枝 15 g，生黄芪 24 g，潞党参 18 g，焦白术 12 g，全当归 15 g，赤芍 10 g，牛膝 15 g，红花 9 g，炙甘草 5 g。

【功效】温阳益气，活血通络。

【主治】雷诺病证属脾肾不足，寒凝气滞。

【方解】方中熟附子、干姜辛温大热，温补肾阳、回阳救逆、散寒止痛，桂枝温经通脉，助阳化气，生黄芪、党参、白术健脾益气，当归、赤芍、红花、牛膝活血化瘀通络，甘草调和诸药，全方共奏温阳益气，活血通络之功。

【现代研究】附子有扩血管、增加血流、改善血液循环、抗寒冷、提高耐缺氧能力、抗炎、镇痛、增强心肌收缩力、抗休克、抗心律失常作用；干姜有抗炎、抗缺氧、抗血栓、强心、抗溃疡等作用；桂枝有镇静、镇痛、解热、抗炎、抗菌、增加冠状动脉血流量等作用；生黄芪有增强非特异性免疫和特异性免疫功能，护肝、抗疲劳、延缓衰老、抗病毒、抗溃疡、抗肿瘤、降低血管阻力、扩张周围血管、抑制血小板凝集作用、利尿等作用；党参有增强机体免疫功能和造血功能，增加心肌收缩力、抗休克、调节血压、改善血液流变学以及镇静、催眠、抗惊厥等作用；白术有扩张血管、抗凝血、利尿、降血糖、抗肿瘤、抗菌、促进造血等作用；当归有增加外周血流量和减少血管阻力、降血脂、抗动脉粥样硬化、抑制血小板聚集、降低血液黏滞性、抗炎和抗菌等作用；赤芍有降低血液粘稠度、降血脂、镇静和止痛等作用；红花有增加冠状动脉血流量、降压、抗凝、抑制血小板聚集、抗疲劳、兴奋子宫、镇痛、镇静、抗炎等作用；牛膝有降低血压、利尿、抗凝、降低血糖、抗炎、镇静等作用。

【用方经验】颜德馨教授认为本病是一种血管神经功能紊乱所引起的肢端动脉痉挛性疾病，多因肝郁血虚，脾肾阳气不足外御寒冷而发。治以活血化瘀，益气通络，温阳祛寒，扩张血管而改善症状，促使机体恢复。脾主四肢肌肉，肾为后天之本，总督一身之阳气，治疗上重视从脾肾论治，先天后天并调。临床使用时可配合河车大造丸 6 g，1 日 2 次，补肾以巩固疗效。

周仲瑛经验方

【组成】炙桂枝 10 g，当归 6 g，赤芍 15 g，细辛 5 g，炙甘草 5 g，红花 10 g，川芎 10 g，路路通 10 g，炙水蛭 3 g，生黄芪 30 g，鸡血藤 15 g，丹参 15 g，青皮 6 g，干姜 5 g，制附片 10 g，熟地黄 10 g，鹿角片（先煎）10 g。

【功效】温经通脉，益气温阳活血。

【主治】雷诺病证属阳虚寒凝血瘀。

【方解】方中桂枝温经通脉，助阳化气，当归补血和血，赤芍、川芎、牛膝活血化瘀通络，红花、路路通、青皮活血理气、搜风止痛，细辛散寒祛风止痛，丹参、鸡血藤活血养血，生黄芪健脾益气，附片、干姜温补肾阳，熟地黄温补营血，鹿角胶温肾助阳，填精补髓，水蛭和血活血而无破血之弊，甘草调和诸药，全方合用共奏温经通脉，益气温阳活血之功。

【现代研究】桂枝有增加冠状动脉血流量、镇静、镇痛、解热、抗炎、抗菌等作用；当归有增加外周血流量和减少血管阻力、降血脂、抗动脉粥样硬化、抑制血小板聚集、降低血液黏滞性、抗炎和抗菌等作用；赤芍有降低血液黏度、降血脂、镇静和止痛等作用；红花有增加冠状动脉血流量、降压、抗凝、抑制血小板聚集、抗疲劳、兴奋子宫、镇痛、镇静、抗炎等作用；细辛有解热、镇痛、抗炎、免疫抑制、强心等作用；川芎具有强心、增加血流量、镇静、抗菌、抗放射、利尿作用；丹参有强心、扩血管、抗血栓、改善微循环、降血脂和抗菌等作用；鸡血藤有增加红细胞和血红蛋白、降压、调节血脂、抗肿瘤等作用；生黄芪有增强非特异性免疫和特异性免疫功能，护肝、抗疲劳、延缓衰老、抗病毒、抗溃疡、抗肿瘤、降低血管阻力、护张周围血管、抑制血小板凝集作用、利尿等作用；水蛭有抗凝、抑制血小板聚集、增加营养性血流量和调节血脂作用；附子有扩血管、增加血流、改善血液循环、抗寒冷、提高耐缺氧能力、抗炎、镇痛、增强心肌收缩力、抗休克、抗心律失常作用；干姜有抗炎、抗缺氧、抗血栓、强心、抗溃疡等作用；熟地黄有抑制血栓形成、促进造血功能、抗氧化及调节免疫作用。

【用方经验】周仲瑛教授认为本病属中医学"血痹""厥逆"等范畴。四肢为诸阳之本，阳气不足，四末失其温养，所以表现为手足厥寒，然不见其他阳微阴盛证，却又脉微欲绝，是血虚而又经脉受寒，血脉不利之故也，寒凝血瘀，脉络阻滞，肢体供血不足，致其发凉发麻、疼痛、发绀、发黑，甚则坏死。周老临床常仿当归四逆汤、阳和汤方义，再加小剂量水蛭和血活血而无破血之弊，功效颇佳。

张镜人经验方

【组成】生黄芪 15 g，当归 9 g，川桂枝 6 g，赤芍 9 g，炒桑枝 12 g，牛膝 9 g，独活 9 g，续断 15 g，茺蔚子 9 g，香谷芽 12 g，丹参 9 g，络石藤 15 g，生薏苡仁 12 g。

【功效】温经散寒，合营通脉。

【主治】雷诺病证属寒湿痹阻，营血运行不利。

【方解】方中黄芪、当归补气生血，桂枝温经通脉，桑枝通利关节，牛膝益肾强腰，配合独活、续断、络石藤祛风除湿、散寒止痛，丹参、赤芍、茺蔚子活血通经、化瘀止痛，生薏苡仁、香谷芽健脾利湿，以助运化，全方共奏温经散寒，合营通脉之功。

【现代研究】生黄芪有增强非特异性免疫和特异性免疫功能、护肝、抗疲劳、延缓衰老、抗病毒、抗溃疡、抗肿瘤、降低血管阻力、护张周围血管、抑制血小板凝集作用、利尿等作用；当归有增加外周血流量和减少血管阻力、降血脂、抗动脉粥样硬化、抑制血小板聚集、降低血液黏滞性、抗炎和抗菌

等作用；桂枝有增加冠状动脉血流量、镇静、镇痛、解热、抗炎、抗菌等作用；赤芍有降低血液黏度、降血脂、镇静和止痛等作用；牛膝有降低血压、利尿、抗凝、降低血糖、抗炎、镇静等作用；丹参有强心、扩血管、抗血栓、改善微循环、降血脂和抗菌等作用；独活有抑制血小板聚集、抗血栓形成、镇痛、镇静、抗炎、抗菌等作用；茺蔚子有降压等作用；薏苡仁有降血糖、降压、抗肿瘤、调节免疫，促进体内水液和血液代谢的作用；络石藤有扩血管、降压、抗菌等作用。

【用方经验】张镜人教授认为雷诺现象常是一些自身免疫性疾病的早期表现，不能掉以轻心。本病为本虚标实之证，气虚、阳虚为本，气滞血瘀为标，正气不足，阳气不能敷布于四肢，复感寒邪，络脉瘀滞，脉络痹阻。患者肢体胀痛而遇寒色紫，此营血不足，经气不畅，阳气不达，不通则痛之故，治疗上应扣住一个"通"字，治以和营温阳行痹，可仿黄芪桂枝五物汤加减治之。全方和营之滞，助卫之行，引阳气于四末，为治阴阳形气俱不足之良方。

通脉四逆汤加减（陈湘君经验方）

【组成】干姜 9 g，制川乌 30 g，炙甘草 6 g，生黄芪 15 g，淫羊藿 15 g，仙茅 12 g，地龙 15 g，川芎 9 g，当归 12 g，煨木香 9 g，炒白芍 15 g，川牛膝 15 g，红花 9 g。

【功效】温阳散寒，活血通脉。

【主治】雷诺病证属阳虚寒凝，血脉瘀滞。

【方解】方中干姜、制川乌辛温大热，温补肾阳、散寒止痛，仙茅、淫羊藿温肾助阳，补命门之火，川芎、红花、牛膝、地龙搜剔经络，破血散瘀，黄芪、当归、白芍养血益气，甘草调和诸药，全方共奏温阳散寒，活血通脉之功。

【注意事项】本方制川乌用量较大，临床应用时需防止中毒。

【现代研究】现代药理研究：本方具有明显的强心、抗休克作用，同时能明显扩张冠状动脉及四肢血管，增加其血液供应，有利

于改善"四肢厥逆"的状态。单药的研究则表明，附子还具有抗炎、镇痛、局部麻醉、增加肾上腺皮质功能、抗寒冷以及促进免疫作用，干姜则具有抗炎、镇痛、促进消化系统功能作用，甘草具有肾上腺皮质激素样作用，还有解痉、抗溃疡、抗过敏及解热作用，提示本方运用于雷诺氏征的治疗可通过强心、扩张周围血管及促肾上腺皮质激素样作用达到治疗目的。

【用方经验】陈湘君教授认为根据本病的临床表现多将之归于"肢端青紫症""寒厥""血痹"等范畴。中医辨证上因其受寒后指趾末端苍白青紫继而潮红之现象伴指趾麻木，且均具冬季发作频繁之特点，多辨为本虚标实之证，气虚血弱为其本，寒凝血滞为其标。善于应用通脉四逆汤加减治疗本病，临床运用本方时注意煎服法，可照四逆汤，头煎加400 ml水，煎30分钟，取汁100 ml，二煎加水300 ml，取汁150 ml，二煎混合，每日1剂，其药渣可湿敷于患部，以增强其疗效。

黄春林经验方

【组成】北芪30 g，当归15 g，熟地黄15 g，鹿角霜30 g，甘草8 g，白芥子10 g，丹参18 g，炙麻黄8 g，肉桂（焗服）3 g。

【功效】温肾助阳，散寒通瘀。

【主治】雷诺病证属肾阳亏虚，血脉瘀阻。

【方解】方中黄芪健脾益气，当归、丹参养血活血，化瘀通络，肉桂补火助阳，引火归源，散寒止痛，活血通经，熟地补益精血，鹿角霜为血肉有情之品，功能温肾助阳，白芥子温中散寒，通经络，甘草调和诸药，全方共奏温阳益气，活血通络之功。

【现代研究】黄芪有增强非特异性免疫和特异性免疫功能、护肝、抗疲劳、延缓衰老、抗病毒、抗溃疡、抗肿瘤、降低血管阻力、护张周围血管、抑制血小板凝集作用、利尿等作用；当归有增加外周血流量和减少血管阻力、降血脂、抗动脉粥样硬化、抑制血小板聚集、降低血液黏滞性、抗炎和抗菌等作用；熟地黄有调节免疫、抗氧化、抑制血栓形成以及促进造血功能等作用；肉桂有镇静、扩血管等作用；丹参有强心、扩血管、抗血栓、改善微循环、降血脂和抗菌等作用；麻黄有发汗、平喘、利尿、抗炎、抗过敏、解热、抗菌和抗病毒等作用。

【用方经验】黄春林教授认为本病病因为脾肾阳虚，外受寒邪侵袭而发。临证之时应该把握补益脾肾，温通散寒，活血通脉这些基本治法，处方用药时灵活加减运用：如气虚者加党参；寒甚者加肉桂、熟附子；瘀重者加赤芍、红花；痛甚者加全蝎、延胡索；指趾坏死化脓者加蒲公英、紫花地丁。同时，黄教授重视本病的食疗，认为饮食与本病的发作有一定关系，对刺激食品应加以控制，如辣椒、生葱等，但可少量饮酒。在饮食调节方面可根据患者所属证候类型选择合适的饮食，既有辅助治疗作用，又可作食疗的中药有黄芪、人参、当归、杜仲、冬虫夏草、丹参、三七、蝮蛇肉、桑寄生、刺五加、天麻、合欢花、百合花等。

第六章 疝

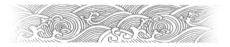

第一节　狐疝

狐疝又称阴狐疝，小肠气痛，狐疝风。其主要表现为睾丸、阴囊肿胀疼痛，甚则痛引少腹的一类疾患，多发生于儿童及青壮年男性，与现代医学腹股沟疝相似。本病是因寒湿邪气侵袭厥阴肝经，以致寒凝湿滞，气因寒聚而发本病；或情志抑郁，或暴怒嚎哭，气机失于疏泄，气滞不通，筋脉不利而成；或因强力举重，远行辛苦，以致气虚下陷，窜于少腹而成；或小儿先天不足，妇女生育过多，老年肝肾虚弱，筋脉松弛，失于固摄；或因脾胃虚弱，中气下陷，升提失职而发。早期治疗多以温经散寒，疏肝理气，后期则以补中健脾益气或补益肝肾为主，严重者多采取中西医结合治疗。

乔保钧经验方

【组成】川乌 10 g，草乌 10 g，桂枝 10 g，白芍 25 g，藿香 10 g，苍术 10 g，生姜 6 g，大枣 4 枚，甘草 6 g。

【功效】温阳散寒，祛湿化浊。

【主治】狐疝，证属寒湿凝滞。

【方解】方中川乌、草乌除湿散寒止痛，共为君药；桂枝温经散寒，通阳化气，以助散水湿，是为臣药，藿香、苍术健脾祛湿，芳香化浊，助君药化湿，白芍、大枣、甘草缓急止痛，生姜散水气，共为佐药，甘草调和诸药，亦为使药。全方共奏温阳散寒止痛，健脾祛湿化浊之功。

【注意事项】湿热型狐疝忌用。

【现代研究】川乌、草乌均具有镇痛、抗炎及镇静作用；桂枝中桂皮醛有镇静、镇痛等作用，桂皮油有利尿、强心等作用；白芍中白芍总苷及芍药总苷有抗炎、调节免疫、解痉、扩张血管、耐缺氧、降温等作用；另外，现代药理研究表明：桂枝与白芍合用后，抗炎作用显著增强，两者具有协同作用，与抑制中性粒细胞弹性蛋白酶的释放有关；藿香具有解痉、镇痛、镇吐、镇静等作用；苍术挥发油中的成分具有降血压、利尿、促进胃排空和抗炎等作用；生姜具有止吐、镇痛、抗炎、抗氧化等作用；大枣中的黄酮双葡萄糖苷 A，药理实验证明有镇静、催眠和降压作用，大枣有增加白血球内 cAMP 的作用；甘草具有镇静、保肝、解毒、抗炎、解痉等作用。

【用方经验】乔保钧教授认为狐疝中以阴囊肿冷、睾丸疼痛，喜暖畏寒为主症者有称为寒疝，多由寒湿下注引起。寒性收引，又主凝滞，湿为阴邪，易袭阴位，寒湿为病，故本病以疼痛为表现，治疗上以温阳散寒为大法，配合藿香、苍术芳香化湿，健脾理气。但临床使用本方时川乌、草乌需先久煎半小时至 1 小时，以去除其毒性。本方服用后温覆棉被令身体微微出汗则效果更佳。

章次公经验方

【组成】全当归 12 g，绿升麻 4.5 g，小茴香 9 g，淡吴茱萸 2.5 g，橘核、橘皮各 6 g，潞党参 9 g，乌药 9 g，荔枝核 12 g，焦白术 9 g，川楝子 9 g，延胡索 9 g。

【功效】疏肝理气止痛，补气升陷。

【主治】狐疝，证属中气下陷之寒疝腹痛。

【方解】方中党参、白术益气健脾，全当归补血养肝、活血止痛，柴胡、升麻升阳举陷，小茴香、乌药行气温中，橘皮、川楝子、延胡索理气止痛，吴茱萸、橘核、荔枝核疏肝理气止痛。而小茴香、橘核、荔枝核又为治疝之要药。全方共奏补气升陷，疏肝理气止痛。

【注意事项】患者服药期间禁止剧烈运动及咳嗽等增加腹压运动，注意卧床休息，病情稳定尚需续服一段时间巩固疗效。

【现代研究】当归其所含阿魏酸能改善外

外科国医圣手时方

周循环，降低血压，且有一定抗氧化和清除自由基的作用，煎剂和醇提液具有降低心肌耗氧量、抗血小板聚集和抗血栓形成等作用，此外，当归还具有镇静、镇痛、抗炎、抗缺氧等作用；升麻具有抗炎、解毒、解痉、镇痛等作用；小茴香有利胆、抗溃疡、杀菌、镇痛等作用；吴茱萸具有驱蛔虫、抗菌、中枢兴奋作用；橘核有抗炎、抗纤维化、镇痛作用；橘皮有降低毛细血管的通透性、防止微血管出血、抗血栓、抗菌、抗氧化等作用；党参具有改善微循环、改变血液流变性、抗血栓形成、提高机体适应性、抑菌、抗氧化镇痛等作用；台乌药有保肝、镇痛、抗炎、抗菌、止血、抗凝等作用；荔枝核有抗氧化、护肝作用；白术煎剂具有利尿、保肝、抗凝、扩张血管、抑制细菌和真菌等作用，其中白术多糖还能增强免疫功能；川楝子有利胆、抑菌、抗炎等作用；延胡索各种煎剂均具有明显的止痛效果，醇提取物能显著扩张冠状动脉血管，降低冠状动脉动力，增加血流量，延胡索乙素有镇静、催眠作用。

【用方经验】"诸疝皆归肝经"，章次公认为肝经络于阴器，上行少腹，阴寒内盛致腹痛牵及睾丸，便责之于肝经为病。本方适用于病久中气亏虚，气虚下陷，同时肝失疏泄所致的寒疝。以参、术、升、柴补气升陷，以小茴香、荔枝核、橘核等疏肝理气止痛，虚实兼顾，即章老所谓"健脾者，恢复肠之蠕动能力，使痉挛者恢复弛缓，而有气体蓄积者，则排泄之"。

施今墨经验方

【组成】炙黄芪12 g，北柴胡5 g，炙升麻3 g，盐橘核6 g，杭白芍10 g，炙甘草3 g，盐荔核6 g，米党参6 g，白术5 g，广陈皮6 g，酒当归10 g，川楝子（醋炒）10 g，延胡索10 g，乌药6 g，醋青皮5 g。

【功效】疏肝升阳，理气止痛。

【主治】狐疝，证属中气下陷之寒疝腹痛。

【方解】方中黄芪、白术、党参、炙甘草益气健脾，柴胡、升麻升阳举陷，陈皮理气健脾，因阴器为足厥阴肝经循行之处，气虚则寒湿内生，下注并郁结阴器，多致肝经窒滞，延胡索、川楝子、乌药、青皮、疏肝理气止痛，橘核、荔枝核理气止痛，又为专入睾丸，为治疝之要药，当归、白芍养血，白芍兼有柔肝止痛，当归兼有活血止痛作用，全方共奏升阳疏肝、理气止痛之功。

【注意事项】黄芪用量不宜过大，最大用量30 g，以免引起壅滞而不利于疝气消退，一般15～30 g为宜。

【现代研究】黄芪具有保肝、改善肾功能、利尿改变血液流变性作用，黄芪皂苷有扩张血管、降压、强心作用，能提高心肌耐缺氧能力、抗炎、镇痛、镇静等作用；柴胡具有显著的抗炎作用，其有效成份为柴胡皂苷，它对多种炎症过程包括炎性渗出，毛细血管通透性升高，炎症介质释放，白细胞游走，结缔组织增生和多种变态反应炎症均有显著抑制作用；升麻具有抗炎、解毒、解痉、镇痛等作用；橘核有抗炎、抗纤维化、镇痛作用；荔枝核有抗氧化、护肝作用；白芍中白芍总苷及芍药总苷有抗炎、调节免疫、解痉、扩张血管、耐缺氧、降温等作用；甘草具有镇静、保肝、解毒、抗炎、解痉等作用；陈皮有降低毛细血管的通透性、防止微血管出血、抗血栓、抗菌、抗氧化等作用；川楝子有利胆、抑菌、抗炎等作用；乌药有保肝、镇痛、抗炎、抗菌、止血、抗凝等作用；党参具有改善微循环、改变血液流变性、抗血栓形成、提高机体适应性、抑菌、抗氧化镇痛等作用；白术煎剂具有利尿、保肝、抗凝、扩张血管、抑制细菌和真菌等作用，其中白术多糖还能增强免疫功能；当归其所含阿魏酸能改善外周循环，降低血压，且有一定抗氧化和清除自由基的作用，煎剂和醇提液具有降低心肌耗氧量、抗血小板聚集和抗血栓形成等作用，此外，当归还具有镇静、镇痛、抗炎、抗缺氧等作用；延胡索各种煎剂均具有明显的止痛效果，醇提取物能显著扩张冠状动脉血管，降低冠状动脉动力，增加血流量，延胡索乙素有镇静、催眠作用；青皮有利胆、升压、促进消化液的分泌和排除肠内积气的作用。

【用方经验】施老认为疝气病多见于老人及幼儿，以其中气不足气虚下坠，提固不利也，多因寒气引发。古人称之为寒疝。治疗上每以补中益气汤为主方，随症加减，疗效颇为满意。然须早治，若已年久，治愈较难。需手术者，切勿姑息，以免骤变。

第二节　水　疝

水疝是睾丸或精索鞘膜积液引起阴囊或精索部囊形肿物的一种疾病。其主要临床表现是阴囊无痛无热、皮色正常、内有囊性感的卵圆形肿物，以小儿多见。水疝可分为先天性水疝与继发性水疝两种，前者多见于婴儿，又称偏坠；后者多见于成人。相当于西医的睾丸鞘膜积液或精索鞘膜积液。本病多因先天肾气不足，或肾阳虚衰，水液不能蒸腾气化；或脾阳虚冷，运化乏力，水湿潴留，导致局部水液的正常分泌与吸收功能失调而产生水疝。婴儿先天不足，或肾子下降后通道闭合不良，先天异常，水液易于下趋集注睾丸而成先天性水疝；成年人，脾肾亏虚，复感寒湿之邪，以致寒湿郁结，发为本病；或因饮食不节，酒湿内伤，脾肾受损，湿热内生，下注阴器，留恋而成；或睾丸外伤，血瘀阻塞肾络水道，也可导致继发性水疝。本病治以温肾通阳或温肾散寒以化气行水，或清热利湿、或化瘀行气利水，严重者一般中西医结合治疗。

消散方（顾筱岩经验方）

【组成】柴胡（盐水炒）6 g，白芍（炒）4.5 g，丹参9 g，青皮4.5 g，陈皮4.5 g，川厚朴4.5 g，川楝子6 g，路路通6 g，乌药6 g，广木香3 g，橘核3 g，荔枝核3 g，小茴香3 g，甘草3 g，升麻9 g，黄芪9 g。

【功效】疏肝理气，化湿利水。

【主治】小儿水疝，证属气滞水停者，成人用量加倍。

【方解】方中柴胡入肝经，疏肝理气，兼有升发阳气作用，为君药，白芍敛阴养血柔肝为臣，与柴胡合用补肝血，条达肝气可使柴胡升散而无耗阴血之弊。佐以青皮、陈皮、厚朴、川楝子、木香行气祛湿止痛，橘核、荔枝核、小茴香行气止痛，丹参活血通经，凉血消肿，以防行气药之温燥，升麻升发阳气，黄芪补气行水，共为佐药，乌药专走下焦，兼有温肾行气止痛之功，为使药，甘草调和诸药，以为使药。

【加减】疼痛症状明显者，加延胡索以增强活血止痛之功，气郁化火者去厚朴、陈皮，加壮丹皮、赤芍清肝泻火，兼活血行滞。

【注意事项】患者当卧床休息为主，本方气虚者慎用。

【现代研究】方中柴胡具有显著的抗炎作用，其有效成份为柴胡皂苷，它对多种炎症过程包括炎性渗出，毛细血管通透性升高，炎症介质释放，白细胞游走，结缔组织增生和多种变态反应炎症均有显著抑制作用；白芍中白芍总苷有芍药总苷有抗炎、调节免疫、解痉、扩张血管、耐缺氧、降温等作用；丹参具有抗炎作用，一方面可通过增强中性粒细胞产生超氧化物来促进该细胞的杀菌能力，另一方面丹参抑制中性粒细胞化学趋化作用，说明其抗炎症的作用力；青皮有利胆、升压、促进消化液的分泌和排除肠内积气的作用；陈皮有降低毛细血管的通透性、防止微血管出血、抗血栓、抗菌、抗氧化等作用；厚朴有镇痛、抗炎活性、抗菌，解痉等作用；川楝子有利胆、抑菌、抗炎等作用；路路通具有抗炎、利尿、改善局部微循环、解痉等作用；乌药有保肝、镇痛、抗炎、抗菌、止血、抗凝等作用；木香有镇痛、抗菌、利尿及促进纤维蛋白溶解等作用；橘核有抗炎、抗纤维化、镇痛作用；荔枝核有抗氧化、护肝作用；小茴香有利胆、抗溃疡、杀菌、镇痛等作用；甘草具有镇静、保肝、解毒、抗炎、解痉等作用；升麻具有抗炎、解毒、解痉、镇痛等作用；黄芪具有保肝、改善肾功能、利尿改变血液流变性、抗炎、镇痛等作用。

【用方经验】顾筱岩常以内服外敷相结合，配合兜托法治疗，多能使积液消散，特别是小儿，疗效更好。兜托方组成：肉桂3g，乳香4.5g，没药4.5g，腰黄9g，片姜黄9g，赤芍9g，制川乌、制草乌各3g。将上药研粉，临用时炒热，用饴糖调成糊状，摊布上，敷于阴囊，再以三角丁字带或护身带悬吊提托，每日换药1次，针对水疝能起到温经活血作用。

张氏水疝方（张敏元经验方）

【组成】桃仁3g，牛膝3g，地龙3g，荆芥穗3g，甘草3g，红花1.5g，益母草6g，茯苓6g，车前子5g，泽泻5g，麻黄0.9g。

【功效】活血利水。

【主治】小儿水疝，证属血瘀水停证，成人用量需加倍。

【方解】方中桃仁、红花、益母草、川牛膝归肝经，活血祛瘀、疏通血脉，以利积液消除；泽泻、茯苓、车前子渗利水湿；佐以少量麻黄、荆芥穗宣通肺气，正所谓"上窍开则下窍自通"也；用地龙取其善于通络利水，甘草和中，诸药合用，川牛膝引诸药下行，直达病所，全方共奏活血利水之功。

【加减】气虚者去荆芥，加党参、黄芪各5～10g；脾肾阳虚者加干姜、肉桂各2g；阴虚者加山茱萸3g，熟地黄5g，北沙参5g。

【注意事项】患者当卧床休息为主，中病即止，不可多服，体虚者慎用。

【现代研究】1. 现代药理研究：桃仁对血管壁有直接扩张作用，能改善微循环，有抑制血液凝固和溶血作用，还有抗炎作用；川牛膝具有抗炎镇痛作用，能促进炎症肿胀消退，并能改善局部微循环；地龙具有改善血液流变性、促进血液循环、抑制血小板聚集、抗血栓形成、利尿等作用；荆芥穗具有抑菌、抗炎、镇痛等作用；甘草具有镇静、保肝、解毒、抗炎、解痉等作用；红花具有抑制血小板凝聚、增强纤维蛋白溶解酶活性等作用；

益母草能改善微循环障碍，对实验性血栓形成有抑制作用，并具有改善肾功能，使尿量明显增多等作用；茯苓具有镇静、保肝作用，还有明显的利尿作用；车前子具有显著利尿作用，还有抗炎抑菌等作用；泽泻具有显著的利尿作用，还有抗血小板聚集，以及抗炎抑菌等作用；麻黄具有解痉、利尿、抗炎、抗菌等作用。

2. 临床研究：叶志光等运用张氏水疝方治疗56例睾丸鞘膜积液患儿，治愈（症状及阴囊肿块消失）45例，占80.4%；显效（症状减轻，阴囊肿块变小）7例，占12.5%；无效（症状无变化或加重，阴囊肿块无变化）4例，占7.1%，总有效率为92.9%。其中，疗程最短为6日，最长为50日，多数为30～40日；症状缓解时间最短为3日，最长为15日。

【用方经验】张老根据张子和提出"疝本肝经，宜通勿塞"的观点，结合前人"血不行则病水"之说法，认为水疝证之积液与寒湿之邪导致局部血行不畅有密切关系，欲治其水，当活其血，故立活血利水之法，屡屡奏效，从而使不少水疝患儿免除手术治疗之痛苦。活血利水为祛邪之法，当积液消除后，应给予健脾固肾之剂，或食麻雀等温补之品以巩固疗效。

徐福松经验方

【组成】北刘寄奴30g，穿山甲6g，忍冬藤15g，萆薢15g，橘核10g，荔枝核12g，小茴香4.5g，赤芍10g，茯苓10g，薏苡仁30g，苍术10g，焦山楂10g，焦神曲10g。

【功效】行气活血，祛湿化滞。

【主治】血滞湿阻证之水疝。

【方解】方中萆薢分清泄浊、除湿消肿，北刘寄奴、穿山甲、忍冬藤、赤芍破血行瘀，橘核、荔枝核、小茴香入睾理气，气行血行，湿随气行，复入苓、薏苡仁、苍术、焦山楂、焦神曲化湿消积，又能和中助运，以防攻破有余，克伐脾胃。全方共奏行气活血，祛湿化滞之功。

外科国医圣手时方

【注意事项】卧床休息为主，禁止剧烈运动。

【现代研究】北刘寄奴能抗血小板聚集、抗血栓形成，穿山甲各种制剂对实验动物有直接扩张血管壁，降低外周阻力，显著增加股动脉血流量的作用，还能延长凝血时间，降低血液黏度，还具有抗炎、提高缺氧耐受力的作用；忍冬藤所含的木犀草素具有抑菌作用，能明显抑制大鼠植入羊毛球所致的炎症过程，对兔离体小肠、豚鼠气管平滑肌及回肠肌有解痉作用；草薢所含皂苷能明显减少主动脉粥样硬化的发生率；橘核有抗炎、抗纤维化、镇痛作用；荔枝核有抗氧化、护肝作用；小茴香有利胆、抗溃疡、杀菌、镇痛等作用；赤芍煎剂及芍药苷能抗血小板聚集、抗血栓形成，芍药苷抗炎作用较弱，并有镇静、镇痛、解热抗惊厥等作用，能对抗乙酰胆碱引起的平滑肌痉挛；茯苓具有镇静、保肝作用，还有明显的利尿作用；薏苡仁中薏苡仁甲醇提取物通过抑制基因转录来抑制前列腺素的合成而具有抗炎、镇痛作用；苍术提取液具有抗菌、抗炎作用，能保肝、降血糖及显著地增加尿中的钠钾排泄；山楂可增加胃中酶类及胃液分泌量，促进消化，还具有抗氧化、抗菌和利尿等作用；神曲能促进消化液的分泌，增强食欲，具有 B 族维生素作用。

【用方经验】方中穿山甲宜研磨成粉末冲服，每次 2～3 g，既可提高临床疗效，又可节约有限资源，若无穿山甲，可暂用皂角刺代替，用量为 10～15 g。

李凤翔经验方

【组成】羌活 12 g，防风 12 g，白芷 10 g，川芎 10 g，细辛 3 g，苍术 12 g，麻黄 10 g，杏仁 10 g，甘草 10 g。

【功效】祛风除湿，宣肺利水

【主治】水疝，证属风湿郁肺者。

【方解】羌活、防风祛风除湿，白芷、细辛散寒祛风止痛，苍术燥湿健脾、祛风散寒，川芎行气活血，麻黄、杏仁宣肺解表利水，甘草调和诸药。全方共奏宣肺发表，祛湿消肿之功，使囊肿消，疼痛止。

【现代研究】羌活所含挥发油具有镇痛、抗炎、抗过敏、抗休克等作用，防风具有解热、抗炎、镇痛、抗病毒等作用，能显著地抑制脂质过氧化物的形成；白芷具有解热、镇痛、抗炎等作用，川芎具有改善微循环，降低血小板表面活性，抑制血小板聚集等作用，水煎剂对动物中枢神经有镇静作用；细辛的挥发油、水及醇提取物具有镇痛、解热、抑菌、抗炎等作用；苍术具有保肝、降血糖及显著增加尿中的钠钾排泄，所含的 β-桉叶醇等有抗缺氧作用；麻黄中麻黄碱具有收缩血管、升高血压、兴奋中枢的作用，伪麻黄碱有较强的利尿作用，麻黄还具有抗炎、抗菌、抗病毒等作用；杏仁具有杏仁蛋白对角菜胶引起的足肿胀有明显的疗效。杏仁能有效的降低炎症时毛细血管的通透性，减少炎性渗出液的生成，改善血液循环，促进炎症吸收；甘草具有镇静、保肝、解毒、抗炎、解痉等作用。

【用方经验】李老认为水疝以肾囊肿胀而且痛引少腹或肿状如水晶为特征，相当于现代医学的"鞘膜积液"，多以开刀放水为治，一般效果较佳，但也有术后反比术前积液还多者，可以用非手术疗法治疗。阴囊属于厥阴，水为阴邪，水积其中，不易走出，可用冲和汤去黄芩、生地黄，加麻黄、杏仁治之。川芎直入厥阴，乃血中之气药，寓风药上达之意，辛温发散之羌活走太阳之表，配合防风以胜其湿，水得温则散，麻黄、杏仁宣肺走表，随阳气以发散；甘草调和诸药。肺为水之上源，使下部水湿升发于上，借肺能调水道，下输膀胱而排出，故囊肿立消，收效快捷，其去黄芩、生地黄者，恐其寒黏滞留邪也。

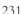

第三节 血疝

血疝是指血液瘀积于阴囊，导致阴囊肿大坠胀、疼痛的一种疾病。主要表现为阴囊肿大，皮肤呈紫暗色或瘀斑状，自觉阴囊肿胀、疼痛，相当于西医的阴囊血肿。本病多因跌打损伤致阴囊部被跌打损伤，致使血络破损，血液瘀积于阴囊，即可形成阴囊血肿；手术不慎在阴囊部手术过程中，若止血不慎，血瘀外渗，也可在术后形成阴囊血肿。本病治疗多采用止血化瘀，消肿止痛，晚期治以活血化瘀，通络散结。

徐福松经验方 1

【组成】桃仁 9 g，红花 4.5 g，当归 9 g，牛膝 9 g，赤芍 9 g，赤苓 9 g，川楝子 9 g，延胡索 9 g，橘核 9 g，青皮 4.5 g，陈皮 4.5 g，泽泻 9 g，泽兰 9 g，积雪草 9 g。

【功效】化瘀通络，清热利湿。

【主治】血疝，证属湿瘀阻络，为瘀血留于睾丸，并有湿热下注所形成的睾丸血肿。主要表现为睾丸肿大明显，刺痛，质地较硬，口干，小便黄，舌苔白腻微黄，脉细弦涩不扬。

【方解】方中桃仁、红花、当归、赤芍养血活血，泽兰、积雪草活血利水，延胡索、川楝子、橘核、青皮、陈皮行气活血，理气止痛，赤苓、泽泻利水泄热，牛膝引诸药下行，兼有化瘀利水之效，诸药合用共奏化瘀通络，清热利湿之功。

【注意事项】方中多为活血破血、行气之品，中病即止，不可过服，以免伤正。

【现代研究】桃仁对血管壁有直接扩张作用，能改善微循环，有抑制血液凝固和溶血作用，还有抗炎作用；红花具有抑制血小板凝聚、增强纤维蛋白溶解酶活性等作用；当归其所含阿魏酸能改善外周循环，降低血压，且有一定抗氧化和清除自由基的作用，煎剂和醇提液具有降低心肌耗氧量、抗血小板聚

集和抗血栓形成等作用，此外，当归还具有镇静、镇痛、抗炎、抗缺氧等作用；牛膝具有抗炎镇痛作用，能促进炎症肿胀消退，并能改善局部微循环；赤芍煎剂及芍药苷能抗血小板聚集、抗血栓形成，芍药苷抗炎作用较弱，并有镇静、镇痛、解热抗惊厥等作用，能对抗乙酰胆碱引起的平滑肌痉挛；赤苓具有剂具有镇静、抗溃疡等作用，醇浸剂有明显利尿作用；川楝子有利胆、抑菌、抗炎等作用；延胡索各种煎剂均具有明显的止痛效果，醇提取物能显著扩张冠状动脉血管，降低冠状动脉动力，增加血流量，延胡索乙素有镇静、催眠作用；橘核有抗炎、抗纤维化、镇痛作用；青皮有利胆、升压、促进消化液的分泌和排除肠内积气的作用；陈皮有降低毛细血管的通透性、防止微血管出血、抗血栓、抗菌、抗氧化等作用；泽泻煎剂具有显著利尿作用，还有抗血小板聚集作用，此外，泽泻还具有抗炎，抑菌作用；泽兰提取物能改善实验动物微循环障碍，具有扩张血管管径，加快微血管内的血流速度等作用，制剂能强心；积雪草煎剂有抗溃疡作用，能改善局部微循环作用，醇提取物有镇痛作用。

【用方经验】徐福松教授认为血疝多因创伤而致睾丸阴囊肿胀、疼痛为主症者。正如《医方考》曰："外肾因扑损而伤，睾丸偏大，有时疼痛者，此中有死血，名曰血疝。"阴囊部受创伤，血络破损，血液瘀积于阴囊，病初位于阴囊部位，故阴囊肿胀、疼痛、下坠，皮肤呈紫色或有瘀斑。日久则血凝气滞为瘀更甚，故阴囊内出现肿块，囊壁增厚，治疗初当止血化瘀，消肿止痛；久宜化瘀散结，理气活血。

徐福松经验方 2

【组成】当归 10 g，丹参 12 g，桃仁 10 g，红花 6 g，乳香 9 g，没药 9 g，大黄

6 g，穿山甲 6 g，柴胡 6 g，水蛭 10 g，黄芪 10 g，牡蛎（先煎）30 g，小茴香 6 g，肉桂 3 g。

【功效】活血化瘀，通络散结。

【主治】血疝，证属络阻瘀结。为睾丸血肿机化症。主要表现为睾丸肿硬疼痛日久，局部结节，压痛明显，阴部湿冷，舌淡苔薄白，脉细弦。

【方解】方中当归、丹参、桃仁、红花、生大黄活血化瘀；乳香、没药活血止痛，穿山甲、水蛭破血逐瘀，通络散结，牡蛎软坚散结以助机化消散；柴胡、小茴香理气止痛，黄芪补气以助行气活血，合当归气血双补，以防伤正；肉桂温化以助散结，柴胡兼引诸药入肝经，全方共奏活血化瘀、通络散结。

【注意事项】方中多为活血破血之品，中病即止，不可过服，以免伤正。

【现代研究】当归其所含阿魏酸能改善外周循环，降低血压，且有一定抗氧化和清除自由基的作用，煎剂和醇提液具有降低心肌耗氧量、抗血小板聚集和抗血栓形成等作用，此外，当归还具有镇静、镇痛、抗炎、抗缺氧等作用；丹参能扩张冠状动脉和外周血管作用，能促进纤维蛋白溶解并有抗凝作用，对缺血后脑组织有明显的保护作用，本品还能调整体液免疫和细胞免疫，且有抗炎、抗过敏、解热、镇静等作用；桃仁对血管壁有直接扩张作用，能改善微循环，有抑制血液凝固和溶血作用，还有抗炎作用；红花具有抑制血小板凝聚、增强纤维蛋白溶解酶活性等作用；乳香具有镇痛、消炎作用，口服本品能促进多核白细胞增加，加速炎症渗出的吸收，促进伤口愈合；没药中曼速宾酸对急性或慢性炎症均具有良好的抑制作用，对生物体内引起炎症的主要物质过氧化物酶有很

强的抑制作用，其提取物 3 种倍半萜烯成分的动物实验表明，至少有两种成分具有强烈的镇痛作用，其各种剂型对外伤引起的小鼠足肿胀外敷后均有显著或非常显著的消肿作用；大黄具有抗血栓形成、抗实验性胃溃疡、利胆、保肝、降压、止血等作用；穿山甲各种制剂对实验动物有直接扩张血管壁，降低外周阻力，显著增加股动脉血流量的作用，还能延长凝血时间，降低血液黏度，还具有抗炎、提高缺氧耐受力的作用；柴胡具有显著的抗炎作用，其有效成份为柴胡皂苷，它对多种炎症过程包括炎性渗出，毛细血管通透性升高，炎症介质释放，白细胞游走，结缔组织增生和多种变态反应炎症均有显著抑制作用；水蛭中水蛭素不仅能抑制纤维蛋白原转化为纤维蛋白，也能抑制凝血因子的活化及凝血酶诱导的血小板反应，抗凝作用极强大，能防止血栓形成，对已形成的血栓有溶解作用；牡蛎本品所含钙盐有抗酸和轻度镇静、消炎、降低肌肉兴奋而抑制抽搐作用，从牡蛎中提取的牡蛎多糖，具有降血脂、抗凝血、抗血栓及促进机体免疫功能、抗白细胞下降等作；黄芪具有保肝、改善肾功能、利尿改变血液流变性作用，黄芪皂苷有扩张血管、降压、强心作用，能提高心肌耐缺氧能力、抗炎、镇痛、镇静等作用；小茴香有利胆、抗溃疡、杀菌、镇痛作用；肉桂水煎剂对外周血管有扩张作用，促进血液循环，抑制血小板聚集，抗凝血酶，保护肾上腺功能作用，桂皮油、桂皮醛、肉桂酸钠具有镇静、镇痛、解热和抗惊厥作用。

【用方经验】徐教授认为血疝之血，乃是离经止血，离经止血便是死血，只有祛瘀生新，方可消除癥瘕，治疗上不仅活血，不仅行气，不仅软坚，还要温化。

外科国医圣手时方

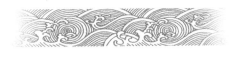

第七章 泌尿和男性生殖系疾病

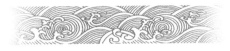

第一节 子 痈

子痈是发生于肾子（包括睾丸、附睾）的急、慢性疾病，包括西医的急、慢性睾丸炎和附睾炎。本病以中青年男性多见。急性子痈急性发病，睾丸或附睾红肿热痛，并伴有全身热证表现；慢性子痈多继发于急性子痈后，或并发于慢性前列腺炎、慢性精囊炎，仅表现为睾丸或附睾的硬结，微痛或微胀，轻度触痛等。

加减当归龙荟丸（顾伯华经验方）

【组成】龙胆9g，当归9g，黄柏12g，栀子12g，生大黄9g，木香9g，川楝子9g，荔枝核12g，苍术9g，黄连6g。

【功效】清利湿热，泻肝胆实热。

【主治】肝胆湿热之子痈证。症见睾丸红肿疼痛，压痛，舌苔黄腻，根厚，脉弦滑数。临床多用于治疗急性睾丸炎的睾丸肿痛，压痛明显，大便干结；也可用于肝胆实热等男科病。

【加减】若湿热消退者，可加橘核、橘叶、蒲公英之类以消肿散结；气滞者，可加王不留行、川楝子等以行气消肿；急性流行性腮腺炎并者，宜加野菊花、金银花、青黛等以清热解毒；疼痛明显者，可加玄胡索、蒲黄、桃仁等以行气止痛。

【方解】本方所治急性睾丸炎，皆因肝胆湿热所致。湿热内蕴，下注睾丸，睾丸乃肝经之行经，脉弦滑数；湿热下注，气机阻滞，故睾丸肿痛，舌苔黄腻。治当清利湿热，泻肝胆实热。方中龙胆味苦，性寒。功效：清泄肝胆湿热，为君药；当归味甘而重，其气轻而辛，故既能行血，补血活血，又可通经，活络功善活血祛瘀为臣药；黄柏、栀子、黄连、苍术性苦寒，清热燥湿；湿热内蕴，阻滞气机，故用木香、川楝子行气止痛；荔枝核消肿散结；大黄后下于泄湿热，使湿热有出处。诸药合用，共奏泻肝胆湿热，行气消肿之功。

【注意事项】虚寒性子痈忌用。

【现代研究】方中龙胆根含苷类，龙胆苦苷、獐牙菜苦苷、当药苦苷、四乙酰龙胆苦苷、三叶苷、苦龙苷等，有显著的抗炎作用，并且较水杨酸钠强4～7倍。龙胆注射液可明显促进炎症细胞的吞噬功能；当归煎剂在试管内对大肠埃希菌、伤寒及副伤寒沙门菌、志贺菌属、变形杆菌、白喉棒状杆菌等有轻度抑制作用。黄柏、栀子有广谱的抗菌作用，对各型志贺菌属的抑制作用尤强。黄连含大量生物碱，主要有小檗碱、表小檗碱、黄连碱；黄连生物碱有广谱的抗菌、抗病毒作用。小檗碱为主要的抗菌成分。小檗碱低浓度时抑菌，高浓度时杀菌。其抗菌的机制是抑制了细菌的核酸和蛋白质代谢等多种途径。

【用方经验】顾伯华教授将本方用于治疗肝经湿热，肾子红肿，疼痛，外阴湿热之证。在临床运用当中宜分期进行加减，子痈初期以清泻肝胆湿热为主，少佐消肿散结之药，本方加川楝子、荔枝核等消肿散结之药，大黄泻下湿热；子痈中期红肿消减，以行气散结为主，佐以橘核等；子痈后期以清热利湿、软坚散结为主，少佐扶助行气之品，以免湿邪留恋。

第二节 阴茎痰核

阴茎痰核是一较少见的生殖系统疾病，即阴茎海绵体纤维化，是海绵体白膜与阴茎筋膜之间产生纤维性硬结。相当于现代医学的阴茎硬结症。多见于中年男性。中医又称"玉茎结疽""阴茎痰核"等，基本病机为气滞、血瘀、痰凝宗筋。该病多由寒邪侵袭，房事不节，以致脾肾两虚，经络阻遏，气血凝滞，日久成疽；或跌扑损伤，气血凝滞，经络阻隔，日久结疽而发为本病。

丹参散结汤（王玉章经验方）

【组成】丹参 12 g，玄参 12 g，白芥子 10 g，山药 10 g，丝瓜络 10 g，橘核 10 g，生地黄 10 g，熟地黄 10 g，莪术 10 g，肉桂 6 g，鸡血藤 20 g，忍冬藤 30 g。

【功效】温肾散寒，健脾化湿，活血通络。

【主治】寒湿阻遏宗筋，血行瘀阻。症见阴茎硬结，微痛，阴茎勃起时疼痛，性功能减退，舌质暗淡，苔薄，脉沉弦。

【加减】若此病因外伤所致，则当辨属于气血凝滞型，加入三棱、桃仁、红花等，以加强活血化瘀散结之力；若无外伤病史，则多属脾肾两虚之型，当加入肉桂、当归、生地黄、熟地黄、山药等健脾益肾温阳之品。若年事已高，排尿不畅，或年轻而腰酸疼痛明显，并伴有早泄、阳痿者，可酌加续断、桑寄生、山茱萸、金狗脊、淫羊藿等；若少腹胀满、尿意不尽者，加乌药、木通、琥珀；若便溏、畏寒，舌胖大，边有齿龈者，加白术、茯苓；阴茎硬结疼痛明显者，加延胡索、川楝子。

【方解】方中丹参、莪术活血化瘀，软坚散结，丝瓜络疏通经络，消散瘀结；白芥子回阳通络；鸡血藤、橘核、玄参养血活血、消散瘀结，上药共奏活血化瘀、通络散结

之效。

【注意事项】湿热蕴结者慎用。

【现代研究】现代研究丹参具有抗纤维化作用，已广泛应用于抗肝、肺、肾、皮肤等纤维性变。

加减二陈汤（许履和经验方）

【组成】陈皮 6 g，青皮 3 g，制半夏 6 g，白僵蚕 10 g，茯苓 10 g，川黄柏 6 g，牛膝 3 g，生甘草梢 3 g，荷叶 1.5 g，白芥子 2 g。

【功效】和中化痰，软坚散结。

【主治】阴茎痰核之痰阻气滞证。症见阴茎硬结，轻触痛，无红热，舌质红，苔薄白或白腻，脉滑。临床多用于治疗痰湿阻滞，所形成硬结节病。

【加减】局部皮色红肿，瘙痒者，加用薏苡仁、苍术、蛇床子、苦参予清热燥湿，止痒；小便热痛，加用金钱草、车前草、灯心草，清热利湿。

【方解】痰核多由脾胃不和，痰浊内生，下注宗筋，结于阴茎，气滞痰凝所致。用二陈汤和中化湿，以杜生痰之源；加白芥子以消皮里膜外之痰，白僵蚕以散结气而化顽痰，并复入青皮以疏肝气，黄柏以清相火，牛膝引药下行，荷叶升清降浊，合而用之，以奏化痰散结之功。

【注意事项】虚证者慎用。

【现代研究】现代研究黄柏抗菌有效成分为小檗碱，故其药理作用与黄连大体相似，但含量较黄连低。结核患者使用黄柏提取物的盐酸结晶物肌内注射时，有一定疗效，且优于黄连。

第三节　尿石症

尿石症包括肾、输尿管、膀胱和尿道结石，是泌尿外科常见疾病之一。尿石症属中医学"腰痛""淋证"等病范畴。多数结石原发于肾脏和膀胱。本病多发于青壮年男性，男女比例为 3∶1。在我国长江以南地区多见，特别是气候炎热地区多发，北方较少见。随着人们生活水平的不断提高，饮食结构的变化，在我国原发性膀胱结石的发病率已明显

降低，而肾结石的发病率有增长趋势。本病的发病原因比较复杂，与多种因素有关，不同的个体可能与不同的因素有关。临床以腰（或腰腹）痛、血尿为主要表现，有时相对较小的结石可以尿道排出。

消坚排石汤（张琪经验方）

【组成】金钱草 50 g，三棱 15 g，莪术 15 g，赤芍 15 g，鸡内金 25 g，丹参 30 g，牡丹皮 15 g，瞿麦 20 g，萹蓄 20 g，山药 25 g，菟丝子 25 g。

【功效】温肾阳助化气，清热解毒利湿，通络排石。

【主治】泌尿系结石。

【加减】肾阳不足加肉桂 5～10 g，附子 5～10 g，茴香 10～15 g；兼有气虚加党参 15～25 g，黄芪 50 g；疼痛始发，痛如针刺加芍药 15～25 g，甘草 15～25 g；伴感染加金银花 30～50 g，黄柏 15～25 g，白花蛇舌草 50 g；腰腹疼痛加红花 15～25 g，炮穿山甲 10～15 g；伴血尿加大小蓟 30～50 g，白茅根 30～50 g；尿白浊加芡实 20～30 g，萆薢 20～30 g；输尿管结石加乌药 15～35 g，莱菔子 30～50 g；膀胱结石加黄柏 15～25 g，土茯苓 50 g，红藤 50 g，败酱草 50 g。

【方解】方中金钱草化石利水、渗湿清热；三棱、莪术、桃仁、鸡内金、丹参、赤芍、牡丹皮活血化瘀、消坚排石；瞿麦、萹蓄、滑石、车前子利水渗湿、泄热通淋；大黄、桃仁配伍，即取法《伤寒论》桃仁承气汤之意，治疗下焦蓄血。其中生大黄清热泻火解毒、活血祛瘀，同时又能通利小便、清热泻热、化瘀止血。桃仁活血化瘀、润肠通便，善破蓄血。本病主要病机为湿热瘀血阻滞日久，导致肾虚膀胱气化失司，故而小便淋漓不通，破瘀血以利水道，大黄又善治尿道疼痛，同时导湿从小便而出。诸药相伍共奏消坚排石、活血破瘀、利水渗湿之效。另外，结石阻滞日久，往往与周围组织发生粘连，实践证明，化瘀、破气之药三棱、莪术、青皮、枳实之类，有利于粘连松解、砂石排出。

【注意事项】结石较大者疗效不确定。

【现代研究】本研究结果显示，消坚排石汤能促进泌尿系结石排出，明显降低患者 Scr、BUN 水平，保护肾功能。药理证明，活血化瘀药能够改善微循环；抑制纤维母细胞合成胶原，降低炎症反应，减少渗出，抑制炎性肉芽肿形成，因而能充分降低感染过程的病理损害。

三金三川汤（骆继杰经验方）

【组成】金钱草 60 g，海金砂 30 g，鸡内金 15 g，川牛膝 30 g，川红花 10 g，川楝子 10 g。

【功效】清利湿热，排石通淋。

【主治】尿石症。

【加减】下焦湿热为主合石韦散加减；气滞血瘀为主者加延胡索、王不留行等；肾阳亏虚为主的合金匮肾气丸加减；肾阴亏虚为主合六味地黄汤加减。

【方解】方中以金钱草为君，海金沙为臣，大剂量金钱草（通常 60 g 以上）配海金沙清利湿热，排石通淋，佐以鸡内金化坚消石，川红花、川牛膝活血化瘀，川楝子行气止痛，诸药合而清利湿热，排石通淋并兼有行气、活血、化瘀、软坚的功效。

【现代研究】临床研究方面，杨栋等运用本方配合中西医结合总攻疗法治疗 64 例上尿路结石病例，总有效率达 84.4%，而且肾绞痛缓解时间明显缩短。

【用方经验】用本方配合西药、电针、跳跃运动等有利于提高排石率。

第四节　男性不育症

男性不育症是指育龄夫妇婚后同居一年以上，性生活正常，未采取避孕措施，由于

外科国医圣手时方

男方原因造成女方不孕者，称为男性不育症。据统计已婚夫妇中患不孕不育者约为15%，而男性原因所致者约占50%。男性不育症根据临床表现，可分为绝对不育和相对不育，前者指完全没有生育能力，后者指有一定的生育能力但生育力低下。男性生殖环节很多，男性不育的病情较复杂，主要可分为由精液异常引起的男性性功能正常性不育和男性性功能障碍性不育；根据精液的病理性状常分为少精子症、弱精子症、少弱精子症、畸形精子症、无精子症等；隐睾、精索静脉曲张、感染因素是引起男性不育的重要病因；外生殖器损伤和畸形也可造成不育；染色体异常、环境中的有害因素、药物、酒精等都可能影响精子数和性功能，造成不育。男性性功能障碍性不育包括心理性、血管性、内分泌及药物因素引起的阳痿、不射精和逆行射精等。本症并非是一种独立的疾病，而是由多种疾病引起的一种后果。随着新的诊断方法和辅助生殖技术的快速进步，为不育夫妇开辟了新的诊疗途径，但是不育症病因复杂，有一部分患者对传统的经验治疗无效。

聚精丸（徐福松经验方）

【组成】生地黄、熟地黄、枸杞子、何首乌、当归、黄精、紫河车、续断、沙苑子、淫羊藿、茯苓、薏苡仁。

【功效】滋肾填精，补脾助运。

【主治】肾虚精亏之少精弱精症男性不育。症见神疲乏力、腰膝酸软、头昏耳鸣、精液清冷、阴部发冷、失眠多梦、小腹坠胀、性功能减退、早泄、舌质淡或淡红、苔薄白或白厚、脉多沉细或细弱。

【方解】本方针对肾精亏损、后天化生乏源的主要病理特点，依据阳化气、阴化形的理论，以生地黄、熟地黄、枸杞子、何首乌、当归、续断、黄精滋阴补肾；紫河车为血肉有情之品，功能益气养血、补肾填精；沙苑子补肾益精；紫河车、沙苑子药性偏温，兼补阳气；茯苓、薏苡仁健脾助运以利气血化生，精血同源，气血不亏，肾精生化有源，因而全方具有滋肾化源、填精助育之功。

【注意事项】该药为纯补之方，湿热或血瘀等实证不宜。

【现代研究】临床研究表明：聚精丸治疗精液异常所致男性不育症，其总有效率可达80%以上，年龄轻组及结婚年数较短组的痊愈率比年龄高及结婚年数长组为高；能显著改善少精症患者的精子密度；可以不同程度地改善精子的畸形率、活率、活力，从整体上良性调节精液参数。聚精丸可以通过改善患者FSH、LH及T的水平，来改善生精功能；能够抑制生精细胞及精子凋亡，促进生精细胞及精子DNA的发育和成熟。同时聚精丸还结合了现代药理研究成果，进行针对性用药，即辨病与辨证相结合。男性不育症患者精浆锌水平多明显低于正常。聚精丸中枸杞子、黄精、续断含锌较高，枸杞子还可以提高血睾酮水平；维生素E与生育有密切的关系，而当归有抗维生素缺乏症的作用，续断含有丰富的维生素E，有抗氧化作用；紫河车含有多种蛋白质、甾醇类激素，具有激素样作用，能促进精子生成和成熟；淫羊藿促进精液分泌，升高睾丸酮的含量，有效修复睾丸间质细胞的损伤，维持睾丸生精小管上皮正常生精周期，提高性欲，显著增加前列腺、精囊腺、垂体的重量；而熟地黄、何首乌、沙苑子、茯苓、薏苡仁均可显著提高人体免疫力。

实验研究表明：聚精丸在精子超微结构中可改善顶体膜结构形态的病理性改变，提高顶体膜和顶体酶的质量；在生精细胞凋亡方面：降低生精细胞及精子凋亡速率，提高单倍体精子的百分率，降低二倍体细胞的百分率；促进生精细胞增殖能力的增加及减少生精细胞凋亡，从而恢复增殖与凋亡平衡失调状态，改善曲细精管的生精功能；大细胞的凋亡减少，而小细胞的凋亡明显增加；主要对初级、次级精母细胞的凋亡起抑制效应。

【用方经验】该方多用于精液异常导致的男性不育，其规格50 g/瓶，每次5 g，每日3次，温开水送服，服药期间少食辛辣刺激食物。3个月为1个疗程。聚精丸在临床已使用20余年。治疗精液异常所致男性不育，能改善生精功能，提高精液质量，特别是在提高精子活动力方面显示出良好的效果，故对少精子症、弱精子症取得显著疗效。

补肾生精丸（李曰庆经验方）

【组成】柴狗肾、鹿角胶、菟丝子、枸杞子、淫羊藿、熟地黄、五味子。

【功效】补肾生精，温阳填精。

【主治】少精和弱精症证属肾阳虚型。

【注意事项】该方适于男性不育证属肾虚偏阳虚者，阴虚火旺及湿热蕴结者不宜用。

【方解】组成中柴狗肾、鹿角胶为血肉有情之品，补肾阳、益肾精；菟丝子、淫羊藿等补肾壮阳；枸杞子、熟地黄等填精益髓；五味子等补肾涩精，固脱收敛。纵观全方，标本兼顾，阴阳双补，以补肾阳为主，诸药合用，共奏补肾生精益髓之效。

【现代研究】补肾生精丸临床应用十余年，对少精和弱精症有较好的疗效。用补肾生精丸治疗精液异常男性不育症 220 例，疗效显著，总有效率 91.4%。

实验研究方面：杨阿民、李曰庆等通过观察补肾生精丸对生精细胞损伤模型大鼠睾丸组织 NO、NOS 和抗氧化的影响。腺嘌呤诱发生精细胞损伤大鼠模型。测定服用补肾生精丸前后实验动物睾丸组织超氧化物歧化酶（SOD）、一氧化氮合酶（NOS）、氧化氮（NO）、丙二醛（MDA）含量。补肾生精丸对大鼠睾丸组织匀浆中 NO，NOS 的影响模型组与正常组比较，睾丸组织匀浆中 NOS 活性明显增强，NO 含量明显增加，具有显著差异，补肾生精丸大、小剂量组与模型组比较，NOS 活性明显降低，NO 含量明显减少，均具有显著差异表明补肾生精丸具有降低睾丸组织中异常升高的 NOS 活性和 NO 含量的作用。补肾生精丸能显著增强大鼠睾丸组织中 SOD 活性，降低 MDA 含量，提高大鼠抗氧化能力。研究结果证明补肾生精丸可明显改善腺嘌呤所致大鼠睾丸曲细精管的形态，增加精子数量。补肾生精丸对各级生精细胞的分化、发育、成熟具有一定的促进作用，对曲细精管的结构损害有一定的修复作用。同时补肾生精丸的治疗效果有一定的量效关系，

即大剂量组的治疗效果优于小剂量组。补肾生精丸能够抑制大鼠睾丸曲细精管生精细胞的凋亡，上调抑制凋亡基因 Bcl - 2 的表达，下调促凋亡基因 Bax、Fas、FasL 的表达，对腺嘌呤所致的生精细胞损伤模型大鼠生精细胞的凋亡有一定的抑制作用。实验研究表明该方能提高精子数量及活动率、精子运动速度、降低精子畸形率，改善内分泌功能和抗氧化环境，提高 LH、T 水平，改善异常的精核蛋白及其构成，在促进生精、提高精液质量等方面显示出良好的疗效。

【用方经验】该方临床应用 20 余年，对少精和和弱精症有较好的疗效，尤其适用于偏肾阳不足而致的生精异常者，3 个月为 1 个疗程。

益精方（贾金铭经验方）

【组成】菟丝子 20 g，熟地黄 20 g，桑椹 20 g，桑螵蛸 20 g，肉苁蓉 20 g，韭菜子 20 g，淫羊藿 15 g，黄精 15 g，五味子 15 g，玉竹 12 g，苍术 12 g，当归 9 g，红花 9 g。

【功效】活血养血、补肾生精。

【主治】肾虚血亏之少精弱精症。

【加减】气虚者，酌加黄芪、党参各 15 g，白术 12 g；血瘀甚者，酌加赤芍 9 g；阴虚者，加枸杞子、何首乌各 12 g；阳虚者，酌加巴戟天、金樱子各 15 g。

【注意事项】肾精亏虚、血虚血瘀者适用。

【方解】全方以当归、菟丝子为君。当归，既能补血又能行血，补中有动，行中有补，为补血活血之圣药；菟丝子味甘，性温而不燥，入肾填精，为传统男性不育古方"五子衍宗丸"之主药。以红花为臣，为"破血、行血、和血、调血之药也"功用活血通经、祛瘀止痛，辅助当归养血活血化瘀，两者合用，瘀去而新生，精血充沛而不滞。以熟地黄、桑椹、桑螵蛸为臣。桑椹，甘、咸、性平，归肝、肾经，功能补肾助阳；桑螵蛸，甘、酸、性寒，归肝、肾经，功能滋阴补血、生精润燥；熟地黄，味甘，性微温，归肝、肾经，功能补血滋阴、益精填髓，三药辅助

外科国医圣手时方

外科国医圣手时方

菟丝子以补肾填精。同时以淫羊藿、肉苁蓉、韭菜子为臣。淫羊藿，味甘，性辛、温，归肾、肝经，功能补肾壮阳，益命门之火；肉苁蓉，味甘、咸，性温，归肾与大肠经，功能补肾阳、益精血、暖腰膝，为补精血之药；韭菜子，味甘、辛性温，归肾、肝经，《滇南本草》认为其"补肝肾，暖腰膝"，三药合用，温养肾阳，使精子活动能力增加。黄精、玉竹益气滋阴，其中黄精，甘平质润，益气养阴，补脾、肺、肾，既入肾填补先天，又入脾益气血补后天，入肺以取金水相生之妙；玉竹，味甘，性微寒，归肺、胃经，功用养阴润燥、生津止渴，与黄精合用共奏"金水相生"之妙；五味子，味酸、甘，性温，归肺、心、肾经，功能收敛固涩、益气生津，助菟丝子、桑椹、桑螵蛸补肾生精之效；佐以苍术，味辛、苦，性温，归脾、胃经，功用燥湿健脾，以防诸药滋腻碍脾。方中诸药大多入肝肾经，共奏活血养血、补肾生精之功，从而促进精子生成、改善精子活力。

【现代研究】临床研究：罗少波采用益精方治疗少弱精症患者207例，治疗90日后，精子总密度、a级精子百分率、（a＋b）级精子百分率较治疗前均有明显升高。

实验研究：益精方对环磷酰胺小鼠少弱精症模型精子凋亡的干预作用。环磷酰胺腹腔注射后，模型组小鼠出现精子密度、活力和活率明显下降，表现为明显的少弱精症。大剂量益精方干预可降低小鼠精子凋亡率，增加小鼠精子密度、活力和活率，从而达到治疗少弱精症的目的。现代药理研究发现当归能改善外周循环，能促进细胞再生和恢复，对非特异性和特异性免疫功能有增强作用；与红花相配从而达到改善睾丸局部微循环，促进ROS清除，增加精子生成的目的；菟丝子水煎剂能明显增强黑腹果蝇交配次数，菟丝子水提物对ROS所致人精子膜损伤有保护作用；淫羊藿能改善下丘脑-垂体-性腺轴的功能。

【用方经验】益精方是在五子衍宗丸基础上加减化裁，按常规方法煎煮，每剂煎2次，每日2次，口服。3个月为1个疗程。

黄精赞育胶囊（王琦经验方）

【组成】黄精、何首乌、枸杞子、败酱草、当归。

【功效】补肾益精、活血化瘀、清热利湿。

【主治】弱精子症、少精子症引起的男性不育症肾虚精亏夹湿热型。症见：精子稀少或活力低下，腰膝酸软，头晕耳鸣，阴囊潮湿，舌淡，苔薄黄腻，脉细弱或滑。

【方解】方中黄精补脾益气，滋阴润肺，《本草纲目》谓之："补诸虚、填精髓。"本方取其健脾益气，补后天而促先天，治疗肾虚精亏之少、弱精子症，有填精生髓、种子续嗣之效，故用为君药。何首乌、枸杞子二药助黄精补益肝肾、生精种子，共为臣药；当归、败酱草同用活血化瘀、清利湿热，与君臣药相伍，祛邪而不伤正，同为佐药。全方共奏补肾益精、活血化瘀、清热利湿的功效。

【现代研究】临床研究黄精赞育胶囊治疗肾虚精亏兼湿热证型弱精子症、少精子症引起的男性不育302例，总显效率52.16%，总有效率84.14%，与对照药五子衍宗丸相比，有非常显著性差异。该药在提高精子浓度、改善精子存活率和精子活动力、提高精子穿透能力、减少畸形精子及改善肾虚精亏兼湿热证候等方面的疗效明显优于对照组（$P<0.05$ 或 $P<0.01$）。

实验研究显示：黄精赞育胶囊可显著改善弱精子症大鼠精子活力、活率及运动速度。黄精赞育胶囊提高精子运动能力与其修复损伤的线粒体及外周致密纤维有关。为探讨黄精赞育胶囊对弱精子症大鼠精子鞭毛超微结构的影响，采用雷公藤多甙制备大鼠弱精子症模型，通过透射电镜观察黄精赞育胶囊对精子尾部超微结构的影响，并采用生物发光法测定各组精子ATP含量。结果雷公藤多甙造模后，出现线粒体、外周致密纤维排列紊乱及缺失。黄精赞育胶囊不同剂量组治疗后，上述损伤的细胞器均可得到不同程度的修复。黄精赞育组大、中剂量组治疗后精子ATP含量较模型组显著提高。

【用方经验】黄精赞育胶囊是由王琦教授研制的我国第一个治疗男性不育的中药新药，每粒含生药 0.31 g，每次服 4 粒，每日 3 次，3 个月为 1 个疗程。服药 1 个疗程后复查精液 1 次，根据精液异常程度而定，一般治疗 1~2 个疗程。能够提高精子活力、增加精子数量，治疗因精液异常所致的不育症有较为显著的疗效。偏肾虚患者服黄精赞育胶囊后，未见任何副作用或毒性反应发生，较长期服用应无大碍。但本方较适合男性不育症肾虚夹瘀热的少精症和弱精子症。

注：该方已获新药证书，由扬州龙凤药业有限公司生产（批号：国药准字 Z20010103）。

育精阴合剂（周智恒经验方）

【组成】熟地黄 15 g，黄芪 15 g，山茱萸 10 g，枸杞子 15 g，女贞子 15 g，沙苑子 10 g，菟丝子 15 g，当归 10 g，锁阳 10 g，仙茅 10 g。

【功效】滋阴补肾，益气生精。

【主治】肾阴亏虚，精亏气乏。

【方解】方中以熟地黄、黄芪为君药，益气培元、滋阴补肾；山茱萸、枸杞子、女贞子、沙苑子为臣药，补肾涩精以固肾，菟丝子、当归、锁阳为佐药，益精养血；锁阳为使药，温肾补阳，取"阳中求阴"，亦使养阴药不过于滋腻。全方共奏滋阴补肾、益气生精功效。

【现代研究】育精阴对雄性豚鼠免疫性不育的实验研究：运用主动免疫法造成豚鼠实验性变态反应性睾丸炎（EAO）模型，观察睾丸生精细胞和附睾尾部精子质量的变化。运用不同剂量育精阴灌胃，观察育精阴对生精上皮和附睾尾部精子质量的作用。通过主动免疫法造成豚鼠实验性变态反应性睾丸炎造成睾丸生精细胞退行性病变，附睾精子质量下降。造模后的小鼠经育精阴治疗后，育精阴各组睾丸、附睾重量显著增加。而造模组睾丸附睾重量较空白组显著减轻。治疗后，附睾尾精子的数量、存活率、活动力和直线运动情况均改善。而造模组精子质量各项指标较空白组均有下降，其中精子数量、存活率和活动力比较有显著差异。育精阴治疗后，通过豚鼠睾丸光镜变化，育精阴组对曲细精管保护，曲细精管各级生精细胞，多数曲细精管发育，上皮层次及精子质量均有明显改善和提高，且随药物浓度越高作用越强。电镜观察经育精阴治疗后，大剂量组可见睾丸组织结构基本恢复正常，精原细胞和各级精子细胞形态基本正常。但胞浆中线粒体较少。实验表明育精阴对实验性变态反应性睾丸炎造成的免疫损伤有修复作用。育精阴对精子特异性酶的影响，通过育精阴对实验性变态反应性睾丸炎（EAO）的作用，观察 EAO 状态下精子顶体蛋白酶、透明质酸酶和乳酸脱氢酶的变化，观察育精阴对精子特异性酶的影响。造模组顶体蛋白酶阳性反应率下降、反应区直径缩小，明显低于空白组。经育精阴治疗后，顶体酶活性得到恢复，顶体蛋白酶阳性反应率上升、反应区直径扩大，EAO 造成豚鼠透明质酸酶活性明显下降，经育精阴治疗后，透明质酸酶活性有不同程度恢复，且育精阴有保持精子细胞膜完整性、保护胞浆乳酸脱氢酶活性的作用。

【用方经验】全方滋补而不腻。功用有调节免疫，抑制和减轻免疫应答对睾丸生精细胞的损伤，使抗精子抗体滴度下降和消失。临床运用多年，对肝肾亏虚造成的少精子症、免疫阳性患者有较好疗效。

虎杖丹参饮（卢太坤经验方）

【组成】枸杞子 15 g，淫羊藿 15 g，何首乌 15 g，黄芪 15 g，虎杖 15 g，蒲公英 20 g，生地黄 15 g，丹参 15 g，赤芍 15 g，徐长卿 12 g，当归 15 g，生甘草 3 g。

【功效】补肾，清热利湿，活血化瘀。

【主治】男性不育症证属肾虚湿热血瘀相互兼杂。

【加减】湿热偏重者，加败酱草 20 g、黄柏 9 g；瘀偏重者，加三七粉 3 g；肾虚偏重者，加巴戟天 15 g。

【方解】本方所治之证因，东南沿海，天气炎热，湿气亦重，湿热交蒸；或嗜食生冷，膏粱厚味，脾失健运，湿浊内生，郁而化热，湿热内蕴，久则必瘀，湿热瘀阻精室故无子，此为病之标；肾主藏精，主生殖，肾虚不能所主则无子，此为病之本，故拟清利活血补肾为治疗大法。方中枸杞子、何首乌、淫羊藿、虎杖、丹参、黄芪补肾益气、清利活血，为本方主药；蒲公英、生地黄、赤芍、徐长卿、当归、生甘草为本方次药，协助主药共奏补肾益气、清热解毒利湿、活血化瘀之功。枸杞子、淫羊藿等滋补肾精，平补肾中阴阳，化生肾气；何首乌补益精血、填精益髓；枸杞子补益肝肾，淫羊藿补肾助阳，鼓动肾气化生，通过补肾阳来补肾阴；虎杖、蒲公英清热利湿、活血解毒；丹参、当归、徐长卿等既可活血化瘀、疏通脉络，又能养血濡精，使瘀血去、新血生；生地黄滋阴养血、填补肾精，兼有清热凉血；黄芪益气培元，扶助正气，能益气补虚损；生甘草清热解毒，调和诸药。诸药合用，滋而不腻，补而不滞，攻不伤正，共奏补肾益气、清热利湿、活血化瘀之功。

【现代研究】临床研究发现，虎杖丹参饮治疗男性抗精子抗体（AsAb）阳性不育症的疗效明显优于泼尼松，是治疗男性 AsAb 阳性不育症的有效方法。现代药理研究发现补肾益气类药具有免疫调节作用，能显著提高精浆免疫抑制物活性，提高人体免疫功能，有利于男性抗精子抗体（AsAb）的消除。枸杞子对免疫有双向调节作用。淫羊藿对体液免疫功能有双向调节作用，能增强对抗体生成的抑制。黄芪对机体免疫系统有双向调节作用。活血祛瘀药具有调整机体血液循环，特别是微循环，加速抗原抗体复合物的代谢，调节免疫功能，不仅能消除已形成的抗体而且能抑制新的抗体产生。丹参对机体有免疫调节作用，能双向调节细胞因子的分泌，抑制抗体生成，还可消除过剩的抗体，对已沉积的抗原抗体复合物有促进吸收与清除的作用。清热利湿类药物一方面能对生殖道有较强的抗菌消炎作用，另一方面能抑制异常的免疫反应。虎杖有显著的抗炎抗菌和免疫调节作用。徐长卿有显著的抗炎和免疫调节作用。黄芪、淫羊藿等中药对机体往往具有双

向调节作用，机体处于异常状态，不论其功能过高或过低，均可使异常的状态向正常状态转化，与中药具有多种成分并在不同病理状态下其不同的药物成分发挥作用有关。本方中补肾益气方药协同活血化瘀药、清热利湿药，可促进循环免疫复合物的运送和处理，共同达到清除抗体及循环免疫复合物的目的。本方在消除病因时能迅速改善精子发生的微环境，较好地改善精子的各项参数。

【用方经验】卢太坤认为，导致男性抗精子抗体（AsAb）产生的生殖道炎症或梗阻性病变等致病因素多与气滞血瘀、湿热内蕴有关，气血阻滞导致精道不畅，或阻塞之变；精泄不畅，逆入营血，诱发 AsAb 的产生；湿热熏蒸精室，邪热灼伤营血，湿浊热毒之邪扰于精道而致本病发生。因此提出本病的基本病机乃肾虚湿热血瘀。正气存内，邪不可干；邪之所凑，其气必虚，故认为正气亏虚是本病的根本原因，正气虚则易招致外感或产生内伤，外感和内伤均可产生湿热血瘀，而且大多是湿热日久产生血瘀，湿热血瘀日久又会损伤人体的正气，两者相互影响，最后形成肾虚湿热血瘀相互兼杂，其中肾虚为本，湿热血瘀为标，为虚实夹杂之证。治疗原则为扶正祛邪，以补肾、清热利湿、活血化瘀为治疗大法。

陈益昀经验方

【组成】何首乌 12 g，淫羊藿 15 g，菟丝子 20 g，枸杞子 12 g，五味子 15 g，覆盆子 10 g，桑椹 10 g，黄精 15 g，黄芪 30 g，当归 15 g，紫丹参 15 g，熟地黄 15 g，山药 15 g。

【功效】益肾填精。

【主治】男性不育脾肾阳虚、肾精亏损证。症见：精神疲乏，周身无力，食欲欠佳，腰膝酸软，舌质淡，苔薄白，脉沉细。

【加减】精子活动率低伴有畏寒肢冷、腰膝酸软、阳痿、早泄、举而不坚属肾阳不足、命门火衰者，加制附子、肉桂、巴戟天、阳起石等；精液量少稀薄、精子畸形者，多属阴虚火旺，去淫羊藿，加黄柏、知母、女贞子、何首乌；精液液化时间较长者，属湿热

雍结、精脉淤滞，去淫羊藿，加黄连、黄芪、桃仁、红花；精液中有红细胞、白细胞者，为阴虚火旺兼有湿热内盛，去淫羊藿，加金银花、蒲公英、黄柏、知母；气虚较重者，重用生黄芪加白术、党参；血虚较重者，加阿胶；伴有头晕耳鸣、腰痛滑精者，加金樱子、芡实；小腹冷痛、阴囊胀痛者，属寒凝肝脉，去车前子、桑椹，加吴茱萸、小茴香、荔枝核、橘核。

【方解】本方以何首乌、黄精健脾益气、气阴双补；枸杞子滋补肝肾；五味子益男子精；淫羊藿补肾壮阳，以阳中求阴，而促进精液之化生；黄芪益气健脾，旨在以后天养先天；熟地黄滋肾阴、益精髓，山药滋肾补脾、益气养阴，二药配伍，一补先天之肾，二强后天之脾，先天得后天之充而强，后天得先天之补而健；紫丹参、当归养血活血、化瘀通络。全方共奏补肾益精，活血化瘀之功。

【现代研究】现代药理研究发现淫羊藿有兴奋性功能、使精液分泌作用；菟丝子提取物对雄性大鼠生殖系统及生殖内分泌功能有促进作用；黄精具有增强免疫功能，延缓衰老和抗炎抗病毒作用；枸杞子可降低高温引起的生精细胞损伤，促进睾丸生殖细胞正常发育；五味子可增强抗氧化酶活性，减少自由基对精子的损伤；丹参提取液能有效增加精子活力，改善精子功能；黄芪可增加精子线粒体活性，提高精子 ATP 含量，改善精子活力及活率；覆盆子富含锌、硒、锰等多种微量元素及维生素 E 及维生素 C 等，可改善睾丸生精功能及精子运动功能。

【用方经验】陈氏认为肾为先天之本，肾的精气盛衰直接关系到人的生殖功能和生长发育，前人所谓"男子以精为主，女子以血为主"。肾精亏虚，是男性不育的主要病机之一。肾所藏阴精是化生精液的物质基础，其正常的化生过程，又依赖肾阳的气化作用，是精液化生的动力，只有肾阳健旺才能使精子保持正常的密度、活力、活率。同时，肾化生精液的过程又有赖于血脉之调畅和阴血之滋养。如此则阴平阳秘，经血旺盛，血脉通达，则精液充盈，精虫活泼、灵动。肾虚精亏，则精液生化乏源，精虫失去滋养，则活力降低。因此，男性不育，多责之于肾。治之，当以补肾生精为主是基本大法。宗"先天生后天，后天养先天"之说，以脾肾同治立论，故以温补脾肾、温阳生精立法。临床运用，以 3 个月为 1 个疗程，治疗 1～2 个疗程。

第五节 前列腺炎（精浊）

前列腺炎特别是慢性前列腺炎是男科临床常见的难治性疾病之一，以盆部疼痛伴不同程度排尿及性功能症状为主要临床表现的综合征。临床上有急性和慢性、有菌性和无菌性、特异性和非特异性的区别，其中以慢性无菌性非特异性前列腺炎最为多见。近年来该病发病率有上升趋势，发病年龄有年轻化倾向。临床以尿频、尿急、尿痛、排尿不适及会阴部、腰骶部、小腹、睾丸胀痛等主要表现。急性前列腺炎系因细菌等感染所致，以发病急、伴全身中毒症状为特点。慢性前列腺炎则病因复杂，病程迁延，反复发作，缠绵难愈，常伴性功能障碍或神经症症状。

前列腺汤（刘猷枋经验方）

【组成】丹参 15 g，桃仁 12 g，赤芍 12 g，穿山甲 10 g，没药 10 g，王不留行 12 g，川楝子 10 g，蒲公英 30 g，败酱草 30 g，石韦 15 g。

【功效】活血化瘀，行气导滞。

【主治】前列腺炎气滞血瘀证。

【加减】会阴、少腹疼痛较重者，加延胡索 10 g、橘核 10 g、荔枝核 10 g；前列腺坚硬有结节者，加三棱 10 g、莪术 10 g；兼有湿热者，加滑石 15 g、瞿麦 10 g；性欲减退及阳痿者，加淫羊藿 15 g、巴戟天 10 g、蛇床子 10 g；遗精早泄者，加芡实 15 g、金樱肉 15 g、煅龙骨 20 g、煅牡蛎 20 g；腰骶酸楚疼痛者，加枸杞子 12 g、续断 12 g、杜仲 12 g；兼气虚者，加党参 15 g、黄芪 15 g；热毒较重者，加白花蛇舌草 30 g。

【方解】前列腺汤以丹参、红花活血祛瘀为君药，加入没药、赤芍、桃仁、王不留行等使活血通络力更强，辅以白芷、川楝子等以行气止痛，使气行则血行，助以祛瘀散结，蒲公英、败酱草、石韦清热利湿通络。全方有活血化瘀、行气导滞之功效。

【注意事项】肾虚精亏血少者禁用。

【现代研究】侯高应用前列腺汤治疗慢性前列腺炎 165 例：治疗组 165 例，服用前列腺汤加减；对照组 36 例，口服舍尼通片，每次 1 片，每日 2 次。两组均治疗 8 个月。治疗组临床治愈 110 例，总有效率 96.15%；对照组临床治愈 10 例，总有效率 75.00%。治疗组疗效明显优于对照组。

实验研究发现，前列腺汤治疗气滞血瘀型 CP 的机制，首先血液流变学的影响，前列腺汤能明显降低全血黏度，并可降低血小板聚集性及血小板黏附率，减轻体外血栓湿度及干质量。其次对微循环障碍的影响，前列腺汤对微动脉血流停止或减慢有十分显著的推迟发生作用，对微动脉有扩张作用。证明前列腺汤有明显改善微循环、促进血流、缓解慢性充血作用。前列腺汤可改善 CP 的炎症反应，并可使前列腺上皮细胞的分泌功能恢复作用，减轻炎症反应，抑制纤维组织增生。

【用方经验】每日 1 剂，水煎 2 次，分别取汁 250 ml 混合，早晚分服。疗程与病情轻重及患者配合程度有密切关系。轻型一般疗程较短，1～4 周；顽固型则较长，一般 2～3 个月。治疗气滞血瘀型前列腺炎疗效显著，肾虚精亏血少者禁用。

丹蒲胶囊（刘猷枋经验方）

【组成】丹参、泽兰、赤芍、桃仁、红花、白芷、石韦、蒲公英、败酱草、小茴香、川楝子、王不留行。

【功效】活血行气止痛、清利湿热。

【主治】前列腺炎湿热瘀阻证。

【方解】本方中丹参、泽兰、赤芍、桃仁、红花诸药重在活血化瘀、导滞散结而生新，共为君药；败酱草、蒲公英、白芷、石韦清利湿热、消肿通淋而为臣药；王不留行通利血脉，小茴香、川楝子行气止痛，共为佐使。诸药合用，活血行气止痛、清利湿热。

【注意事项】肾虚精亏血少等虚证勿用。

【现代研究】临床研究对慢性前列腺炎患者前列腺液 IL-2、IL-6 水平的影响。丹蒲胶囊（治疗组 72 例）和前列泰片（对照组 20 例）治疗慢性前列腺炎患者，采用 ELISA 法测定两组患者治疗后前列腺液 IL-2、IL-6 水平变化，治疗后，两组 IL-2、IL-6 水平均明显降低，治疗组比对照组更明显。

实验研究显示该方剂有明显减轻病理组织炎症和纤维母细胞增生的作用。卢建新等通过丹蒲胶囊对大肠埃希菌导致的大鼠细菌性前列腺炎病理模型的影响，光学显微镜显示模型大鼠前列腺间质炎细胞浸润及纤维组织增生明显，丹蒲胶囊组大鼠前列腺间质炎细胞浸润及纤维组织增生程度均轻于对照组，表明丹蒲胶囊具有修复前列腺组织，减轻病变前列腺间质炎症反应和纤维组织增生作用。张亚强等研究丹蒲胶囊对消痔灵造成大鼠前列腺炎症模型中前列腺炎组织细胞结构和 DNA 荧光强度的影响，丹蒲胶囊组前列腺组织细胞结构完整，荧光分布均匀，荧光强度强，细胞排列比较紧密，单个细胞三维立体结构完整，表明丹蒲胶囊能保护前列腺组织细胞结构完整，维持前列腺组织生理形态，使 DNA 荧光物质密集，分布均匀，其可能是丹蒲胶囊治疗慢性前列腺炎的细胞和分子机制之一。丹蒲胶囊对自身免疫性前列腺炎模型 IL-2、IL-8、IL-10 及 NF-κB 的影响的发病过程，丹蒲胶囊通过对 NF-κB 及 IL-2、IL-8、IL-10 的调节，调整细胞因子失衡状态，这可能是中医药治疗慢性前列腺炎的分子机制之一。

【用方经验】丹蒲胶囊是中国中医科学院广安门医院刘猷枋教授根据 CP 患者的临床症状、体征，针对其湿热、瘀阻之病机组方而成，每粒含生药 2.459 g，每次 4 粒，口服，每日 3 次。或取丹参 15 g、泽兰 10 g、赤芍 12 g、桃仁 12 g、红花 10 g、白芷 10 g、石韦 15 g、蒲公英 30 g、败酱草 30 g、小茴香 10 g、川楝子 10 g、王不留行 10 g，水煎服，每日 1 剂分 2 次服。疗程为 1～2 个月。临床实践表明，本方药可明显改善患者的临床症状，减轻前列腺局部炎症反应，促进前列腺质地变软，能降低前列腺液白细胞数，提高前列腺液卵磷脂小体。

注：丹蒲胶囊获国家自然科学基金资助 (NO：39770937)。

萆菟汤（徐福松经验方）

【组成】萆薢 10 g，菟丝子 10 g，云苓 10 g，车前子 10 g，泽泻 10 g，续断 10 g，沙苑子 10 g，石菖蒲 3 g，生甘草梢 3 g。

【功效】清利湿热，益肾活血止痛。

【主治】前列腺炎湿热挟瘀、肾气亏虚证。

【加减】睾丸胀痛明显者，加川楝子 10 g、汉防己 10 g、枳实 10 g；口干欲饮者，加天花粉 10 g；伴有血精者，加女贞子 10 g、墨旱莲 10 g；滴白明显者，加金樱子 10 g、芡实 10 g；小便分叉者，加陈葫芦 30 g；勃起功能障碍者，加九香虫 6 g、蜂房 10 g；腰酸明显者，加枸杞子 10 g；阴茎胀痛者，加赤芍 10 g；夜寐不和、伴有轻度神经衰弱者，加酸枣仁 10 g、牡蛎 20 g；早泄者，加莲须 10 g、芡实 10 g；会阴肛门下坠明显者，加黄芪 10 g、党参 10 g。

【方解】方中菟丝子补阴、萆薢治湿为主药，治湿而不伤阴，补阴而不腻湿；沙苑子固精，山药固肾，则菟丝子益肾填精之功益胜；茯苓渗湿，车前子导湿，则萆薢分清渗浊之力更宏；石菖蒲豁痰宣窍，甘草梢和中解毒，兼引诸药直趋精室。又茯苓配菟丝子，有茯菟丹之意，意在固精兼渗湿；车前子配菟丝子，为王旭高之法，专导败精之流注。全方组合缜密，配伍精当。

【注意事项】本方适宜于湿热夹瘀、肾气亏虚之虚实夹杂者。

【现代研究】临床研究萆菟汤治疗慢性前列腺炎 200 例观察，治疗组 200 例，对照组 180 例。对照组用罗红霉素 0.15 g，每日 2 次口服；左氧氟沙星胶囊 0.2 g，每日 2 次口服。治疗组给予萆菟汤，水煎分 3 次服，每日 1 剂。两组均 2 周为 1 个疗程，治疗 3～5 个疗程。治疗组治愈 104 例，总有效率 91.90%，对照组治愈 67 例，总有效率 87.22%，其有效率明显高于对照组。以前列康为对照，观察萆菟汤治疗慢性前列腺炎临床疗效，治疗组 72 例，口服萆菟汤，水煎服，两次每日；对照组 30 例，口服前列康，每次 3 粒，每日 3 次。两组均以 1 个月为 1 个疗程，治疗 1～3 个疗程。治疗组治愈 44 例，总有效率 93%，对照组治愈 10 例，总有效率 76.7%，治疗组萆菟汤有效率明显高于对照组前列康。

【用方经验】萆菟汤乃徐福松教授根据男科"腺""性""精""育"四大主症概念，基于"肾虚是本，湿热是标"的病理基础，以《医学心悟》萆薢分清饮合菟丝子丸化裁而成的治疗慢性前列腺炎、性功能障碍、慢性附睾炎、男性不育以及性传播疾病所致的其它男科疾病的方剂，临床应用，疗效确切。慢性前列腺炎中医病机分析多属湿热内蕴，气滞血瘀，败精浊腐阻滞，同时久病至虚，虚实夹杂，本虚标实，病因病机错综复杂，萆菟汤体现了"补肾导浊"，对湿热挟瘀、肾气亏虚之虚实夹杂前列腺炎疗效显著，对病程较短、肾气未虚而湿热蕴结较重之前列腺炎不适宜。

淋必清汤（徐福松经验方）

【组成】土茯苓 30 g，猪苓 10 g，茯苓 10 g，牡丹皮 10 g，丹参 10 g，紫花地丁 20 g，蒲公英 20 g，败酱草 20 g，生地黄 10 g，生甘草 5 g。

【功效】清热解毒，活血止痛。

【主治】前列腺炎湿浊瘀阻证。症见阴阜、会阴或腹股沟胀痛或隐痛不适，腰骶区隐痛，尿频尿急，尿道灼热感，排尿不畅，尿后淋漓不尽，甚则焦虑、失眠、阳痿、早

外科国医圣手时方

泄等症。

【方解】方中土茯苓、茯苓、猪苓祛湿导浊，清膀胱精室而排瘀浊；土茯苓合紫花地丁、败酱草味苦，性平，败毒消痈，共为治前列腺炎之佳品；蒲公英"治五淋癃闭，利膀胱"，乃"通淋妙品"；牡丹皮、丹参清利荡涤，活血通络，推陈出新，促进引流；生地黄清热凉血，防日久伤阴；生甘草调和诸药。全方共奏祛湿化浊、解毒消炎、活血通络、畅通腺管之功。

【注意事项】正气不足之虚证不宜。

【现代研究】淋必清汤对性病后慢性前列腺炎有明显的临床疗效，性病后慢性前列腺炎患者口服淋必清汤治疗4～8周后，总有效率为72.22%，NIH-CPSI评分显著下降（$P<0.05$）。治疗前 CPSI 总分平均分（26.4±5.0），治疗后 CPSI 总分平均分（14.5±5.1），经统计学处理差异有显著性（$P<0.05$）。并将前列腺炎症状评分 NIH-CPSI 主要指标分为"疼痛""排尿症状"和"生活质量评分"3组进行观察，同样具有统计学差异（$P<0.05$）。现代中药药理学研究表明：土茯苓、牡丹皮、猪苓、丹参、紫花地丁、蒲公英、败酱草、生甘草均有广谱抗生素样或抗病毒样作用。土茯苓对金黄色葡萄球菌、乙型溶血性链球菌、大肠埃希菌、铜绿假单胞菌、伤寒沙门菌、福氏志贺菌、白喉棒状杆菌和炭疽杆菌均有抑制作用。牡丹皮对志贺菌属、伤寒沙门菌等多种致病菌均有抑制作用。丹参对金黄色葡萄球菌、多种杆菌、某些癣菌以及钩端螺旋体等有不同程度的抑制作用。紫花地丁对结核分枝杆菌、志贺菌属、金黄色葡萄球菌、肺炎链球菌、皮肤真菌及钩端螺旋体等有不同程度的抑制作用；并有确切的抗病毒作用。蒲公英对金黄色葡萄球菌、乙型溶血性链球菌及卡他球菌有较强的抑制作用；对肺炎链球菌、脑膜炎奈瑟菌、白喉棒状杆菌、福氏志贺菌属、铜绿假单胞菌及钩端螺旋体等也有一定的抑制作用。败酱草对金黄色葡萄球菌、志贺菌属、铜绿假单胞菌、大肠埃希菌、伤寒沙门菌有抑制作用。土茯苓、茯苓、猪苓、丹参、蒲公英、生地黄均有明显增加免疫功能的作用。土茯

苓、猪苓、茯苓还有明显的利尿、镇痛作用。丹参可扩血管，改善血循环，促进血液流速，改善血液流变性，降低血液粘度，抑制血小板和凝血功能，激活纤溶，对抗血栓形成，并对中枢神经有镇静和镇痛作用，且具有抗过敏作用。紫花地丁还有解毒、消炎、消肿等作用。蒲公英有抗内毒素及利尿作用。败酱草有抗肝炎病毒和明显镇静作用。生地黄有降压、镇静、抗过敏和利尿作用。生甘草有抗菌、抗病毒、抗炎、抗过敏作用。

【用方经验】徐教授将本方多用于治疗性病后慢性前列腺炎。性病后慢性前列腺炎多由患者性事不洁，淫秽之毒乘虚入侵，以致湿热淫毒相互搏结于精室而生本病。病理关键为湿浊瘀阻。淋必清汤功能清热解毒、活血止痛，疗程需4～8周。

前列通瘀汤（李曰庆经验方）

【组成】川芎、虎杖、王不留行、延胡索、车前子、黄柏、萆薢、白芷、黄芪、牛膝、生地黄。

【功效】清热利湿，活血化瘀。

【主治】前列腺炎属湿热瘀滞证。

【方解】王不留行苦平，有活血通经、消肿敛疮功效，为本方君药。川芎辛温，活血化瘀、行气止痛，为血分中气药，与王不留行相伍以通下焦瘀滞。车前子味甘，性微寒，清利下焦湿热，利尿通淋；白芷辛温芳香，既可消肿止痛，又可助散湿，与车前子相配，可祛下焦湿浊。川牛膝味苦、酸，性平，归肝肾经，既可活血祛瘀、利尿通淋以治标，又能滋补肝肾以固本。诸药合用，使下焦瘀滞得通，湿浊得祛，肾虚得补。

【现代研究】实验研究前列通瘀汤对ⅢB型前列腺炎综合征（CPPS）大鼠前列腺细胞因子的影响，通过前列通瘀汤与塞来昔布对免疫佐剂法造模实验大鼠，观察大鼠前列腺组织炎性细胞因子的变化，探讨前列通瘀汤治疗CPPS的可能作用机理。结果显示前列通瘀汤大剂量组和塞来昔布组均能降低大鼠前列腺组织匀浆中 IL-1β、COX-2、PGE$_2$的含量，升高 β-EP 的含量。免疫佐剂法造

模的实验大鼠前列腺组织匀浆中的 PGE_2 含量是正常组的 5 倍，前列通瘀汤可以降低大鼠前列腺组织内 PGE_2 及 IL-1β、COX-2 的水平，升高 β-EP 水平。PGE_2 水平的降低，可减轻盆腔生殖区域的疼痛，同时还可降低 IL-1β 水平，减轻炎症反应的程度；β-EP 的水平升高，使局部抑制疼痛的作用加强。前列通瘀汤大剂量组可调节前列腺组织炎性细胞因子水平，与塞来昔布组比较，差异无统计学意义。前列通瘀汤对前列腺蛋白所致慢性非细菌性前列腺炎大鼠前列腺组织形态学影响的实验研究显示，前列通瘀汤大剂量组和塞来昔布组均能明显减轻实验大鼠前列腺的炎性反应，改善其组织结构的破坏，两组大鼠前列腺上皮组织恢复正常，管壁结构完整，间质水肿消失。前列通瘀汤大剂量组仅在个别切片中见到少量淋巴细胞，塞来昔布组炎性细胞浸润更加轻微。两组较为明显的差别是，塞来昔布组可见到较多的纤维结缔组织增生，而前列通瘀汤大剂量组则仅在个别切片中见到轻度的纤维化。提示其前列通瘀汤可能有抗纤维化的作用。前列通瘀汤中药药理作用主要包括：免疫调节功能；抗炎、抑菌作用；改善微循环；解痉镇痛；抗氧化应激；抗纤维化。因此能够对 CPPS 的多种病因进行治疗，从而改善前列腺组织的周围环境，缓解其排尿异常及疼痛不适的症状。

【用方经验】前列通瘀汤是李曰庆教授的经验方，具有清热利湿、活血化瘀的功效。临床使用该方治疗 CPPS 有良好的疗效，尤其对于疼痛症状的改善，效果更加明显，15 日为 1 个疗程，治疗 2~4 个疗程。

前康宁颗粒（杨吉相经验方）

【组成】土茯苓 20 g，蜈蚣 1 条，黄芩 10 g，黄连 3 g，黄柏 6 g，大黄 6 g，橘核 10 g，川楝子 10 g，赤芍 10 g，桃仁 10 g，肉桂 3 g，乌药 10 g，萹蓄 15 g，甘草 6 g。

【功效】清热解毒利湿，活血化瘀通淋。

【主治】急、慢性前列腺炎湿热蕴结型。症见尿频，尿急，尿痛，尿道口有热感，尿末有白色分泌物，会阴、睾丸胀痛，性欲减退，舌质偏红，脉滑数。

【加减】肛诊前列腺质地变硬缩小、舌质紫黯有瘀点或瘀斑、脉弦者，酌加穿山甲、大贝、乳香、没药等以活血祛瘀、攻坚散结；会阴及睾丸胀痛、发热、EPS 常规检查 WBC 明显增高者，酌加蒲公英、紫花地丁，力专清热解毒；尿道痒、刺痛、灼热，性交后症状加重，龟头红、尿道口充血，支原体或衣原体阳性者，重用白花蛇舌草（最多时用 150 g），配伍苦参、黄柏、海金沙、红藤、琥珀等。

【注意事项】该药为纯攻之方，虚证不宜。

【方解】本方所治急、慢性前列腺炎皆因湿热所致。湿热内蕴、流注下焦，滞留于下焦膀胱及精室，热毒蕴结下焦精室，则见尿频、尿急、尿痛，尿末滴白；湿热久蕴，败精瘀浊停留，气滞血瘀，故见会阴、睾丸胀痛；久病及肾，肾元亏虚，故见性欲减退。

方中以甘淡平之土茯苓为君药，剂量偏重，以渗利湿热，甘缓解毒，可"治五淋白浊，兼治杨梅疮毒"（《滇南本草》）；黄芩、黄连、黄柏以清热解毒燥湿，其中黄芩可"上行泻肺火，下行泻膀胱火，治男子五淋"（《滇南本草》），黄连"能以苦燥湿，以寒除热"（《本草经百种录》）；黄柏"泻膀胱之火，利结小便，下焦湿肿（《医学启源》），赤芍、大黄、蜈蚣等活血化瘀，通络散结，以上诸药共为臣药；乌药、延胡索等行气散结止痛，乌药又可防止苦寒伤阴，共为佐药；以甘草调和诸药为使药，标本兼顾，两擅其功。

【现代研究】临床用于治疗慢性前列腺炎 30 余年，疗效确切，对慢性前列腺炎 130 例进行了临床观察，治疗组 100 例给予前康宁颗粒，对照组 30 例给予前列康片，治疗观察 6 周，结果治疗组总有效率为 89%，优于对照组（$P<0.05$）。现代药理学研究表明，"三黄"具有较强的抑菌、抗病毒作用，抑制炎症反应作用，其中黄芩影响了肥大细胞的酶激活系统，黄连促进 ACTH 的释放，增加白细胞吞噬功能，黄柏具有使局部血管收缩，减轻局部炎症反应的作用；大黄中的大黄多

糖能增加巨噬细胞吞噬功能，促进溶血素的生成，增加脾脏淋巴细胞转化率及白细胞介素Ⅱ的生成，延胡索中的延胡索乙素可通过阻断D1多巴胺受体，使脑内纹状体氨酸脑啡呔含量增加，产生镇痛作用。

杨吉相等为进一步阐明该方的作用机制，进行了相关动物实验。动物实验表明：光镜下生理盐水组大鼠前列腺上皮细胞破坏变性、萎缩，间质内大量纤维组织增生，腺腔内及间质炎细胞浸润明显。应用前康宁后大鼠前列腺上皮及间质基本恢复正常，或仅见间质轻度的纤维组织增生，应用前列康片也有不同程度的改善。透射电镜下生理盐水组大鼠前列腺上皮细胞胞质内粗面内质网轻度扩张，高尔基体不发达，腺腔内分泌颗粒较少。应用前康宁后大鼠前列腺上皮细胞基本恢复正常，粗面内质网轻度扩张成池，可见大量未成熟的高尔基体，腺腔内分泌颗粒增多。研究中发现应用前列康片也有不同程度的改善。结果表明：前康宁颗粒使动物慢性前列腺炎的炎症模型在形态学上发生了根本改善，在细胞水平及亚细胞水平与生理盐水组比较有着本质的区别，说明通过药物的抗炎、消肿作用，可改善局部血运，使前列腺组织形态恢复正常。

【用方经验】杨教授将本方用于治疗湿热蕴结型急慢性前列腺炎。认为男性多嗜烟酒、辛辣，或手淫，房事不节致脾失健运、肾气虚，湿热内蕴、流注下焦，滞留于下焦膀胱及精室，日久必耗伤肾气，出现虚实寒热的错综复杂的病机，但其主要矛盾是湿热蕴结，气血凝滞，郁久化火、火盛为毒、热毒蕴结下焦精室。若热毒得以消除，瘀滞可化，则肾虚症状自愈矣。治疗上以清热解毒利湿、活血化瘀通淋为大法，同时指出，清热解毒之品多苦寒伤胃，不可久服不变，凡久病疗程长者，根据辨证、酌情加入健脾和胃之品，以防克伐太过、损伤正气。

前炎清汤（谭新华经验方）

【组成】墨旱莲、女贞子、萆薢、菟丝子、枸杞子、金钱草、虎杖、黄柏、丹参、红藤、石菖蒲、黄芪、甘草。

【功效】补肾、固精、泄浊、化瘀。

【主治】肾虚湿热挟瘀型的慢性前列腺炎。

【注意事项】适宜本虚标实、虚实夹杂之证。

【方解】前炎清汤之处方，取女贞子、墨旱莲（二至丸）功善滋阴补肾，仿萆薢分清之意，选萆薢以分清浊，上3药滋阴、泄浊为君药。久病之体，单用二至丸仍嫌其力薄，故又选菟丝子、枸杞子善补肾固精以辅之；虎杖、黄柏之苦寒，金钱草之利湿热，协萆薢以清下焦之湿热而坚阴；丹参、红藤补血、活血以祛瘀滞；此3组药是为辅君之臣药；病久气弱，是以再选黄芪、甘草益气调中作为佐药；膀胱乃州都之官，气化则能出焉，故用石菖蒲行气通窍以为使药。全方治本而兼顾其标，治标而不忘固本，共奏补肾、固精、泄浊、化瘀之功。

【现代研究】前炎清颗粒治疗肾虚湿热夹瘀型慢性前列腺炎有满意的临床疗效，总有效率90%，对照组前列回春胶囊总有效率83.3%，前炎清颗粒疗效优于前列回春组。雷久士等为探索前炎清汤的疗效机制，运用消痔灵注射液成功地制作了大白鼠实验性前列腺增生性炎症模型，并在此基础上观察前炎清汤治疗慢性前列腺炎的病理形态学改变，进而探讨其作用机理。结果正常前列腺组织柔软，表面光泽、红润；模型组其中有70%表面可见局部有灰白色结节，缺乏光泽，其中还有50%腺体与周围有不同程度粘连；前炎清组20%有小灶性灰白色结节，10%有轻微粘连。实验结果表明前炎清颗粒剂给药组炎细胞浸润明显少于模型组，有控制前列腺上皮细胞增生和抑制纤维组织增生的作用。

【用方经验】谭新华认为慢性前列腺炎的病机主要为湿热下注，脏腑亏虚，气血瘀滞，治疗大法有清利、疏导、扶正、祛瘀等，临床选方遣药须针对病因病机，同时结合本病的病理特点（腺泡周围和内部炎性细胞浸润，腺管梗阻、纤维化），做到补虚需兼祛邪、祛邪毋忘安正；清利湿热不可一味苦寒，要注意护阴，疏导瘀滞毋忘益气，扶正补虚并宜泄浊。本病患者虽多为青、中年男子，但也有体质的偏向或有兼夹慢性病，故在着眼辨病时亦需注意体质的寒热虚实，处理好局部与全身的关系，"炎"不能单纯理解为感染了细菌。慢性前列腺炎、遗精、早泄等症见腰膝酸软，失眠多梦，少腹、会阴、腰骶、睾丸坠胀疼痛，遗精，早泄，尿频、尿急、尿痛，尿有灼热感，舌苔黄腻，脉滑数者，临床运用前炎清汤（墨旱莲 15 g、女贞子 15 g、萆薢 15 g、菟丝子 10 g、枸杞子 10 g、金钱草 15 g、虎杖 15 g、黄柏 10 g、丹参 15 g、红藤 15 g、石菖蒲 10 g、黄芪 10、甘草 5 g），水煎服，每日 1 剂分 2 次服。疗程为 2～3 个月。

三草安前汤（贺菊乔经验方）

【组成】金钱草 20 g，益母草 20 g，败酱草 20 g，黄柏 10 g，泽兰 10 g，红藤 15 g，丹参 15 g，延胡索 10 g。

【功效】清热利湿，活血通淋，祛瘀止痛。

【主治】慢性前列腺炎属湿热挟瘀证。证见尿频、尿急、尿痛，排尿困难，尿黄、尿道有灼热感会阴或肛门坠胀不适或疼痛，尿道口有乳白色分泌物；口苦口干，阴囊潮湿。舌红，苔黄腻，脉弦数或弦滑。

【加减】湿热毒邪壅盛者，加半枝莲、白花蛇舌草清热解毒；疼痛甚者，加白芍、乳香、没药、甘草以缓急、行气止痛；瘀阻甚者，加炮穿山甲、王不留行等搜剔通络，化瘀散结。

【注意事项】该药为纯攻之方，肾虚或津血亏虚等虚证不宜。

【方解】方中金钱草、败酱草和益母草清热解毒、利湿止痛共为君药；红藤清热解毒、活血止痛；丹参活血化瘀、凉血消痈，既能加强清湿热之力，又能行气活血止痛王不留行利尿通淋、活血消痈；黄柏清热解毒、利湿，助君药清热利湿为臣；泽兰清热利湿、活血祛瘀；延胡索红藤清热解毒、活血止痛；丹参活血化瘀、凉血消痈，既能加强清湿热之力，又能行气活血止痛，3 药共为佐使。全方合用，共奏清热利湿、活血化瘀之功。

【现代研究】三草安前汤治疗湿热挟瘀型慢性前列腺炎有满意的临床疗效，三草安前汤可明显改善 NIH-CPSI 积分、EPS-WBC 指标，降低前列腺液炎症因子 IL-6 及 TNF-α 水平。现代药理学研究表明，金钱草、益母草和虎杖镇痛抗炎作用，丹参酮、白花蛇舌草抗菌、抗炎的作用。该方能改善前列腺局部血液循环，有利于炎性前列腺液的排出，促进炎性病灶消退，从而改善腺管的阻塞。本方还可降低前列腺液 pH，提高锌离子浓度。

贺菊乔等为进一步探讨其作用机制，从基因、蛋白水平考察了三草安前汤对慢性非细菌性前列腺炎模型大鼠炎症因子白细胞介素-1β（IL-1β）、白细胞介素-6（IL-6）及肿瘤坏死因子受体 II（TNF R II）基因表达的影响。结果发现三草安前汤可显著降低慢性非细菌性前列腺炎模型大鼠炎症因子 IL-1β、IL-6 的 mRNA 及蛋白表达水平（$P<0.01$），且大、中剂量组作用优于小剂量组（$P<0.05$），大、中剂量组与正常组比较差异无统计学意义（$P>0.05$）；三草安前汤各剂量组 TNF R II 表达降低，未随剂量增加出现明显变化（$P>0.05$）。结果表明三草安前汤对慢性非细菌性前列腺炎模型大鼠异常的免疫功能有调节作用，降低炎症因子表达是其治疗慢性前列腺炎的重要机理。

【用方经验】贺菊乔认为湿热、血瘀是前列腺炎中医病机的两个基本因素。患者因误犯手淫或阳弱强忍房事，导致败精浊液潴留于腺体，气血运行不畅，精血瘀滞而为病，或久卧湿地，劳伤过度，使肾气亏虚，湿热之邪乘虚由下窍而入，浸淫于腺体，气血失调，瘀而为患，或饮酒过度，食用辛辣，湿热蕴结于腺体，湿热入络，气血瘀滞，导致腺体病变，或因久坐、长期分居，使前列腺慢性充血，局部气血运行不畅，且病处于下焦，瘀易化热，故多兼湿热。从其病理变化来看，贺氏认为前列腺腺管阻塞、腺体纤维化、变硬并形成结节，属中医瘀证候；炎性腺液潴留，属中医湿热证候，因而，湿热血瘀是前列腺炎的基本病机。肾虚精关不固

外科国医圣手时方

为发病之本，下焦湿热蕴结为致病之标，而气血瘀滞则是疾病进一步发展的病理反应，三者相夹为患，互为影响，以致病情复杂。治当清利湿热为主，活血通淋为辅。

吴立文经验方

【组成】生黄芪30 g，生地黄15 g，川萆薢30 g，石菖蒲10 g，土茯苓30 g，虎杖20 g，赤芍15 g，川牛膝15 g，郁金30 g，莪术10 g，海藻30 g，橘核10 g，鸡内金10 g，白花蛇舌草30 g。

【功效】补益脾肾，益气养阴，清化湿热，化痰祛瘀。

【主治】前列腺炎属脾肾亏虚、湿热浊瘀证。症见小便时涩痛，有灼热感，排尿不爽，淋漓不尽，腰部酸困不适，倦怠乏力，舌质暗红，边有齿痕，舌根部苔黄腻，脉弦偏弱。

【方解】方中黄芪顾护正气，通过其益气和营作用托毒外出；生地黄清热凉血、养阴生津；萆薢、土茯苓利湿、分清去浊；石菖蒲通窍泄浊；虎杖、白花蛇舌草清热解毒；赤芍活血祛瘀、消肿止痛；郁金行气解郁；牛膝引药下行，活血祛瘀、利尿通淋、补肝肾；莪术、海藻、橘核散结祛瘀、行气止痛；鸡内金运脾消食，防止寒凉药物伤胃。全方消中有补，不致克伐正气，补中有消，无虑留滞湿热，具有标本兼顾的优点。

【现代研究】从现代医学角度来说，赤芍、牛膝配合莪术、海藻、橘核可以达到改善前列腺局部微循环、软化前列腺组织、降低后尿道压力作用。虎杖、白花蛇舌草等利于杀菌消炎，促进炎症分泌物的排出。诸药配合共奏补益脾肾、益气养阴、清热利湿、活血化瘀之效，弥补了西医治疗上的不足。

【用方经验】吴教授认为慢性前列腺炎病机重视肾虚浊瘀，肾虚是慢性前列腺炎的病变基础。肾虚则膀胱气化无权，是外邪易于入侵并引起发病的内在原因，为病变之本。在病变过程中，湿热、瘀血是其重要的病理因素，为病变之标。房事不洁，外感秽浊之邪，或饮食不节，过用肥甘厚味，尤其是嗜酒之后，湿热内蕴，流注于下焦，阻于膀胱，

气化不利，导致本病发生。早期病变多以热证为主，属湿热为患。湿热黏滞化，阻于窍道，壅滞经络，病久则血行瘀阻，导致血瘀为患。对于慢性病变而言，血瘀贯穿于本病发展演变的整个过程。湿热与瘀血胶结，加重了病情发展，导致本病迁延、缠绵难愈。热盛者易于伤阴伤肾，湿盛者易于伤气伤脾。病久由实转虚，虚象逐渐显出现脾肾亏虚、虚实兼夹为患，使病情更趋复杂。因此慢性前列腺炎的病变多呈本虚标实、虚实兼夹。其治疗应扶正与祛邪相结合，注意综合调理。在急性发作时，以祛邪为主，酌情兼以扶正；至于祛邪、扶正孰轻孰重，当以临床表现为依据，细加斟酌，很难单依病程而定。

前列康泰胶囊（周安方经验方）

【组成】蒲公英、虎杖、制大黄、丹参、杜仲。

【功效】清热解毒、利湿化浊、活血化瘀、补肾益气。

【主治】肝实肾虚型慢性前列腺炎。

【方解】方中蒲公英、虎杖、制大黄等清热解毒、利湿化浊；丹参、虎杖、制大黄等行气活血、化瘀通络，以泻肝之实；杜仲补益肾气，以补肾之虚。全方合用，共奏清热解毒，利湿化浊，行气活血，补益肾气之功。

【现代研究】临床研究前列康泰胶囊治疗肝实肾虚型慢性前列腺炎115例，治疗组均用前列康泰胶囊，每次4粒，每日3次；对照组1（慢性细菌性前列腺炎）用泰利必妥片治疗，每次0.2 g，每日2次；对照组2（慢性非细菌性前列腺炎）用前列康片治疗，每次4片，每日3次。结果：治疗组总有效率为94.78%，对照组总有效率为76.67%，治疗组疗效明显优于对照组。

实验研究表明：前列康泰对大肠埃希菌、金黄色葡萄球菌具有直接的抑制或杀灭作用，并可通过提高前列腺抗菌因子锌含量起到间接的抑菌或杀菌作用；前列康泰可显著抑制巴豆油、醋酸、组织胺、角叉菜胶及棉球的致炎作用，抗炎机制可能与其能提高肾上腺重量，激发肾上腺皮质系统，抑制炎症介质，

前列腺素 E 及改善局部微循环有关;前列康泰可降低前列腺 IgG 含量,减轻前列腺局部免疫反应,从而纠正前列腺局部免疫功能紊乱。前列康泰胶囊对巴豆油所致小鼠耳廓肿胀、醋酸所致小鼠腹腔毛细血管通透性增加及组织胺所致大鼠毛细血管通透性增加均有明显的抑制作用,能显著抑制角叉菜胶所致大鼠足趾肿胀、大鼠棉球肉芽肿和角叉菜胶所致大鼠炎性肿胀组织内前列腺素 E 的含量,增加大鼠肾上腺的重量,结果表明前列康泰胶囊具有良好的抗炎作用。

【用方经验】周氏认为慢性前列腺炎以肝实肾虚、虚实夹杂者多见。脏腑定位应在肝肾,"肝实肾虚"是其基本病机。临床上常以肝实为主,以肾虚为次,故治疗应以泻为主,以补为次,肝肾同治,虚实并调。前列康泰胶囊是周氏根据肝实肾虚的基本病机拟定的经验方制成,每粒含生药 10 g,每次服 4 粒,每日 3 次,以 1 个月为 1 个疗程,治疗期间戒除手淫,已婚者保持适度的性生活,避免饮酒及饮食辛辣刺激性食物,平时多饮水保持大便通畅,注意会阴卫生,勤换内裤,包皮过长者每日清洗龟头及包皮内板。

第六节　精　癃

精癃相当于现代医学前列腺增生症(BPH)亦称良性前列腺肥大,是引起中老年男性排尿障碍原因中最为常见的一种良性疾病,主要表现为组织学上的前列腺间质和腺体成分的增生、解剖学上的前列腺增大、下尿路症状为主的临床症状以及尿动力学的膀胱出口梗阻,以尿频、排尿困难和尿潴留为主要临床表现,严重者可发生肾功能衰竭。本病的发病率随着年龄的增长而逐渐增加,多数于 50～70 岁发病。国内资料总的发病率为 38.3%,50 岁以下的为 0%～0.5%,51～60 岁为 9%～31.7%,60～70 岁为 48.09%～55%,70 岁以上为 35.5%～40.7%。根据临床症状,本病属中医学"癃闭""精癃"等范畴。本病的病因目前仍不十分明确,一般认为与体内性激素水平紊乱有关。中医认为本病病位在膀胱、精室,但与肺、脾、肝、肾及三焦密切相关。多因年老肾元亏虚,膀胱气化无力,加之瘀血、败精、湿热等瘀阻下焦,乃成癃闭。其病以肾元亏虚为本,以气滞血瘀、痰凝湿滞为标,肾虚血瘀水阻、膀胱气化失司是其基本病机,本虚标实是本病的病机特点。

滋肾通关丸合八味肾气丸（张琪经验方）

【组成】熟地黄 25 g,山茱萸 15 g,山药 15 g,茯苓 15 g,牡丹皮 15 g,泽泻 15 g,黄柏 15 g,知母 15 g,肉桂 10 g,附子 10 g,瞿麦 20 g,萹蓄 20 g,车前子 20 g,大黄 7 g,桃仁 15 g。

【功效】滋阴助阳,活血清利湿热。

【主治】肾阴阳俱虚,湿热瘀血内阻型的前列腺增生症。

【加减】对于增生明显或质地坚硬者,必用三棱、莪术等破血消坚之品。伴有睾丸胀痛者,加橘核、荔枝核等理气散结止痛之品。

【方解】滋肾通关丸由知母、黄柏、肉桂 3 药组成。黄柏以清热除湿,知母滋肾水而充阴。然无阳则阴无以生。无阴则阳无以化,只顾滋阴,不知助阳,则阴终不能生,故辅以肉桂反佐助阳,得阴得阳化,则膀胱气化出,而小便自然通利,再合用八味地黄丸以调补肾中之阴阳,瞿麦、萹蓄以清热利湿解毒,大黄与桃仁相伍即取法《伤寒论》桃仁承气汤之义,治疗下焦蓄血,前列腺增生病机为肾虚导致膀胱气化失司,日久则湿热瘀血阻滞,故而小便淋沥不通,于方中加入大

外科国医圣手时方

第七章　泌尿和男性生殖系疾病

黄、桃仁活血化瘀，通利泄热之品，以消其郁滞，破瘀血而通利水道，大黄又善治尿道痛。

【注意事项】本方所治之证多为老年人，因老年人肾气渐亏，下元阳气不足。肾主水而司二阴，肾气虚则膀胱气化失司，不达州都，日久则湿热痰浊瘀血阻滞，积久成块，形成小便淋沥不通。故肾元虚弱为病之本，湿浊痰瘀为病之标，本虚标实，在治疗上要注意标本兼顾，消补兼施，调补肾中之阴阳与清热利湿，活血化瘀，相辅相成。对于湿热型等实证慎用。

【现代研究】现代药理研究：黄柏具有抑菌、降压、抗溃疡、镇静、肌松及促进小鼠抗体生成等作用；知母有抑菌、降血糖与抗肿瘤作用；肉桂有扩张血管、促进血液循环、增强冠脉及脑血流量、使血管阻力下降；八味地黄丸能提高亚急性衰老小鼠膀胱逼尿肌超氧化物歧化酶（SOD）的活性。瞿麦、萹蓄都有利尿、抑菌作用；车前子有利尿、抑菌及祛痰作用；大黄有促进排便、抗感染、利胆、健胃、止血、保肝、降压、降低血清胆固醇等作用；桃仁能增加股动脉的血流量，降低血管阻力，改善血流动力学状况，还有镇痛、抗炎、抗菌、抗过敏作用。

【用方经验】张老通过长期临床观察，发现其之所以为老年常见病，是与老年人肾气虚弱，下元阳气不足，以致气滞血瘀湿痰互结不化，易于阻滞的生理病理特点密切相关。现代医学认为老年更年期后，体内雄激素水平明显下降，导致前列腺受累或年青时因房劳过度，导致前列腺充血，或反复泌尿系感染亦可导致前列腺受累。中医则责之于肾，肾主水而司二阴，肾气虚则膀胱气化失司，不达州都，日久则湿热痰浊瘀血阻滞，积久成块，形成小便淋沥不通。故肾元虚弱为病之本，湿浊痰瘀为病之标，本虚标实，在治疗上要注意标本兼顾，消补兼施，调补肾中之阴阳与清热利湿，活血化瘀，相辅相成，方能获得满意疗效如果纯应用清利湿热或化痰浊之品，如八正散之类，则不仅不能使小便通利，反而更耗肾中元阳犯"虚虚"之戒，从而加重病情。

宣阳温通汤（朱良春经验方）

【组成】生黄芪30 g，北刘寄奴20 g，淫羊藿20 g，麦冬15 g，威灵仙15 g，炒花椒15 g，地肤子6 g，炒小茴香6 g。

【功效】温肾散寒，通利水道。

【主治】统治肾阳虚损，寒结水道或气虚湿阻，气虚血瘀致三焦气化失常，小便不通症。

【方解】方中生黄芪益气补虚，北刘寄奴活血祛瘀，两者配伍加大益气化瘀利水之功；淫羊藿除有补肾壮阳、强筋健骨、祛风除湿、止咳平喘之功外，更有调和阴阳，平稳递减激素的类激素作用；威灵仙助阳利水，软坚散结，解痉止痛，通闭治癃之功，其走窜之性，既可宣通三焦之滞，亦能宣通十二经脉及诸经隧络道；麦冬滋培肺脏阴精生化之源，重用黄芪，麦冬有补养气津，达肺启癃之妙，有治上调下治肺以调膀胱之意，即通常所谓"提壶揭盖""宣肺利水""降气利尿""化气行水""温肺化水"等治法；地肤子专入肾和膀胱经为引，清利膀胱湿浊，益精强阴除虚热，利小便，合炒小茴香共引诸药归肾和膀胱经；椒目滑温下达，专入水道，能下水燥湿，专疗阳虚气弱、寒凝三焦、气化失利之小便不通。

【注意事项】阴分虚损，阴虚湿热与血虚血热，或下焦实热瘀结导致膀胱水道阻塞，小便滴沥不通禁用。

【现代研究】黄芪能促进机体代谢、抗疲劳、促进血清和肝脏蛋白质的更新，有明显的利尿作用，能增强和调节机体免疫蛋白，能降低血小板黏附力，减少血栓形成，还有降血脂、抗衰老、抗氧化、抗辐射等作用；北刘寄奴有加速血液循环，解除平滑肌痉挛等作用；淫羊藿能增强下丘脑-垂体-性腺轴及肾上腺皮质轴、胸腺轴等内分泌系统的分泌功能；麦冬能增强网状内皮系统吞噬能力，升高外周白细胞，提高免疫力，能增强垂体肾上腺皮质系统作用，提高机体适应性；威灵仙有镇痛、抗利尿、降血糖、降血脂、利胆、抑菌等作用；地肤子有抑菌等作用；川椒目有镇痛抗炎作用；小茴香有镇痛作用。

【用方经验】近代临床大家张锡纯先生治疗癃闭、水肿、满闷，擅用"塞因塞用"之法，即用补药治疗假实真虚证的方法，张氏认为，阳分虚损，气弱不能宣通，或阴分虚损，血亏不能濡润均使三焦气化不利，导致癃闭，故宗塞因塞用之旨，创"宣阳汤"重用人参大补阳气，少佐地肤子予以治阳虚之癃闭，创"济阴汤"重用熟地黄大滋阴液，亦用少量地肤子以治阴虚之癃闭。又拟"温通汤"治寒凝三焦，气化失利之小便不通，还创"寒通汤"治下焦蕴蓄实热，小便滴沥不通。鉴于临床中虚、实、寒、热常混杂出现，朱老执简驭繁，合张锡纯宣阳、温通两方加减统治阳分虚损之癃闭证，合张氏济阴、寒通两方加减统治阴分虚损之癃闭证，使后学者颇易效法。朱老指出："以塞因塞用法治假实真虚之癃闭证不可纯用补药，因癃闭毕竟属于闭塞之证，必须通补同用，标本同治。"活用"宣阳温通汤"用生黄芪取代张锡纯"宣阳汤"中之人参，乃因黄芪价廉易得，人参价昂少真。

济阴温通汤（朱良春经验方）

【组成】熟地黄 15 g，知母 15 g，黄柏 15 g，地肤子 15 g，龟甲 15 g，生白芍 20 g，滑石 20 g，淫羊藿 20 g，北刘寄奴 20 g。

【功效】滋肾清热，通利水道。

【主治】统治阴分虚损，阴虚湿热与血虚血热，或下焦实热瘀结导致膀胱水道阻塞，小便滴沥不通症。

【方解】方中熟地黄补血养阴，填精益髓；白芍养血敛阴止痛；知母清热生津；龟甲滋阴益肾养血；黄柏、地肤子、滑石共奏清热利湿之功；北刘寄奴活血祛瘀，淫羊藿补肾壮阳、强筋健骨、祛风除湿、调和阴阳，平稳递减激素的类激素作用，两者配合使攻中寓补，补中寓攻，实有画龙点睛之妙。

【注意事项】肾阳虚损，寒塞水道或气虚湿阻，气虚血瘀致三焦气化失常，小便不通症禁用。

【现代研究】熟地黄能防止肾上腺皮质萎缩，并能促进肾上腺皮质激素的合成；知母有抑菌、降血糖与抗肿瘤作用；黄柏具有抑菌、降压、抗溃疡、镇静、肌松及促进小鼠抗体生成等作用；白芍能促进吞噬细胞的吞噬功能，提高机体免疫力，对棉球肉芽肿有抑制增生作用；龟甲能增强免疫功能，有解热、补血、镇静作用；地肤子有抑菌等作用；滑石有吸附和收敛作用，内服能保护肠壁；北刘寄奴有加速血液循环，解除平滑肌痉挛等作用；淫羊藿能增强下丘脑-垂体-性腺轴及肾上腺皮质轴、胸腺轴等内分泌系统的分泌功能。

前癃通汤（胶囊）（贺菊乔经验方）

【组成】黄芪、红藤、穿山甲、三七、丹参、王不留行。

【功效】益气利水，活血散结。

【主治】精癃之气虚血瘀证。

【方解】方中黄芪补气扶正，治病之本为君药，气虚则血滞，气旺则血行。穿山甲、三七、水蛭、丹参、王不留行行气活血、散瘀止痛为臣药，气血运行通畅则痛自消。

【注意事项】本方已制成院内制剂（胶囊），如开汤方，方中黄芪需重用。

【现代研究】1. 现代药理研究表明，黄芪具有增强机体免疫功能，且有利尿、抗衰老作用；丹参、穿山甲、三七能改善血液循环及血液流变学的性质，从而改善局部的血液供应，三七还有抗炎及糖皮质激素样作用，对改善前列腺增生的症状有效。

2. 临床研究中胡金辉等观察了 50 例前列腺增生患者的生活质量改善情况，结果表明，前癃通胶囊能够明显改善患者的排尿等待，减少夜尿次数，提高患者的生活质量。陈其华等做了前癃通胶囊治疗前列腺痛 36 例临床观察的研究，结果显示前癃通组改善疼痛疗效明显优于颠通定对照组。

实验研究中张熙等通过免疫组化、原位杂交等实验方法观察前癃通对大鼠前列腺增生组织中内皮生长因子（VEGF）表达的影响，实验表明前癃通可以降低大鼠前列腺组织中 VEGF 的阳性表达，高剂量较低剂量的影响更明显。蔡慰等探讨前癃通胶囊对人前列腺组织细胞凋亡指数及细胞周期的影响，采用组织细胞培养法体外对良性前列腺增生 BPH 患者的前列腺组织块进行培养，采用 TUNEL 法和流式细胞术（FCM），检测前癃通对体外培养 BPH 患者前列腺组织细胞凋亡指数和细胞周期的影响，结果前癃通能促进细胞凋亡，对细胞凋亡的促进作用有明显的量效关系，同时前癃通胶囊使前列腺组织细胞的 G0/G1 期细胞数增加，对细胞周期的影响同样有明显的量效关系。杨晶等观察了前癃通胶囊对大鼠前列腺增生组织的病理形态学影响，研究结果显示前癃通胶囊可明显减轻前列腺湿重，减小前列腺体积，降低前列腺指数，明显减少腺上皮面积，减少间质面积，高剂量组作用最为明显。杨晶等还采用免疫组化定量技术就前癃通胶囊对大鼠前列腺组织中碱性成纤维细胞生长因子（bFGF）的表达进行了研究，实验证明，前癃通胶囊能抑制前列腺组织中 bFGF 的表达，进而抑制了前列腺上皮及间质细胞的生长，这可能是前癃通胶囊治疗前列腺增生的机理之一。

【用方经验】本方由补气扶正药与活血散结药组成，体现中医的整体观念和辨证论治的基本思想，以及治病求本、标本同治的治疗原则，对于前列腺良性增生、慢性非细菌性前列腺炎和前列腺痛患者有一定疗效。

通淋方（叶景华经验方）

【组成】肉桂 3 g，炮穿山甲 10 g，土鳖虫 10 g，王不留行 30 g。

【功效】温肾活血。

【主治】肾虚瘀阻型前列腺增生症。

【加减】若兼有湿热加车前子、葫芦茶、冬葵子、瞿麦、石韦、藿香、蒲公英。

【方解】方中肉桂温补肾阳，行气利水，有助于膀胱气化功能的恢复。穿山甲、土鳖虫归肝经，炮穿山甲性善走窜，无微不至，能行瘀滞、消癥积、利九窍。《医学衷中参西录》曰："穿山甲，味淡性平，气腥而窜，其走窜之性，无微不至，故能宣通脏腑，贯彻经络，透达关窍，凡血凝血聚为病，皆能开

之……至癥瘕积聚，疼痛麻痹，二便闭塞诸证，用药治不效者，皆可加山甲引导。"土鳖虫味咸性寒，擅破血逐瘀，消肿散结。《本草经疏》曰该药"咸寒能入血软坚"。王不留行味苦，性平，功效行血清热解毒，行而不住，善行血脉，消肿散结。《外台秘要》曰："本品治诸淋，对于膀胱血瘀而致小便涩痛不利，用此药均可利尿通淋。"综观全方，具有温通小便、软坚散结、活血化瘀之功效。

【注意事项】若有慢性胃炎者宜饭后服用，阴虚出血者忌用。

【现代研究】现代药理研究：肉桂有扩张血管、促进血液循环、增强冠状动脉及脑血流量、使血管阻力下降；穿山甲能降低血液黏度、扩张血管壁降低外周阻力，显著增加股动脉血流量，还有抗炎作用；土鳖虫有抗血栓形成和溶解血栓作用；王不留行有抗肿瘤作用。

【用方经验】前列腺增生症中医证属癃闭范畴，以小便量少，点滴而出，甚则闭塞不通的一种疾病。根据大量临床病例分析，肾阳虚和瘀血是前列腺增生症发病的主要原因。通过检测血液流变学指标发现健康人与前列腺增生患者比较有显著差异，认为瘀血是前列腺增生的病理变化之一。其中病程较长，久病致瘀致痰，故活血化瘀是治疗前列腺增生症的主要原则。现代药理证明，活血化瘀药物能明显改变血液流变性，降低血浆黏度，加快血液循环，改善局部的充血水肿，可能具有使腺体软化和缩小的作用。

加减桂枝茯苓丸（王琦经验方）

【组成】川桂枝 12 g，茯苓 15 g，牡丹皮 10 g，赤芍 10 g，桃仁 10 g。

【功效】活血化瘀，缓消癥块。

【加减】在此基础上王琦教授擅长药物配伍加减运用，常用本方加炙鳖甲、炮穿山甲、土鳖虫加强活血化瘀、缓消癥块之作用；加路路通、威灵仙通络解痉，以利小便排出。对阴茎硬结痰瘀阻络疼痛者，以桂枝茯苓丸加白芥子、浙贝母、法半夏、橘络、昆布、海藻等消痰散结、涤痰软坚。若合并慢性前

列腺炎时常配合自拟方五草汤（车前草、鱼腥草、白花蛇舌草、益母草、茜草），其功效清热利湿、活血通淋。

【方解】方中桂枝辛甘而温，温通血脉，以行瘀滞，为君药。桃仁味苦甘平，活血祛瘀，助君药以化瘀消癥，用之为臣；牡丹皮、芍药味苦而微寒，既可活血以散瘀，又能凉血以清退瘀久所化之热，芍药并能缓急止痛；茯苓甘淡平，渗湿祛痰，以助消癥之功，健脾益胃，扶助正气均为佐药

【注意事项】有瘀血癥块者，只能渐消缓散，不可峻猛攻破，慎用。

【现代研究】1. 现代药理研究：桂枝具有降温、解热、抑菌、祛痰等作用；茯苓具有利尿、镇静、抗肿瘤、降血糖等作用；牡丹皮具有抗炎、解热、镇静、解痉、利尿等作用；赤芍具有抑制血小板聚集作用，还有镇静、抗炎、解痉、止痛等作用；桃仁能增加股动脉的血流量，降低血管阻力，改善血流动力学状况，还有镇痛、抗炎、抗菌、抗过敏作用。

2. 实验研究：桂枝茯苓丸水煎剂都可以降低实验性小鼠血浆特异性酸性磷酸酶，可明显调节小鼠的性激素水平，提示桂枝茯苓丸抑制小鼠前列腺增生的作用可能是通过调节小鼠的性激素平衡和特异性酸性磷酸酶来实现的。

【用方经验】王教授治疗本病很擅长使用药对，如常用乌药配黄柏，乌药能温通肝脉，理气止痛；黄柏泻火坚阴，清下焦湿热，治疗慢性前列腺炎、前列腺增生出现小腹、少腹、睾丸或阴部不适，每用乌药配黄柏，一温一寒，通阳而不助热，泻火而不伤阳。或用乌药配地龙，乌药温中行气；地龙性寒下行，清热利小便通经络，二药配伍行气通经、疏堵利小便，对前列腺增生尤为适宜。或北刘寄奴配莪术，北刘寄奴性善走，能破血通经，利小便；莪术破血消积，长于行气利水。王琦教授认为两药配伍，能行气血以利水，消积散结，用于前列腺增生小便不畅多有疗效。除此之外，王琦教授擅用专药治疗本病提高疗效，如常用炮穿山甲、土鳖虫、地龙等虫类药走窜，剔邪通络，其认为本病属于

"久病入络"，败瘀凝痰，癥结难解，因而必须用虫蚁之类深入隧络，攻剔癥结之瘀阻。也常用威灵仙，《本草正义》曰："威灵仙，以走窜消克为能事，积湿停痰，血凝气滞，诸实宜之。"王琦教授认为本品入膀胱经，走而不守，宣通五脏，性猛烈，故治疗膀胱气化不利之力颇宏，常用来治疗良性前列腺增生小便不利。特别善用琥珀粉、沉香末调服入药，琥珀药性甘、平，归心、肝、膀胱经，既能镇惊安神，又能活血化瘀，利尿通淋，可治疗癥瘕积聚，淋证，癃闭等症，单用有效。

公英利癃汤（秦国政经验方）

【组成】蒲公英30 g，陈葫芦30 g，三棱10 g，莪术10 g，夏枯草10 g，鳖甲10 g，生龙骨30 g，生牡蛎30 g，通草10 g，藿香10 g，五加皮10 g，牛膝15 g，炒王不留行10 g，醋柴胡10 g。

【功效】活血化瘀，利水除湿，软坚散结。

【加减】气虚者加黄芪30 g，党参10 g；肺气失宣者加桔梗10 g；肾阳不足较甚者加肉桂3 g；湿热下注者加知母、黄柏各10 g，栀子10 g，车前子10 g；血瘀重者加丹参15～30 g，水蛭3 g，桃仁10 g；尿血者加栀子10 g，藕节10 g，蒲黄炭10 g，三七粉6 g，小蓟20 g。

【方解】方中，以蒲公英、陈葫芦共为君药，既能利水除湿、消肿散结，又无耗气伤阴之弊，专治湿热证为主的良性前列腺增生症。三棱、莪术合用活血化瘀散结，为活血化瘀的代表药物；夏枯草清肝火，散郁结，夏枯草配蒲公英是中医临床治疗瘿瘤、瘰疬、癥瘕的常用药，两药相合，能散热结、化痰浊。鳖甲滋阴潜阳，软坚散结；生龙骨平肝潜阳，镇惊安神，收敛固涩。生牡蛎平肝潜阳，软坚散结，收敛固涩，生用长于软坚，用于前列腺肥大；藿香芳香化浊，以祛湿邪；五加皮祛风湿，强筋骨、利尿；上9味共为臣药，共奏活血化瘀、利水除湿、软坚散结之效。佐使以牛膝、炒王不留行，牛膝既补又善行，又能利尿通淋，活血化瘀，引药下

外科国医圣手时方

行；炒王不留行通经活络，以疏通宗筋之瘀滞，其味苦，性平，善于通利血脉，走而不守；使以醋柴胡，引药归肝经。诸药合用，共奏通瘀散结、利水除湿消肿、清热解毒之效。

【注意事项】本方适用于湿热瘀阻型良性前列腺增生症。

【现代研究】董春来运用公英利癃汤治疗前列腺增生症 51 例，患者治疗后显效 12 例（23.6%），有效 29 例（56.8%），无效 10 例（19.6%）。总有效率 80.4%。

【用方经验】本病治疗周期较长，且治疗该病的药物多有伤脾碍胃之虞，故应时时注意顾护脾胃，药如太子参、白术、山楂、麦芽、神曲等。

第七节 阳 痿

阳痿是指成年男子阴茎不举，或举而不坚，夫妇不能进行性交。目前国际男科学界将本病称为勃起功能障碍（erectile dysfunction，ED），是指阴茎持续无法达到或维持充分的勃起以获得满意的性生活。男性性功能障碍包括性欲减退、勃起功能障碍、性高潮和射精功能障碍、阴茎疲软功能障碍，其中勃起功能障碍是最常见男性性功能障碍。阳痿的发病率占成年男性的 50% 左右。阳痿的病因很多，包括精神和生理两方面。精神方面的因素，如夫妻间感情冷漠，或因某些原因产生紧张心情，可导致阳痿。生理方面的原因，如某些器质性病变、阴茎勃起中枢发生异常等。

九香疏肝汤（刘永年经验方）

【组成】九香虫 10 g，柴胡 6 g，郁金 10 g，白芍 12 g，煅龙骨 20 g，牡煅蛎 20 g，当归 10 g，甘草 3 g。

【功效】疏肝解郁，畅达肝经气血。

【主治】肝郁不达、气血闭阻、宗筋失纵型阳痿。

【加减】若见肝郁化火者，酌加牡丹皮、栀子、绿豆衣等；如兼心神受扰者可加莲子心、酸枣仁、茯苓、茯神、远志等；若因久病肾气亏虚者，又当补益肾气。若伴前列腺炎、睾丸炎而见湿热之象时，则配清热除湿，可选四妙丸加减。若肝郁寒化而见少腹时痛、肢寒怕冷、小便清长者，酌加乌药、小茴香、吴茱萸等。

【方解】九香虫为虫类之品，具有蠕动之性，温而微成，气味清香，善归肝肾之经，功善理气化滞、温中助阳，其性走窜，疏通力强，对脏腑经络内外、气血凝结之处皆能开之，为主药。辅以醋柴胡、郁金、当归、白芍，疏肝解郁，调畅肝经气血，兼能补肝柔肝，滋养宗筋；佐以龙骨、牡蛎，重镇安神，补阴收涩，兼治失眠遗精、自汗盗汗等；使以甘草，调和诸药，更与白芍配伍酸甘化阴，柔肝和中。全方共奏疏肝解郁、畅达肝经气血之功。

【注意事项】严格掌握对此方运用指证。

【现代研究】九香虫具有抗菌，并具有促进机体新陈代谢的作用；柴胡具有镇静、安定、镇痛、解热、镇咳、抗脂肪肝、利胆等作用；郁金有保护肝细胞，促进肝细胞再生、去脂和抑制肝细胞纤维化的作用，能降低全血粘度，抑制血小板聚集，还有抑菌、抗炎止痛等作用；白芍能促进吞噬细胞的吞噬功能，提高机体免疫力，对棉球肉芽肿有抑制增生作用；龙骨对小鼠的自主活动有明显的抑制作用，还具有抗惊厥，可减轻骨骼肌的兴奋性；牡蛎有镇静、抗惊厥作用，并有明显的镇痛作用；当归挥发油能对抗脑上腺素-脑垂体后叶素或组织胺对子宫的兴奋作用，对实验性心肌缺血有明显的保护作用，亦能显著促进血红蛋白及红细胞的生成；甘草具有抗心律失常、抗溃疡、抗病毒、抗菌、抗炎等作用。

【用方经验】刘教授总结阳痿一病临床有虚实之分，证型有肾虚火衰、湿热下注、阳明亏虚、肝郁不达之别。运用疏肝解郁法治疗阳痿，应正确掌握其临床适应证候。本法的适应证具有如下特点：①患者多为中青年人，阳痿不举，举而不坚，时好时坏，病程长短不一。②可有失意多疑、精神压力过重等诱因，伴心悸易惊，常常寐中阳举，举而遗精。③患者可有手淫或婚后同房不利恐惧等心理病史。④体检及理化检查结果，生殖系统无器质性病变。同时需排除冠心病、糖尿病等全身性疾病以及药物所致的阳痿。

振痿汤（林天东经验方）

【组成】淫羊藿 15 g，仙茅 10 g，巴戟天 15 g，肉苁蓉 15 g，阳起石 10 g，锁阳 10 g，海马 1 条，蚕蛾公 6 g，柴胡 10 g，赤芍 15 g，枳壳 10 g，蛇床子 10 g，蜈蚣 1 条，蜂房 10 g，川牛膝 10 g，丹参 10 g。

【功效】补肾壮阳，疏肝活血通络。

【主治】肾阳不足、肝郁血瘀型阳痿。

【方解】方用淫羊藿、仙茅温肾壮阳为君药；巴戟天、肉苁蓉、阳起石、锁阳、蛇床子、海马、蚕蛾公补肾助阳为臣药；柴胡、枳壳疏肝理气，川牛膝、赤芍、丹参活血化瘀并能引血下行，六药为佐；蜈蚣、蜂房疏通经络为使。诸药合用，共成补肾壮阳、疏肝活血通络之剂。

【注意事项】实热证或湿热证忌用。

【现代研究】现代药理研究：淫羊藿能增强下丘脑-垂体-性腺轴及肾上腺皮质轴、胸腺轴等内分泌系统的分泌功能；仙茅可延长实验动物的平均存货时间，提高巨噬细胞吞噬百分数和吞噬指数，可明显增加大鼠垂体前叶、卵巢和子宫重量；巴戟天能显著增加小鼠体重，有明显促肾上腺皮质激素样作用；肉苁蓉能显著增加脾脏和胸腺重量，有激活肾上腺、释放皮质激素作用，可增强下丘脑-垂体-卵巢的促黄体功能，能显著抑制大鼠脑、肝、心、肾、睾丸组织匀浆过氧化脂质的生成；锁阳可使吞噬功能低下小鼠的巨噬细胞吞噬红细胞能力有所恢复，还具有促动

物性成熟作用；海马可延长正常雌小鼠的动情期，并使子宫及卵巢重量增加；蛇床子能延长小鼠交尾期，使子宫及卵巢重量增加，还具有雄激素样作用，可增加小鼠前列腺、精囊、提肛肌重量，还具有抗菌，抗炎等作用；枳壳具有抑制血栓形成的作用；丹参具有扩张血管，降低血压，改善血液流变性，降低血液粘度，抑制血小板和凝血功能，还具有改善肾功能、保护缺血性肾损伤及抗炎、抗过敏、抑菌作用；怀牛膝能降低大鼠全血粘度，具有抗炎、镇痛、提高免疫的作用；赤芍具有抑制血小板聚集作用，还有镇静、抗炎、解痉、止痛等作用；柴胡具有镇静、安定、镇痛、解热、镇咳、抗脂肪肝、利胆等作用；蜈蚣有抑菌，改善小鼠的微循环，延长凝血时间，降低全血黏度，并有明显的镇痛、抗炎作用；蜂房对急性和慢性炎症有抑制作用，并具有镇痛、扩血管、抗肿瘤、抗菌和降温作用。

【用方经验】林天东教授认为，阳痿之病，临床表现每每虚实夹杂，且多为虚中夹实。虚乃肾阳亏虚（即命门火衰），实则气郁（肝气郁结）、血瘀。肾阳亏虚兼夹气郁血瘀为临床最常见之证型，居阳痿患者的十之八九。

宣志汤加减（王琦教授经验用方）

【组成】茯苓 15 g，石菖蒲 3 g，甘草 3 g，白术 10 g，酸枣仁 15 g，远志 3 g，柴胡 3 g，当归 10 g，人参 3 g，山药 15 g，巴戟天 10 g，柏子仁 10 g，五味子 9 g。

【功效】宁心神，疏肝气，补肾精。

【主治】肝郁肾精不足心理型阳痿。

【方解】方用茯苓健脾安神；人参、白术、山药益气健脾；酸枣仁、远志宣志安神；柏子仁，养心益肝，安神；石菖蒲，醒脾化湿，宁神益志；巴戟天补肾助阳；柴胡疏肝理气；当归补血，增加肝疏泄血量。诸药合用，共成宁神，疏肝，补肾之剂。

【注意事项】本方适用于由于心理情志不畅引起的阳痿，器质性阳痿辨证使用。

【现代研究】巴戟天能显著增加小鼠体

外科国医圣手时方

重,有明显促肾上腺皮质激素样作用;柴胡具有镇静、安定、镇痛、解热、镇咳、抗脂肪肝、利胆等作用;远志具有镇静、催眠及抗惊厥作用,还具有祛痰、镇咳、降压作用;茯苓具有利尿,镇静、抗肿瘤等作用;五味子对神经系统中枢均有兴奋作用,还具有提高免疫力、抗氧化、抗衰老、抑菌等作用;甘草具有抗心律失常、抗溃疡、抗病毒、抗菌、抗炎等作用;当归挥发油能对抗肾上腺素-脑垂体后叶素或组织胺对子宫的兴奋作用,对实验性心肌缺血有明显的保护作用,亦能显著促进血红蛋白及红细胞的生成;白术对肠管活动有双向调节作用,能促进细胞免疫功能,有一定提升白细胞作用,还能保肝、利胆、利尿、降血糖、抗血凝、抗肿瘤、抗菌等作用;酸枣仁具有镇静催眠及抗心律失常作用,还有降血脂、抗缺氧、抗肿瘤增强免疫功能等作用;人参具有抗休克作用,能兴奋垂体-肾上腺皮质系统,提高应激反应能力,有抗疲劳,促进蛋白质、RNA/DNA的合成,促进造血系统功能,能增强性腺机能,有促性腺激素样作用,尚有抗炎、抗过敏、抗利尿及抗肿瘤等作用;山药有助消化作用,对小鼠细胞免疫功能和体液免疫有较强的促进作用;柏子仁可使猫的慢波睡眠深睡眠期明显延长。

【用方经验】《辨证录·阴痿门》指出:"人有年少之时,因事体未遂,抑郁忧闷,遂至阳痿不振,举而不刚,人以为命门火衰,谁知是心包之闭塞乎。夫肾为作强之官,技巧出焉,藏精与志者也。志意不遂,则阳气不舒。宜宣通其中之抑郁,使志意舒泄,阳气开而阴痿立起也。"因此,王琦教授提出阳痿的心肝肾同治重在调节心之功能,纠正大脑皮层的功能紊乱,激发正常性欲。心神安宁,则肝气条达,血流畅通,阳事乃兴。性功能的发挥以肾精充盈为基础,对于阴茎寂然不动伴有性欲减退或阴茎能勃起但历时短暂、举而不坚、形软而疲、不能进行正常性交者,又当补益肾精。

二地鳖甲煎(徐福松经验方)

【组成】生地黄10 g,熟地黄10 g,菟丝子10 g,茯苓10 g,五味子10 g,枸杞子10 g,金樱子10 g,牡丹皮10 g,丹参10 g,天花粉10 g,续断10 g,桑寄生10 g,鳖甲(先煎)20 g,牡蛎(先煎)20 g。

【功效】滋阴降火,活血化瘀通脉。

【主治】阴虚火旺,兼有血脉瘀滞型阳痿。

【方解】方用生地黄、熟地黄、鳖甲、牡蛎、牡丹皮、天花粉、金樱子以滋阴降火,桑寄生、续断以补肾壮腰,再于滋阴降火药中少佐枸杞子、菟丝子等补肾温阳之品,并佐五味子、茯苓以宁心安神,冀其心肾相交。

【注意事项】虚寒证忌用。

【现代研究】生地黄有降压、镇静、抗炎、抗过敏、强心、利尿,并能防止肾上腺皮质萎缩的作用,具有促进机体淋巴母细胞的转化,增加T淋巴细胞数量的作用;熟地黄能防止肾上腺皮质萎缩,并能促进肾上腺皮质激素的合成;菟丝子能明显增强黑腹果蝇交配次数;茯苓具有利尿,镇静、抗肿瘤等作用;五味子对神经系统中枢均有兴奋作用,还具有提高免疫力、抗氧化、抗衰老、抑菌等作用;枸杞子具有免疫调节作用,可提高血睾酮水平,其强壮作用,对造血功能有促进作用,还有抗衰老、抗突变、抗肿瘤、降血脂、保肝、降血糖血压等作用;丹参具有扩张血管,降低血压,改善血液流变性,降低血液黏度,抑制血小板和凝血功能,还具有改善肾功能、保护缺血性肾损伤及抗炎、抗过敏、抑菌作用;金樱子具有收敛、止泻作用还有抑菌、抗动脉粥样硬化作用;天花粉有免疫刺激和免疫抑制作用,还有一定的抑菌作用;续断有抗维生素E缺乏症的作用,可促进去卵巢小鼠子宫的生长发育;桑寄生有降压、扩张冠状动脉血管作用,并能减慢心率,有利尿作用,还有抑菌,抗乙型肝炎病毒作用;鳖甲能降低实验性甲亢动物血浆cAMP含量,能提高淋巴母细胞的转化率,延长抗体存在时间,还能保护肾上腺皮质功能,促进造血功能,能抑制结缔组织增生,并可防止细胞突变;牡蛎有镇静、抗惊厥作用,并有明显的镇痛作用。

【用方经验】阳化气,阴成形。阴为阳之

基，阳为阴之使。阴精亏损，阳无所依，阴虚及阳，"水去而火亦去"，此阴虚成痿必然之理。诚如张景岳说："善补阳者，必于阴中求阳，则阳得阴助而生化无穷；善补阴者，必于阳中求阴，则阴得阳升而源泉不竭。"再者，本方非但对阴虚阳痿有效，而且对糖尿病性 ED 和药物性阳痿（如高血压长期服用降压药）亦有效。此异病同治之也。

第八节　遗精（附：早泄）

遗精是指成年男性非性活动时精液自行泄出。遗精有生理、病理之分。未婚健康青壮年，或婚后夫妇两地分居的男子，1 月出现 1～2 次遗精，不出现明显不适者，属生理现象。据统计，有 80%～90% 的成年男子都有这种现象。大部分成年男子偶然出现"梦遗"，是"精满自溢"，属生理现象，无需治疗。只有小部分男子频繁出现遗精，并伴有神经衰弱，心理障碍等症状，属病理性遗精。

早泄（premature ejaculation, PE）是指持续地、反复地在最低限度的性刺激下在插入之前、插入过程中或刚刚插入之后在违背自己的主观意愿下就射精的一种病症，是临床上常见的男性性功能障碍，发病率占成人男性的 35%～50%。早泄的原因大多为精神性的，受大脑病理性兴奋或脊髓中枢兴奋增强影响，少数为器质性疾病引起。

归脾汤加减（徐福松经验方）

【组成】白术 10 g，当归 10 g，茯神 10 g，黄芪 12 g，远志 6 g，龙眼肉 10 g，炒酸枣仁 10 g，人参 6 g，木香 6 g，甘草 3 g。

【功效】益气补血，健脾养心。

【主治】心脾两虚型遗精。

【加减】偏虚寒者，可加艾叶、炮姜以温脾阳，偏虚热酌加生地黄、阿胶以清热。

【方解】方中以参、芪、术、草大队甘温之品补脾益气以生血，使气旺而血生；当归、龙眼肉甘温补血养心；茯神、酸枣仁、远志宁心安神；木香辛香而散，理气醒脾，与大量益气健脾药配伍，复中焦运化之功，又能防大量益气补血药滋腻碍胃，使补而不滞，滋而不腻。

【注意事项】心脾实证者忌用，服药期间忌油腻辛辣饮食。

【现代研究】现代药理研究：白术对肠管活动有双向调节作用，能促进细胞免疫功能，有一定提升白细胞作用，还能保肝、利胆、利尿、降血糖、抗血凝、抗肿瘤、抗菌等作用；当归挥发油能对抗肾上腺素-脑垂体后叶素或组织胺对子宫的兴奋作用，对实验性心肌缺血有明显的保护作用，亦能显著促进血红蛋白及红细胞的生成；茯神具有利尿、镇静、抗肿瘤等作用；黄芪能促进机体代谢、抗疲劳、促进血清和肝脏蛋白质的更新，有明显的利尿作用，能增强和调节机体免疫蛋白，能降低血小板黏附力，减少血栓形成，还有降血脂、抗衰老、抗氧化、抗辐射等作用；远志具有镇静、催眠及抗惊厥作用，还具有祛痰、镇咳、降压作用；龙眼肉可促进生长、增强体质，可明显延长小鼠常压耐缺氧存活时间；酸枣仁具有镇静催眠及抗心律失常作用，还有降血脂、抗缺氧、抗肿瘤增强免疫功能等作用；人参具有抗休克作用，能兴奋垂体-肾上腺皮质系统，提高应激反应能力，有抗疲劳，促进蛋白质、RNA/DNA 的合成，促进造血系统功能，能增强性腺功能，有促性腺激素样作用，尚有抗炎、抗过敏、抗利尿及抗肿瘤等作用。

【用方经验】徐福松教授的学术思想还体现在"治未病"的理念上，常劝导患者走出传统"一滴精十滴血"的误区，遗精时切勿中途忍精以免败精流注，致生他变。遗精后不要受凉，更不要用冷水洗涤，以防寒邪乘虚而入。还要求适量性生活，适当参加体育和文娱活动，增强体质，培养情操。注意生活起居，睡前少进烟、酒、浓茶、葱、蒜等

外科国医圣手时方

刺激性食物。不用烫水洗澡，被褥不可过厚过暖，内裤不宜过紧。

柴胡渗湿汤（徐福松经验方）

【组成】柴胡 5 g，黄芩 6 g，当归 10 g，生地黄 12 g，泽泻 10 g，木通 5 g，车前子 10 g，甘草 3 g，黄柏 6 g，栀子 10 g。

【功效】清利湿热。

【主治】湿热下注型早泄。

【方解】方中柴胡疏利肝胆，以调郁火；栀子、黄芩清肝胆实火，泻肝经湿热；泽泻、木通、车前子清利下焦湿热，使湿热从小便而出；当归、生地黄养血益阴以和肝，防止苦燥伤阴。

【注意事项】虚寒型早泄忌用。

【现代研究】柴胡具有镇静、安定、镇痛、解热、镇咳、抗脂肪肝、利胆等作用；黄芩具有抑菌、解热、降压、镇静、保肝、利胆等作用；当归挥发油能对抗脑垂体后叶素或组织胺对子宫的兴奋作用，对实验性心肌缺血有明显的保护作用，亦能显著促进血红蛋白及红细胞的生成；生地黄有降压、镇静、抗炎、抗过敏、强心、利尿，并能防止肾上腺皮质萎缩的作用，具有促进机体淋巴母细胞的转化，增加 T 淋巴细胞数量的作用；泽泻有利尿作用，增加尿素与氮化物的排出，有降压、降血糖、抗脂肪肝、抑菌等作用；木通具有利尿、抗菌作用；车前子有利尿、抑菌、及祛痰作用；甘草具有抗心律失常、抗溃疡、抗病毒、抗菌、抗炎等作用；黄柏具有抑菌、降压、抗溃疡、镇静、肌松及促进小鼠抗体生成等作用；栀子有降氨基转移酶的作用还有降胰酶、抑菌、镇静等作用。

【用方经验】徐福松教授认为早泄兼有实证者，当辨其标本缓急，治标则以清利为主，惟甘淡一法最为得当。若利湿宜淡渗，若清火宜苦寒，在甘淡清利的基础上，或加清肝利胆，或加清肾坚阴，或加清心导赤诸法。

加味三才封髓丹（王琦经验方）

【组成】远志 10 g，茯苓 15 g，五味子 10 g，龙骨 15 g，牡蛎 15 g，磁石 10 g，熟地黄 15 g，天冬 10 g，党参 10 g，砂仁 10 g，黄柏 10 g。

【功效】安神固肾。

【主治】神不守舍，肾失固摄型早泄。

【方解】方中远志、茯苓、五味子、龙骨、牡蛎、磁石安神定志；天冬、熟地黄、党参益气养阴补肾；黄柏苦寒坚阴；砂仁纳五脏六腑之精归于肾；诸药共奏安志固肾之功。

【注意事项】虚寒型早泄慎用。

【现代研究】远志具有镇静、催眠及抗惊厥作用，还具有祛痰、镇咳、降压作用；茯苓具有利尿，镇静、抗肿瘤等作用；五味子对神经系统中枢均有兴奋作用，还具有提高免疫力、抗氧化、抗衰老、抑菌等作用；龙骨对小鼠的自主活动有明显的抑制作用，还具有抗惊厥，可减轻骨骼肌的兴奋性；磁石具有抑制中枢神经系统，镇惊、抗惊厥作用；牡蛎有镇静、抗惊厥作用，并有明显的镇痛作用；熟地黄能防止肾上腺皮质萎缩，并能促进肾上腺皮质激素的合成；天冬有平喘、祛痰、镇咳，可使外周血管扩张，降低血压，还具有升高外周白细胞，增强网状内皮系统吞噬能力及体液免疫的作用；党参能调节胃肠运动，抗溃疡，增强免疫功能，还有延缓衰老、抗缺氧、抗辐射等作用；砂仁可增强胃的功能，促进消化液的分泌，消除肠内积气；黄柏具有抑菌、降压、抗溃疡、镇静、肌松及促进小鼠抗体生成等作用。

【用方经验】王琦教授认为，随着社会的发展和人们生活方式的转变。现代人面临的压力越来越大。竞争使人们精神心理失衡，故早泄由精神心理因素引起者越来越多，治疗当以安志固肾为第一法也。精神心理因素对本病的发生起着关键性的作用：心主神志，而肾藏精，精舍志，精神心理活动与心肾两脏的关系最为密切，心肾两脏的功能正常是维持正常精神心理活动的基础。若心肾功能异常则可导致精神心理活动的不正常，而精神心理活动的异常亦可导致心肾功能的失调。本病的发生总由肾失固摄所致。而引起肾失固摄的原因是复杂多样的，或外感六淫，或七情内伤。这诸多方面的原因往往是通过心主神志功能的异常与肾失固摄相联系，正如《辨证录》中所谓："心喜宁静，不喜过劳，过劳则心动，心动则火起而上炎，火上炎则水火相隔，心之气不能下交于肾，肾之关大开矣，盖肾之气必得心气相通，而始能藏精而不泄。今心不能摄肾而精焉得而不走乎。"说明心肾不交是本病发生的主要原因。

第九节　精索静脉曲张

精索静脉曲张系精索的静脉回流受阻或瓣膜失效血液返流引起的血液瘀滞，导致蔓状静脉丛迂曲而形成的阴囊血管性肿块，及由此而产生的一系列症状。为青年人最常见的阴囊肿块之一，亦为男性不育症的重要原因。临床主要表现为阴囊区持续的牵拉、坠胀感和钝性疼痛，站立及行走时尤为明显，平卧休息后可减轻。发病率在男性人群中为10％～15％，多见于青壮年。在男性不育人群中占15％～20％。本病临床分为原发性和继发性两类。继发者较为少见，多由腹腔、盆腔、腹膜后肿瘤及髂静脉阻塞等疾病引起。本病属中医学"筋瘤""筋疝"范畴。中医学认为，本病的发生与先天禀赋不足、后天房劳不节、肝气不舒、长期居寒湿之地、过食膏粱厚味、烟酒、劳作过度有关。

补中益气汤合槐榆煎加减
（崔学教经验方）

【组成】黄芪 30 g，丹参 30 g，升麻 3 g，柴胡 3 g，槐花 12 g，桃仁 12 g，菟丝子 12 g，延胡索 12 g，桑椹 15 g。

【功效】益气升提，行瘀活血。

【主治】精索静脉曲张症。

【加减】阴囊不适，疼痛明显者加橘核、荔枝核、三棱、莪术；阴囊灼热者加黄柏、栀子、土茯苓、知母等；伴精液不液化者加白芥子、益母草、莱菔子；伴精子数目不足、或精子密度偏低者加蛇床子、山茱萸、沙苑子、女贞子等；伴食欲不振，乏力，倦怠者，加党参、山药、茯苓、白术等。

【方解】方中重用黄芪，味甘微苦，归脾、肺两经，补中益气，升阳固表，为君药，

并以少量升麻、柴胡升阳举陷，协助君药升提下陷之中气，升麻引阳明清气上升，柴胡引少阳清气上升，槐花，苦微寒，善清大肠湿热，凉血止血。桃仁，苦甘平，活血祛瘀，润肠通便。菟丝子，辛甘平，补肾益精。延胡索，辛苦温，活血、行气、止痛。桑椹，甘酸寒，滋阴补血，生津润燥。

【注意事项】阴虚发热及内热炽盛者忌用。

【现代研究】黄芪能促进机体代谢、抗疲劳、促进血清和肝脏蛋白质的更新，有明显的利尿作用，能增强和调节机体免疫蛋白，能降低血小板黏附力，减少血栓形成，还有降血脂、抗衰老、抗氧化、抗辐射等作用；菟丝子能明显增强黑腹果蝇交配次数；王不留行有抗肿瘤作用；丹参具有扩张血管，降低血压，改善血液流变性，降低血液黏度，抑制血小板和凝血功能，还具有改善肾功能、保护缺血性肾损伤及抗炎、抗过敏、抑菌作用；升麻具有抗菌、解热、镇痛、抗炎等作用；柴胡具有镇静、安定、镇痛、解热、抗炎等作用；槐花具有缩短出血和凝血时间，对多种真菌具有抑制作用；桃仁能增大股动脉的血流量，降低血管阻力，改善血流动力学状况，还有镇痛、抗炎、抗菌、抗过敏作用；延胡索具有镇痛、催眠、镇静等作用；桑椹能促进 T 细胞成熟，具有中度促进淋巴细胞转化的作用，对粒系粗细胞的生长有促进作用，能防止环磷酰胺所致白细胞减少的作用。

【用方经验】崔学教教授提出了辨曲张分度、辨临床症状、辨治疗目的等综合分类方法治疗精索静脉曲张，依据患者的年龄、症状程度及治疗目的等，具体情况选择不同的

外科国医圣手时方

治疗方法。中西医结合，严格控制手术适应证，突出中医特色，较好地达到了既减轻患者手术痛苦而又能提高疗效的目的。崔教授认为以下 3 种情况宜优先选择中医药辨证治疗：①1 级、2 级曲张的儿童患者。此类患者大多有先天禀赋不足，后天吸收不良的脾肾两虚证候，同时考虑到儿童处于阳气渐生渐壮的发育阶段，治疗以助阳益气升提为主，辅以活血行瘀。②已婚已育、无生育目的、以阴囊下坠不适等症状为主且症状不致影响正常工作生活者。治以行瘀疏肝缓急止痛为主，辅以益气升提。③要求非手术治疗及手术疗效不佳要求中医中药治疗者，予以相应的辨证施治。

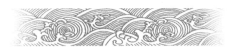

第八章 肛肠疾病

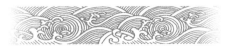

第一节　痔

人体直肠末端粘膜下和肛管皮肤下静脉丛发生扩大和曲张所形成的柔软静脉团，称为痔。《医宗金鉴》指出"痔疮形名亦多般，不外风之燥热源。"《东垣十书》曰："善为痔病者，皆是湿热风燥四气所伤。"中医认为本病的发生主要因为过食辛辣，酒色过度，湿热内生，下注大肠；或外感风、湿、燥、热之邪；或内伤七情，热毒蕴结，气血壅滞下坠；或久泻久痢，中气下陷，均可导致本病的发生。本病好发于截石位 3、7、11 点处，可以分为内痔、外痔和混合痔。内痔是指在肛门齿状线以上，黏膜下的痔上静脉丛发生扩大形成的柔软静脉团，主要症状是大便出血，但不疼痛。外痔发生于肛管齿状线以下，是痔外静脉丛扩张反复炎症而形成，主要症状为坠胀、疼痛、有异物感。混合痔是内外痔静脉丛曲张相互沟通吻合，具有内、外痔的双重症状。痔是最常见、最多发的一种肛肠疾病，1977 年我国曾在全国各省、市、自治区 29 个地区，进行了肛门直肠疾病普查，总发病率为 59.1%。本病无性别差异，与年龄有关，可随着年龄的增长而逐渐加重。

黄白合剂（陈民藩经验方）

【组成】黄柏 10 g，火麻仁 15 g，瓜蒌子 15 g，枳壳 6 g，地榆 15 g，槐花 10 g，鬼针草 15 g，白芷 10 g，甘草 5 g。

【功效】清热利湿，凉血通便。

【主治】内痔（湿热下注证）。

【加减】出血量多，出血不止，改槐花为槐花炭，地榆为地榆炭。血色淡红，伴有面色㿠白，失眠多梦，加阿胶、鸡血藤。肿物反复脱出伴有神疲乏力者，加黄芪、当归、升麻。

【方解】方中黄柏、白芷清热利湿为君药；槐花、地榆相伍凉血止血为臣药；火麻仁、枳壳、瓜蒌子 3 药相合引气下行，润肠通便，鬼针草消瘀镇痛敛疮共为佐药；甘草调和诸药为使。诸药合用共奏清热利湿，凉血止血之功效。

【注意事项】该方适用于大便滴血，手纸染血。若有喷射状出血，且出血量大，或出血不止者，应及时采取其他治疗方法。如结扎、注射等

【现代研究】黄柏抗菌有效成分为小檗碱，故其药理作用与黄连大体相似，但含量较黄连低。体外试验对金黄色葡萄球菌、肺炎链球菌、白喉棒状杆菌、甲型溶血性链球菌、志贺菌属（宋内氏除外）、乙型溶血性链球菌、脑膜炎奈瑟菌、霍乱弧菌、炭疽杆菌均有效或有较强的抑制作用；现代研究还表明，其在发挥抗菌解毒作用的同时尚可促进血管新生，迅速消除炎症水肿，改善创面微循环，促进肉芽生长和加速创面愈合；火麻仁中含有大量脂肪油，内服后在肠道内分解产生脂肪酸，刺激肠黏膜，促进分泌，加快蠕动，减少大肠的水分吸收而产生缓泻作用，与枳壳、瓜蒌子相合引气下行，润肠通便；鬼针草消瘀镇痛敛疮，配白芷消肿止痛、和利血脉，现代药理学表明其有较好的中枢抑制作用，能明显提高痛反应时间，与吗啡比较，其强度略低于吗啡。生地榆、水提物、地榆炭、地榆制剂均有止血作用，地榆水提物可使出血时间明显缩短，地榆炭煎剂给家兔口服能使凝血时间明显缩短，给小鼠腹腔注射可使出血时间缩短，蛙后肢灌流试验可见血管收缩。有报告指出，地榆加热炮制可使其鞣质含量降低，止血作用减弱，由于地榆的止血作用主要与鞣质有关，因此报告者建议在用于治疗出血为主的疾病时以生品为好，并建议以鞣质含量为地榆的质量标准。槐花炭煎液给小鼠灌胃，能明显缩短出血时间和凝血时间，其止血和凝血作用可能与其鞣质含量有关，或含有其他止血和凝血成分，槐花炭能缩短大鼠创伤性出血的时间和减少

出血量。临床研究还发现地榆、槐花二者能减少毛细血管通透性，明显缩短凝血时间，阻止炎性水肿的发展，减少渗出。甘草具有调和药性的作用。

【用方经验】槐花味苦，性微寒，归肝、大肠经，具有凉血止血，清肝泻火的功效，主治大肠湿热引起的肠风便血，痔血，血痢，尿血，血淋等，若炒炭入药则清热之中又增凉血止血之效。但脾胃虚寒及阴虚发热而无实火者慎服。取地榆止血作用宜炒炭用，取泻火解毒之功效宜生用。地榆煎剂低浓度可使离体蛙心收缩加强，频率减慢，心脏排出量增加，高浓度则呈抑制作用，且对麻醉兔有暂时性的轻度降压作用，所以对低血压患者应慎用，对血虚有瘀者也应慎服，对虚寒性出血症者应禁服。

清凉膏（丁泽民经验方）

【组成】青黛 6 g，血竭 20 g，乳香 20 g，没药 20 g，冰片 1.5 g。

【功效】清热利湿，活血化瘀。

【主治】肿痛型外痔或肛缘水肿。

【加减】肿痛明显者，可加硼砂甘凉清热、软坚散结、解毒消肿。外痔溃烂者，可加用滑石、龙骨起到清热祛湿、生肌敛疮的作用。

【方解】青黛清热凉血散肿，血竭活血利湿散瘀止痛，乳香、没药散湿消肿破血定痛，冰片清凉散湿止痛，全方共奏清湿热、消血瘀、止肿痛之功。

【注意事项】开放伤口忌用；肛周湿疹患者忌用。

【现代研究】青黛（木蓝）醇浸液（0.5 g/ml）在体外对炭疽杆菌、肺炎链球菌、志贺菌属、霍乱弧菌、金黄色葡萄球菌和白色葡萄球菌皆有抑制作用。血竭（10%）给小鼠灌胃 2 g/（kg·d），连续 7 日，对二甲苯引起的小鼠耳廓肿胀有明显的抑制作用；血竭混悬液（20%）涂布烫伤部位，可使烫伤部位之炎症消失，伤口明显缩小，呈结痂状，并有促进伤口愈合的作用。乳香具有较显著的镇痛作用。没药的水浸剂（1∶2）在

试管内对堇色毛癣菌、同心性毛癣菌、许兰黄癣菌等多种致病性皮肤真菌有不同程度的抑制作用。冰片对液体的渗出和组织水肿等炎肿过程有抑制作用。

【用方经验】丁泽民教授认为肿痛型外痔患者多食用厚味肥腻之品，大量饮用烈酒及嗜食辛辣之品所致。积生湿热，下注大肠，使局部气血瘀滞，形成肿块，并刺激肛门直肠黏膜，使之充血灼热疼痛。青黛清热凉血散肿，血竭活血利湿散瘀止痛，乳香、没药散湿消肿破血定痛，冰片清凉散湿止痛，全方共奏清湿热、消血瘀、止肿痛之功。若外痔肿痛较甚，痔体较大者，单纯外治极难奏效，可配合清热解毒、活血散瘀、消肿止痛之中药熏洗，如大黄、芒硝、当归、白头翁等。必要时可配合止痛如神汤加减口服，如秦艽、熟军、泽兰、泽泻、防风、苍术、当归、皂角刺、槟榔、黄柏、陈皮、槐花等。也可配合微波治疗加速水肿消退，使肿痛早日缓解。

痔瘘坐浴方（朱秉宜经验方）

【组成】荔枝草 30 g，鱼腥草 30 g，大黄 15 g，五倍子 15 g，苦参 30 g。

【功效】清热消肿，活血止痛，收敛止血，燥湿止痒。

【主治】适用于内痔脱出嵌顿，外痔肿痛，血栓外痔初起，痔术后肛缘水肿，术后创面清洗，肛门湿疹等。

【加减】肛门湿疹糜烂、瘙痒甚者，可加蛇床子、地肤子、石菖蒲等药。若伴有血栓形成者，可加乳香、没药、当归；肿物脱出者，可加石榴皮；出血者，可加白及等。

【方解】方中荔枝草为主药，清热消肿止痛，辅以鱼腥草，大黄加强清热解毒，消肿之功，大黄更兼活血之功。佐以五倍子收敛止血，苦参清热燥湿止痒。共成清热消肿、活血止痛、收敛止血、燥湿止痒之功。

【注意事项】

1. 治疗前要排空大小便。

2. 冬天坐浴时，室内应保暖避风；夏天使用痔瘘熏洗剂时药液开瓶后放置于冰箱内，

防止变质。

3. 熏洗药物不可过烫，以免烫伤皮肤。

4. 注意了解病情，孕妇及经期禁用坐浴。

5. 痔瘘术后的患者，熏洗前揭去辅料，排空大便，熏洗后有医生进行创面清洗换药。

【现代研究】荔枝草其提取液试管内能抑制金黄色葡萄球菌、八叠球曲、枯草杆菌。鱼腥草煎剂对大鼠甲醛性脚肿有显著抗炎作用，亦能显著抑制人 γ-球蛋白的热变性；鱼腥草素能显著抑制巴豆油、二甲苯所致小鼠耳肿胀、皮肤毛细血管通透性增加，对 HCA 引起的腹腔毛细血管染料渗出也有显著抑制作用；鱼腥草所含槲皮素、槲皮苷及异槲皮苷等黄酮类化合物亦有显著抗炎作用，能显著抑制炎症早期的毛细血管亢进。大黄煎剂对多种炎症动物模型均表现有抗炎作用，对炎症早期的渗出、水肿和炎症后期的结缔组织增生物有明显的抑制作用。五倍子含有鞣酸，有沉淀蛋白质的作用，皮肤溃疡面、黏膜与其接触后，组织蛋白质即被凝固，形成一层保护膜，起收敛作用，同时小血管也被压迫收缩，血液凝结而呈止血作用。苦参素对多种致炎剂诱发的动物炎症有抗炎作用。

【用方经验】朱秉宜教授认为该方具有清热消肿，活血止痛，收敛止血，燥湿止痒之功能，是治疗肛门肿痛或伴有肛门瘙痒等症的基本方，在此基础上根据病情发展需要可随证加减。内痔脱出嵌顿，外痔肿痛，血栓外痔及痔术后肛缘水肿等多由湿热之邪，阻滞经络，血液回流受阻，邪热与瘀血结滞郁积所致。熏洗可加快瘀血消散，荔枝草合鱼腥草、大黄清热解毒，消肿。五倍子合苦参共成敛湿止痒，消肿止痛，活血止血之功。

笔者认为，在治疗肛肠疾病术后初期、湿疹等疾病时，药水温度宜 38 ℃以下，减少创面的渗出液；治疗内痔嵌顿、炎性外痔等疾病时，先熏后坐浴，可加快血液回流，使瘀血消散，从而起到消肿止痛的作用。若伴出血不止，应先停止熏洗，可用棉球填塞压迫止血。若内痔嵌顿用药无明显改善者，可考虑手术治疗。

三黄凉血汤（朱秉义经验方）

【组成】黄芩 10 g，黄柏 10 g，赤芍 15 g，生大黄（后下）5 g，牡丹皮 10 g，生地黄 15 g，炒槐花 15 g，地榆炭 10 g，大蓟 15 g，枳壳 10 g，甘草 3 g。

【功效】清热泻火，凉血止血。

【主治】内痔出血（血热妄行型）。

【加减】出血重者黄芩炒炭，另加三七粉冲服；湿热重者，可加茯苓、泽泻；大便干结者，可加火麻仁、肉苁蓉、郁李仁等；若便血日久，当加入白芍、熟地黄。

【方解】方中以黄芩、黄柏清热泻火解毒，生大黄清热泻火，使热毒从下而去，共为君药；赤芍、牡丹皮、生地黄清热凉血，并有滋阴化瘀之力，防止血热瘀滞，共为臣药；佐以炒槐花清肠凉血止血，地榆炭、大蓟凉血止血；枳壳行气导滞，以防寒凉药太过凝滞气机；使以甘草调和药性，防药物过于寒凉猛烈。诸药合用，成清热泻火、凉血止血之功。

【注意事项】忌生冷辛辣食物，多喝开水，多吃水果蔬菜。肝肾功能不良者宜酌情减少上药用量，并定期复查肝肾功能。

【现代研究】黄芩中黄芩苷元有一定的抗组胺与抗乙酰胆碱作用，这两种成分不影响抗原抗体的结合，但能显著减少致敏豚鼠肺切片与抗原反应时化学介质的释放量，黄芩能抑制抗原与 IgE 结合，抑制肥大细胞释放组胺而成为较好的临床抗变态反应剂。黄柏煎剂或醇浸剂体外试验对金黄色葡萄球菌、白色葡萄球菌、柠檬色葡萄球菌、肺炎链球菌、脑膜炎奈瑟菌、甲型溶血性链球菌、霍乱弧菌、白喉棒状杆菌、志贺菌属、铜绿假单胞菌等均有抑制作用。大黄煎剂对多种炎症动物模型均表现有抗炎作用，对炎症早期的渗出、水肿和炎症后期的结缔组织增生物有明显的抑制作用。赤芍具有抗炎和对免疫系统的作用，其中芍药苷有抗炎作用。牡丹皮中牡丹酚及其以外的糖苷成分均有抗炎作用，且后者的抗炎作用比牡丹酚还强的多。槐花、地榆、大蓟均有抗炎作用。枳壳提取物能使小鼠因醋酸引起的疼痛反应减轻。甘草水浸膏给小鼠皮下注射，能对抗巴豆油诱发耳壳及冰醋酸腹腔注射诱发的急性渗出性炎症，对慢性肉芽组织增生的炎症亦有明显的抑制作用。

【用方经验】唐容川在《血证论》中指出："……夫肠居下部，风从何袭之载？所以有风者，外则太阳风邪传入阳明，挟热而下血，内则厥阴肝木，虚热生风，风气煽动而血下，风为阳邪，久则变火。"朱秉义教授认为：风多挟热，太阳风邪，传入阳明，或者肝木之风横逆犯中，挟热下注大肠肛门，热伤阴络，血不循经，而见便血。方中以黄芩、黄柏清热泻火解毒，生大黄清热泻火，使热毒从下而去；赤芍、牡丹皮、生地黄清热凉血，并有滋阴化瘀之力，防止血热瘀滞；佐以炒槐花清肠凉血止血，地榆炭、大蓟凉血止血；以上多为寒凉之药，易凝滞气机，佐以枳壳行气导滞。亦可用荆芥炭、防风清疏肠风与枳壳有异曲同工之妙。

该方多用于内痔出血（血热妄行型）。证见内痔引起的大便带血、滴血或喷射状出血，血色鲜红，或有肛门瘙痒等。舌质红，苔薄白或薄黄，脉浮数。常规用量：黄芩 10 g，黄柏 10 g，生大黄（后下）5 g，赤芍 15 g，牡丹皮 10 g，地黄 15 g，炒槐花 15 g，地榆炭 10 g，大蓟 15 g，枳壳 10 g，甘草 3 g。每日 1 剂，水煎服，或按比例制成胶囊服用。肝肾功能不良者宜酌情减少上药用量，并定期复查肝肾功能。

葱硝汤（张东岳经验方）

【组成】大葱 100 g，芒硝 50 g。

【功效】泻热润燥，活血软坚，消肿止痛，生肌长肉，推陈致新。

【主治】肛门直肠疾病、前列腺炎、阴囊肿痛、阴道炎、痈疮恶肿、术后瘢痕挛缩、伤口胬肉高起、久不愈合等。

【加减】瘙痒重者，加苦参、蛇床子、荆芥、防风除湿祛风止痒。

【方解】本方是外洗药物，方中大葱是广谱抗生素，上青下白，青白分明，人人喜爱，

既可作为调味菜食，又可作为药用，全用则内行通身，根与白行肌肤，生用则外行，泡汤则表散，熟之则守中。功能去风发表通阳，散瘀解毒消肿。有发散通气之功，通气故能解毒理血病，气者血之帅也，气通则血活也，气通则邪气散，瘀血除，可治便血肠辟成痔，冷痢肠痛，跌打损伤，金疮出血不止，疮疖肿痛，疗疮恶肿，火热丹田，痔发疼痛；芒硝泻热，润燥软坚，去肠内宿垢，破坚积热块，散恶血，去肿毒，推陈致新。二药相伍，具有上述功能，治疗前述诸病，疗效甚佳。

【注意事项】冬季坐浴时要注意避风寒，夏季应防止药液变质，药液温度不宜过烫。

【现代研究】大葱含烯丙基硫醚，会刺激胃液的分泌，且有助于食欲的增进。葱含有具有刺激性气味的挥发油和辣素，能祛除腥膻等油腻厚味菜肴中的异味，产生特殊香气，并有较强的杀菌作用，可以刺激消化液的分泌，增进食欲。挥发性辣素还通过汗腺、呼吸道、泌尿系统排出时能轻微刺激相关腺体的分泌，而起到发汗、祛痰、利尿作用。是治疗感冒的中药之一。葱中所含大蒜素，具有明显的抵御细菌、病毒的作用，尤其对志贺菌属和皮肤真菌抑制作用更强。芒硝外用湿敷可以加快淋巴生成，有消肿和止痛的作用。

【用方经验】该方多用于肛门直肠疾病、前列腺炎、阴囊肿痛、阴道炎、痈疮恶肿、术后瘢痕挛缩、伤口胬肉高起、久不愈合等。常规用量：大葱 100 g，芒硝 50 g。水煎熏洗坐浴，临床观察疗效满意。

谷道安（张东岳经验方）

【组成】当归 20 g，紫苏木 20 g，红花 15 g，乳香 20 g，没药 20 g，血竭 15 g，芒硝 30 g，防风 20 g，自然铜 20 g，黄柏 30 g，木鳖子 20 g，生甘草 20 g。

【功效】活血化瘀，软坚散结，抗炎消肿，清热燥湿，排脓祛毒，定痛生肌，推陈致新。

【主治】肛门直肠疾病：如各种外痔肿痛，内痔脱出，混合痔坠胀疼痛，肛裂疼痛

便血，肛周脓肿，肛门直肠瘘，直肠会阴瘘、直肠阴道瘘，脱肛坠胀，肛窦炎，肛乳头炎，直肠炎，前列腺炎，阴囊肿痛，阴道炎，痈疮恶肿，创伤磕碰，肛门直肠手术瘢痕挛缩疼痛，伤口胬肉高起肉芽生长过盛，伤口久不愈合，肛门直肠狭窄，顽固性便秘术后，各种肛门直肠疾病手术前后，疮疡肿毒疼不可忍，以及肛门直肠神经性疼痛，用之水煎洗浴，皆有奇效。

【加减】瘙痒明显者，加苦参、蛇床子除湿止痒；肿痛明显者可加大黄、白头翁清热解毒，消肿止痛。

【方解】本方是外用洗剂，方中当归、紫苏木、红花、乳香、没药、血竭活血去瘀，消肿止痛，止血生肌；芒硝泻热、润燥、软坚，去肠内宿垢，破坚积热块，能散恶血，推陈致新；防风去风胜湿止痛，治破伤风及三十六般风；自然铜为天然硫化铁矿石，味辛苦，性平，功专散瘀止痛，专治跌打损伤，瘀血疼痛，积聚癥瘕，疮疡烫伤；黄柏清热燥湿，泻火解毒，治肠痔、便血、疮疡肿毒，阴伤蚀疮；木鳖子消肿散结，去毒，治结肿恶疮，肛门疼痛；生甘草解毒，调和诸药，以上药物相伍，具有前述功能，用以洗浴治疗多种肛门直肠疾病，疗效极佳，值得推广应用。

【注意事项】冬季坐浴时注意避风寒，夏季应防止药液变质，药液温度不宜过烫。

【现代研究】当归对体外志贺菌属、伤寒沙门菌、副伤寒沙门菌、大肠埃希菌、白喉棒状杆菌、霍乱弧菌及甲型、乙型溶血性链球菌等均有抗菌作用。外用能加速创面愈合，使局部充血、白细胞和纤维浸润，新生上皮再生，对局部组织有止血和加强末梢循环作用。说明当归有抗菌、消炎作用。临床可用于化脓性上颌窦炎、急性肾炎、骼静脉炎、硬皮病及牛皮癣等病症。当归热水提取物对慢性风湿性病实验动物模型在其佐剂关节炎急性发作时有明显的抑制作用。紫苏木煎液（10%）对金黄色葡萄球菌和伤寒沙门菌作用较强，效价均达 1∶1600（纸碟法及试管法）。浸、煎剂对白喉棒状杆菌、流感嗜血杆菌、副伤寒沙门菌、福氏志贺菌、金黄色葡萄球

菌、乙型溶血性链球菌、肺炎链球菌等作用显著，对百日咳鲍特菌、伤寒沙门菌、副伤寒甲、乙沙门菌及肺炎链球菌等亦有作用（试管法和平板法）。现代药理研究红花具有镇痛、镇静和抗炎的作用，其红花黄色素对甲醛性足肿胀有明显抑制作用（$P<0.001$），对组胺引起的大鼠皮肤毛细血管的通透量增加有明显的抑制作用，对大鼠棉球肉芽肿形成有显著抑制作用（$P<0.001$）。乳香有较显著的镇痛作用。以乳香为首味药的子宫丸比多种抗菌素有更强烈的抑菌作用，且能有效地杀灭滴虫。没药的水浸剂（1∶2）在试管内对堇色毛癣菌、同心性毛癣菌、许兰黄癣菌等多种致病性皮肤真菌有不同程度的抑制作用。其抗菌作用可能与所含丁香油酚有关。血竭水浸剂（1∶2）在试营内对堇色毛癣菌、石膏样毛癣菌、许兰氏黄癣菌等多种致病真菌有不同程度的抑制作用。此外动物实验证明，血竭能显著缩短家兔血浆再钙化时间，从而增加其凝血作用。芒硝外用湿敷可以加快淋巴生成，有消肿和止痛的作用。新鲜关防风榨出液在体外试验，对铜绿假单胞菌及金黄色葡萄球菌有一定抗菌作用。品种未经鉴定的防风煎剂对溶血性链球菌及志贺菌属也有一定的抗菌作用。防风粗制水提取物有抗哥伦比亚 SK 病毒的作用。在试管内，自然铜对供试的多种病原性真菌均有不同程度的抗真菌作用，尤其对石膏样毛藓菌、土曲霉菌等丝状真菌作用较强。把石膏样毛藓菌接种到豚鼠背部，造成豚鼠实验性体藓模型，再在病灶部位外涂自然铜煎剂，发现自然铜对豚鼠实验性体藓也有一定治疗效果。黄柏抗菌有效成分为小檗碱，故其药理作用与黄连大体相似，但含量较黄连低。体外试验对金黄色葡萄球菌、肺炎链球菌、白喉棒状杆菌、甲型溶血性链球菌、志贺菌属（宋内氏除外）、乙型溶血性链球菌、脑膜炎奈瑟菌、霍乱弧菌、炭疽杆菌均有效或有较强的抑制作用；关黄柏和川黄柏的乙醚浸提物对新型隐球菌和红色发癣菌具有较强的抑菌作用，其作用比制霉菌素强，但对白假丝酵母菌的抑制作用比制霉菌享弱。黄柏煎剂，10%浓度与滴虫液 1∶1 混和培养，对阴道毛滴虫有

外科国医圣手时方

271

抑制作用。木鳖子能显著抑制角叉菜胶引起的足膜浮肿且具有抗炎及溶血作用。生甘草具有抗炎、抗病毒，和保肝解毒及增强免疫功能等作用。由于甘草酸有糖皮质激素样药理作用而无严重不良反应，临床被广泛用于治疗各种急慢性肝炎、支气管炎和艾滋病。有抗炎活性，常用于慢性溃疡和十二指肠溃疡的治疗。甘草酸铵、甘草次酸钠能有效影响皮下肉芽囊性炎症的渗出期及增生期，其作用强度弱于或接近于可的松。甘草酸的各种制剂之抗炎作用，以琥珀酸盐的活性较高，但毒性亦大。甘草抗炎抗变态反应的原理尚未完全阐明。

【用方经验】该方多用于肛门直肠疾病：如各种外痔肿痛，内痔脱出，混合痔坠胀疼痛，肛裂疼痛便血，肛周脓肿，肛门直肠瘘，直肠会阴瘘，直肠阴道瘘，脱肛坠胀，肛窦炎，肛乳头炎，直肠炎，前列腺炎，阴囊肿痛，阴道炎，痈疮恶肿，创伤磕碰，肛门直肠手术瘢痕挛缩疼痛，伤口胬肉高起肉芽生长过盛，伤口久不愈合，肛门直肠狭窄，顽固性便秘术后，各种肛门直肠疾病手术前后，疮疡肿毒疼不可忍，以及肛门直肠神经性疼痛，用之水煎洗浴，皆有奇效。常规用量：当归 20 g，紫苏木 20 g，红花 15 g，乳香 20 g，没药 20 g，血竭 15 g，芒硝 30 g，防风 20 g，自然铜 20 g，黄柏 30 g，木鳖子 20 g，生甘草 20 g。水煎坐浴或药渣局部熏蒸，临床观察疗效满意。

痔瘘外洗通用方（张东岳经验方）

【组成】当归 20 g，紫苏木 15 g，红花 12 g，荆芥 12 g，防风 12 g，马齿苋 30 g，黄柏 20 g，苦参 30 g，芒硝 30 g，甘草 20 g。

【功效】清热解毒，消肿止痛，软坚润燥。

【主治】用于痔疮发炎或肛门病术后。

【加减】若痒甚加花椒 15 g，蛇床子 20 g。

【方解】方中当归、紫苏木、红花、乳香活血去瘀，消肿止痛，止血生肌；芒硝泻热、润燥、软坚，去肠内宿垢，破坚积热块，能

散恶血，推陈致新；防风祛风胜湿止痛，治破伤风及三十六般风；黄柏清热燥湿，泻火解毒，治肠痔、便血、疮疡肿毒，阴伤蚀疮；生甘草解毒，调和诸药，以上药物相伍，具有前述功能，用以洗浴治疗多种肛门直肠疾病，疗效极佳，值得推广应用。

【注意事项】冬季坐浴时应注意避风寒，夏季应防止药液变质，药液温度不宜过烫。

【现代研究】当归对体外志贺菌属、伤寒沙门菌、副伤寒沙门菌、大肠埃希菌、白喉棒状杆菌、霍乱弧菌及甲型、乙型溶血性链球菌等均有抗菌作用。外用能加速创面愈合，使局部充血、白细胞和纤维浸润，新生上皮再生，对局部组织有止血和加强末梢循环作用。说明当归有抗菌、消炎作用。临床可用于化脓性上颌窦炎、急性肾炎、髂静脉炎、硬皮病及牛皮癣等病症。当归热水提取物对慢性风湿性病实验动物模型在其佐剂关节炎急性发作时有明显的抑制作用。紫苏木煎液（10％）对金黄色葡萄球菌和伤寒沙门菌作用较强，效价均达 1∶1600（纸碟法及试管法）。浸、煎剂对白喉棒状杆菌、流感嗜血杆菌、副伤寒沙门菌、福氏志贺菌属、金黄色葡萄球菌、溶血性链球菌、肺炎链球菌等作用显著，对百日咳鲍特菌、伤寒沙门菌、副伤寒甲、乙沙门菌及肺炎链球菌等亦有作用（试管法和平板法）。现代药理研究红花具有镇痛、镇静和抗炎的作用，其红花黄色素对甲醛性足肿胀有明显抑制作用（$P<0.001$），对组胺引起的大鼠皮肤毛细血管的通透量增加有明显的抑制作用，对大鼠棉球肉芽肿形成有显著抑制作用（$P<0.001$）。荆芥煎剂体外试验对金黄色葡萄球菌和白喉棒状杆菌有较强的抗菌作用。其次对炭疽杆菌、乙型链球菌、伤寒沙门菌、志贺菌属、铜绿假单胞菌、人型结核分枝杆菌等均表现一定的抑制作用。50％荆芥煎剂每鸡胚 0.1 ml 对甲型流感病毒 PR8 株无抑制作用。新鲜关防风榨出液在体外试验，对铜绿假单胞菌及金黄色葡萄球菌有一定抗菌作用。品种未经鉴定的防风煎剂对溶血性链球菌及志贺菌属也有一定的抗菌作用。防风粗制水提取物有抗哥伦比亚 SK 病毒的作用。马齿苋的乙醇提取物对大肠杆菌、

变形杆菌、志贺菌属、伤寒沙门菌、副伤寒沙门菌有高度的抑制作用。对金黄色葡萄球菌、真菌如奥杜盎小芽胞癣菌、结核分枝杆菌也有不同程度的抑制作用。对铜绿假单胞菌有轻度抑制作用。此外马齿苋有促溃疡愈合作用：全国中草药汇编报道，本品含有丰富的维生素 A 样物质，故能促进上皮细胞的生理功能趋于正常。黄柏抗菌有效成分为小檗碱，故其药理作用与黄连大体相似，但含量较黄连低。体外试验对金黄色葡萄球菌、肺炎球菌、白喉棒状杆菌、甲型溶血性链球菌、志贺菌属（宋内氏除外）、乙型溶血性链球菌、脑膜奈瑟菌、霍乱弧菌、炭疽杆菌均有效或有较强的抑制作用；关黄柏和川黄柏的乙醚浸提物对新型隐球菌和红色发癣菌具有较强的抑菌作用，其作用比制霉菌素强，但对白念珠菌的抑制作用比制霉菌享弱。黄柏煎剂，10%浓度与滴虫液1：1混和培养，对阴道毛滴虫有抑制作用。苦参性寒，有清热燥湿，杀虫的功效，苦参浴能够清除下焦湿热，并且杀虫止痒，对皮肤瘙痒有很好的缓解作用，植物中草药能够平衡油脂分泌，疏通并收敛毛孔，清除皮肤内毒素杂质，丰富的本草营养，促进受损血管神经细胞的生长和修复，恢复皮下毛细血管细胞活力，肌肤重现紧致细滑，起到美容护肤的作用。苦参醚提物及醇提物对金黄色葡萄球菌有较强的抑菌作用；苦参水浸剂对堇色毛癣菌、同心性毛癣菌、许兰毛癣菌、奥杜盎小芽孢癣菌等有抑制作用。此外苦参碱还具有抗炎作用。芒硝外用湿敷可以加快淋巴生成，有消肿和止痛的作用。生甘草具有抗炎、抗病毒，和保肝解毒及增强免疫功能等作用。由于甘草酸有糖皮质激素样药理作用而无严重不良反应，临床被广泛用于治疗各种急慢性肝炎、支气管炎和艾滋病。有抗炎活性，常用于慢性溃疡和十二指肠溃疡的治疗。甘草酸铵、甘草次酸钠能有效影响皮下肉芽囊性炎症的渗出期及增生期，其作用强度弱于或接近于可的松。甘草酸的各种制剂之抗炎作用，以琥珀酸盐的活性较高，但毒性亦大。甘草抗炎抗变态反应的原理尚未完全阐明。

【用方经验】该方多用于痔疮发炎或肛门病术后。常规用量：当归 20 g，紫苏木 15 g，红花 12 g，荆芥 12 g，防风 12 g，马齿苋 30 g，黄柏 20 g，苦参 30 g，芒硝 30 g，甘草 20 g。上药加水 3000 ml，煎至 1500 ml，先熏洗后坐浴，每日 1～2 次，每次 20～30 分钟，临床观察疗效满意。

痔瘘洗剂（张东岳经验方）

【组成】蜀羊泉 30 g，蒲公英 30 g，黄芩 15 g，地榆 15 g，马齿苋 30 g，芒硝 30 g，乳香 20 g，没药 20 g，防风 15 g，生甘草 20 g。

【功效】清热解毒，活血消肿，除恶肉，去脓血，止痛生肌。

【主治】肛门直肠疾病、前列腺炎、阴道炎、多年恶疮、化脓性皮肤病、丹毒、湿疹等。

【加减】瘙痒明显者加蛇床子、苦参、土茯苓等，潮湿者加黄柏。

【方解】方中泉、芩、苋、英清热解毒，泻实火，除湿热，散结消肿；乳、没活血去瘀，消肿定痛，善治痈疮肿毒，芒硝泻热润燥，软坚散结，消散恶血；防风祛风胜湿止痛，主治破伤风及三十六般风；地榆凉血止血，清热解毒，治肠风痔瘘，痈肿恶疮；甘草解毒，调和诸药。以上药物相伍，具有上述功能，以此药煎煮洗浴，治疗肛门直肠疾病等，疗效甚佳。

【注意事项】冬季坐浴时应注意避风寒，夏季应防止药液变质，药液温度不宜过烫。

【现代研究】近代药理研究蜀羊泉具有抗炎、抗肿瘤作用。蒲公英注射液在试管内对金黄色葡萄球菌耐药菌株、乙型溶血性链球菌有较强的杀菌作用，对肺炎链球菌、脑膜炎奈瑟菌、白喉棒状杆菌、铜绿假单胞菌、变形杆菌、志贺菌属、伤寒沙门菌等及卡他球菌亦有一定的杀菌作用；其水浸剂对多种皮肤真菌有抑制作用。现代医学研究表明，蒲公英植物体中含特有的蒲公英醇、蒲公英素以及胆碱、有机酸、菊糖、葡萄糖、维生素、胡萝卜素等多种健康营养的活性成分，同时含有丰富的微量元素，其钙的含量为番石榴的 2.2 倍，刺梨的 3.2 倍，铁的含量为

外科国医圣手时方

外科国医圣手时方

刺梨的 4 倍，更重要的是其中富含具有很强生理活性的硒元素 Se。因此，蒲公英具有十分重要的营养学价值。黄芩的主要有效成分为黄酮类化合物，黄芩素、黄芩苷可抑制急性炎症反应；抑制炎性介质产生、释放，抑制组胺释放，抗花生四烯酸代谢，抑制前列腺素 E（PGE）、白细胞三烯（LT）的生成，减轻炎性介质扩张血管、增加血管壁通透性、白细胞的趋化作用。黄芩素、汉黄芩苷元在体外对多种革兰氏阳性菌、革兰氏阴性菌、致病性皮肤真菌有抑制作用。地榆含有鞣质，具有收敛作用，能止泻和止血。外用炒地榆粉，对兔及狗的 Ⅱ 度、Ⅲ 度实验性烫伤面有显著收敛作用，能使渗出减少、感染及死亡率降低。体外实验证明：地榆*100% 的煎液对伤寒沙门菌、脑膜炎奈瑟菌、福氏志贺菌、宋内志贺菌、乙型溶血性链球菌、金黄色葡萄球菌、肺炎链球菌、白喉棒状杆菌、大肠埃希菌、枯草杆菌、伤寒沙门菌、副伤寒沙门菌、铜绿假单胞菌、霍乱弧菌及人型结核分枝杆菌均有不同程度的抑制作用。对某些真菌亦有不同程度的抑制作用。有报告认为，地榆的抗菌作用与其中所含鞣酸有关。药液经高压灭菌则抑菌作用明显减弱。此外地榆还具有抗炎和止血的作用：地榆对甲醛性足跖肿胀小鼠巴豆油性耳壳肿胀有明显的抑制作用；对前列腺素 E 引起的皮肤微血管通透性亢进，地榆有很强的抑制作用；尚能抑制大鼠棉球肉芽肿的增生，并能促进伤口愈合；生地榆、水提物、地榆炭、地榆制剂均有制血作用。地榆水提物可使出血时间明显缩短。地榆炭煎剂给家兔口服能使凝血时间明显缩短；给小鼠腹腔注射可使出血时间缩短；蛙后肢灌流试验可见血管收缩。有报告指出，地榆加热炮制可使其鞣质含量降低，止血作用减弱。由于地榆的止血作用主要与鞣质有关，因此报告者建议在用于治疗出血为主的疾病时以生品为好，并建议以鞣质含量为地榆的质量标准。马齿苋的乙醇提取物对大肠埃希菌、变形杆菌、志贺菌属、伤寒沙门菌、副伤寒沙门菌有高度的抑制作用。对金黄色葡萄球菌、真菌如奥杜盎小芽胞癣菌、结核分枝杆菌也有不同程度的抑制作用。对铜绿假单胞菌有轻度抑制作用。此外马齿苋有促溃疡愈合作用：全国中草药汇编报道，本品含有丰富的维生素 A 样物质，故能促进上皮细胞的生理功能趋于正常。芒硝外用湿敷可以加快淋巴生成，有消肿和止痛的作用。乳香有较显著的镇痛作用。以乳香为首味药的子宫丸比多种抗菌素有更强烈的抑菌作用，且能有效地杀灭滴虫。没药的水浸剂（1：2）在试管内对堇色毛癣菌、同心性毛癣菌、许兰黄癣菌等多种致病性皮肤真菌有不同程度的抑制作用，其抗菌作用可能与所含丁香油酚有关。新鲜关防风榨出液在体外试验，对铜绿假单胞菌及金黄色葡萄球菌有一定抗菌作用。品种未经鉴定的防风煎剂对乙型溶血性链球菌及志贺菌属也有一定的抗菌作用。防风粗制水提取物有抗哥伦比亚 SK 病毒的作用。生甘草具有抗炎、抗病毒保肝解毒及增强免疫功能等作用。由于甘草酸有糖皮质激素样药理作用而无严重不良反应，临床被广泛用于治疗各种急慢性肝炎、支气管炎和艾滋病。有抗炎活性，常用于慢性溃疡和十二指肠溃疡的治疗。甘草酸铵、甘草次酸钠能有效影响皮下肉芽囊性炎症的渗出期及增生期，其作用强度弱于或接近于可的松。甘草酸的各种制剂之抗炎作用，以琥珀酸盐的活性较高，但毒性亦大。甘草抗炎抗变态反应的原理尚未完全阐明。

【用方经验】该方多用于肛门直肠疾病、前列腺炎、阴道炎、多年恶疮、化脓性皮肤病、丹毒、湿疹等。常规用量：蜀羊泉 30 g，蒲公英 30 g，黄芩 15 g，地榆 15 g，马齿苋 30 g，芒硝 30 g，乳香 20 g，没药 20 g，防风 15 g，生甘草 20 g。水煎坐浴或湿敷，临床观察疗效满意。

止痛如神汤（丁泽民经验方）

【组成】秦艽 6 g，桃仁 6 g，皂角刺 10 g，苍术 10 g，防风 6 g，黄柏 10 g，当归尾 10 g，泽泻 10 g，槟榔 10 g，制大黄 10 g，槐花 10 g。

【功效】清热祛风，行气化湿，活血止痛。

【主治】诸痔疼痛，肿胀者。

【加减】痔疮肿痛明显时加芒硝、马齿苋；瘙痒明显时加苦参、蛇床子。

【方解】黄柏、苍术清热燥湿；秦艽、防风祛风止痛；桃仁、皂角刺、归尾、制大黄活血止痛；槟榔理气化湿；槐花止血清大肠之热，引药归经；防风、秦艽又为风中之润剂；制大黄能缓下通腑。故本方对肛门疼痛伴便秘者，尤为适宜。

【注意事项】对虚证疼痛，或伴脾虚便溏者，禁用。

【现代研究】秦艽碱甲小剂量对小鼠、大鼠的中枢神经系统有镇静作用，较大剂量则有中枢兴奋作用，最后导致麻痹而死亡。其能增强戊巴比妥的催眠-麻醉作用，较小剂量注射给药，即能抑制狗肠瘘因灌注氯化亚汞所引起的反射性肠液分泌，即抑制了狗的神经系统，这种抑制作用随剂量加大而增强。秦艽碱甲能提高大鼠（光热刺激法）的痛阈，但作用短暂；对小鼠（热板法）亦有镇痛作用，如与延胡索、草乌、天仙子等配伍，能使镇痛作用增强，作用时间延长；但与吗啡合用时，则无互相增强作用。500%桃仁提取液给麻醉兔静脉注射，能立即增加兔脑血流量，降低脑血管阻力，给小鼠腹腔注射，能使小鼠耳血管扩张发红。有人认为，此与活血作用有关。有报告指出，桃仁有一定的抗凝作用，能提高血小板中 cAMP 水平，抑制血液凝固。临床观察证明，桃仁对血流阻滞、血行障碍有改善作用，能使各脏器各组织机能恢复正常。桃仁中含有 45% 的脂肪油，能提高肠道的润滑性而使大便易于排出。皂角刺体内实验，对浊鼠肉瘤-180 有抑制活性的作用。煎剂用平板打洞法，对金黄色葡萄球菌和卡他球菌有抑制作用；水浸剂 60 g/kg 灌胃对肉瘤-180 的抑制率为 32.8%。苍术具有调整胃肠运动功能的作用：苍术煎剂、苍术醇提物在一定剂量范围内能明显缓解乙酰胆碱所致家兔离体小肠痉挛，而对肾上腺素所致小肠运动抑制，则有一定的对抗作用。苍术醇提物还能对抗乙酰胆碱、氯化钡所致大鼠离体胃平滑肌痉挛，而对正常大鼠胃平滑肌则有轻度兴奋作用。苍术丙酮提取物、β-桉叶醇及茅术醇对氨甲酰胆碱、Ca^{2+} 及电刺激所致大鼠在体小肠收缩加强，均有明显对抗作用。苍术丙酮提取物对小鼠炭末推进运动则有明显促进作用。对番泻叶煎剂所制"脾虚泄泻"模型大鼠的小肠推进运动亢进，苍术煎剂有明显对抗作用。防风具有镇痛、镇静作用，小鼠灌服防风 50% 乙醇浸出液（蒸去乙醇），能明显提高痛阈（电刺激鼠尾法），皮下注射同样有效。实验表明：给小鼠灌胃防风煎剂，腹腔注射防风醇浸剂，皮下注射防风醇浸剂、防风煎剂，均可明显抑制醋酸引起的扭体反应。有报告认为，防风的镇痛部位与吗啡相似，主要在中枢，小鼠灌服防风煎剂 40 g/kg，能显著减少其自发活动次数，与阈下催眠剂量戊巴比妥钠有协同作用。黄柏煎剂或浸剂对常见的致病性真菌有不同程度的抑菌作用。黄柏碱和昔罗匹林对中枢神经系统有抑制作用，小鼠的自发活动、各种反射均受到抑制；黄柏内酯则抑制肠管。此外，还有利尿、健胃、外用促进皮下溢血吸收等作用。现代药理研究表明当归具有抑制血小板凝聚和抗血栓的作用；当归对中枢神经系统的抑制作用早有报道。日本学者报道日本太和当归挥发油有镇静、催眠、镇痛、麻醉等作用。药理研究表明泽泻具有利尿的作用。槟榔碱具有兴奋 M 胆碱受体的作用，嚼食槟榔可使胃肠平滑肌张力升高，增加肠蠕动，消化液分泌旺盛，食欲增加。大黄的主要成分番泻甙在肠道细菌酶的作用下分解产生大黄酸蒽酮，大黄酸蒽酮可刺激大肠粘膜，使肠蠕动增加而泻下。另外还可抑制肠细胞膜上 Na^+-K^+-ATP 酶，阻碍 Na^+ 转运，使肠内渗透压升高，保留大量水分，促进肠蠕动而泻下。槐花的主要成分芸香苷及其苷元槲皮素能保持毛细血管的正常抵抗力，减少血管通透性，可使因脆性增加而出血的毛细血管恢复正常的弹性。槐花液（含芸香苷甚微）注入兔肠腔内，能刺激肠黏膜使渗出液增加。

【用方经验】本方为治疗各种原因所致的肛门疼痛的常用方剂。凡肛门疼痛，痔核肿胀，肛缘水肿，肛裂疼痛。或内痔嵌顿，血栓外痔。术后肛门疼痛，辨证属实证者，均可运用。对虚证疼痛，或伴脾虚便溏者，禁用。常规用量秦艽 6 g、桃仁 6 g、皂角刺 10 g、苍术 10 g、防风 6 g、黄柏 10 g、当归尾 10 g、泽泻 10 g、槟榔 10 g、制大黄 10 g、槐花 10 g。每日 1 剂，水煎服，或按比例制成胶囊服用。肝肾功能不良者宜酌情减少上药用量，并定期复查肝肾功能。

通利汤（田振国经验方）

【组成】桃仁 15 g，红花 15 g，枳壳 20 g，滑石 15 g，延胡索 15 g，黄柏 30 g，乳香 5 g，没药 5 g，川楝子 15 g。

【功效】通经活络，散瘀消痛。

【主治】肛肠病痔术后气血瘀滞，经络不通之疼痛。

【加减】伤面色暗，加黄芪、当归，小便不利者加木通、滑石、瞿麦。

【方解】依据中医学"不通则痛""不荣则痛"，痔疮手术后的疼痛概由淤血阻络，经络不通所致，因此田振国教授总结多年的临床经验，研制出了通利汤，方中药物除活血化瘀外，另加专治一身上下诸痛之药物元胡，可谓标本同治，通过活血化瘀，疏通经络止痛，来治疗痔疮手术后的疼痛。

方中：桃仁，归肝、大肠经，破血行瘀，润燥滑肠，主治血燥、便秘。《医学启源》："治大便血结""治老人虚秘""缓肝散血"。红花，归肝、心经，为活血化瘀常用药，活血化瘀，通经。《本草汇言》："红花，破血、行血、和血、调血之药也。"枳壳，归脾、胃经，行气消痰，散结消痞。滑石，归膀胱、肺、胃经，利水通淋，清热解暑。延胡索，归肝、脾经，活血化瘀，理气止痛。《本草纲目》："气温入手足太阴厥阴四经，能行血中气滞，气中血滞，故专治一身上下诸痛，用

之中的，秒不可言。"黄柏，归肾、膀胱、大肠经，清热燥湿，泻火解毒，退虚热。乳香，归心、肝、脾经，活血化瘀，行气止痛，消肿生肌。没药，归心、肝、脾经，活血化瘀，理气止痛，消肿生肌。川楝子，归肝、小肠、膀胱经，行气止痛。

【注意事项】气血虚弱及有出血倾向者禁用。

【现代研究】桃仁提取液能明显增加脑血流量，增加大股动脉的血流量，降低血管阻力，改善血流动力学状况。提取物能改善动物的肝脏表面微循环，并促进胆汁分泌。桃仁可使小鼠的出血及凝血时间明显延长，煎剂对体外血栓有抑制作用，水煎液有纤维促进作用。桃仁中含 45% 的脂肪油可润滑肠道，利于排便。桃仁能促进初产妇子宫收缩及出血。水煎剂及提取物有镇痛、抗炎、抗菌、抗过敏作用。

【用方经验】疼痛是肛肠病痔疮手术后最常见的症状之一，因为肛周末梢神经丰富，加之术后活动、排便等因素的影响，可使疼痛加重。若疼痛得不到有效的缓解，将会对机体各系统产生有害影响，影响术后患者康复。中医学认为，疼痛机制是机体局部气血凝滞阻塞，不通则痛。唐容川《血证论》云："凡是疼痛，皆瘀血凝滞之故也。"肛门部术后疼痛的主要原因是金刀创伤致络损经伤，气血运行不畅，气滞血瘀或因创口湿热下注，热毒内壅，经络受损，血行瘀阻或因患者情志不畅，瘀则不通，不通则痛。故其治则主要是通经活络，散瘀消痛。方选桃仁、红花、枳壳、滑石、延胡索、黄柏、乳香、没药、川楝子等药物，共奏通经活络，散瘀消痛之功效，主治痔疮术后气血瘀滞，经络不通之疼痛，该方在临床使用，屡验屡效。

第二节　肛　痈

肛门直肠周围脓肿简称肛周脓肿，中医称为肛痈。一般是指肛腺感染后炎症向肛管直肠周围间隙组织蔓延而发生的化脓性疾病。

虽然各种年龄均可发病，常以 20～40 岁青壮年发病最多，男性多于女性，婴儿、老年人发病较少。肛周脓肿临床以肛门周围肿胀、

外科国医圣手时方

疼痛，伴有不同程度的全身症状，脓肿溃后，为肛瘘主要症状。中医认为肛门为足太阳膀胱经所主，湿热易聚膀胱，故此处多生痈。本病有虚实之分，实证多因过食醇酒厚味，湿热不化而发病而生，或由内痔、肛裂、感染诱发。起病急骤，局部表现红肿高起，灼热疼痛，周围界限清楚，易脓易溃，溃后脓液稠厚，多属阳证、热证；起病缓慢，病程较长，局部表现为漫肿平塌，皮色不变，不热少痛，难腐难脓难溃，经久不愈多为寒证、虚证。据《医宗金鉴》按照发病部位的不同可以分为"坐马痈""臀痈""上马痈""下马痈""涌泉疽""脏毒"。

四黄清毒汤（朱秉宜经验方）

【组成】黄芩 10 g，黄柏 10 g，川连 5 g，生大黄（后下）5 g，金银花 15 g，连翘 15 g，地丁 15 g，半边莲 15 g，当归 15 g，赤芍 15 g，牡丹皮 10 g，枳壳 10 g，甘草 3 g。

【功效】清热解毒，燥湿消肿。

【主治】蕴毒结聚肛门的肛周脓肿或者直肠感染性疾病。症见肛周红赤、焮红肿胀，疼痛剧烈，或伴有发热，肛门坠胀，大便秘结，小溲黄赤短少，舌红苔黄厚或黄腻，脉滑数等。

【加减】临床应用时，如果大便稀溏频多者，则去生大黄，改用熟大黄；肛门坠胀较甚加用熟地黄、木香；舌苔厚者加用奋沙。

【方解】本方中黄芩、黄柏、川连为君药，清热燥湿解毒。辅以生大黄清热通腑，导淤热而下，以金银花、连翘、紫花地丁、半边莲清热解毒，以当归、赤芍、牡丹皮清热活血化瘀。佐以枳壳行气导滞使以甘草调和诸药。共奏清热解毒，燥湿消肿，行气活血导滞之功。本方黄连黄柏合用，类似黄连解毒汤，但并无郁火，故不用栀子，而大黄泻去淤热，釜底抽薪，以提高清热解毒寒热并用，因有热毒积聚，故增加了清热解毒、活血化瘀、行气导滞诸多药物，使热去不留瘀，而使肛周脓肿等感染性疾病得到控制。在临床上主要用于肛周脓肿属热毒蕴结，兼加湿热瘀滞之证者。

【注意事项】治疗期间宜清淡饮食，慎服牛奶、生冷硬、辛辣油腻之品。

【现代研究】黄芩能抑制抗原与 IgE 结合，抑制肥大细胞释放组胺而成为较好的临床抗变态反应剂。黄柏煎剂或醇浸剂体外试验对金黄色葡萄球菌、白色葡萄球菌等多种病原菌均有抑制作用；黄连无论口服或是皮下注射，小檗碱都有抗急性炎症的作用，黄连的甲醇提取液对大鼠多种实验性脚爪浮肿及肉芽肿有抗炎作用，局部用药也能减轻肉芽肿的发展。金银花、连翘、紫花地丁、半边莲、牡丹皮均具有清热、消肿、消炎等作用。赤芍具有抗炎和调节免疫系统的作用。其中芍药苷有抗炎作用。枳壳提取物能使疼痛反应减轻。甘草水浸膏给小鼠皮下注射，能对抗巴豆油诱发耳炎及冰醋酸腹腔注射诱发的急性渗出性炎症。

【用方经验】本方对脓肿早期可作保守疗法单独使用，也可配合手术使用以提高疗效。湿热蕴结症伴有脾胃虚弱症这非本方所宜。

消利汤（田振国经验方）

【组成】金银花 30 g，蒲公英 30 g，土茯苓 50 g，泽泻 30 g，椿根白皮 15 g，薏苡仁 20 g，败酱草 20 g，地榆 15 g。

【功效】解毒除湿，收敛排脓。

【主治】肛周脓肿术后出现的红肿、疼痛、脓性分泌物增多等症。

【加减】红肿甚者，可加马齿苋、白头翁；脓性分泌物多者加黄连、黄柏、穿山甲、皂角刺；小便黄赤者加滑石、木通。

【方解】金银花：归肺、心、胃经，清热解毒，疏散风热。用于治疗热毒血痢。蒲公英：归肝、胃经，清热解毒，消肿散结，利湿通淋。土茯苓：归肝、胃经，清热解毒，除湿，通利关节。泽泻：归肾、膀胱经，利水渗湿，泄热。椿根白皮：归大肠、肝经，清热燥湿，收敛止血、止泻，止带。用于治疗赤白带下，久泻久痢，湿热泻痢疾，便血痔血。薏苡仁：归脾、肺、肾经，利水渗湿，清肺排脓，健脾止泻。用于脾虚泄泻。败酱草：归胃、大肠、肝经，清热解毒，消痈排

外科国医圣手时方

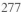

脓，祛瘀止痛。用于治疗热毒痛肿，血滞之胸腹疼痛。地榆：归肝、大肠经，凉血止血，解毒敛疮，用于治疗便血，痔血。《本草纲目》："地榆，除下焦热，治大小便血证。"

【注意事项】长期应用可能会导致肝肾功能损伤，应定期复查。

【现代研究】金银花的现代药理研究表明：该花和藤对多种致病菌均有一定抑制作用，且具有抗炎、解热、抗内毒素等多种作用。蒲公英注射液在试管内对金黄色葡萄球菌耐药菌株、乙型溶血性链球菌有较强的杀菌作用，对肺炎链球菌、脑膜炎奈瑟菌、白喉棒状杆菌、铜绿假单胞菌、变形杆菌、志贺菌属、伤寒沙门菌等及卡他球菌亦有一定的杀菌作用；其水浸剂对多种皮肤真菌有抑制作用。现代医学研究表明，蒲公英植物体中含特有的蒲公英醇、蒲公英素以及胆碱、有机酸、菊糖、葡萄糖、维生素、胡萝卜素等多种健康营养的活性成分，同时含有丰富的微量元素，其钙的含量为番石榴的 2.2 倍、刺梨的 3.2 倍，铁的含量为刺梨的 4 倍，更重要的是其中富含具有很强生理活性的硒元素 Se。因此，蒲公英具有十分重要的营养学价值。土茯苓具有抗肿瘤、解毒等作用，临床报道其在治疗膝关节积液、梅毒等疾病方面收到良好效果。现代药理研究表明泽泻具有利尿的作用，在试管内，泽泻能抑制结核分枝杆菌的生长。泽泻尚有抗血小板聚集、抗血栓形成及促进纤溶酶活性等作用。椿皮具有抗菌和抗肿瘤的作用：100％椿皮煎剂在

体外对福氏志贺菌、宋氏志贺菌和大肠埃希菌有抑制作用。薏苡仁能促进体内血液和水分的新陈代谢，有活血调经止痛、利尿、消水肿的作用，并且可以提高人体免疫力。败酱草含有新二糖类化合物，苦苣菜苷（sonchuside）A、B、C、D，葡萄糖中美菊素（glucoza-luzanin）C，9-羟基葡萄糖中美菊素（macroliniside）等多种成分，具有清热解毒，凉血，消痈排脓，祛瘀止痛的功效。地榆含有鞣质，具有收敛作用，能止泻和止血。地榆 100％的煎液对伤寒沙门菌、脑膜炎奈瑟菌、福氏志贺菌、宋氏志贺菌、乙型溶血性链球菌、金黄色葡萄球菌、肺炎链球菌、白喉棒状杆菌、大肠埃希菌、枯草杆菌、伤寒沙门菌、副伤寒沙门菌、铜绿假单胞菌、霍乱弧菌及人型结核分枝杆菌均有不同程度的抑制作用。此外地榆还具有抗炎、止血等作用，能促进伤口的愈合。

【用方经验】《疡科心得集》中曰："此处生痈，每酒色中伤，湿浊不化，气流不行者多。"脓肿切开排脓后，虽然排出了由病因导致的病理产物，但是脓毒旁窜则肛周红肿热痛，营卫不合则发寒热，脓无出路不通则痛，脓毒外攻，破皮而出则流脓水。

脓肿切开排脓后，虽然排出了由病因导致的病理产物，但主导因素并未消除，故仍应针对主要病因治以清热解毒除湿，收敛排脓之法，才能标本兼治，缩短脓肿创面愈合时间。

第三节　肛　漏

肛瘘又称"肛门直肠瘘"，中医学简称肛瘘，大部分肛瘘由肛门直肠脓肿破溃或切开排脓后形成。脓肿逐渐缩小，但肠内容物仍不断进入脓腔，在愈合缩小的过程中，常形成迂曲的腔道，引流不畅不易愈合，日久后腔道周围有许多疤痕组织，形成慢性感染性管道，有内外口，直肠内的疮口称为内口，肛门外的疮口称为外口，内口和外口之间的

管道称为瘘管，临床以反复流脓、肿痛及部分全身症状。肛瘘是常见的肛门直肠病，在我国发病率占肛门直肠疾病的 1.67％～3.6％，发病年龄以 20～40 岁的青壮年为主，婴儿发病者不少见，男性与女性的发病比例为 5∶1，我国是最早认识"瘘"的国家，命名为"漏"或"瘘"，《山海经·中山经》："食者不痛，可以为瘘。"

紫白膏（陈民藩经验方）

【组成】紫草 50 g，白及 50 g，大黄 50 g，煅石膏 50 g，冰片 2.5 g。

【功效】清热利湿，凉血活血止血。

【主治】肛瘘术后，肛裂，混合痔术后。

【方解】本方以大黄、紫草为君，煅石膏、白及为臣，冰片为佐使。大黄，外治取其逐瘀清热利湿之力，清热则解毒，散瘀则活血、消肿、止痛。紫草性味苦寒，有凉血活血解毒的功效。二味共为君药以清热利湿、活血散瘀之力。经煅后石膏的性味由寒变为微温而涩，清热泻火的作用减弱，而长于收湿敛疮止血生肌。白及味苦、甘、涩，性微寒，有收敛止血，消肿生肌之功。二味同用，既可增加君药清热泻火之力，又可以消肿生肌，促进伤口的愈合。冰片有清热止痛、消散结肿之功，且冰片辛寒走窜，还可以作为佐使药，引诸药迅速致病所。以上诸药合用，共奏清热利湿、凉血止血、消肿生肌之功。

【注意事项】患者须养成每日定时排便习惯，每日 1～2 次为宜。而且大便时要快，不宜久蹲。平时少食热燥辛辣食物，多喝开水，多吃水果、蔬菜。便秘患者，每日清晨空腹喝 250～500 ml 的淡盐冷开水，有利大便。便后须用凉开水清洗或坐浴 10 分钟，然后外敷紫白膏。

【现代研究】紫白膏中的大黄冰片紫草均有抑菌抗炎作用，大黄对多种细菌均有不同程度的抑制作用，能抑制细菌体糖代谢中间产物的氧化、脱氢和脱氨；大黄酸还可以显著抑制内毒素激发的巨噬细胞内钙离子升高，并提高细胞内 cAMP 水平，从而抑制巨噬细胞脂类炎性介质活化过程。冰片在较低浓度时有抑菌作用，在高浓度时有杀菌作用，随着接触时间增加，抗菌小伙也随之增强。有学者报道皮下直射紫草素 10 mg/kg 对小鼠巴豆油耳炎症和大鼠酵母性足趾肿有明显抑制作用。同时大黄紫草能改善局部微循环，间接起到缓解疼痛的作用，局部应用冰片对感觉神经有轻微的温和刺激和防腐作用。

【用方经验】福建地处东南沿海，患者易感湿邪、热邪，湿性趋下，肛肠疾病病位属下焦，多为湿热下注而致。因此治疗上陈民藩教授主张多从湿热论治。紫白膏体现了"清热利湿、凉血活血、止血"这一法则。常规用量紫草 50 g，白及 50 g，大黄 50 g，煅石膏 50 g，冰片 2.5 g。共研细末，与用芝麻油或凡士林按 1：4 的比例制成软膏。该方多用于肛瘘术后，肛裂，混合痔术后。具有清热利湿，凉血活血止血之功用。

扶利汤（田振国经验方）

【组成】党参 30 g，黄芪 30 g，黄柏 30 g，土茯苓 50 g，椿根白皮 15 g，薏苡仁 15 g，大青叶 20 g，蒲公英 20 g。

【功效】扶正利湿，收敛解毒。

【主治】肛瘘术后出现的肛瘘复发、肛门失禁、肛门潮湿等并发症。

【加减】久不收口，时流脓水可重用黄芪，另加当归、陈皮、山药、白术益气健脾；脓水黄稠加金银花、龙胆。

【方解】该方针对病因病机，扶正利湿，收敛解毒，扶正与祛邪兼顾。党参：归脾、肺经，补脾肺气，补血生津。黄芪：归脾、肺经，补肺健脾，升阳举陷，益卫固表，利尿消肿，脱毒生肌。《本草汇言》："补肺健脾，实卫敛汗，驱风运毒之药也"。黄柏：归肾、膀胱、大肠经，清热燥湿，泻火解毒，退虚热。土茯苓：归肝、胃经，清热解毒，除湿，通利关节。椿皮：归大肠、肝经，清热燥湿，收敛止血、止泻，止带。用于治疗赤白带下，久泻久痢，湿热泻痢疾，便血痔血。薏苡仁：归脾、肺、肾经，利水渗湿，清肺排脓，健脾止泻。用于脾虚泄泻。大青叶：归心、胃经，清热解毒、凉血消斑。蒲公英：归肝胃经，清热解毒，消肿散结，利湿通淋。诸药合用，共奏扶正利湿，收敛解毒之功。

【注意事项】肝肾功能不良者宜酌情减少上药用量，并定期复查肝肾功能。

【现代研究】党参有增强机体免疫功能、增强造血功能、抗应激、强心、抗休克、调节血压、抗心肌缺血和抑制血小板聚集等作用。党参还具有益智、镇静、催眠、抗惊厥等作用。黄芪具有增强机体免疫功能、增强造血功能。改善物质代谢、增强性腺功能、抗应激、延缓衰老等作用。黄芪还具有强心、调节血压、抗病毒性心肌炎、保肝、抗溃疡等作用。黄芪多糖和黄芪皂苷是其主要有效成分。黄柏具有抗细菌、抗真菌、抗滴虫的药理作用。土茯苓具有抗肿瘤、解毒等作用，临床报道其在治疗膝关节积液、梅毒等疾病方面收到良好效果。椿根白皮具有抗菌和抗肿瘤的作用；100%椿皮煎剂在体外对福氏志贺菌、宋氏志贺菌和大肠埃希菌有抑制作用。薏苡仁能促进体内血液和水分的新陈代谢，有活血调经止痛、利尿、消水肿的作用，并且可以提高人体免疫力。体外实验表明：大青叶有广谱抗生素作用。并且能抗炎、解热、增强人体抵抗力。蒲公英注射液在试管内对金黄色葡萄球菌耐药菌株、乙型溶血性链球菌有较强的杀菌作用，对肺炎链球菌、脑膜炎奈瑟菌、白喉棒状杆菌、铜绿假单胞菌、变形杆菌、志贺菌属、伤寒沙门菌等及卡他球菌亦有一定的杀菌作用；其水浸剂对多种皮肤真菌有抑制作用。现代医学研究表明，蒲公英植物体中含特有的蒲公英醇、蒲公英素以及胆碱、有机酸、菊糖、葡萄糖、维生素、胡萝卜素等多种健康营养的活性成分，同时含有丰富的微量元素，其钙的含量为番石榴的 2.2 倍、刺梨的 3.2 倍，铁的含量为刺梨的 4 倍，更重要的是其中富含具有很强生理活性的硒元素 Se。因此，蒲公英具有十分重要的营养学价值。

【用方经验】该方为肛瘘术后应用方，适用于脓毒型、阴毒型以及正虚邪恋型肛瘘手术后出现的肛瘘复发、肛门失禁、肛门潮湿等并发症。

本方由党参、黄芪、黄柏、土茯苓、椿根白皮、薏苡仁、大青叶、蒲公英组成，具有扶正利湿，收敛解毒之功效，体现了中医辨证论治的原则，该方中之药物体现了祛邪不忘扶正，扶正兼以祛邪，扶正与祛邪兼顾的特色。

清消灌肠剂（王旭经验方）

【组成】白芷、黄芩、黄柏、乳香、没药、蝉蜕、儿茶、白矾、甘草、冰片、三七、薄荷脑。

【功效】消炎止痛，活血化瘀。

【主治】用于慢性结肠炎，疮病及肛肠瘘术后促进愈合。

【方解】白芷：辛、温，归肺、胃经，祛风散寒，通窍止痛，消肿排脓，燥湿止带。黄芩：苦、寒，归肺、胆、脾、大肠、小肠经，有清热燥湿，凉血安胎，解毒功效。黄柏：性味苦寒，归肾、膀胱、大肠经，有清热燥湿，泻火除蒸，解毒疗疮之功效。乳香：性辛、苦、温，归心、肝、脾经，活血化瘀，行气止痛，消肿生肌。没药：苦、辛、平，归心、肝、脾经，活血化瘀，理气止痛，消肿生肌。蝉蜕：咸、甘、寒，能宣散风热，透疹利咽、退翳明目、祛风止痉。儿茶：苦、涩，微寒，归肺经，收湿生肌敛疮。白矾：为矿物质中药，性味酸涩，寒，有毒，外用能解毒杀虫，燥湿止痒；内用止血，止泻，化痰。甘草：益气补中；缓急止痛；润肺止咳；泻火解毒；调和诸药。冰片通诸窍，散郁火，去翳明目，消肿止痛。三七：性温、味甘、微苦，无毒，归肝、胃经，止血、散血、定痛。薄荷脑：外用清凉止痒。诸药合用，共奏活血化瘀，消炎止痛之功。

【用法用量】外用，一次 20～60 ml 注入肛门内，保留灌肠或外洗患处，每日 2 次。

【注意事项】灌肠时药液加温至 37 ℃左右。

【现代研究】现代药理研究表明：白芷具有解热、镇痛与抗炎作用；白芷煎剂对大肠埃希菌、志贺菌属、变形杆菌、伤寒沙门菌、副伤寒沙门菌、铜绿假单胞、霍乱弧菌、人型结核分枝杆菌等均有抑制作用。黄芩具有抗病原体、抗炎、调节免疫功能、解热、镇静、保肝、利胆等作用。黄芩素、汉黄芩苷元在体外对多种革兰氏阳性菌、革兰氏阴性菌、致病性皮肤真菌有抑制作用。黄柏具有抗细菌、抗真菌、抗滴虫、抗溃疡、提高免

外科国医圣手时方

疫等药理作用。乳香有较显著的镇痛作用。以乳香为首味药的子宫丸比多种抗菌素有更强烈的抑菌作用，且能有效地杀灭滴虫。没药具有抗菌、抗微生物、抗炎、收敛、具香胶特质、除臭、祛肠胃胀气、消毒、利尿、通经、化痰、杀霉菌、激励、利胃、催汗、补身、利子宫、治创伤，对成熟、干裂、脱粗糙皮肤有助益。蝉蜕能显著减少小鼠醋酸扭体反应次数及延长热痛刺激时小鼠反射时间。蝉蜕水煎液对机体免疫功能和变态反应有明显抑制作用。蝉蜕具有神经节阻断作用，对肾上腺素反应系统和乙酰胆碱降压反应无影响。蝉蜕各部分有降低毛细血管通透性的作用。儿茶对多种病原微生物有抑制或杀灭作用。右旋儿茶精能抑制组胺脱羧酶之活性，可能与其抗组胺的作用有关。白矾能抗多种细菌及滴虫，可使蛋白凝固，有收敛作用等，刺激性大。西医药理发现，甘草及其制剂中含糖皮质激素类物质，除去甘草甜素的浸膏及甘草中黄酮甙类对大鼠实验性溃疡有明显保护作用。此外甘草甜素、甘草次酸盐尚有抗炎症及抗过敏、抗肝损伤、抗肿瘤、抗菌、抗艾滋病毒（甘草甜素）作用。冰片有抑菌、抗炎的作用；有报告指出，冰片应用于局部，对感觉神经的刺激很轻，有止痛及温和的防腐作用，可用于神经痛。现代药理研究表明：三七具有良好的止血功效、显著的造血功能，能散瘀止血，消肿定痛。薄荷脑在医药上用作刺激药，作用于皮肤或黏膜，有清凉止痒作用；内服可作为驱风药，用于头痛及鼻、咽、喉炎症等。

【用方经验】该方具有消炎止痛，活血化瘀之功，专为湿热下注肛门出现肛门坠胀、灼热疼痛，大便不爽，大便黏液所设，采用开塞露容器包装，每支 20 ml，便后自助挤入肛内，使用非常方便，临床屡验屡效。

清敛灌肠剂（王旭经验方）

【组成】苦参、黄连、乌梅、五倍子、椿根白皮、牡蛎、三七、百部、白及、白矾、樟脑、甘草。

【功效】解毒收敛，生肌止痛。

【主治】用于胃炎、慢性结肠炎，疮疡及肛肠瘘术后促进愈合。

【方解】苦参：苦、寒，能清热燥湿，杀虫，利尿。黄连清热燥湿，泻火解毒。乌梅敛肺，涩肠，生津，安蛔。五倍子敛肺，止汗，涩肠，固精，止血，解毒。椿皮：清热燥湿，收涩止带，止泻，止血。牡蛎：咸、微寒，归肝、胆、肾经，有收敛、镇静、解毒、镇痛的作用。三七止血，散血，定痛。百部性味甘、苦，微温，归肺经，肺下气止咳，杀虫，主治新久咳嗽，肺痨咳嗽，百日咳，外用于头虱，体虱，蛲虫病，阴部瘙痒。白及：补肺，止血，消肿，生肌，敛疮。白矾为矿物质中药，性味酸涩，寒，有毒，外用能解毒杀虫，燥湿止痒，内用止血，止泻，化痰。樟脑辛、热、有毒，归心、脾经，能除湿杀虫，温散止痛，开窍辟秽。甘草益气补中，缓急止痛，润肺止咳，泻火解毒，调和诸药。诸药合用，共奏解毒收敛，生肌止痛之功。

【用法用量】外用，每次 20～60 ml 注入肛门内，保留灌肠或外洗患处，每日 2 次。

【注意事项】灌肠时药液加温至 37 ℃左右。

【现代研究】苦参具有抗菌、抗炎、抗肿瘤、美容等作用；苦参浴能够清除下焦湿热，并且杀虫止痒，对皮肤瘙痒有很好的缓解作用。黄连能对抗多种病原微生物，并且具有抗炎、解热、抑制血小板聚集的作用；能对抗细菌毒素，降低金黄色葡萄球菌凝固酶、溶血素效价，降低大肠埃希菌的毒力。体外试验表明：乌梅水煎液能对抗多种病原微生物，但其抑菌作用与其制剂呈酸性有一定关系，如将其制剂调至中性，其对金黄色葡萄球菌的抑菌强度约可减弱一半。同时乌梅具有抗过敏、增强机体免疫力，增进食欲的作用。五倍子具有收敛、抗菌、解毒的作用，能够促进溃疡面的愈合。椿皮具有抗菌、抗肿瘤的作用：100%椿皮煎剂在体外对福氏志贺菌、宋氏志贺菌和大肠埃希菌有抑制作用。牡蛎所含的碳酸钙有收敛、制酸、止痛等作用，有利于胃及十二指肠溃疡的愈合。此外，牡蛎可能有调节整个大脑皮层的功能。生用镇静、软坚、解热的效力良好；煅用则涩而带燥，收敛固涩之力较强。三七主要有效成分是 PNS、PDS、PTS 以及三七氨酸，具有止血、抗血栓、促进造血、扩血管、降血压、抗心肌缺血、抗脑缺血、抗心律失常、抗动脉粥样硬化、抗炎、保肝、抗肿瘤、镇痛等作用。百部煎剂对多种细菌及皮肤真菌亦有一定的抑制作用。白及能对抗多种细菌、真菌，并具有止血及保护黏膜的作用。白矾能抗多种细菌及滴虫，可使蛋白凝固，有收敛作用等，刺激性大。樟脑涂于皮肤有温和的刺激及防腐作用。用力涂擦有发赤作用；轻涂则类似薄荷，有清凉感，此乃由于刺激冷觉感受器的作用。它还有轻度的局部麻醉作用。对于胃肠道黏膜，樟脑有刺激作用，使胃部感到温暖及舒适，大量则能产生恶心及呕吐。临床上用樟脑擦剂有镇痛、止痒作用。口服有祛风作用以及轻微的祛痰作用。药理研究发现，甘草及其制剂中含糖皮质激素类物质，除去甘草甜素的浸膏及甘草中黄酮苷类对大鼠实验性溃疡有明显保护作用。此外甘草甜素、甘草次酸盐尚有抗炎症及抗过敏、抗肝损伤、抗促癌、抗菌、抗艾滋病毒（甘草甜素）作用。

【用方经验】该方具有解毒收敛，生肌止痛之功，专为余毒未尽，疮疡及肛肠瘘术伤面久不收口所设，采用开塞露容器包装，每支 20 ml，便后自助挤入肛内，使用非常方便，临床屡验屡效。

清消口服液（王旭经验方）

【组成】白芷、薄荷脑、蝉蜕、甘草、黄芩、黄柏、乳香、没药、儿茶、白矾、冰片、三七。

【功效】消炎止痛，活血化瘀。

【主治】用于湿热壅盛，血行不畅所致的胃炎、慢性结肠炎，肛肠病术后伤口不愈合诸症。

【方解】白芷：味辛，性温，归肺、胃经，祛风散寒，通窍止痛，消肿排脓，燥湿止带。薄荷脑：内服可作为驱风药，用于头痛及鼻，咽，喉炎症等。蝉蜕：味咸、甘，

性寒，能宣散风热、透疹利咽、退翳明目、祛风止痉。甘草益气补中，缓急止痛，润肺止咳，泻火解毒，调和诸药。黄芩：味苦，性寒，归肺、胆、脾、大肠、小肠经，有清热燥湿，凉血安胎，解毒功效。黄柏：味苦，性寒，归肾、膀胱、大肠经，有清热燥湿，泻火除蒸，解毒疗疮之功效。乳香：味辛、苦，性温，归心、肝、脾经，活血化瘀，行气止痛，消肿生肌。没药：味苦、辛，性平，归心、肝、脾经，活血化瘀，理气止痛，消肿生肌。儿茶：苦、涩，微寒，归肺经，收湿生肌敛疮。白矾为矿物质中药，性味酸涩、寒，有毒，外用能解毒杀虫，燥湿止痒；内用止血，止泻，化痰。冰片通诸窍，散郁火，去翳明目，消肿止痛。三七：味甘、微苦，性温，无毒，归肝、胃经，止血、散血、定痛。诸药合用，共奏活血化瘀，消炎止痛之功。

【用法用量】口服，每次 40～60 ml，每日 3 次，饭后半小时服用。

【注意事项】勿冷服。肝肾功能不良者宜酌情减少上药用量，并定期复查肝肾功能。

【现代研究】现代药理研究表明：白芷具有解热、镇痛与抗炎作用；白芷煎剂对大肠埃希菌、志贺菌属、变形杆菌、伤寒沙门菌、副伤寒沙门菌、铜绿假单胞、霍乱弧菌、人型结核分枝杆菌等均有抑制作用。薄荷脑能选择性地刺激人体皮肤或黏膜的冷觉感受器，产生冷觉反射和冷感，引起皮肤黏膜血管收缩（实际上皮肤保持正常），对深部组织的血管也可引起收缩而产生治疗作用。外用可以消炎，止痛，止痒，促进血液循环，减轻浮肿等；内服以复方制剂可缓解局部炎症（咽喉炎）及治疗感冒，并有健胃，驱风作用。（适应症状）外用用于局部止痛，止痒，头痛，眩晕，蚊虫叮咬；滴鼻用于伤风鼻塞，吸入或喷雾用于咽喉炎；口服可以健胃。蝉蜕能显著减少小鼠醋酸扭体反应次数及延长热痛刺激时小鼠反射时间，蝉蜕水煎液对机体免疫功能和变态反应有明显抑制作用，蝉蜕具有神经节阻断作用，对肾上腺素反应系统和乙酰胆碱降压反应无影响，蝉蜕各部分有降低毛细血管通透性的作用，西医药理发

现，甘草及其制剂中含糖皮质激素类物质，除去甘草甜素的浸膏及甘草中黄酮苷类对大鼠实验性溃疡有明显保护作用。此外甘草甜素、甘草次酸盐尚有抗炎症及抗过敏、抗肝损伤、抗促癌、抗菌、抗艾滋病毒（甘草甜素）作用。黄芩具有抗病原体、抗炎、调节免疫功能、解热、镇静、保肝、利胆等作用。黄芩素、汉黄芩苷元在体外：对多种革兰氏阳性菌、革兰氏阴性菌、致病性皮肤真菌有抑制作用。黄柏具有抗细菌、抗真菌、抗滴虫、抗溃疡、提高免疫等药理作用。乳香有较显著的镇痛作用。以乳香为首味药的子宫丸比多种抗菌素有更强烈的抑菌作用，且能有效地杀灭滴虫。没药具有抗菌、抗微生物、抗炎、收敛、具香胶特质、除臭、祛肠胃胀气、消毒、利尿、通经、化痰、杀霉菌、激励、利胃、催汗、补身、利子宫、治创伤，对成熟、干裂、粗糙皮肤有助益。儿茶对多种病原微生物有抑制或杀灭作用。右旋儿茶精能抑制组胺脱羧酶之活性，可能与其抗组胺的作用有关。白矾能抗多种细菌及滴虫，可使蛋白凝固，有收敛作用等，刺激性大。冰片有抑菌、抗炎的作用；有报告指出，冰片应用于局部，对感觉神经的刺激很轻，有止痛及温和的防腐作用，可用于神经痛。现代药理研究表明：三七具有良好的止血功效、显著的造血功能，能散瘀止血，消肿定痛。

【用方经验】该方为口服液，具有消炎止痛，活血化瘀之功，专为湿热下注肛门出现肛门坠胀、灼热疼痛，大便不爽，大便黏液所设，在采用清消灌肠剂的基础上，口服本药物，重在加强消炎止痛，活血化瘀之功，临床屡验屡效。

肿痛消软膏（王旭经验方）

【组成】石膏、大青叶、栀子、黄连、蒲公英、板蓝根、黄芩、赤芍、金银花、三七、冰片、薄荷脑。

【功效】消肿、止痛、生肌。

【主治】用于肿痛、溃疡和痔瘘久不愈合。

【方解】石膏：辛、甘、大寒，解肌清热、除烦止渴、清热解毒、泻火。大青叶：清热，解毒，凉血，止血。栀子：泻火除烦，清热利湿，凉血解毒。黄连清热燥湿，泻火解毒。蒲公英：甘、微苦、寒，清热解毒，消肿散结。板蓝根：清热，解毒，凉血，利咽。黄芩：清热燥湿，泻火解毒，止血，安胎，降血压。赤芍：行瘀，止痛，凉血，消肿。金银花：归肺、心、胃经，清热解毒，疏散风热。三七：性温，味甘、微苦，无毒，归肝、胃经，止血，散血，定痛。冰片通诸窍，散郁火，去翳明目，消肿止痛。薄荷脑在医药上用作刺激药，作用于皮肤或粘膜，有清凉止痒作用。

【用法用量】外用，涂患处，或外用消毒纱布包敷，每日1次。

【注意事项】对新鲜开放性伤有轻微刺痛反应，应慎用。

【现代研究】石膏性凉，有清热解毒的功效。在体外培养实验中，1：1的石膏 Hanks 液能明显增强兔肺泡巨噬细胞对白色葡萄球菌及胶体金的吞噬能力，并能促进吞噬细胞的成熟。Ca^{2+} 可提高肺泡巨噬细胞的捕捉率，加强其吞噬活性和加速其对尘粒的清除，在维持巨噬细胞生理功能上具有重要意义。因此可以认为，Ca^{2+} 在石膏的上述功能中起重要作用。大青叶煎剂体外试验对金黄色葡萄球菌、甲型链球菌、脑膜炎奈瑟菌、肺炎链球菌、卡他球菌、伤寒沙门菌、大肠沙门菌、流感嗜血杆菌、白喉棒状杆菌及志贺菌属有一定抑制作用；体内外实验表明大青叶有抗大肠埃希菌 O111B4 内毒素作用。栀子对金黄色葡萄球菌、脑膜炎奈瑟菌、卡他球菌等有抑制作用，煎剂有杀死钩端螺旋体及血吸虫成虫的作用，水浸液在体外对多种皮肤真菌有抑制作用。另外，栀子乙醇提取物，水提取物，乙酸乙酯部分和京尼平甙有一定的抗炎和治疗软组织损伤的作用。其提取物制成油膏，可加速软组织的愈合。黄连能对抗多种病原微生物，并且具有抗炎、解热、抑制血小板聚集的作用；能对抗细菌毒素，降低金黄色葡萄球菌凝固酶、溶血素效价，降低大肠埃希菌的毒力。蒲公英注射液在试管内对金黄色葡萄球菌耐药菌株、乙型溶血性链

外科国医圣手时方

球菌有较强的杀菌作用，对肺炎链球菌、脑膜炎链菌、白喉棒状杆菌、铜绿假单胞菌、变形杆菌、志贺菌属、伤寒沙门菌等及卡他球菌亦有一定的杀菌作用。蒲公英提取液（1∶400）在试管内能抑制结核分枝杆菌。蒲公英水煎剂（1∶80）能延缓 ECHO11 病毒细胞病变。蒲公英醇提取物 31 mg/kg 能杀死钩端螺旋体，水浸剂对多种皮肤真菌有抑制作用，煎剂给大鼠口服，吸收良好，尿中能保持一定的抗菌作用。板蓝根对多种细菌有抑制作用，其水浸液对枯草杆菌、金黄色葡萄球菌、八联球菌、大肠埃希菌、伤寒沙门菌、副伤寒沙门菌、志贺菌属、福氏志贺菌、肠炎杆菌等都有不同程度的抑制作用；丙酮浸出液也有类似作用，且对乙型溶血性链球菌有效（皆用琼脂小孔平板法）。对 A 型脑膜炎奈瑟菌之抑菌作用与大蒜、金银花相似。对流感病毒 PR8 株和京科 68-1 株有明显抑制作用。在试管内板蓝根有杀灭钩端螺旋体的作用。黄芩具有抗病原体、抗炎、调节免疫功能、解热、镇静、保肝、利胆等作用。黄芩素、汉黄芩苷元在体外：对多种革兰氏阳性菌、革兰氏阴性菌、致病性皮肤真菌有抑制作用。赤芍具有抗炎和对免疫系统的作用，其中芍药苷有抗炎作用。金银花对多种致病菌如金黄色葡萄球菌、乙型溶血性链球菌、大肠埃希菌、志贺菌属、霍乱弧菌、伤寒沙门菌、副伤寒沙门菌等均有一定抑制作用。且能抗炎解毒，对痈肿疔疮、肠痈肺痈有较强的散痈消肿、清热解毒、消炎作用。三七具有良好的止血功效、显著的造血功能，能散瘀止血，消肿定痛。冰片有抑菌、抗炎的作用；有报告指出，冰片应用于局部对感觉神经的刺激很轻，而有某些止痛及温和的防腐作用，可用于神经痛。薄荷脑能选择性地刺激人体皮肤或黏膜的冷觉感受器，产生冷觉反射和冷感，引起皮肤黏膜血管收缩（实际上皮肤保持正常），对深部组织的血管也可引起收缩而产生治疗作用。外用可以消炎，止痛，止痒，促进血液循环，减轻浮肿等；内服以复方制剂中可缓解局部炎症（咽喉炎）及治疗感冒，并有健胃，驱风作用。（适应症状）外用用于局部止痛，止痒，头痛，眩晕，

蚊虫叮咬；滴鼻用于伤风鼻塞，吸入或喷雾用于咽喉炎，口服可以健胃。

【用方经验】该药具有较好的消肿止痛作用，尤其是伤口水肿，肉芽增生，伤口久不愈合或炎性混合痔、血栓性外痔等具有较好疗效。但对新鲜伤口有轻微的刺激反应，表现为敷药后 20 分钟左右伤口有刺痛感觉，20 分钟后自动消失。

化裁夺命汤（王旭经验方）

【组成】金银花 15～30 g，重楼 10～15 g，黄连 10～15 g，赤芍 10～15 g，泽兰 10～15 g，僵蚕 10～15 g，蝉蜕 6～10 g，青皮 6～10 g，连翘 10～20 g，蒲公英 20～40 g，紫花地丁 10～15 g，野菊花 15～30 g，穿山甲 10～15 g，皂角刺 10～15 g，冬青叶 15 g。

【功效】清热解毒，托毒拔疔。

【主治】疔疮初期。

【加减】壮热口渴加石膏、花粉、知母，热盛加栀子、黄芩；热入血分加生地黄、玄参、牡丹皮；大便秘结加知母 15～30 g；小便短赤者加车前子、赤小豆、白茅根。

【方解】本方中金银花、蒲公英、紫花地丁、野菊花等清热药物合用，共奏清热解毒之效，僵蚕、穿山甲、皂角刺、连翘等同用消痈散结，托毒拔疔。

【注意事项】

1. 注意皮肤清洁卫生，勤洗澡，勤换衣。

2. 对头面部皮肤病，如痤疮、痱子等要及时治疗，避免搔抓。

3. 勿过食辛辣，炙烤食物，保持大便通畅。

4. 颜面部疔疮有全身症状这时应立即住院，卧床休息。

5. 给流质饮食，避免咀嚼。

6. 忌用针挑、开生刀、艾火灸。

7. 切勿挤压，碰伤患部。

【现代研究】蒲公英、赤芍、栀子均具有清热、消肿、消炎等作用；白茅根抗菌作用，煎剂在试管内对福氏、宋氏志贺菌属有明显的抑菌作用，但对志贺痢疾杆菌则无作用。

另外还有止血作用，止血作用在于能缩短出血及凝血时间，茅根水浸液有降低血管通透性的作用。黄连及其有效成分黄连素有广谱抗菌作用；重楼具有抗多种病菌、抗炎的作用，并能够抑制肉芽组织的形成；金银花对多种致病菌均有一定抑制作用，水浸剂作用强，叶煎剂比花煎剂作用强；有明显的解热作用；连翘其浓缩煎剂在体外可抑制伤寒沙门菌、副伤寒沙门菌、大肠埃希菌、志贺菌属、白喉棒状杆菌及霍乱弧菌、葡萄球菌、链球菌等，复方连翘注射液对人工发热动物及正常动物的体温有降温、抗炎作用；冬青叶含两种抑菌成分，其中之一是原儿茶酸，另含挥发油、黄酮类；皂角刺能抑制或杀灭多种革兰氏阳性菌和革兰氏阴性菌，3%的皂角刺水煎液对星形奴卡菌等有抑菌作用，琼脂平板打洞法检测显示，皂角刺煎剂对金黄色葡萄球菌、卡他球菌等有抑制作用，噬菌体筛选法提示皂角刺有抗噬菌体作用；僵蚕体外试验，对金黄葡萄球菌、铜绿假单胞菌有轻度的抑菌作用。

【用方经验】本方用于疔疮初期，证见疮形小如疔，上有粟粒状脓头，或痒或者麻痒兼作，疼痛红肿发硬，按之根深有脚，头身疼痛或者心烦呕恶，脉数有力。

三黄五味饮（王旭经验方）

【组成】金银花30 g，连翘30 g，蒲公英30 g，紫花地丁15 g，白茅根30 g，黄柏15 g，玉米30 g，茯苓10 g，泽泻10 g，黄连10 g，牛膝10 g，荆芥10 g。

【功效】清热解毒，利湿消肿。

【主治】红丝疔。

【加减】外用金黄散敷之。

【方解】本方中金银花、连翘、蒲公英、紫花地丁，清热解毒，能迅速清除体内热毒，消除红肿疼痛，玉米、茯苓、泽泻健脾利湿，诸药合用共奏清热解毒，利湿消肿之功效。

【注意事项】若见疔毒结聚，肿势不散说明正气抗邪，多预后较好，反之说明毒盛正虚，多预后不好；如多生小疮说明病势较缓，反之说明病势较急。

【现代研究】取小鼠30只，随机分成3组，实验组注射牛膝0.5 ml/20 g，对照组注射生理盐水，结果牛膝对巴豆油性耳肿胀有明显的抑制作用，并且作用随着剂量增加而增加；茯苓制成30%的饼干，成人每次服8片饼干（每片含生药约3.5 g），每日3次，儿童量减半，1周为1个疗程，停用一切其他利尿药，治疗30例水肿患者（20例为非特异性水肿患者，10例为器质性疾病如心、肾疾病致水肿患者）。结果：显效23例（浮肿全部消退，体重恢复正常），有效7例（浮肿减轻，体重有所下降）。对器质性疾病水肿患者一般在服饼干后第2日尿量增加，1周左右排尿量高于正常量的峰值，此后浮肿明显消退，非特异性水肿患者服饼干后1周，尿量明显增加，此后浮肿渐趋消退。据观察，茯苓的疗效比同等剂量茯苓水煎剂的疗效满意；紫花地丁、黄连、金银花、连翘、公英具有清热、消肿、消炎等作用；白茅根抗菌作用，煎剂在试管内对福氏、宋氏志贺菌属有明显的抑菌作用，但对志贺菌属则无作用。另外还有止血作用，止血作用在于能缩短出血及凝血时间。

【用方经验】对于疔的证治，当别"应候"，"满天星"等特点。所谓应候是指疔之外，另生一小疮，说明发病缓，容易治，反之为"不应候"，说明病势教急、难治。本方常用剂量为：金银花30 g、连翘30 g、蒲公英30 g、紫花地丁15 g、白茅根30 g、黄柏15 g、玉米30 g、茯苓10 g、泽泻10 g、黄连10 g、牛膝10 g、荆芥10 g。

第四节 肛 裂

肛裂是齿状线以下肛管皮肤层裂伤后形成的小溃疡，其方向与肛管纵轴平行，长

外科国医圣手时方

0.5～1.0 cm，呈梭形或椭圆形，常引起剧痛，愈合困难。好发于青壮年，儿童也可发生，老年人较少，男性比女性多见，但10%的女性在分娩后发生肛裂。肛裂常发生于肛门后、前正中，以肛门后部居多，在两侧的较少。初起仅在肛管皮肤上有一小裂口，有时可裂到皮下组织或直至括约肌浅层。裂口呈线形或棱形，如将肛门张开，裂口的创面即成圆形或椭圆形。早期及时治疗可以痊愈。肛裂在中医上称"钩肠痔""裂痔"。清《外科大成·痔疮篇》"钩肠痔，肛门内外有痔，折缝破烂，便如羊粪，粪后出血，秽臭大痛"。中医学认为本病的原因是血热肠燥，大便秘结，排便努挣，引起齿状线一下的肛门皮肤破裂，湿毒之邪乘虚侵入皮肤筋络，局部气血瘀滞，运行不畅，破溃之处缺乏气血营养，经久不敛而发病，《医宗金鉴·外科心法要诀》云："肛门围绕折纹破裂，便结者，火燥也。"

清创饮（陈民藩经验方）

【组成】黄柏10 g，枳壳9 g，延胡索9 g，白芷9 g，紫苏梗10 g，夏枯草12 g，苎麻根12 g，地榆15 g，土茯苓20 g。

【功效】泻火解毒，清热祛湿。

【主治】肛裂感染。

【加减】燥热偏重者加玄参20 g、生地黄15 g、麦冬20 g、火麻仁24 g、瓜蒌子15 g。湿热偏重者加赤小豆30 g、绵茵陈15 g、泽泻9 g、木通9 g。风热偏重者加蒺藜10 g、地肤子10 g、芋环干12、白鲜皮10 g、蝉蜕6 g。热度偏胜者加黄连6 g、黄芩10 g、大黄9 g。淤血偏重者加丹参10 g、黑豆24 g、桃仁9 g。虚寒偏重者改黄柏为炒用，去夏枯草、苎麻根、土茯苓，加仙鹤草10 g、白术9 g、苍术6 g、茯苓10 g。

【方解】黄柏、土茯苓泻火解毒，清热祛湿。延胡索、紫苏梗、白芷、夏枯草活血散瘀，祛风胜湿，消肿排脓。地榆、苎麻根、枳壳行气宽中，清下焦血热，凉血止痛。全方以辨证施治及加减味灵活应用，达到消炎、退肿、止血、解痛、去痒、润肠通便之功用，

促进肛裂感染消失，溃疡愈合。

【注意事项】在临床治疗中应同时做好卫生宣传工作。患者须养成每日定时一次排便习惯，而且大便宜快，平时少食热燥辛辣食物，多喝开水，多吃水果青菜。排便者，每日清晨空腹喝250～500 ml的淡盐冷开水，有利大便。便后须用凉开水清洗或坐浴10分钟，常换内裤，经常保持肛门清洁。

【现代研究】黄柏对多种病原菌均有抑制作用。枳壳提取物能使小鼠因醋酸引起的疼痛反应减轻。延胡索主要含有多种生物碱，包括叔胺碱、季铵碱及酚性叔胺碱，药理实验证明，延胡索总生物碱、延胡索甲素、乙素、丑素均有较强的镇痛作用，以乙素镇痛作用最强。白芷的醚提液、醇提液、水提液和煎液有镇痛、抗炎和解热作用。紫苏梗具有镇痛作用。夏枯草水煎醇沉液对小鼠巴豆油耳肿胀及大鼠酵母足趾肿胀均有抑制作用。苎麻根的提取物浸泡大鼠和小鼠尾端的人工创面，可使出血量减少，出血时间缩短。地榆含有鞣质，具有收敛作用，能止泻和止血，外用炒地榆粉，对兔及狗的Ⅱ度、Ⅲ度实验性烫伤面有显著收敛作用，能使渗出减少、感染及死亡率降低。

【用方经验】福建地处东南沿海，患者易感湿邪、热邪，湿性趋下，肛肠疾病病位属下焦，多为湿热下注所致。因此治疗上陈民藩教授主张多从湿热论治。黄柏、土茯苓泻火解毒，清热祛湿。延胡索、白芷、紫苏梗、夏枯草活血散瘀，祛风胜湿，消肿排脓，止痛。地榆、苎麻根、枳壳行气宽中，清下焦血热，凉血止痛。本方加用白术既有健脾利湿的作用，又有软化大便的功效。

清燥合剂（丁泽民经验方）

【组成】忍冬藤9 g，连翘12 g，天冬9 g，麦冬9 g，生地黄9 g，黄连1.5 g，灯心草3 g，莲子心1.5 g，绿豆30 g，玄参9 g，生栀子9 g，生甘草1.5 g。

【功效】清肠泻火，凉血解毒。

【主治】肛裂之肠燥火盛证或枯痔期间烦热口干，小便短少。

【加减】若伴便血，配合便血合剂；便秘甚配合麻仁丸同时服用。

【方解】忍冬藤、连翘、栀子清解热毒；黄连、灯心草、莲子心清肠火，利小便，除烦热；天冬、麦冬、生地黄、玄参养阴生津润燥；绿豆、生甘草解砒毒。合用能润肠泻火，凉血解毒。

【注意事项】肝肾功能不良者宜酌情减少上药用量，并定期复查肝肾功能。

【现代研究】现代药理研究表明，金银花花和藤对多种致病菌如金黄色葡萄球菌、乙型溶血性链球菌、大肠埃希菌、志贺菌属、霍乱弧菌、伤寒沙门菌、副伤寒沙门菌等均有一定抑制作用，对肺炎球菌、脑膜炎奈瑟菌、铜绿假单胞菌、结核分枝杆菌亦有效。水浸剂比煎剂作用强，叶煎剂比花煎剂作用强。若和连翘合用，抗菌范围还可互补；另外还具有抗炎、解热和抗内毒素等多种作用。连翘浓缩煎剂在体外有抗菌作用，可抑制伤寒杆沙门菌、副伤寒沙门菌、大肠埃希菌、志贺菌属、白喉棒状杆菌及霍乱弧菌、葡萄球菌、链球菌等。天冬煎剂对炭疽杆菌、甲型及乙型溶血性链球菌、白喉棒状杆菌、类白喉棒状杆菌、肺炎链球菌、金黄色葡萄球菌、柠檬色葡萄球菌、白色葡萄球菌及枯草杆菌均有不同程度的抑菌作用。麦冬粉对白色葡萄球菌、枯草杆菌、大肠埃希菌及伤寒沙门菌等，有较强的抑制作用。生地黄具有增强机体免疫功能的作用，并可抗炎，抗氧化，能减轻糖皮质激素对体-肾上腺皮质系统功能和形态的影响。黄连可对抗细菌毒素，降低金黄色葡萄球菌凝固酶、溶血素效价，降低大肠埃希菌的毒力。实验证明灯心草具有利尿、止血作用。莲子心中去甲基衡州乌药碱则具有显著的平滑肌松弛作用。绿豆含丰富胰蛋白酶抑制剂，可以保护肝脏，减少蛋白分解，减少氮质血症，因而保护肾脏。玄参对须疮癣菌、絮状表皮癣菌及羊毛状小芽胞癣菌有抑制作用。玄参水浸剂（1∶3）在试管内对奥杜盎小芽胞癣菌也有抑制作用。栀子水漫液在试臂内对许兰氏黄癣菌、腹股沟表皮癣菌、红色表皮癣菌等多种真菌有抑制作用，其水煎剂15 mg/ml能杀死钩端螺旋体，在体外，栀子煎剂能使血吸虫停止活动，具有抗炎、抗病毒，和保肝解毒及增强免疫功能等作用，煎剂对细菌生长无抑制作用。

【用方经验】本方用于肛裂之肠燥火盛证，症见便秘，大便二三日一行，质干硬，便时肛门疼痛，便时滴血或手纸染血，裂口色红，腹部胀满，溲黄。舌偏红，脉弦数。常规用量：忍冬藤9 g、连翘12 g、天冬9 g、麦冬9 g、生地黄9 g、黄连1.5 g、灯心草3 g、莲子心1.5 g、绿豆30 g、玄参9 g、生栀子9 g、生甘草1.5 g。制成100 ml合剂，每次30 ml，每日2次。另外枯痔疗法术后服用本方可减少毒素吸收，预防或减轻并发症的发生。

清利汤（田振国经验方）

【组成】郁李仁20 g，瓜蒌子30 g，黄柏30 g，薏苡仁20 g，栀子15 g，丹参30 g，当归15 g，延胡索15 g。

【功效】通便利湿，和血止痛，主治肛裂术后便秘、出血、疼痛、伤口迁延难愈等症。

【主治】血热肠燥、阴虚津亏、气滞血瘀型肛裂术后应用方，用于治疗肛裂术后出现的便秘、出血、疼痛、伤口迁延难愈等症。

【加减】便秘较重者加肉苁蓉、火麻仁；出血多者加槐花炭、地榆炭；伤口迁延不愈可加生黄芪、当归。

【方解】郁李仁：归大肠、小肠、脾经，润肠通便，燥涩不通，用于大肠气滞，大便燥涩不通。《用药法象》："专治大肠气滞，燥涩不通。"瓜蒌子：入肺、大肠经，润肺、散结、滑肠，治结胸、便秘，肺燥热渴之便秘；《饮片新参》："瓜蒌仁，清肺、化热痰、润肠通大便""治老年或病后之肠结便秘。"黄柏：归肾、膀胱、大肠经，清热燥湿，泻火解毒，退虚热。薏苡仁：归脾、肺、肾经，利水渗湿，清肺排脓，健脾止泻。用于脾虚泄泻。栀子：归心、肺、胃、肝、膀胱、三焦经，泻火除烦，清热利湿，凉血解毒。丹参：归心、肝经，活血祛瘀，凉血止痛，除烦安神。当归：归心、肝、脾经，补血和血，润燥滑肠，治肠燥便难，赤痢后重，癥瘕结聚。延

外科国医圣手时方

外科国医圣手时方

胡索：归肝、脾经，活血化瘀，理气止痛。《本草纲目》："气温入手足太阴厥阴四经，能行中气滞，气中血瘀，故专治一身上下诸痛，用之中的，妙不可言。"

【注意事项】肝肾功能不良者宜酌情减少上药用量，并定期复查肝肾功能。

【现代研究】郁李仁有显著的促进小肠蠕动的作用。郁李糖苷对实验动物有强烈泻下作用，亦有镇静及利尿作用。郁李糖苷与番泻叶苷同是大肠性泻剂，但前者副作用较后者小。瓜蒌子含不饱和脂肪酸 16.8%，蛋白质 5.46%，并含 17 种氨基酸，三贴皂苷，多种维生素以及钙、铁、锌、硒等 16 种微量元素。瓜蒌子的药理作用：有扩张心脏冠状脉，增加冠状动脉流量作用；对急性心肌缺血有明显的保护作用；对离体绒癌细胞增殖和艾滋病毒具有强烈的抑制作用；对糖尿病有一定的治疗作用；对高血压、高血脂、高胆固醇有辅助疗效；能提高机体免疫功能；并有瘦身美容之功效；有致泻作用。黄柏具有抗细菌、抗真菌、抗滴虫的药理作用。薏苡仁能促进体内血液和水分的新陈代谢，有活血调经止痛、利尿、消水肿的作用，并且可以提高人体免疫力。栀子对金黄色葡萄球菌、脑膜炎双球菌、卡他球菌等有抑制作用，煎剂有杀死钩端螺旋体及血吸虫成虫的作用，

水浸液在体外对多种皮肤真菌有抑制作用。丹参具有强心、改善微循环、抗血栓的作用，并且可以促进组织的修复与再生；丹参制剂中含有隐丹参酮、二氢丹参酮，对体外的葡萄球菌、大肠埃希菌、变性杆菌有抑制作用。现代药理研究表明当归具有抑制血小板凝剂和抗血栓的作用；当归对中枢神经系统的抑制作用早有报道。日本学者报道日本太和当归挥发油有镇静、催眠、镇痛、麻醉等作用。研究表明延胡索含有的生物碱成分，紫堇碱、四氢巴马亭有镇痛作用，四氢巴马亭镇痛指数较高。四氢巴马亭对大脑皮层及皮层下的电活动都能抑制，尤以皮层运动区较为敏感。去氢紫堇碱能保护大鼠因饥饿或注射可的松和利血平等所产生的实验性胃溃疡，减少胃液分泌，降低胃酸及胃蛋白酶的量。

【用方经验】该方为血热肠燥、阴虚津亏、气滞血瘀型肛裂术后应用方，针对病因病机辨证论治。通便利湿，和血止痛。用于治疗肛裂术后出现的便秘、出血、疼痛、伤口迁延难愈等症。本方由郁李仁、瓜蒌子、黄柏、薏苡仁、栀子、丹参、当归、延胡索组成，具有通便利湿，和血止痛之功效，主治肛裂术后便秘、出血、疼痛、伤口迁延难愈等症，肝肾功能不良者宜酌情减少上药用量，并定期复查肝肾功能。

第五节　脱　肛

脱肛是指由于气虚或湿热等原因使直肠向下移位而脱出肛门外的疾病。相当于西医的直肠脱垂，即指肛管、直肠黏膜、直肠全层及乙状结肠下段向外突出而脱垂于肛门外的一种疾病。本病可发生于任何年龄，但多见于小儿、年老体弱者及经产妇，本病在小儿中男性发病率较高，但在成人则女性多于男性。本病病因是由于小儿气血未旺，老年人气血衰弱，中气不足，或饮食失调，嗜食辛辣肥甘，或久坐、久立，负重远行，或长期便秘，或泻痢日久，或劳倦、胎产、长期咳嗽等，均易导致肛肠气血不调，络脉淤滞，

蕴生湿热而成，本病病机根本是气虚下陷，升举固摄无力，或湿热下注，络脉损伤，肛门约束受损所致。脱肛早期一般不易被发现，需脱垂至一定长度才被患者发现，便后有黏膜从肛门脱出，便后能自行回纳，往后须手托或平躺时方能复位，最后不仅便时脱出，甚至劳累、咳嗽、下蹲等也可使直肠黏膜脱出，患者常有大便不尽和大便不畅或出现下腹部坠胀、疼痛，便血及肛门有分泌物流出致肛周瘙痒、排便困难或腹泻等表现。脱肛的分类：Ⅰ度脱垂：脱出物长 3～5 cm，不易出血，便后可自行回纳。Ⅱ度脱垂：脱出物

长 5～10 cm，触之较厚，肛门松弛，便后有时需用手回复。Ⅲ度脱垂：长达 10 cm 以上，触之很厚，肛门松弛无力。

补中益气汤加减（丁泽民经验方）

【组成】黄芪 12 g，党参 9 g，白术 5 g，柴胡 5 g，当归 5 g，升麻 3 g，陈皮 3 g，炙甘草 3 g，白芍 6 g。

【功效】补中益气，升阳举陷。

【主治】中气下陷之脱肛。症见排便时肛门有物脱出，甚则咳嗽、排尿等时即脱出，舌淡苔少，脉虚弱。

【加减】兼气滞者，加木香、枳壳以理气解郁。

【方解】本方所治之证因中气下陷，致脱肛之证。本方治证系因中气不足、饮食劳倦，损伤脾胃，以致脾胃气虚、清阳下陷所致。治宜补益脾胃中气，升阳举陷。

方中重用黄芪，补中益气，升阳固表；党参、白术补气健脾，三药相合，以增强补益中气之功。血为气之母，气虚时久，营血亦亏，故用当归、白芍养血和营；陈皮理气和胃，使诸药补而不滞；升麻、柴胡升阳举陷，助黄芪以升阳。炙甘草调和诸药。诸药合用，使脾胃强健，中气充足，气血得复，气陷得升，则脱肛、坠胀自除。

【注意事项】阴虚发热或里热炽盛均不宜使用。

【现代研究】方中黄芪的主要活性成分黄芪甲苷具有扶正强壮、抗炎、镇痛等作用；黄芪还具有抗肿瘤、提高机体免疫功能、调节内分泌功能、降血糖及预防保健的作用，蜜炙黄芪补气和中作用增强。党参中的 5 - HMF 具有抗氧化作用，能降低心肌缺血小鼠血清中乳酸脱氢酶活性。白术具有抗肿瘤、抗衰老、调节免疫、胃肠运动、子宫滑肌作用，对神经系统有双向调节作用等。柴胡能使四氯化碳肝损伤大鼠的肝功能恢复正常，具有保护肝细胞损伤和促进肝脏中脂质代谢，能促进肝细胞核的核糖核酸及蛋白质的合成，能提高小鼠体液和细胞免疫功能，还能抑制胃酸的分泌。当归具有护肝利胆、抗炎及抗

损伤、抗肿瘤、增强机体免疫功能的作用；升麻具有治疗肝炎、活血、解百毒、升血压、治疗粒细胞减少症及治男、女科疾病的作用；陈皮有增强消化功能的作用；保肝、祛痰、增强免疫功能、抗炎作用；甘草具有抗炎、镇痛、祛痰、解毒、抗氧化、增强免疫功能及抗肿瘤作用。白芍具有抗炎、保肝、解毒、增强免疫力、中枢抑制、抗肿瘤作用。

【用方经验】此症患者多腹泻迁延数月，泄后肛门有物脱出，需用手还纳、纳呆、神疲倦怠、形体消瘦、面色萎黄，乃脾阳不振，清气下陷之证。李杲《脾胃论》曰："内伤脾胃，百病由生。"治宜补气升阳治法，以补中益气汤为基础方治疗，故补中益气汤成后世医家治疗脱肛的基础方剂。

补中益气汤加减（田振国经验方）

【组成】黄芪 50 g，党参 30 g，当归 20 g，白术 15 g，葛根 20 g，升麻 20 g，柴胡 20 g，诃子 15 g，枳壳 20 g，炙甘草 10 g。

【功效】补气升提，收敛固摄。

【主治】脾虚气陷之脱肛。症见排便或努挣时肛内有物脱出，色淡红；伴有肛门坠胀，大便带血，神疲乏力，食欲不振，舌淡，苔薄白，脉细弱。

【加减】若兼腹中痛者，加白芍；咳嗽者，加五味子、麦冬；兼气滞者，加木香、枳壳。

【方解】本方证系因先天禀赋不足或饮食劳倦，损伤脾胃，以致脾胃气虚，清阳下陷所致。脾主升清，脾虚则清阳不升，中气下陷，故见脱肛伴肛门坠胀；脾胃为营卫气血生化之源，脾胃气虚，纳运乏力，故神疲乏力，食欲不振，治宜补气升提，收敛固摄。

方中黄芪具生发之性，能补气升阳；党参、白术、甘草补脾益气；当归养血和血；葛根升发清阳以止脱；升麻、柴胡升阳举陷；诃子收敛固涩；枳壳行气当中又具升提的作用，防止全方过补而滋腻。全方补气升阳，收敛固脱，补收皆具，标本兼顾。

【注意事项】阴虚内热者忌服。

【现代研究】当归具有护肝利胆、抗炎、

外科国医圣手时方

289

外科国医圣手时方

抗损伤、抗肿瘤、增强机体的免疫功能等作用；甘草具有双向调节离体肠管运动、增强小肠吸收功能、助消化、促进细胞免疫和体液免疫功能、降血糖、抗氧化、延缓衰老等作用；黄芪具有抗肿瘤、抗炎、抗辐射、保肝、降血脂等作用；党参具有抗肿瘤、抗菌、抗炎、镇痛、抗辐射、调节胃肠运动等作用；白术具有抗菌、抗肿瘤、抗血凝、保肝利胆、降血糖等作用；升麻具有抗菌、解热、抗炎、镇痛、抑制肠管痉挛等作用；葛根具有抑制血小板凝聚、解热、降血糖等作用。诃子具有收敛止泻、解痉、抑菌、抗氧化等作用；枳实具有升压、对胃肠有抑制作用，还具有镇静、利尿、抗炎等作用；柴胡能使四氯化碳肝损伤大鼠的肝功能恢复正常，还能使半乳糖所致的肝功能与组织损伤恢复，具有保护肝细胞损伤和促进肝脏中脂质代谢，能促进肝细胞核的核糖核酸及蛋白质的合成，能提高小鼠体液和细胞免疫功能，还能抑制胃酸的分泌。

【用方经验】田振国教授认为对于脾虚气陷所致脱肛，除本方补气升阳，收敛固脱，补收皆具，标本兼顾；还需同时配以黏膜下及直肠周围消痔灵注射术；再配合经验方硝矾洗剂、一效散熏洗外敷，用量可适当加大，用法同小儿脱垂熏洗外敷之法；综合疗法取得了标本兼治的效果，极大地减少了复发的可能。

萆薢渗湿汤加减（田振国经验方）

【组成】萆薢 30 g，薏苡仁 20 g，黄柏 15 g，升麻 30 g，柴胡 20 g，赤苓 15 g，牡丹皮 20 g，滑石 20 g，泽泻 15 g。

【功效】清热利湿。

【主治】湿热下注之脱肛。症见排便或努挣时肛内有物脱出，色紫暗或深红，甚则表面糜烂、破溃，肛门坠痛，舌红，苔黄腻，脉弦数。

【加减】若热重于湿者，去赤茯苓、泽泻，加龙胆、黄芩。

【方解】方中萆薢利湿去浊为君药；薏苡仁、赤茯苓健脾利湿；泽泻渗湿泄热；佐以

清热凉血、活血化瘀的牡丹皮，清膀胱湿热，泻肾经相火；滑石祛湿敛疮；黄柏解毒疗疮以加强清利湿热的效力；升麻、柴胡升阳举陷，针对脱垂症状。全方清中有补，不忘升举，诸药合用，相得益彰。

【注意事项】无湿热者忌用。

【现代研究】萆薢具有抗动脉粥样硬化、抑菌、降血糖等作用；薏苡仁具有镇静、镇痛和解热、扩张肺血管的作用，对心血管、肌肉、肠管及子宫有兴奋作用，还对癌细胞有抑制作用；黄柏具有抗菌、抗真菌、镇咳、降压、抗滴虫、抗肝炎、抗溃疡等作用；升麻具有抗菌、解热、抗炎、镇痛、抑制肠管痉挛等作用；柴胡能使四氯化碳肝损伤大鼠的肝功能恢复正常，还能使半乳糖所致的肝功能与组织损伤恢复，具有保护肝细胞损伤和促进肝脏中脂质代谢，能促进肝细胞核的核糖核酸及蛋白质的合成，能提高小鼠体液和细胞免疫功能，还能抑制胃酸的分泌；茯苓具有利尿、镇痛、抗肿瘤等作用；牡丹皮具有抑菌、抗血小板凝聚、降压、抗炎、镇痛、镇静、解热、抗惊厥、抗过敏等作用；滑石具有促进结痂、保护胃肠道黏膜、止泻、抑菌等作用；泽泻具有利尿、抗动脉粥样硬化、抗血小板凝聚、降压、降血糖、抗炎、抑菌等作用。

【用方经验】田振国教授认为此方对于湿热下注所致脱肛有明显疗效，脱肛除服中药治疗外，同时配以黏膜下及直肠周围消痔灵注射术，再配合经验方硝矾洗剂、一效散熏洗外敷，用量可适当加大，还可以辅以针灸疗法。可选穴：百会、长强、承山、大肠俞、阴陵泉、飞扬等穴，通过综合治疗，增强疗效。

丁氏脱肛散（丁泽民经验方）

【组成】煅龙骨 15 g，煅牡蛎 15 g，五倍子 15 g，枯矾 10 g，冰片 2.5 g。

【功效】收敛固脱。

【主治】气虚下陷之脱肛。症见大便干燥，便后有黏膜从肛门脱出，舌红，苔黄，脉数。

【方解】煅龙骨、煅牡蛎收敛固涩；五倍子涩肠止泻、收敛止血；枯矾收湿止痒；冰片清热止痛，诸药合用，收敛固脱。

【现代研究】煅龙骨具有抗惊厥、促进血液凝固、减轻骨骼肌兴奋性等作用；煅牡蛎具有镇静、抗惊厥、降血脂、抗血栓、促进免疫功能等作用；五倍子具有收敛、抗菌、解毒等作用；枯矾具有强力凝固蛋白质、抑菌、促进溃疡愈合等作用；冰片具有镇痛、镇静、抑菌、抗炎、抗生育等作用。

【用法】此方用时视病情按比例加倍，先将前4味药研极细末，过筛，再与冰片研匀，装瓶密闭，随配随用，使用时将药粉适量撒在柔软便纸上，便后轻按直肠脱出部分，使药物均匀粘在直肠黏膜上并使之回纳。

【用方经验】此方为小儿脱肛之外治方，中医认为脱肛属虚证，小儿则与脏腑未充有关，脱肛散中五倍子、枯矾是消痔灵注射液的主要成分，有较强的收敛固脱功效，此方使用安全方便，疗效佳，治疗小儿脱肛12例，9例随访1～3年未复发，未发现任何毒副作用。

复方明矾注射液（李瑞吉经验方）

【组成】明矾4 g，枸橼酸钠1.5 g，普鲁卡因0.5 g，苯甲醇2 g，甘油25 g，蒸馏水67 g。

【功效】固肠止脱。

[配置方法] 先将明矾、枸橼酸钠加入适量的蒸馏水中加速溶解、过滤；再将普鲁卡因、苯甲醇和甘油等加入滤液内捣拌均匀，再过滤，调pH到5，低压灭菌备用。

[注射方法] 术前清洁灌肠，使用1‰新洁而灭溶液消毒；在脱垂肠段的黏膜下层内，自上而下的点状注射，每处注入药物1～2 ml，粘连固定松弛脱垂的直肠粘膜与肌层；在局部麻醉下做直肠周围扇形柱状注射，从肛门两侧和后正中进针，刺入7～8 cm（小儿4～5 cm），确定针头是在直肠壁外面后，边退针边注药，针尖退到近齿状线平面为止，避免将药物注入肛管周围皮下组织内，每处注药5～7 ml，共注射7～8处；术后内服消炎抗菌药物，预防感染。

【注意事项】弱酸性低浓度的明矾制剂，对直肠壁肌肉、肛管皮肤和皮下组织，容易引起凝固性坏死，因此注射部位一定要准确，不可将药物误注入这些组织中，以免发生肛管直肠坏死和直肠组织周围严重感染。

【用方经验】李瑞吉认为，手术定位的准确，药物的用量及注射液的浓度对疾病的发展的影响是很大的，可能收到相反的疗效，为安全起见，李瑞吉应用弱酸性低浓度的复方明矾注射液治疗直肠脱垂，在黏膜下层小剂量点状注射的同时，在直肠周围采取大剂量的一次给药，既可避免直肠黏膜的坏死，也可使直肠周围形成有效的瘢痕粘连，复位固定脱垂的直肠。国内还有类似的注射液如北京广安门医院史兆岐发明的消痔灵注射液、福建省人民医院发明的明矾甘油注射液均有类似的功效。

消痔灵注射液（史兆岐经验方）

【组成】明矾40 g，鞣酸1.5 g，三氯叔丁醇5 g，枸橼酸钠15 g，低分子右旋糖酐注射液100 ml，亚硫酸氢钠1.5 g，甘油100 ml。

【功效】收敛、止血。

[配置方法] 以上七味，将明矾、枸橼酸钠加入注射用水适量，搅拌至完全溶解，另将三氯叔丁醇、低分子右旋糖酐注射液100 ml、甘油搅拌至完全溶解，与上述药液合并，再加入鞣酸、亚硫酸氢钠，搅匀，滤过，加注射用水调整总量至1000 ml，用0.45 μm的滤膜滤至澄明，灌封（安瓿内充氮气），灭菌，即得。

[注射方法] 术前清洁灌肠，使用1‰苯扎溴铵溶液消毒。①骨盆直肠间隙注射：截石位，先做左侧注射，用脊髓麻醉注射针距肛缘2 cm进针，经皮肤-皮下-肛门外括约肌-肛提肌-入骨盆直肠间隙（将针全部刺入）。此时，用另一示指伸入直肠壶腹，触摸针尖位于直肠壁外侧为宜。然后拔出针心，接上装有药液的注射器，边退针边注药，使药液呈柱状分布在骨盆直肠间隙。注射量为

外科国医圣手时方

20～30 ml。同法，做右侧骨盆直肠间隙注射。两侧注药总量 40～60 ml。②乙状结肠与直肠交界处黏膜下层注射：侧卧位，拔出肛门镜手柄，将肛门镜全部放入直肠内再进入 2～3 cm，使镜口前端位于直肠起始端；用装有药液的 5 ml 注射器及 5 号针，进入直肠最上端的粘膜下层，再进针 3～4 cm（相当于乙状结肠与直肠交界处）。点状注射法，每点注射 2～3 ml，注药总量 15～20 ml。③直肠上、中、下段的黏膜下层注射：侧卧位，在肛门镜下行直肠上、中、下段的黏膜下层注射。采用多点注射法，每点注药量 1～2 ml，注射到直肠末端时，加强右前、右后和左侧黏膜下层注射，共注药量 60～80 ml。注射完毕，肛门直肠内放凡士林油纱条（长 10 cm，宽 2 cm），外用纱布彼盖固定。注意事项：注射后 2 周内进易消化饮食，控制 2 日或 3 日不解大便。为预防感染，应给肠道抗菌药 3～5 日。

【注意事项】弱酸性低浓度的明矾制剂，对直肠壁肌肉、肛管皮肤和皮下组织，容易引起凝固性坏死，因此注射部位一定要准确，不可将药物误注入这些组织中，以免发生肛管直肠坏死和直肠组织周围严重感染。

【用方经验】本组 252 例，注射 1 次 228 例（90%），2 次 24 例（10%）。平均治愈时间 12 日。治愈 246 例，占 95%，好转 6 例，占 2%，有效率 10%。全部病例注射后无直肠狭窄、结肠功能紊乱和性功能障碍等后遗症。经 1～10 年随访 230 例，22 例不详，治疗后 1～3 年 114 例，4～6 年 54 例，7～10 年 32 例。治愈 224 例，占 93%；好转 10 例，占 4%；复发 6 例，占 3%。复方明矾注射液易使组织发生坏死，复发率高，用消痔灵液代替明矾注射液后，相应并发症明显降低，这可能与明矾的浓度发生变化及加有五倍子的鞣酸有关。

第六节　锁肛痔

锁肛痔是指肛门岩肿而致肛门狭窄，排便困难，犹如锁住肛门一般，故称锁肛痔。如《外科大成》曰："锁肛者，肛门内外如竹节锁紧，形如海蛇，里急后重，粪便细而扁，时流臭水。"相当于西医的肛管直肠癌。本病的发病年龄多在 40 岁以上，偶见于青年人，男、女性别差异不显著。本病的发生是由于素体脾肾不足，或忧思抑郁，脾胃不和，或饮食不洁，久泻久痢，息肉虫积，致使湿热蕴结，日久化毒，乘虚下注，浸淫肠道，引起局部气血运行不畅，湿毒瘀滞凝结而成岩。总之，湿热下注、火毒淤滞属病之标；正气不足、脾肾两亏乃病之本。本病初期无明显症状，进一步发展时临床主要表现为大便习惯性改变、便血、腹痛及腹部肿块。一般愈后较差。

张梦依经验方

【组成】白花蛇舌草 60 g，白茅根 30 g，夏枯草 30 g，仙鹤草 30 g，海藻 15 g，昆布 15 g，杏仁 9 g，桃仁 10 g，地榆 15 g，野菊花 15 g，紫苑 30 g，枳实 15 g，焦麦芽 15 g，焦神曲 15 g，焦山楂 15 g。

【功效】败毒消肿，散坚破结，润燥通肠。

【主治】湿热燥气郁遏于大肠之锁肛痔。症见肛门坠胀，大便带血，夹黏液脓血，伴腹满不舒，舌红，苔黄腻，脉滑数。

【加减】若无肺系病症，本方除杏仁、紫苑。

【方解】本方所治锁肛痔，因湿热瘀毒燥气凝结于大肠所致。湿毒瘀滞凝结，浸淫肠道，故便血，腹满不舒，治当予败毒消肿、散坚破结、润燥通便。方中白花蛇舌草清热解毒、利湿通淋；白茅根、地榆凉血止血、清热解毒；夏枯草、野菊花清肝散结、清热散风；仙鹤草健胃止血；海藻、昆布软坚散结、利水泄热；杏仁、紫苑止咳平喘、润肠通便；桃仁活血祛瘀，润肠通便；枳实破气消积，化痰散痞；焦三仙健脾护胃，消食化积。诸药相合为用，败毒消肿、散坚破结。

【注意事项】长期服用无效者，考虑手术治疗。

【现代研究】方中白花蛇舌草具有调节免疫活性、抗化学诱变、抗肿瘤、抗菌抗炎、抗氧化等作用；白茅根具有利尿、抗菌、止血及降低血管通透性的作用；夏枯草具有抗病原微生物、抗炎、免疫抑制、抗病毒、抗肿瘤的作用；仙鹤草具有杀灭血吸虫、绦虫的作用，还具有抗肿瘤、抑制癌体增殖，增强化疗的敏感性，提高机体免疫力等作用；海藻具有纠正由于缺碘引起的甲状腺功能不足的作用，还具有降压、降血脂、抗凝和止血及抗病原微生物等作用；昆布具有纠正由于缺碘引起的甲状腺机能不足的作用，还具有降血压、强心、降血脂、收缩平滑肌、镇咳平喘及抗肿瘤等作用；杏仁具有平喘镇咳、润肠通便、抗炎止痛、抗肿瘤、美容等作用，但多食用具有一定毒性，应予以注意；桃仁具有降低血管阻力、改善血流动力学，抗血栓形成，润肠通便，保肝、抗肝硬化、抗炎镇痛的作用；地榆具有止血，抗菌，抗炎，消肿及止泻、抗溃疡作用，还具有抗肿瘤、增强免疫及镇吐等作用；野菊花具有防治心血管疾病、抑菌、抗肿瘤、抗衰老等作用；紫菀含有表无羁萜醇、紫菀皂甙、紫菀酮、槲皮素等物质，具有祛痰镇咳、抗菌作用、抗肿瘤等作用；枳实具有升压、对胃肠有抑制作用，还具有镇静、利尿、抗炎等作用；焦麦芽具有良好的助消化作用；焦山楂具有降血压、降低胆固醇和甘油三酯，防止动脉粥样硬化，抗心律失常的作用。焦神曲具有健脾胃助消化的作用。

【用方经验】该患合并有慢性支气管性肺气肿、高血压等多种疾病，体质差兼年岁已高，此病乃湿热瘀毒燥气凝结于大肠所致，治宜败毒消肿、散坚破结、润燥通肠兼止咳平喘，患者服上方后大便解出，腹满缓解，或与土方、验方交替使用，内治与外治双管齐下，效果更佳。

陈锐深经验方

【组成】白花蛇舌草30 g，败酱草30 g，肿节风30 g，地榆30 g，白头翁15 g，苦参15 g，金银花15 g，秦皮10 g，木香（后下）6 g，黄柏10 g，薏苡仁30 g。

【功效】清热利湿，解毒散结。

【主治】湿热蕴结之锁肛痔。症见大便里急后重，大便黏液，时伴有脓血，肛门灼热感，口苦口干，舌质暗红，苔黄腻，脉滑数。

【加减】无里急后重感，少量便血，本方减去肿节风、黄柏，加虎杖15 g，三七片10 g。

【方解】本方所致锁肛痔，因脾虚湿热内蕴，痹阻肠道所致，故时有便血，大便里急后重之感，治宜清热利湿，解毒散结。

方中白花蛇舌草、败酱草清热解毒，消痈排脓；肿节风、地榆凉血止血、解毒敛疮；白头翁清热解毒、凉血止痢；苦参、秦皮、黄柏清热燥湿；金银花清热解毒；木香行气止痛、调中导滞；薏苡仁利水渗湿，健脾除痹，清热排脓。诸药合用，清热利湿，解毒散结，使脾胃调和，肠道湿热自除而疾病得调。

【注意事项】注意休息，补充营养及调畅情志。

【现代研究】方中白花蛇舌草具有调节免疫活性、抗化学诱变、抗肿瘤、抗菌抗炎、抗氧化等作用；败酱草具有抗病原微生物、镇静、保肝利胆及抗肿瘤等作用；肿节风具有镇痛、抗菌消炎、抗肿瘤、促进骨折愈合等作用；地榆具有止血，抗菌，抗炎、消肿及止泻、抗溃疡作用，还具有抗肿瘤、增强免疫及镇吐等作用；白头翁具有抗病原微生物、镇静、镇痛及抗惊厥的作用；苦参具有抑菌、抗心律失常的作用，还具有抗肿瘤、抗病毒、抗肝损伤、抗肝纤维化、抑制中枢等作用；金银花具有抗病毒微生物、抗炎和解热、加强免疫机能、中枢兴奋、降血脂、抗内毒素等作用；秦皮具有抗病原微生物作用、抗炎镇痛作用、抗肿瘤作用、抗氧化作用以及神经保护和血管保护等作用；木香中

外科国医圣手时方

土木香内酯成分可作为利胆剂，云木香水提取液、醇提取液、挥发油及总生物碱能对抗组胺与乙酰胆碱对气管和支气管的致痉作用，对副伤寒沙门菌甲有轻微抑制等作用；黄柏具有抗菌、抗真菌、镇咳、降压、抗滴虫、抗肝炎、抗溃疡等作用；薏苡仁具有镇静、镇痛和解热、扩张肺血管的作用，对心血管、肌肉、肠管及子宫有兴奋作用，还对癌细胞有抑制作用。

【用方经验】陈锐深教授认为大肠癌发病较为复杂，病因主要有素体虚弱，脾肾不足为内因；饮食不洁，情志不畅，感受外邪为外因，本病的病位在大肠，发病和脾肾密切相关，而脾虚湿毒瘀阻为此病的最主要发病机理，治宜健脾，清热利湿，解毒散结为要。本病以湿邪、热毒、瘀滞为标，正气不足为本，两者互为因果，是一种全身属虚，局部属实的疾病。病程中多见虚实夹杂，临床中难以单用某一型来概括整个病程，故治疗当中要谨守辨证论治的原则，不可拘于一隅。早期患者其证候特点以湿浊、热毒、瘀阻等表现为主，治疗上以清热祛湿、活血解毒、化瘀消肿为法，以攻为主，可用藤梨根、白头翁、苦参、地榆、黄柏、败酱草以及赤芍、牡丹皮、忍冬藤、生大黄、三棱、莪术、桃仁等药物；中晚期患者多以脾肾亏虚、气血不足为主要表现，治疗多以健脾益肾、补气生血为法，常用的方药有附子理中汤、参苓白术散、四君子汤、八珍汤、补中益气汤等。另外，大肠癌发病病情多凶险，病势进展快，时恐汤剂药效不够，而现代中药的深入研究以及剂型的改革则可很大程度上弥补这些不足，临床上可根据辨证论治的原则，适当选择一些中成药。常用有效的中成药有：金龙胶囊、平消胶囊、复方苦参注射液、康莱特注射液、华蟾素注射液、艾迪注射液、奇宁注射液等。

桃红四物汤加减（金定国经验方）

【组成】当归 10 g，川芎 10 g，赤芍 10 g，桃仁 10 g，红花 10 g，牡丹皮 10 g，延胡索 10 g，红藤 30 g，半枝莲 30 g。

【功效】清热散结，化瘀解毒。

【主治】瘀毒结阻之锁肛痔，症见腹泻，泻下脓血，色紫暗，量多，里急后重，舌质紫或有瘀点，脉涩滞而细数。

【加减】腹硬满而痛者，加川楝子 10 g，丹参 15 g；腹内结块而体实者，加三棱、莪术各 15 g；大便秘结属体虚者，加火麻仁 10 g，郁李仁、柏子仁各 15 g；大便秘结属体实者加生大黄（后下）5～10 g，枳实、玄明粉各 10 g。

【方解】本方之锁肛痔，因瘀毒内阻于肠道所致。瘀毒结阻于肠道，故便血，色紫暗，里急后重之感，治宜清热散结，化瘀解毒。当归甘辛温，为补血良药，兼具活血作用；川芎活血祛瘀，行气开郁；赤芍清热凉血，祛瘀止痛；三者相配，补血而不滞血，行血而不伤血，温而不燥，滋而不腻；桃仁、红花偏重于活血祛瘀，适用于淤血所致的病症；牡丹皮、延胡索活血散瘀；红藤活血通络，败毒散瘀；半枝莲清热解毒、散瘀止血。诸药相合，清热散结，化瘀消毒，使肠道气血通畅，改善患者生存质量。

【注意事项】本证多见于中、晚期锁肛痔患者，孕妇忌用。

【现代研究】当归有护肝利胆、抗炎及抗损伤、抗肿瘤、增强机体的免疫功能的作用。川芎具有有抗肿瘤、抑菌、镇痛、镇静、解痉等作用。香附水煎剂对正常大鼠有较强的利胆作用，可促进胆汁分泌，提高胆汁流量，同时对由四氯化碳引起的肝损伤大鼠的肝细胞功能有保护作用，还有抗肿瘤的作用。赤芍具有扩张冠状动脉，降低冠状动脉阻力及心肌耗氧量，抑制血小板聚集作用，还具有解痉、镇痛、镇静、抗惊厥、抗溃疡、抗菌、解热等作用。桃仁具有降低血管阻力，改善血液流变学状况，促进子宫收缩及止血，成分中苦杏仁苷有镇咳平喘作用，桃仁还具有镇痛、抗炎、抗菌、抗过敏、抗肿瘤、保肝、延缓衰老等作用。红花具有增加冠脉流量、减轻心肌缺血，扩张血管，改善微循环，抑制血小板聚集和增加纤溶作用，对子宫和肠道平滑肌有兴奋作用，还具有抗炎、镇痛、免疫调节、降血脂、抗肿瘤等作用。牡丹皮对各种杆菌有抑制作用，能显著降低心输出量，降压作用，其中牡丹酚及芍药苷成分有抗血小板聚集作用，牡丹酚还具有抗炎、镇痛、镇静、解热、抗惊厥、抗过敏等作用。延胡索中紫堇碱、四氢巴马亭成分有镇痛作用，四氢巴马亭对大脑皮质及皮质下的电活动都能抑制，尤以皮质运动区较为敏感。去氢紫堇碱能减少胃液分泌等作用；红藤可减慢心率、松弛血管、改善心肌乳酸代谢紊乱，还具有降压、抗血小板聚集、抑菌、抗疲劳、预防腹腔内粘连等作用，半枝莲具有抑菌、解痉祛痰、抑瘤、免疫调节、降压、利尿等作用。

【用方经验】此证多见于中、后期锁肛痔患者，金定国教授认为，锁肛痔的中医治疗应坚持扶正祛邪，辨证论治的原则，而对于中、晚期患者，邪实正虚，应以扶正为主，兼以祛邪，使扶正不致助邪，多采用先补后攻或攻补兼施的治疗方法，本方如是。金老还认为锁肛痔之病，其本为脾虚、肾亏、正气不足，其标为湿热、火毒、瘀滞，标本之间互为因果。

槐角丸加减（金定国经验方）

【组成】槐角 15 g，地榆 15 g，枳壳 10 g，黄芩 10 g，黄柏 10 g，白头翁 15 g，败酱草 30 g，红藤 15 g，薏苡仁 30 g，生甘草 5 g。

【功效】清热利湿，清肠散结。

【主治】湿热内蕴、痹阻肠道之锁肛痔。症见腹部阵痛，便中夹血或里急后重，肛门灼热，胸闷不舒，舌红，苔黄腻，脉滑数。

【加减】大便下血者，加茜草 10 g，三七粉 5 g 冲服；热结便秘者，加大黄（后下）5～10 g，厚朴 10 g；腹部胀痛者，加木香 10 g，延胡索 15 g。

【方解】本方之锁肛痔，因湿热内蕴，下注浸淫肠道，引起局部气血运行不畅，湿热蕴结而成肿瘤，故便中夹血，里急后重，肛门灼热之感，故宜清热利湿，清肠散结。方中槐角、地榆以凉血止血；枳壳理气宽胸、行滞消胀；黄芩、黄柏清热解毒；败酱草、红藤及生苡仁以清热解毒、利湿散结；白头翁清热解毒、凉血止痢；生甘草缓急止痛，调和诸药。诸药协力，使湿热邪气去除，综观本方给，由清热利湿配伍凉血止血药组成，以清湿热，散肠结。

【注意事项】本方忌食辛辣，孕妇忌服；失血过多，身体虚弱者禁用。

【现代研究】槐角具有抗菌、升高血糖等作用；地榆具有止血，抗菌，抗炎，消肿及止泻、抗溃疡作用，还具有抗肿瘤、增强免疫及镇吐等作用；枳壳对胃肠有抑制作用，还具有镇静、利尿、抗炎等作用；黄柏具有抗菌、镇咳、降压、抗溃疡等作用；黄芩具有解热、抗炎、镇静、利胆保肝等作用；败酱草有抗病原微生物、镇静、保肝利胆等作用；红藤有抗菌作用；薏苡仁具有抗肿瘤、免疫、抑制胰蛋白酶等作用；白头翁具有镇痛、镇静及抗惊厥等作用；甘草具有双向调节离体肠管运动、增强小肠吸收功能、助消化、促进细胞免疫和体液免疫功能、降血糖、抗氧化、延缓衰老等作用。

【用方经验】全国名中医金定国认为此方适合于初、中期及化疗后之证属湿热内蕴、痹阻肠道之锁肛痔，金定国教授认为在肿瘤早、中期，正盛邪实，当以攻削"瘤邪"为主，或祛邪兼扶正，注意使祛邪不致伤正。

八珍汤加减（金定国经验方）

【组成】当归 15 g，白芍 10 g，熟地黄 15 g，川芎 10 g，党参 15 g，白术 10 g，茯苓 10 g，升麻 5 g，生黄芪 15 g，炙甘草 5 g。

【功效】补气养血，扶正固本。

【主治】气血两虚证之锁肛痔。症见脱肛下坠，腹痛隐隐，时有便溏，气短乏力，舌质淡，脉沉细。

【加减】兼心悸失眠者，加炒酸枣仁、柏子仁、远志各 10 g；若脱肛下坠、大便频繁者，加柴胡、诃子各 10 g；大便带血者，加艾叶、三七各 10 g。

【方解】本方由气虚血衰，脾气不行，痰瘀互结而致本病。多由久病失治或病后失调，治宜益气与养血并重。方中党参与熟地黄相配，益气养血；白术、茯苓健脾渗湿，助党参益气补脾；当归、白芍养血和营，助熟地黄滋养心肝；川芎活血行气，使熟地黄、当归、白芍补而不滞；升麻清热解毒，升举阳气；生黄芪补脾升阳；炙甘草益气和中，调和诸药，诸药合用，调和脾胃，以资生化气血，补脾升阳，扶正固本。

【注意事项】本方适用于气血皆虚，病后体虚患者。

【现代研究】当归有护肝利胆、抗炎及抗损伤、抗肿瘤、增强机体的免疫功能作用。白芍具有镇痛、解除肠管痉挛、抗炎、抗肿瘤、保肝、抗菌等作用；熟地黄具有抗肿瘤、抗炎、调节免疫、镇静、保肝等作用；川芎具有有抗肿瘤、抑菌、镇痛、镇静、解痉等作用；党参具有抗肿瘤、抗菌、抗炎、镇痛、抗辐射、调节胃肠运动等作用；白术具有抗菌、抗肿瘤、抗血凝、保肝利胆、降血糖等作用；茯苓具有利尿、镇痛、抗肿瘤等作用；升麻具有抗菌、解热、抗炎、镇痛、抑制肠管痉挛等作用；生黄芪具有抗肿瘤、抗炎、抗辐射、保肝、降血脂等作用；炙甘草具有双向调节离体肠管运动、增强小肠吸收功能、助消化、促进细胞免疫和体液免疫功能、降血糖、抗氧化、延缓衰老等作用。

【用方经验】金定国教授认为此方适用于锁肛痔术后及化疗后的调理及固本，病位在心、肝、脾三脏，心主血，肝藏血，脾主运化而化生气血，三脏皆虚，肠道气血运行不畅，正如《景岳全书·积聚》曰："盖脾虚则中焦不运，肾虚则下焦不化，正气不行，则邪滞得以居之。"故治宜益气与养血并重，调和脾胃，以资生化气血，补脾升阳，扶正固本。

周维顺经验方

【组成】藤梨根 15 g，野葡萄根 15 g，猫爪草 15 g，猫人参 15 g，生薏苡仁 30 g、炒薏苡仁 30 g，灵芝 30 g，炙鸡内金 15 g，炒谷牙 15 g，炒麦芽 15 g，焦山楂 30 g，猪茯苓 15 g。

【功效】清热解毒，清补气血，健脾和胃

【主治】各期锁肛痔。症见便黏液脓血，腹内结块，肛门下坠感，下利清谷或五更泄泻，形瘦纳差，舌淡，苔薄白，脉弦细。

【加减】湿热内蕴型加清热利湿药物：葛根 15 g、黄芩 15 g、黄柏 10 g、白头翁 10 g、败酱草 20 g 等；瘀毒内阻型加活血化瘀，解毒通腑药物：当归 15 g、赤芍 15 g、白芍 15 g、桃仁 10 g、红花 10 g、川芎 10 g 等；脾肾阳虚型加温补脾肾，解毒化湿药物：党参 15 g、炒白术 15 g、半枝莲 30 g、吴茱萸 6 g、五味子 10 g；肝肾阴虚型加滋阴补肾，泻火解毒药物：黄柏 10 g、知母 15 g、生地黄 15 g、熟地黄 15 g、龟甲 15 g、女贞子 15 g 等。腹胀痛甚者加延胡索、赤芍、木香等；失眠者加酸枣仁、首乌藤、合欢皮、琥珀等；纳差者加鸡内金、谷麦芽等；恶心呕吐者加姜半夏、姜竹茹等；便血者加仙鹤草、三七粉、茜草等；出虚汗者加浮小麦、瘪桃干、橹豆衣等；大便秘结者加大黄、枳实、厚朴等；呃逆频繁者加丁香、柿蒂等。

【方解】本病多因外感邪毒、饮食失节、忧思抑郁、久病脾胃受损、运化失常，气结痰凝，气、痰、瘀、毒互结而发生。其病机是脾胃虚寒，运化失常，痰湿内生，肝郁气滞，久郁化火，痰火胶结，气滞血瘀，在人体正虚、免疫功能低下时而终致气、血、痰、瘀、毒互结而成肿瘤。但本病总属本虚标实之证，本虚以脾肾双亏、肝肾阴虚为多见，标实以湿热、瘀毒多见。藤梨根、猫人参、猪茯苓以清热解毒利湿；野葡萄根行血，消积；猫爪草化痰散结，解毒消肿；薏苡仁健脾去湿；灵芝固本扶正；鸡内金、炒谷芽、炒麦芽、焦山楂等消食健胃。

【注意事项】此方须临证辨证加减。

【现代研究】薏苡仁具有抗肿瘤、免疫、抑制胰蛋白酶等作用；猪茯苓具有利尿、增强免疫、抗肿瘤等作用；藤梨根具有增强细胞免疫和抑制体液免疫的作用，其抗肿瘤作用可能与其促进淋巴细胞转化和增强 NK 细胞活性有关；野葡萄根对金黄色葡萄球菌有强烈的杀灭作用；猫爪草及其制剂对肺结核、急性炎症、淋巴结核和多种癌症及淋巴瘤有疗效。灵芝对于增强人体免疫力，调节血糖，控制血压，辅助肿瘤放化疗，保肝护肝，促进睡眠等方面均具有显著疗效；鸡内金能使胃液的分泌量增加和胃运动增强，加速排除放射性锶，抑制肿瘤细胞等作用；麦芽具有助消化、降血糖、抗真菌、抑制催乳素释入等作用；山楂能防治心血管疾病，具有扩张血管、强心、增加冠状动脉血流量、改善心脏活力、兴奋中枢神经系统、降低血压和胆固醇、软化血管、利尿、镇静、防治动脉硬化、防衰老、抗癌等作用。

【用方经验】周老认为，大肠癌确诊后在早期应尽快争取手术机会，中晚期可结合化疗、放疗、免疫等治疗手段，该病临床各期均宜结合中医药治疗。本病早期属邪实，治当清热利湿解毒，活血化瘀消积。中晚期属虚，应注重扶正，健脾益肾，滋阴养血，扶正以祛邪。对放疗后的患者，治则宜清热解毒，生津润燥，清补气血，健脾和胃，滋补肝肾；对化疗后的患者宜温补气血，健脾和胃，滋补肝肾。如出现发热反应时则可酌加清热解毒之剂。在治疗过程中，周老始终重视"热毒"的因素，故在各证型中多用清热解毒类的抗癌中药，如半枝莲、白花蛇舌草、蒲公英、三叶青等。认为脾胃主运化，脾胃功能正常与否直接关系到气血的生成，睡眠质量好坏又直接影响着人的精气神，两者状态好坏均关系到机体的抵抗力，人的生存时间和生活质量，故多用鸡内金、谷麦芽、神曲等健脾胃，酸枣仁、首乌藤、琥珀等安神助睡眠。在发病的各期都不忘扶正，只有正气充足才能驱邪外出，故常用灵芝、薏苡仁、淮山药、党参等扶助正气。此外，还经常适当选用一些中成药如西黄胶囊、参芪片、参莲等与汤药起协同作用，使药效更持久。

乌龙散（张东岳经验方）

【组成】白花蛇舌草 75 g，薏苡仁 30 g，黄药子 15 g，金果兰 10 g，白屈菜 10 g，三七 1.5 g，龙葵 30 g，乌药 3 g，乌梅 6 g。

【功效】解毒、消痈、抗肿瘤。

【主治】肠痈、痢疾、癌瘤。适用于癌肿早期正盛邪实患者，表现为局部肿块常无自

觉症状，舌苔、舌质、脉象大多数正常，饮食起居一如常人。

【加减】胃肠积热，大便燥结者宜服内疏黄连汤或枝子金花丸。如有便血，可酌情煎服侧柏叶 30 g，鸡冠花 15 g，生地黄 15 g，荷叶 10 g，百草霜 10 g，血余炭 10 g。或配合服槐花散或槐角丸。

【方解】此种正盛邪实患者的治疗当以去邪为主，或去邪兼以扶正，采用先攻后补或攻补兼施的方法，使"邪"去而不伤"正"。白花蛇舌草、薏苡仁以清热解毒、利湿散结；黄药子、金果兰、白屈菜以凉血消瘰、清热解毒；三七具有散瘀止血，消肿定痛之功效；龙葵以清热解毒、活血散瘀；乌药行气止痛；乌梅涩肠止泻、收敛止血；全方共奏解毒、消痈、抗癌的功效。

【注意事项】中晚期癌肿忌用。

【现代研究】白花蛇舌草有抗菌消炎作用；薏苡仁具有抗肿瘤、免疫、抑制胰蛋白酶等作用；金果兰具有促进胰岛素分泌及增加葡萄糖的摄取，抑制外周性葡萄糖的释放，此外尚含某种成分，在体外能抑制结核分枝杆菌；黄药子对离体兔肠表现抑制，对末孕家兔与豚鼠子宫有兴奋作用；白屈菜能抑制各种平滑肌，有解痉作用，能抑制中枢，抗肿瘤作用等；三七具有较强的止血作用，抗血小板聚集、抗凝血酶和促进纤维蛋白溶解，对多能造血干细胞的增殖具有明显的促进作用；龙葵对动物有抗炎作用，可提高小鼠体内自然杀伤细胞的活性，对金黄色葡萄球菌、志贺菌属、伤寒沙门菌、变形杆菌、大肠埃希菌、铜绿假单胞菌、猪霍乱杆菌均有一定的抑菌作用；乌梅对多种致病菌有抑制作用，在体外试验发现，乌梅对人宫颈癌 JTC-26 株有抑制作用，抑制率在 90% 以上，小鼠玫瑰花环试验表明，乌梅对免疫功能有增强作用。

【用方经验】张东岳教授认为：患者得病后，因病因病程、发病部位、病程长短、个体差异等不同情况，而表现出不同的症状和体征，因而必须认真地分析和归纳，分辨阴阳气血的盛衰，找出发病因素，弄清正邪关系，而确定施治方法。在治疗过程中要注意

外科国医圣手时方

外科国医圣手时方

整体，全面分析。同时要掌握"标本缓急"（急者治其标，缓者治其本；标急以治标为主，标不急以治本为主）。在虚实夹杂的情况下注意"标本兼顾""扶正祛邪"。

参苓白术散合四神丸加减
（王沛经验方）

【组成】党参 30 g，白术 15 g，茯苓 30 g，薏苡仁 30 g，肉豆蔻 6 g，五味子 15 g，补骨脂 15 g，吴茱萸 9 g，诃子肉 6 g，半枝莲 30 g，藤梨根 30 g，葛根 30 g。

【功效】温补脾肾。

【主治】脾肾阳证之锁肛痔，症见腹痛隐隐，便溏或黏液血便，倦怠乏力，形寒肢冷，纳差腹胀，腰膝酸软，舌淡红而胖，边有齿痕，苔薄白，脉沉细。

【加减】若肾阳虚明显者，加淫羊藿、巴戟天、肉桂各 10 g；兼腹水尿少者，加白茅根、大腹皮、茯苓皮各 30 g。

【方解】本方证由脾虚肾衰，阳气不振，血络瘀阻所致之锁肛痔。脾虚水谷不化，清浊不分，故见便溏；脾肾阳虚，阴寒凝聚，则腹痛、腰酸肢冷；脾肾阳虚，阳气不能化精微以养神，以致倦怠乏力。方中党参、白术、茯苓益气健脾渗湿；薏苡仁助白术、茯苓以健脾渗湿；补骨脂辛苦大温，补命门之火以温养脾土；肉豆蔻温中涩肠，与补骨脂相伍为用，既增强温肾暖脾之力，又涩肠止泻；吴茱萸暖脾散阴寒；五味子固肾涩肠，合吴茱萸以助补骨脂、肉豆蔻温涩止泻；诃子肉涩肠止泻；半枝莲、藤梨根清热解毒；葛根疏散退热、升阳止泻。诸药合用，补中气，渗湿浊，行气滞，使脾气健运，湿邪得去，火旺土强，则诸症自除。

【注意事项】泄泻兼有大便不通畅，肛门下坠感者忌服。忌食生冷之物。

【现代研究】党参具有抗肿瘤、抗菌、抗炎、镇痛、抗辐射、调节胃肠运动等作用；白术具有抗菌、抗肿瘤、抗血凝、保肝利胆、降血糖等作用；茯苓具有利尿、镇痛、抗肿瘤等作用；薏苡仁具有抗肿瘤、免疫、抑制胰蛋白酶等作用；肉豆蔻具有抗菌、抗炎、抗肿瘤、镇静等作用；五味子具有兴奋中枢、镇咳祛痰、强心和降血压、保肝、增加细胞免疫功能、抑菌等作用；补骨脂具有止血、抗肿瘤、抑菌、杀虫、舒张支气管平滑肌等作用；吴茱萸具有抗菌、抗病毒、抗血栓、抗胃肠痉挛等作用；诃子肉具有收敛止泻、解痉、抑菌、抗氧化等作用；半边莲具有抑菌、抗肿瘤等作用；藤梨根具有抗肿瘤、抗菌、抗病毒等作用；葛根具有抑制血小板凝聚、解热、降血糖等作用。

【用方经验】北京中医药大学博士生导师王沛教授认为本方适用于脾肾阳虚之症，症见腹痛隐隐，便溏或黏液血便，倦怠乏力，形寒肢冷，纳差腹胀，腰膝酸软，舌淡红而胖，边有齿痕，苔薄白，脉沉细之证。上方诸药合用，以补中气，渗湿浊，行气滞，使脾气健运，湿邪得去，火旺土强，则诸症自除。

第七节　直肠息肉

直肠息肉是指发生在直肠黏膜上的新生物，多因粪便慢性刺激而引起，为常见的良性肿瘤。单发性居多，多发性的占少数。息肉是人体组织上多余的肿块，约占消化道良性肿瘤的 45％～70％。直肠息肉多数是带蒂的圆形或椭圆形的肿物，可突入肠腔上下移动。其蒂的大部分是肠黏膜由于肠蠕动或粪便牵拉延长所致。直肠带蒂息肉脱出肛外，中医称为息肉痔。主要临床症状为：无痛性便血、脱垂和肠道刺激症状。据《灵枢·水胀》曰："寒气客于肠，与卫气相搏，气不得荣，因有所系，癖而内著，恶气乃起息肉乃生。"或因

"湿热下迫大肠，肠道气机不利，经络阻隔，淤血浊气凝聚而成"。

加味济生乌梅丸（龚志贤经验方）

【组成】乌梅（酒醋浸泡）1500 g，僵蚕 500 g，穿山甲 30 g，象牙屑 30 g。

【功效】收涩止血，攻坚散结，化恶消息肉。

【主治】直肠息肉、声带息肉、宫颈息肉。

【加减】出血多者，加槐花、地榆炭、侧柏炭、三七粉。

【方解】方中乌梅性味酸平，有敛肺涩肠、入肝止血、蚀腐肉、化痔消息肉之功。僵蚕性味咸辛平，有消风、化痰、散结之功。象牙屑性味甘寒，有清热、化痰、拔毒、生肌之功。穿山甲性味咸、微寒，有消肿祛痰之功。

【注意事项】服药期间饮食宜清淡，多食水果蔬菜，保持大便通畅，忌煎炒辛辣，成人忌烟酒。

【现代研究】方中乌梅呈酸性，具有较强的抑菌作用。对平滑肌有迟缓作用，还有利胆、抗过敏等作用。僵蚕醇水浸出液对小鼠、家兔均有催眠、抗惊厥作用；其提取液在体内、外均有较强的抗凝作用；僵蚕粉有较好的降血糖作用；体外试验，对金黄色葡萄球菌、铜绿假单胞菌有轻度的抑菌作用，其醇提取物体外可抑制人体肝癌细胞的呼吸，可用于直肠瘤型息肉的治疗。穿山甲的主要药理作用为扩张血管壁，降低外周阻力，显著增加股动脉血流量；延长凝血时间，降低血液黏度；提高缺氧耐受力；抗炎。象牙屑提取物具有很好的促成纤维细胞增殖、胶原合成的作用，对溃疡愈合有利，与传统的中药药理基本一致，其机制可能与其促 TIMP‑1 合成，提高 SOD 酶活性，降低 MDA 产生，以及促 NO 产生有关。

【用方经验】龚志贤运用加味济生乌梅丸治疗多发性直肠息肉，该患者 58 岁，男性。入院时大便时有鲜血，血附于大便之表面，排便时肛门无疼痛或下坠感。查体：距肛缘 5 cm 处 3 点、5 点、9 点肠壁均有息肉似葡萄状紫红色，蒂短紧附于肠壁，触之易出血。入院后服用济生乌梅丸，每次 1 粒，每日 3 次，便血逐渐消失，共服药 24 天，检查：各点之息肉已脱落，基底部有少许残根已近乎肠壁平行，无出血，出院时带"济生乌梅丸" 15 日量，3 个月后复查息肉无所见。

外科国医圣手时方

第九章 骨伤科疾病

第一节　骨　折

骨折是指骨的完整性或持续性受到破坏所引起的，以肿胀、疼痛、畸形、功能障碍、畸形等为主要表现的疾病，是临床常见多发病。由外伤引起者为外伤性骨折，发生在原有骨病部位者为病理性骨折。骨折愈合是机体有规律的、持续渐进的复杂的修复过程，其过程可分为血肿机化期、原始骨痂形成期、骨痂改造塑形期，通过膜内成骨与软骨内成骨两种方式完成骨的修复和改建。

清陈士铎《百病辩证录》曰："血不活者淤不去，淤不去则骨不能接也。"骨折后，如气血旺盛流通，就能加快断端连接；反之气血虚弱淤滞，骨折就难愈合。后世伤科医家都遵循明刘宗厚《玉机橄义》中所提出的"先逐淤血，通经络，和血止痛，然后调养气血，补益胃气"的治则对骨折患者进行辨证论治。

断骨丹（魏指薪经验方）

【组成】三七、大黄、续断、土鳖虫、自然铜、落得打、乳香、没药、五加皮、肉桂、茜草、积雪草、蒲公英等18味中药。

【功效】活血化瘀，消肿止痛。

【主治】骨折早期之气滞血瘀证。

【方解】断骨丹18味中药中，续断、自然铜、土鳖虫为接骨三宝，三七、乳香、没药、肉桂等具有活血化瘀、消肿止痛之功效，大黄、茜草、积雪草、蒲公英等具有清热消肿抗炎之功效。

【注意事项】临床使用较少出现皮肤过敏，孕妇禁用。

【现代研究】断骨丹是魏指薪老中医祖传治疗骨折的外用药，多年临床应用，具有活血化瘀、消肿止痛、促进骨折愈合的功效，显著性缩短疼痛、压痛、骨折线消失的天数。断骨丹对兔桡骨骨折愈合有促进作用。在骨质疏松性骨折早期，断骨膏能够促进软骨骨痂向骨性骨痂转化形成，减少早期软骨骨痂的过量形成，提高骨痂的密度。

【用方经验】使用时需将断骨丹18味中药按处方计量、研粉，再按比例与水和饴糖调和，敷于患处。

第二节　颈椎病

颈椎病是指颈椎间盘退行性变、颈椎肥厚增生以及颈部损伤等引起颈椎骨质增生，或椎间盘脱出、韧带增厚，刺激或压迫颈脊髓、颈部神经、血管而产生一系列症状的临床综合征。我国50岁左右的人群中大约有25%的人患过或正在患颈椎病，60岁左右的人患此病者高达50%，70岁左右的人几乎达到100%，慢性劳损是首要罪魁祸首。本病主要表现为颈肩痛、头晕头痛、上肢麻木、肌肉萎缩、严重者双下肢痉挛、行走困难，甚至瘫痪。病情常呈急性发生到缓解、再发生、再缓解的规则。多数颈椎病患者预后良好，只有少数患者需要手术治疗。中医学认为导致颈椎病病因病机主要是寒、痰、瘀、虚四者杂合而致病。以虚为本，寒、痰为标，瘀血贯穿病之始终。治疗以补气血、益肝肾、祛风寒、化痰湿、活瘀血、通经络等为法。

颈舒汤（郭剑华经验方）

【组成】葛根 15 g，当归 15 g，狗脊 20 g，桂枝 10 g，炒白术 12 g，白芍 15 g，黄

芪 30 g，茯苓 20 g，全蝎粉 3 g。

【功效】补气血、益肝肾、祛风寒、化痰湿、活瘀血、通经络。

【主治】颈椎病（脊髓型除外）。

【加减】寒湿痹阻者加羌活、独活、汉防己；痰瘀阻络者加法半夏、陈皮、红花、桃仁、丹参，气血不足加党参、熟地黄；肝肾亏虚者加山药、山茱萸；偏于阴虚者加龟甲、菟丝子、女贞子；偏于阳虚者加鹿角胶、肉桂、肉苁蓉。神经根型加桑枝 15 g，羌活 10 g，防风 10 g，细辛 3 g；椎动脉型加丹参 15 g，川芎 10 g；交感神经型加枸杞子 15 g，淫羊藿 10 g，山药 20 g。

【方解】本方以黄芪、当归补益气血为君药。辅之茯苓、白术、桂枝以健脾化湿、温化痰饮；狗脊补益肝肾、强筋壮骨；全蝎活血化瘀、搜剔经络，共为臣药。葛根、白芍以舒筋解痉、缓急止痛为佐药。再以甘草调中和胃为使药。诸药合用，共奏补气血、益肝肾、祛风寒、化痰湿、活瘀血、通经络之功效。

【注意事项】该方不适用颈椎病脊髓型。

【现代研究】临床研究表明颈舒汤具有显著改善颈椎病"头痛""眩晕""项筋急和颈肩痛"等症状，取得了满意的临床疗效（总有效率达 87.1%）。

现代中药药理研究表明，颈舒胶囊中黄芪、当归、全蝎、狗脊可改善微循环，降低血液黏度，抑制血小板聚集；桂枝、茯苓、白术可降血脂，增加动脉弹性；葛根、白芍、甘草可缓解血管及肌肉痉挛，改善血液循环等。在活血化瘀药中加入祛风散寒除湿化痰药，对毛细血管渗透性亢进、组织液渗出、局部肿胀均有显著的效果。颈舒胶囊的动物急性毒性试验结果表明毒性较低，药效学试验结果表明有明显的镇痛、抗炎及活血化瘀作用。临床观察颈舒胶囊未发现明显的毒副作用，具有安全、有效、价廉、方便等优点。

【用方经验】该方多用于颈椎病的颈型、神经根型、椎动脉型颈椎病、交感神经型等，不适用脊髓型颈椎病。证见颈肩痛、头晕头痛、上肢麻木、肌肉萎缩、双下肢痉挛；舌质淡红，苔薄白或微黄，脉弦等。常规用量：

葛根 15 g，当归 15 g，狗脊 20 g，桂枝 10 g，炒白术 12 g，白芍 15 g，黄芪 30 g，茯苓 20 g，全蝎粉 3 g。上药水煎 3 次，将 3 次药汁混合，分 3 次温服，每日 1 剂。7 剂为 1 个疗程，疗程间隔 2 日。或按比例制成胶囊服用。肝肾功能不良者宜酌情减少上药用量，并定期复查肝肾功能。

颈椎 I 号方（孙树椿经验方）

【组成】三七 6 g，川芎 10 g，延胡索 10 g，白芍 15 g，威灵仙 10 g，葛根 15 g，羌活 10 g。

【功效】活血化瘀，理气止痛。

【主治】神经根型颈椎病（血瘀气滞、脉络痹阻证）。

【方解】方中三七活血化瘀，止血定痛为君药；川芎、延胡索活血行气，祛风止痛，为臣药；白芍养血敛阴、柔肝止痛；威灵仙、羌活祛风湿、通经络、止痹痛；葛根发表解肌，共为佐使。诸药合用共奏活血化瘀、祛风湿、止痹痛之功。

【现代研究】临床上对神经根型颈椎病（气滞血瘀证）进行系统治疗，该方具有见效好、止痛快、复发率低等优点，总有效率为 90.2%。

动物实验结果显示颈椎 I 号通过降低血浆中 PGE_2 的含量，减轻了炎症反应机制，控制了炎症的变化发展。同时使炎性疼痛的超敏情况有所控制，说明颈椎 I 号具有明显的抗炎、消肿功效。同时病理学观察发现颈椎 I 号可以减轻神经根组织充血、水肿，淋巴细胞浸润及后期减少瘢痕增生和粘连等病理反应。

【用方经验】孙教授认为，神经根周围组织的充血、水肿以及炎症细胞反应，属于气滞血瘀，进一步发展可形成异物肉芽肿，压迫神经根产生根性症状。在神经根型颈椎病中，气血不畅、脉络瘀阻产生的瘀血内停，是本病的主要病理所在，活血化瘀是治疗本病的基本环节。活血化瘀法具有改善血液循环、抗炎、抑制胶原合成、促进增生性疾病的转化和吸收、增强吞噬细胞功能作用。颈椎Ⅰ号正是遵照活血化瘀，理气止痛这一原则立法处方的。方中三七作为君药起活血化瘀、消肿止痛作用，并配伍川芎、延胡索等活血理气之品，使全方具有活血化瘀、宜痹通络、理气消肿止痛之功效。

颈椎Ⅲ号方（孙树椿经验方）

【组成】天麻 10 g，钩藤 10 g，川芎 10 g，延胡索 10 g，白芷 10 g，细辛 6 g，葛根 15 g，黄芩 10 g。

【功效】平肝潜阳，祛瘀止痛。

【主治】椎动脉型颈椎病（血瘀气滞、脉络痹阻证）。

【方解】方中天麻、钩藤平抑肝阳，祛风通络；川芎、延胡索、白芷、细辛活血行气，祛风止痛；葛根、黄芩清热解肌，诸药共奏平肝潜阳、祛瘀止痛之功。

【现代研究】椎动脉型颈椎病临床主要表现为头晕、头痛及自主神经功能紊乱的症状，

如恶心、呕吐等，属中医学眩晕范畴。以往多认为此型是颈椎骨性狭窄及环枢关节的改变所致。但孙教授在长期临床观察中发现，颈椎失稳所致本病占有很大比例。X 线摄片以往多注意颈 1、2，但实际上多数患者颈 3、4、5 有失稳表现。孙教授指出，椎动脉走行于第 6 颈椎以上 6 个横突孔，同时接受来自椎神经、颈中节发出的交感神经，椎动脉周围结构的病变不仅使椎动脉受累，而且可能刺激周围神经，使椎动脉受累更加严重。而颈 3、4、5 附近的肌肉较弱，且该段处于颈区的弧顶，稳定性较差。此段不稳可以首先刺激或压迫椎动脉内侧的交感神经，反射性引起椎动脉病变。针对此，运用手法治疗能缓解颈部肌群的痉挛，松解粘连，促进局部血运恢复，纠正颈椎失稳，从而达到治疗效果。孙教授制定了颈椎Ⅲ号方，全方由天麻、钩藤、川芎、延胡索、白芷、细辛、葛根、黄芩组成，诸药共奏平肝潜阳、祛瘀止痛之功。与手法治疗里应外合，收效甚佳。

第三节　腰椎间盘突出症

腰椎间盘突出症是由于腰椎间盘变性，纤维环破裂，髓核突出刺激或压迫神经根、马尾神经所表现出来的一系列临床症状和体征，俗称"腰突症"。最多见的症状为疼痛，可表现为腰背痛、坐骨神经痛，典型的坐骨神经痛表现为由臀部、大腿后侧、小腿外侧至跟部或足背的放射痛。常给患者的生活和工作带来诸多痛苦，甚至造成残疾，丧失劳动能力。

中医学认为，"元气即虚，必不能达于血管、血管无气，必停留而瘀"。患者因年老体弱而精气不足，筋骨之患迁延，或者外力致伤，精气不复，迁延劳损，局部肢体气血不足，卫阳不固，腠理空疏，复为风寒湿三气杂至，气血凝滞而为痹证。因此在治疗上宜益气化瘀，以促使气足血活，无所瘀滞，从而达到预防及延缓椎间盘退变的发生发展。

益气化瘀方（施杞经验方）

【组成】黄芪 15 g，川芎 12 g，丹参 9 g，人工麝香 0.03 g，防己 15 g。

【功效】益气化瘀，行气通络。

【主治】腰椎间盘突出症气虚血瘀证。

【加减】腰腿疼痛甚者，加红花、三棱、莪术以活血化瘀止痛。纳差甚者，加山药、薏苡仁等化湿和胃；或以陈皮、砂仁等理气和胃；或加柴胡、郁金、白芍、赭石等疏肝和胃；或加沙参、麦冬、石斛、生地黄、玄参等养阴和胃；或加半夏、天南星、白芥子、枳实等祛痰和胃，随证用之。

【方解】方中黄芪性甘，益气固表，利水消肿，为君药；川芎、丹参相伍，既有行气理气之功，又有活血化瘀之效为臣药；防己利水消肿，通络止痛为佐药；人工麝香辛、

温、归心、脾、肝经，有通络、散淤之功能为使。诸药合用共奏益气化瘀、行气通络的功效。

【注意事项】有心、肝、肾或造血功能损伤者，孕妇、哺乳期妇女慎用。

【现代研究】临床研究表明益气化瘀方具有显著改善腰椎间盘突出症状的作用，取得了满意的临床疗效（总有效率达93.3%）。

前期实验研究中施杞等采用动静力失衡性大鼠椎间盘模型，发现益气化瘀方参与了椎间盘细胞内细胞信号转导类基因的调控，能够上调PTK，可能参与椎间盘细胞的黏附与凋亡过程。通过观察大鼠腰神经根受压模型施旺细胞，神经肌肉终板，神经肌肉接头部花生凝集素结合分子等，发现益气化瘀方能促进施旺细胞的增生及提高其再生功能，加快神经肌肉接合部的重建，缩短神经再生修复进程。进一步实验研究发现，益气化瘀方能促进神经细胞黏附分子、GAP-43与PGP9.5的表达，明显加快神经的再生修复；促进大鼠椎间盘软骨细胞生长、增殖及促进细胞DNA合成；调控大鼠椎间盘软骨细胞内Ⅰ、Ⅱ型胶原表达；调控大鼠椎间盘纤维环细胞内Bax、bcl-2和caspase-8表达，其延缓椎间盘退变的机制可能与调控细胞的凋亡相关因子有关。

【用方经验】腰椎间盘突出症气虚血瘀证，证见腰部疼痛，向下肢放射痛或麻木，伴神疲乏力，气短纳差，舌质淡胖，苔薄白或微黄，脉弱等。常规用量：黄芪15 g、川芎12 g、丹参9 g、防己15 g、人工麝香0.03 g。每日1剂，水煎服。或按比例制成胶囊服用。肝肾功能不良者宜酌情减少上药用量，并定期复查肝肾功能。

海马全蝎丸（姚共和经验方）

【组成】海马10 g，全蝎3 g，炙土鳖虫10 g，牛膝10 g，炮穿山甲10 g，木瓜15 g，蜈蚣2条。

【功效】补肾壮腰，通经活血。

【主治】腰椎间盘突出症。

【加减】腰痛如刺，痛有定处，疼痛拒按，舌质紫暗，脉弦紧或涩者，加三棱10 g，莪术10 g；腰腿冷痛重着，受寒及阴雨加重，肢体发凉，舌质淡，苔白或腻，脉沉紧或濡缓者，加炙川乌6 g，独活10 g；腰腿疼痛乏力，痛处伴有热感，恶热口渴，小便短赤，脉濡数或弦数者，加黄柏10 g，革薢10 g；腰酸痛，腿膝乏力，劳累更甚，手足不温，少气懒言，舌质淡，脉沉细者，加淫羊藿15 g，巴戟天15 g。

【方解】方中海马温肾壮阳，化结消肿；全蝎镇痉通络，为方中君药，以治突出物压迫神经根，神经根粘连水肿，腰腿疼挛疼痛等症。炙土鳖虫、炮穿山甲、蜈蚣性善走窜，能通经脉之痹阻，搜络中之风湿，是为臣。木瓜舒经活络，专治下肢麻木，用为佐。牛膝入腰肾，引药下行，用为使。该方药专力胜，具有补肾壮腰，通痹止痛之功效。

【现代研究】临床研究表明海马全蝎丸具有显著改善腰椎间盘突出症症状的作用，取得了满意的临床疗效（总显效率为82.7%）。

动物实验表明海马全蝎丸可有效抑制兔模型神经根局部的炎症因子IL-1、IL-6、TNF-a的表达，降低神经根局部炎症介质水平从而达到消除炎症缓解疼痛作用，直接针对炎症导致盘源性腰腿痛这一主因治疗，抓住了腰椎间盘突出症的病理关键。该方还可改善微循环，促进神经根营养。从现代药理学角度来看，海马、土鳖虫具有纤溶活性、抑制毛细血管通透性、改善微循环等多重功效，从而可以促进神经根静脉回流与毒性代谢物的排泄、提高组织供氧能力，同时可以促进神经根水肿的消除，间接缓解神经根的受压，从而阻断其受压造成的恶性循环。因为改善局部组织的微循环，故而能提高局部组织供氧量，促进酸性代谢物的排泄、降低H^+浓度。

【用方经验】姚教授通过多年的临床实践，认为颈腰肩腿的疼痛及麻木，从中医病机来分析，为肾虚督愈、瘀阻经络两个基本因素，中药治疗补肾为主，祛瘀为要。用药特点：其一，补肾宜用血肉有情之品，肾虚腰愈是增龄积累所致，草本类补肾药恐难在较短的时间内起到补益效果，当选用海马、鹿茸等血肉有情之品，补肾的功效更精、更专。其二，祛瘀重用发散走窜之品，久病入络成瘀，邪气久羁，深入筋骨，瘀血凝滞不行，变生痰湿瘀浊，经络闭塞难通，不是一般活血和营之品所能宣达，必借发散走窜之品，搜剔经络，祛除深伏之邪。舒筋活络、祛风除湿类的秦艽、羌活、独活，虫类药物的土鳖虫、蜈蚣、全蝎等为常用之品。由于虫类药品多温燥，应配伍养血滋阴之品制其偏性；还应配伍引经之药如牛膝，引药力达到腰腿，提高疗效。

第四节　强直性脊柱炎

强直性脊柱炎是一种慢性炎性疾病，主要侵犯骶髂关节、脊柱骨突、脊柱旁软组织及外周关节，并可伴发关节外表现。好发于10～40岁，平均发病年龄为25岁。男性较女性多见，男女发病率之比为（2～3）：1。强直性脊柱炎的发病和 HLA-B$_{27}$ 密切相关，并有明显家族聚集倾向。该病临床起病隐袭，患者逐渐出现臀髋部或腰背部疼痛和/或发僵，尤以卧久（夜间）或坐久、晨起时腰部发僵明显，翻身困难，但活动后减轻。本病常累及青壮年，如果没得到恰当的治疗，将造成学习、工作能力下降，甚至残疾。

中医学认为，本病肾督不足为先，风寒湿邪侵入肾督，造成骨损、筋挛、腰脊僵痛，而渐成"尻以代踵，脊以代头"的疾病。在治疗上，宜益肾壮督，蠲痹通络。

益肾蠲痹丸（胶囊）（朱良春经验方）

【组成】熟地黄、全当归、淫羊藿、仙茅、炙蜂房、炙僵蚕、鹿衔草、炙乌梢蛇、骨碎补、炙全蝎、炙蜈蚣、炙蜣螂虫、生甘草、土鳖虫。

用苍草、鸡血藤、寻骨风各煎汁泛丸如绿豆大。

【功效】益肾壮督，搜风剔邪，蠲痹通络。

【主治】强直性脊柱炎。

【加减】有伤阴之征，上方去仙茅，加生地黄、生白芍、川石斛各 150 g，如法制丸守服，以巩固疗效。兼痰湿者选加炒白芥子、生天南星；兼血瘀者选加水蛭、丹参、桃仁、红花；兼湿热毒内蕴者选加秦艽、金银花；疼痛剧者加延胡索。

【方解】益肾蠲痹丸是全国著名老中医、痹症专家的经验效方，是根据痹症形成的病因病机，选用补肾培本，活血通络之中药，伴用虫类药，主要由地黄、当归、淫羊藿、骨碎补、地龙、蜂房、全蝎、地鳖虫等组成。共奏温肾壮督，蠲痹通络，散瘀涤痰、搜风剔邪的作用；

【注意事项】本品服用后偶有皮肤瘙痒过敏反应和口干、便秘、胃脘不适等症。儿童及老年人慎用，孕妇、婴幼儿及肾功能不全者禁用。

【现代研究】临床研究表明益肾蠲痹丸具有显著改善强直性脊柱炎患者症状，提高患者生活质量，总有效率达 98.7％。

经药理研究，该方含人体所需的 17 种氨基酸及多种微量元素。多种氨基酸可在体内直接合成各种酶、激素并调节人体内代谢的平衡。多种微量元素可以调节机体内因微量元素变化引起的紊乱，其中钙、镁含量足以保证人体病理状况下必需的微量元素要求，铁对活血化痕、通络利痹可起重要作用；锌和锰对益肾壮督和提高机体免疫力也十分有利。实验也证明本药除能消炎止痛外，对骨质的增生和破坏亦有修复作用。另据现代药理研究证明，该方具有消炎、消肿、镇痛，调节机体的细胞免疫和体液免疫功能，促进类风湿因子转阴，并能减轻滑膜组织炎症，减少纤维沉着，修复软骨细胞增生等作用。

【用方经验】该方多用于强直性脊柱炎肝肾亏虚及痰瘀闭阻型。症见腰骶部刺痛或隐

外科国医圣手时方

痛、晨僵、关节肿痛日久，舌暗有瘀斑或斑点，苔白或腻，脉弦涩等。常规用量：熟地黄、全当归、淫羊藿、仙茅、炙蜂房、炙乌梢蛇、炙僵蚕、鹿衔草、骨碎补各 150 g，炙全蝎、炙蜈蚣各 40 g，炙蜣螂虫、炙土鳖虫各 100 g，生甘草 50 g，上药共粉碎为细末，用豨莶草、鸡血藤、寻骨风各 200 g 煎汁泛丸如绿豆大，每早晚各服 8 g。肝肾功能不良者宜酌情减少上药用量，并定期复查肝肾功能。

补肾强督方（阎小萍经验方）

【组成】狗脊 20～40 g，骨碎补 15～20 g，补骨脂 12～18 g，续断 15～30 g，桑寄生 15～30 g，鹿角片 6～10 g，杜仲 15～20 g，桂枝 9～15 g，知母 9～15 g，赤芍、白芍各 6～12 g，防风 9～12 g，片姜黄 12～15 g，延胡索 10～15 g，羌活 12 g，独活 10 g。

【功效】补肾强督、活血通络。

【主治】强直性脊柱炎。

【加减】热痹症见关节红肿疼痛、屈伸不利者用秦艽 9～15 g、忍冬藤 20～30 g、桑枝 20～30 g、络石藤 15～30 g，加苍术 9～12 g、黄柏 9～12 g、牛膝 9～15 g、薏苡仁 20～40 g，以运脾燥湿、祛风清热、活血通络；如关节肿兼有积液者，可加茯苓 15 g～30 g、泽兰 15 g～30 g、泽泻 15～30 g、白术 9～12 g、寒水石 20～30 g。寒痹症见关节冷痛者选用鸡血藤 15～20 g、青风藤 10～15 g、海桐皮 10～15 g；若寒甚重痛不移、四末不温者加淫羊藿 9～15 g、制附片 9～12 g；畏寒重伴脊背冷痛不舒者加炙麻黄 3～9 g、干姜 5～9 g。颈项僵痛不舒、活动受限者加葛根 15～20 g、防风 9～12 g、伸筋草 20～30 g、白僵蚕 9～15 g。

【方解】补肾强督方中以熟地黄补肾填精；淫羊藿温补肾阳；狗脊坚肾强督、利俯仰，3 药共为君药。杜仲补肝肾、健骨强筋；制附子温阳止痛力强；骨碎补坚骨行血；羌活散风除湿，治头、颈、上肢病变，共为臣药。桂枝温太阳经而通血脉；川续断、鹿角胶补肝肾强筋骨；防风祛风胜湿，独活祛下

肢寒湿之邪；配知母滋阴以防桂枝、附子等药的燥热之性，诸药共为佐药。穿山甲散瘀通经活络，引诸药直达病所为使药。诸药合之，使肾充、督壮、骨强、瘀除而诸证自除。

【现代研究】临床研究表明：经补肾强督方治疗 6 个月后可以显著改善强直性脊柱炎患者的免疫炎症，提高患者的功能，改善症状、体征，对其有显著的治疗作用。

现代实验表明：补肾强督法治疗后患者 BGP、BAP、CICP 较前显著增高，PTH 小幅度增高，说明补肾强督法治疗可以显著提高 AS 患者成骨细胞的活性，促进骨生成；治疗后患者 DPD、CTX 水平较前显著降低，说明补肾强督法治疗可以降低 AS 患者的骨吸收水平，减少骨丢失。患者 IL-18 mRNA、IFN-γmRNA 水平均有明显下降，由此推测补肾强督方能显著下调 As 患者增多的致炎因子，纠正患者体内的"免疫偏斜"。研究表明，补肾强督方能够显著下调 AS 患者 PBMC 的 MMP-9 和 TIMP-1 表达，降低患者血清中 MMP-9 和 TIMP-1 水平，可能是减少骨与软骨的基质降解，从而阻止 AS 炎症骨破坏发展的机制之一。综上所述，补肾强督方能够调节 AS 患者的骨代谢水平，并能减轻免疫炎症，减少关节基质降解，改善患者关节、脊柱的活动功能。

【用方经验】《本草汇言》曰："凡藤蔓之属，皆可通经入络。"阎教授认为藤类药善走经络，有舒筋通络之功，临床配合使用，药力可达四肢病所，增强疗效。对于双髋、臀、鼠溪部及坐骨结节的反复交替性疼痛，阎教授认为属肝胆经部位病变，常加郁金 12～15 g、香附 12～15 g，2 药均归肝、胆经，具有疏肝解郁、活血通络之效；病情重、经久不愈者用潼蒺藜、白蒺藜各 6 g，潼蒺藜味甘、涩，性温，归肝、肾经，具有补肾固精、养肝明目之用。白蒺藜味苦、辛，性平，归肝经，清阳疏宣，舒理肝气，又善祛风散结，肝肾同治既补肝肾精血之虚，又祛肝肾经留滞之邪，补泻兼施，通经络而止痹痛并能标本兼顾。疾病活动期红细胞沉降率（ESR）和 C 反应蛋白（CRP）高者，多加炙穿山甲解筋骨牵急，散瘀通经，引药直达病所。

第五节 股骨头坏死

股骨头坏死 (osteonecrosis of the femoral head, ONFH) 是股骨头血供中断或受损，引起骨细胞及骨髓成分死亡及随后的修复，继而导致股骨头结构改变、股骨头塌陷、关节功能障碍的疾病。我国每年新发病例约 15 万以上，累计病例在 150 万～300 万。创伤性股骨头坏死主要见于髋部创伤，如股骨颈骨折等。非创伤性股骨头坏死多见于中青年，最常见病因是酒精中毒、激素。本病以髋关节固定性疼痛、关节活动功能受限、跛行及下肢肌肉萎缩等为主要临床表现，其起病缓慢，病程长，约 80% 患者在发病后 1～4 年发生股骨头塌陷，丧失活动能力，致残率极高。本病属中医学"骨蚀"范畴，内因有先天不足，肝肾亏虚，气血不足，外因有邪毒、外伤、湿热等侵犯经络，其病机以气滞血瘀、筋脉痹阻最为关键。

骨痛仙胶囊（董清平经验方）

【组成】鹿角胶、骨碎补、巴戟天、鳖甲、黄芪、丹参、三七、制川乌、自然铜等。

【功效】通经活络，补益肝肾，活血生骨。

【主治】股骨头缺血坏死。

【加减】湿热俱盛者，肿痛甚，加茵陈蒿，重用苍术、薏苡仁；寒湿痹阻者，加青风藤、独活；肝肾亏虚者，加熟地黄、肉桂、杜仲；瘀血痹阻者加血竭、当归。

【方解】方中以鹿角胶、骨碎补为君，其中鹿角胶性味甘、咸、温，归肝、肾经，功能补肝肾、益精血、止血。骨碎补性味苦、温，归肝、肾经，具有活血续伤、补肾强骨之功。其苦能泻燥，温能通散，故又有补中有行，行中有补的特性。二味君药以补肾健骨为主，且能活血止痛。巴戟天、鳖甲为臣药，其中巴戟天性味甘、辛、温，归肾、肝经，其功补肾阳、强筋骨、祛风湿。鳖甲性味咸、寒，亦归肝肾二经，其功滋阴潜阳、软坚散结、行血祛瘀，用在方中意使阴阳互济，阴中求阳，生化无穷。黄芪补中益气；丹参活血消肿；三七化瘀止痛，三药相配，补气活血、散瘀止痛，共奏祛瘀生新之功，为佐药。川乌大辛大热，其性走而不守，通行十二经脉，热以益火，能补肾阳以壮命门之火；白芍性味苦、酸、微寒，能养血柔肝敛阳、缓急止痛，二药同用，寒热并施，阴阳同治，协助君药温肾阳、益肾阴，亦为佐药。方中之自然铜，性味辛、平，归肝经，有行血化滞、散瘀止痛之功。综观全方，诸药相辅相成，以补肝肾、强筋健骨为主，兼以补气活血化瘀、温经散寒、通络止痛。

【注意事项】本品需长期服用，肝肾功能不良者宜酌情减少上药用量，并定期复查肝肾功能。

【现代研究】临床研究发现：骨痛仙胶囊可以促进骨折愈合，降低股骨颈骨折患者股骨头缺血性坏死并发症的发生，对股骨头缺血坏死具有较好的治疗作用。此外，该药应用于小儿股骨头缺血性坏死病例，有效率达 90.9%。

实验研究发现：骨痛仙胶囊能明显防止全血中 GSH-Px 的活性下降，并促使血清 LPO 含量明显升高。使细胞免受脂质过氧化损伤，从而防止缺血/再灌注损伤，降低细胞膜脆性，防止细胞裂解、坏死。同时，骨痛仙能降低血液黏度，防止血小板聚集，防止脂肪栓子形成，改善微循环供血不良，从而防止了骨细胞的坏死。并且还具有防治股骨头细胞核固缩、骨陷窝的形成、骨小梁的消失的作用。通过对实验动物的体重，血清碱性磷酸酶、钙、磷、锌含量的变化和骨折部位放射学、组织形态学的观测，发现骨痛仙胶囊能明显地促进实验性骨折家兔的骨折愈合，缩短骨折愈合的时间。说明骨痛仙胶囊具有促进骨折愈合的作用。

第六节　膝骨关节炎

膝关节骨性关节炎又称膝关节骨关节病、退行性变关节炎、增生性关节炎、老年性关节炎等。它是一种由于膝关节软骨退行性变引起的关节疼痛和关节功能障碍的中老年常见疾病。世界卫生组织统计，50 岁以上人群中，膝关节炎的发病率为 50%，55 岁以上的人群中，发病率为 80%。我国膝骨关节炎的发病情况约占总人口的 10%，女性比男性多见。本病主要病理改变为软骨退行性变性和消失，以及关节边缘韧带附着处和软骨下骨质反应性增生形成骨赘。目前尚无逆转或中止该病进展的药物。治疗的目的是减轻疼痛，缓解症状，阻止和延缓疾病的发展，保护关节功能，以防残废。中医学认为，"风寒湿邪，痹阻经脉，致使经脉不通，不通则痛"，所以中药治疗当以祛风散寒、解痉通络、活血化淤为目的，同时亦须温肾助阳、扶正固本，以达强筋壮骨、根除关节炎症之功效。

骨炎定方（胶囊）（陈基长经验方）

【组成】骨碎补 15 g，牛膝 15 g，黄芪 30 g，红花 5 g，补骨脂 15 g，木瓜 20 g。

【功效】补肝肾，益气行血。

【主治】主证肝肾亏虚、兼证脾虚型膝关节骨性关节炎。

【加减】风寒甚者加防风、细辛；寒湿甚者加独活；脾肾阳虚者重用北芪 30～60 g，加杜仲、肉桂或加淫羊藿、菟丝子；肝肾阴虚者加桑寄生、续断；痰湿者加陈皮、法半夏、白芥子；痰瘀者加血竭、地龙、全蝎、丹参；气血亏虚者加鸡血藤、川芎；痛甚者加两面针、制川乌、威灵仙。

【方解】方中补骨脂、骨碎补具有温补肝肾之功，共为君药；伍以少量红花取其益气行血之功，牛膝兼有补肝肾及行血之效并引药下行，共为臣药；重用黄芪为佐药，川木

瓜具有舒筋活络之效，并善走下肢为使药。全方配伍以补益肝肾为主，兼能益气行血通络。

【注意事项】本方必须依主证、兼证、随证加减，至于湿热型慎用或禁用。

【现代研究】临床应用中药骨炎定方治疗膝骨节骨性关节炎患者，结果发现，骨炎定方治疗前后患者症状评分及生活活动评分均显著提高，症状和功能得到明显改善，因此认为中药骨炎定处方治疗膝骨关节炎疗效确切。

动物实验研究及临床疗效观察，证实本方能协调软骨组织的合成和降解作用，从而对软骨细胞起保护、修复和增殖等作用。大量的动物实验以及临床观察也已证实，骨炎定具有抑制膝关节软骨细胞凋亡、促进软骨细胞增殖、保护关节软骨的作用；其在临床应用，可以明显缓解患者的症状，提高患者的生活质量。唐勇等采用免疫组化及图象分析方法检测骨炎定对兔实验性骨关节炎关节软骨中诱导型一氧化氮合成酶（iNOS）的表达的影响，结果发现 3 组相比较，骨炎定 iNOS 的表达强度组明显低于对乙酰氨基酚组和模型组。由此认为骨炎定可通过下调 iNOS 在关节软骨中表达，达到防治膝骨关节炎的作用。郑晓辉等通过软骨细胞分离培养，并给与骨炎定含药血清干预实验发现骨炎定含药血清可促进软骨细胞增殖，降低 iNOSmRNA 的表达，增强 Co12a lmRNA 的表达，与空白对照组比较具有显著性差异，由此认为补肾益气活血方剂骨炎定治疗骨性关节炎的疗效可能与其促进软骨细胞增殖，抑制 iNOS 表达，增强 II 型胶原表达，保护软骨细胞的作用有关。唐勇等通过建立兔 Hulth 膝骨关节炎模型并应用骨炎定干预，探讨骨炎定对兔实验性膝骨关节炎关节软骨的组织病理学影响。结果发现骨炎定组的关节软骨病理变化总积分、软骨细胞病理改变积分和

外科国医圣手时方

软骨表层病理改变积分均明显低于醋氨酚组和模型组，因此认为骨炎定能延缓膝骨关节炎的病理过程，达到防治膝骨关节炎的作用。同时，还通过动物实验发现骨炎定可通过上调 bcl-2 在膝关节关节软骨细胞中表达，从而达到防治膝骨关节炎的目的。

【用方经验】该方多用于肝肾亏虚为本，血脉不利为标的膝骨关节炎患者。证见面色无华，精神萎靡，神疲气短，腰膝酸软，耳鸣耳聋，目眩，舌淡红、苔薄白，脉细。常规用量：红花 3～5 g，川牛膝、补骨脂、骨碎补各 12～15 g，木瓜 15～20 g，黄芪 20～50 g。每日 1 剂，水煎内服、熏洗或磨散外敷均可，治疗 4 周为 1 个疗程。本方必须依主证、兼证、随证加减，至于湿热型慎用或禁用。

疏肝祛瘀方（朱少廷经验方）

【组成】柴胡 20 g，当归 15 g，白芍 20 g，茯苓 20 g，桃仁 15 g，红花 12 g，牛膝 15 g，木瓜 15 g，羌活 15 g，防风 15 g，蜈蚣 1 条，牡丹皮 15 g，栀子 15 g。

【功效】疏肝郁，去瘀淤，消肿止痛。

【主治】膝关节骨性关节炎肝气郁结并湿热型。

【加减】疼痛甚者蜈蚣用量加倍；膝关节肿胀严重者加薏苡仁 20 g。

【方解】方中柴胡、当归、白芍取其疏肝解郁之功，茯苓、牡丹皮取其利水消肿之力，羌活、防风祛风而利水消肿，桃仁、红花经牛膝、木瓜引经入络而去膝部瘀血，蜈蚣归肝经，擅于去深部瘀滞所致之顽痛，诸药合用，共达疏肝郁、去膝瘀，消肿止痛之功。

【现代研究】临床应用疏肝祛瘀方治疗膝骨节骨性关节炎患者，结果发现，疏肝祛瘀方治疗前后患者症状评分及生活活动评分均显著提高，症状和功能得到明显改善，总显效率 75.9%，总有效率 94.4%。

动物实验研究表明：本方能明显促进软骨的修复，使软骨层次恢复正常，细胞核浓缩得以恢复，软骨陷窝结构恢复清晰，从而达到治疗骨性关节炎的目的。因而我们认为本方能祛除膝部静脉瘀滞，从而降低骨内压，促进软骨的修复，对防治早中期骨性关节炎有较好的疗效。

【用方经验】该方多用于骨性关节炎肝气郁结并湿热型。以局部发热疼痛为主，多肿胀明显，或伴有皮肤发红。在服上药的同时，嘱患者每日进行股四头肌等长舒缩锻炼，卧位或坐位均可以进行，但要伸直膝关节，股四头肌尽力收缩后稍作坚持，再舒张，如此反复的有节律的进行，每次 10 分钟，每日 3 次。以能牵动髌骨为有效，不出现疲劳为原则。避免下蹲起立动作连续反复出现。

第七节　肩关节周围炎

肩关节周围炎（以下简称肩周炎），俗称凝肩。是肩周肌、肌健、滑囊及关节囊的慢性损伤性炎症。因关节内、外粘连，而以活动时疼痛、功能受限为其临床特点。是一种中老年人的常见病，高发年龄在 40～60 岁，临床发病率可达到 20%。通常认为肩周炎有一定自愈倾向，但自然病程长达 6 个月至 3 年，甚至更长，是影响中老年人生活和工作的常见疾病之一。中医学认为肩周炎属于痹症范畴，年老体弱，气血不足，肝肾亏虚是

肩周炎发病的内因，风寒湿邪及劳累伤损等因素为其外因。5 旬之人，肝血肾精不足，气血虚衰，筋腱失于濡养，腠理空疏，易于感受风寒湿邪。外邪侵入经络，凝滞关节，使气血运行不畅，阻滞不通，而产生疼痛；筋肉拘挛不利而致活动障碍。

肩痛散（熊昌源经验方）

【组成】生草乌、生川乌、细辛、苍术、

羌活、姜黄、天南星、藁本等。

【功效】温经散寒，祛风除湿，通络止痛。

【主治】肩关节周围炎风寒湿证。

【方解】方中生川乌、生草乌、细辛、苍术、羌活、天南星、藁本具有搜风散寒、除湿止痛的作用；配长于行肢臂气血、活血利痹止痛的姜黄，上述诸药配伍共奏搜风寒，除寒湿，通经络，活血止臂痛之功效。

【注意事项】皮肤过敏者慎用本品。

【现代研究】熊昌源等经过137例的临床应用，发现肩痛散通电加热、局部外敷对肩周炎有较好的治疗作用。优良率达90.5%。治疗一般3日开始见效，5日效果显著，7日以后疗效开始逐步减少，14日以后明显减少；其中疼痛缓解比功能障碍改善快。病程短、病情轻，其疗效比病程长、病情重好。

熊昌源前期实验根据中医理论，采用机械劳损加冰敷的方法复制兔肩周炎模型。经组织学观察，造模局部肌肉组织发生肌纤维萎缩变性、坏死，玻璃样变，间质中炎性细胞浸润及滑膜增生、肥厚等病理形态，这与肩关节镜下组织取材切片，所显视的人类肩周炎的病理变化十分吻合。客观上证实了中医"过度劳作，伤于寒湿而致臂痛"《古今医鉴》的理论信而有征。并采用了邻苯三酚法和硫代巴比妥酸（TBA）比色法检测了模兔患肩肌肉、肌腱及滑膜组织中超氧化物歧化酶（SOD）及脂质过氧化物（LPO）含量。实验发现，与健侧肩相比，患侧的SOD明显下降，LPO显著升高。提示氧自由基代谢可能参与肩关节周围炎的病理过程。

以肩痛散通电加热外敷治疗实验性兔肩周炎，发现治疗组模兔患肩肌键组织中的轻脯氨酸、DNA和蛋白质指标含量在治疗各时相均与健侧无明显差异。

【用方经验】该方多用于肩周炎风寒湿、劳损两种类型。具体方法：将肩痛散中药饮片烘干、粉碎，以60目筛过筛而成。取肩散30 g，以醋调成泥状，平铺于纱布药袋中，将其置于肩部痛处，再将可调式通电加热中药外敷器发热板以肩周带装后外置于药袋中，然后通电加热。每次40分钟，每日热敷1次。若有几个痛处，可移动药袋，并相对延长治疗时间。在治疗过程中，患者可根据自己感觉，随时自行调节温度，以保持温热舒适状态。若遇寒冷环境，可先将盛有肩痛散的布袋加热后再移置于肩部。

第八节　骨质疏松症

骨质疏松症是以骨量减少、骨组织微观结构退化为特征，致使骨的脆性增加以及易于发生骨折的一种全身性代谢性骨骼疾病。我国60岁以上的老年人骨质疏松症发病率为59.89%，而每年因骨质疏松症并发骨折者约为9.6%。原发性骨质疏松症常见的症状有：疼痛、身长缩短、驼背、骨折、呼吸功能下降等。骨质疏松的危害性在于多数人无明显症状，一旦出现症状，骨钙丢失常在50%以上，发生骨折的危险性明显增加，短期治疗难以奏效，从而严重危害其健康和寿命。

中医学认为，导致骨质疏松的根本原因是肾精亏虚。肾虚精血不足则髓之生化乏源，不能滋养骨骼，骨之失养会导致骨骼脆弱无力。血瘀痹阻脉络，气血津液不能濡养筋骨，筋骨一旦失于濡养便易疏松脆弱。

骨康方（胶囊）（刘庆思经验方）

【组成】补骨脂15 g，肉苁蓉10 g，淫羊藿10 g，菟丝子15 g，熟地黄15 g，白芍15 g，当归15 g，黄芪15 g，丹参15 g，大枣10 g。

【功效】补肾壮骨、益气健脾、活血通络

【主治】骨质疏松症肾脾两虚夹瘀证

【加减】肾阳虚型可加狗脊、熟附子、肉桂以加强温补肾阳之力；肾阴虚型以基础方减淫羊藿、肉苁蓉，酌加山茱萸、女贞子、知母、黄柏益肾填精，滋阴降火；脾肾阳虚型可加山药、白术、茯苓、熟附子、肉桂温补脾肾，助阳祛寒；气滞血瘀型可加鸡血藤、柴胡、枳壳、郁金、制川乌、延胡索等活血行气，通络止痛。

【方解】本方以补骨脂补肾助阳壮骨为君药，辅之肉苁蓉、淫羊藿、菟丝子、熟地黄、白芍补肾滋阴益精为臣药，此乃"善补阳者，必于阴中求阳"和"壮水之源，以制阳光"之意；同时配以黄芪补中益气，丹参、当归活血通络，共为佐药，此既培补后天生化之源以充肾精，又达到补中寓通，补而不滞的目的；再以大枣调中和胃为使药。此外，方中黄芪、当归合用补气生血，可助菟丝子、熟地黄、白芍补精血之力，大枣可助黄芪健脾益气之功。诸药合用，具有补肾壮骨、益气健脾、活血通络的作用。

【注意事项】本品需长期服用，肝肾功能不良者宜酌情减少上药用量，并定期复查肝肾功能。

【现代研究】刘庆思等经过数百例的临床应用，发现骨康方对绝经后骨质疏松症有较好防治作用。临床研究表明骨康方对原发性骨质疏松症有较好防治作用，总有效率达96%，显效率达72%，尚能减少人工关节置换术后假体周围早期骨量丢失。

刘庆思前期实验发现骨康能提高去势大鼠骨的骨矿含量及骨密度，并促进去势大鼠骨结构的再建，改善骨的内部构造，从而提高大鼠骨的机械性能。并已经证实，骨康方能提高实验动物的骨矿含量和骨密度，改善生物力学性能，调节体内激素水平，具有促进骨形成和抑制骨吸收的双重作用；研究还发现，流式细胞仪监测时在 G1 期前出现凋亡峰，共聚焦显微镜观察可见细胞凋亡征象。说明骨康可以诱导体外培养的破骨细胞凋亡，从而达到减少破骨细胞数量、抑制骨吸收的作用。据此推测，骨康方在抑制破骨细胞活性和诱导破骨细胞凋亡的同时，诱导成骨细胞增殖分化和抑制成骨细胞凋亡，这是骨康方治疗骨质疏松症作用机制中的重要环节之一。中药骨康能明显抑制体外培养界膜组织分泌 TNF-α，与文献报道的补肾法可以降低

IL-6、TNF-α 水平，缓解骨痛症状相符。说明中药骨康可能通过影响细胞因子分泌而达到治疗骨质疏松目的。中药骨康防治去势大鼠的骨丢失是通过促进骨形成而起作用，从而降低去卵巢所引起的骨高转换率。骨康口服液对维甲酸造成的骨质疏松亦有明显的治疗作用，说明骨康口服液防治骨质疏松症的作用优于治疗作用。骨康可以提高去势大鼠血清中雌甲二醇、骨钙素及降钙素的水平，这些变化同体内微量元素的变化应是一致性的。因此，骨康含有性激素样物质可能是其发挥防治骨质疏松作用的原因之一。

【用方经验】该方多用于骨质疏松症肾脾两虚夹瘀证。症见骨质疏松引起的腰背疼痛、肌肉痛、骨折，伴有耳鸣，神疲乏力，食欲减退；舌质淡白或胖大，有齿痕，脉沉弱涩等。常规用量：补骨脂 15 g、肉苁蓉 10 g、淫羊藿 10 g、菟丝子 15 g、熟地黄 15 g、白芍 15 g、当归 15 g、黄芪 15 g、丹参 15 g、大枣 10 g。每日 1 剂，水煎服，或按比例制成胶囊服用。肝肾功能不良者宜酌情减少上药用量，并定期复查肝肾功能。

密骨胶囊（石印玉经验方）

【组成】淫羊藿、何首乌、肉苁蓉、黄芪、石斛、骨碎补、菊花等。

【功效】补肾益精，强筋壮骨。

【主治】肝肾不足证型的原发性骨质疏松症。

【加减】肾阳虚型可加鹿角、杜仲等温补肾阳。肾阴虚型以基础方减淫羊藿、肉苁蓉，酌加枸杞子、黄精、黄柏等养阴为主的药物，平补阴阳，共获奇功。脾虚可加山药、白术、茯苓补气活血，健脾调肝。疼痛较剧可加鸡血藤、柴胡、枳壳、郁金、延胡索等活血行气，通络止痛。

【方解】本方中淫羊藿、何首乌补肾益精为君药；肉苁蓉、骨碎补，归肝肾经补肾、益精血、强筋骨为臣药；石斛、黄芪、菊花，既可制约补肾壮阳之过，使用权阴阳平衡，又可缓急止痛，为佐药。诸药配合，共奏补肾益精、强筋壮骨之功。

【注意事项】本品需长期服用，肝肾功能不良者宜酌情减少上药用量，并定期复查肝肾功能。

【现代研究】临床研究表明密骨胶囊对原发性骨质疏松症有较好防治作用，且还能改善骨质量和骨的生物力学性能，有效缓解疼痛并加快骨折的愈合。

体外实验发现，密骨胶囊含药血清既可显著减少骨吸收陷窝的数量，还可减少陷窝的面积和深度；提高骨细胞活性，促进骨转化，改善骨代谢，加速骨折愈合。动物实验结果显示密骨胶囊能使模鼠已经丢失的骨量部分地恢复，同时还能改善骨的细微结构，从而影响骨的力学性能，增强在低骨量的条件下抗骨折能力。

【用方经验】石印玉教授在临证时常告诫我们，骨质疏松症在治疗上要把握"痛"与"松"的关系：患者因"痛"而来，若医者仅从"松"而治，则效果多难理想。若患者因疼痛而就诊，经检查认为属骨质疏松症者，一般肾虚为其次而瘀阻为其主，因此治疗宜先用活血清热药。同时石教授认为骨质疏松症的疗效标准应基于临床症状改善，而非骨量变化，先当用辨证所定汤剂荡其症，后用补益肝肾健脾诸法缓图根本。石印玉教授在临床上常用补肾填精方药治疗骨质疏松症，如用淫羊藿、肉苁蓉、补骨脂补肾阳益精血，何首乌、石斛补肝肾之阴，牡蛎归肝肾之经。

该方适用于中医辨证属于肝肾不足证型的原发性骨质疏松症，临床表现为腰脊疼痛、酸软少力、步履艰难、头目眩晕、不能持重，舌质或偏红或淡，舌苔薄或薄白、脉或沉细等症状。肝肾功能不良者宜酌情减少上药用量，并定期复查肝肾功能。

第九节　颅脑损伤后遗症

颅脑损伤后遗症又称脑外伤后综合征，是指脑外伤患者在恢复期以后，长期存在的一组自主神经功能失调或精神性症状。包括头痛、神经过敏、易怒、注意力集中障碍、记忆力障碍、头晕、失眠、疲劳等症状。而神经系统检查并无异常，神经放射学检查亦无阳性发现。通常这类患者多为轻度或中度闭合性颅脑外伤，没有严重的神经系统损伤。国内的发生率约为240/10万人，发生的原因以超速或酒后骑驾车占大多数，尤其是加上骑机车未戴安全帽，年龄性别则以15～29岁的年青男性居多数。该病经积极治疗，多可获得满意疗效。中医认为本病为中医伤科中的内伤范畴，病属脑络损伤，其病机为头部直接受到暴力或脑组织受到惯性冲击而致伤。治疗上以活血祛瘀行气、通络开窍安神为主。

健肾荣脑汤（谢海洲经验方）

【组成】紫河车9g，龙眼肉9g，桑椹15g，熟地黄12g，当归9g，丹参12g，赤芍9g，白芍9g，太子参10g，茯苓6g，远志9g，石菖蒲9g，郁金12g，生蒲黄9g。

【功效】补气血，填精髓，宁心神，通脉络。

【主治】脑外伤后遗症。

【加减】谢教授常用桑椹、黑芝麻、女贞子、菟丝子、枸杞子、地黄、山茱萸、何首乌、核桃仁等以填精补脑；紫苏木、北刘寄奴、鬼箭羽、土鳖虫、牛膝、续断、骨碎补、泽兰、自然铜、鸡血藤等针对外伤原因而随方加减。

【方解】紫河车甘咸而温，为血肉有情之品，补肾益精，大补气血，故为君药，合当归、熟地黄、赤芍、白芍3味补血养血，以助君药之效，参芪健脾益气，取阳生阴长之义，能补阴阳，补气补血；龙眼肉、桑椹血健脾；远志养血宁心；石菖蒲、郁金行气解郁开脑窍；赤芍、蒲黄活血化瘀通脉络，加之麝香分肌透骨，开窍通络，其药力更甚。全方以大补阴阳气血为主，同时逐瘀通络、疏导气血，使之外养四肢百骸，内养五脏六腑，故能痊愈。

【用方经验】补肾荣脑方，强调补益虚损，恢复窍道清灵，也能开窍醒脑达到治疗目的。髓由精生，精由肾藏，肾充则髓实。补肾精是益脑髓的主要途径。谢海洲教授强调补肾与补脑不全等同，《灵枢·五癃津液别》曰："五谷精液之合而成膏者，内渗于骨空，外溢于脑髓。"就是说明脑髓不唯肾精所化，尚源于"液"。所以谢海洲教授选用补脑药物一般分为两类。一是血肉有情之品，峻补津血，如紫河车、龟甲等；二是甘温柔润之药，滋阴增液益髓。如黄精、何首乌、核桃仁等。同时指出临床病症往往错综复杂，虚实互见，所以治疗要紧扣病机，根据标本缓急，扶正祛邪兼而施之，灵活变通，不能执一法以贯始终。不可将治法拘泥机械，生搬硬套。既要着重辨证，又不能忽视辨病，在辨证辨病的基础上，权衡精当，方能得心应手。

第十节　软组织损伤

软组织损伤主要是指各种急性外伤或慢性劳损以及自身疾病病理等原因造成人体的皮肤、皮下、浅深筋膜、肌肉、肌腱、腱鞘、韧带、关节囊、滑膜囊、椎间盘、周围神经血管等组织的病理损害。急性软组织损伤一般是受外来的机构应力的作用，当应力作用达到一定的强度超过软组织承受负荷，即能诱发损伤，产生症状。临床多以局部病理改变为主，表现为局部疼痛、肿胀、血肿及瘀斑，肢体功能障碍等。急性软组织损伤疾患通过处理，大多可使患者度过急性期，预后良好，但是有一部分急性软组织损伤疾病在急性期过后则慢性化。

中医学认为"气伤痛、形伤肿"，局部气滞血瘀，不通则痛。故急性软组织损伤患者临床表现为损伤局部疼痛、肿胀、功能障碍等，治宜活血化瘀，消肿止痛。

西红花膏（孙之镐经验方）

【组成】西红花、乳香、没药、生栀子、生川乌、生草乌、月季花、闹羊花、姜黄、血竭、薄荷、冰片。

【功效】活血化瘀，消肿止痛。

【主治】急性软组织损伤之血瘀气滞证。

【方解】方中以西红花活血化瘀为君。辅以"损伤药中断不可缺"，有"极散血止痛，功效的乳香、没药；以姜黄破血行气，通络止痛；以血竭荡涤瘀血，止痛生肌，四药合用加强主药活血化瘀之功，是为臣。佐以生栀子清热舒筋、散瘀止痛，川乌、草乌祛瘀宣痹，月季花活血消肿，闹羊花祛风除湿、散瘀定痛。薄荷、冰片清热舒筋、散瘀止痛为使药。纵观全方君臣佐使，相得益彰，相辅相成，共奏活血化瘀、消肿止痛之功。

【注意事项】该方为水泡油型软膏制剂，如局部皮肤破损，慎用。

【现代研究】临床研究表明：西红花膏能明显改善软组织损伤后各主要临床症状体征。取得了满意的临床疗效（总有效率达87.23％）。

西红花膏的动物实验研究表明：它具有明显的抗炎、镇痛、活血化瘀作用，与空白组相比，有显著性差异。其机制可能是：第一，面对炎症早期的毛细血管通透性增加及炎症增殖过程的肉芽组织增生均有抑制作用。通过降低毛细血管通透性，避免炎性细胞大量渗出。同时使血流加速，改善创伤局部的供血，加速组织损伤后所释放的如组织胺、5-羟色胺、缓激肽、前列腺素等致痛因子的运转和破坏，或抑制它们的释放，达到抗炎镇痛作用；第二，方中川乌、马钱子、闹羊花等药含有具有麻醉作用成分，对局部感觉神经末梢有麻痹作用，从而达到镇痛目的。第三，方中药物如栀子等，含有大量刺激内皮细胞增殖、修复血管内膜，促进毛细血管再生的有效成分，从而使损伤组织得以快速修复。动物实验结果证明西红花膏对二甲苯引起的小鼠耳郭炎症、蛋清所致大鼠足环肿胀有明显的抑制作用；同时热板法、扭体法实验证明西红花膏有明显的镇痛作用；活血化瘀实验中病理学组织观察，西红花膏可减少炎性细胞大量渗出，减轻组织的肿胀程度，促进瘀血吸收，减缓肌纤维变性坏死，促进毛细血管增生。

【用方经验】该方多用于急性软组织损伤血瘀气滞证。外力直接或间接作用于人体，而引起的皮下组织、肌肉组织或关节囊、韧带、肌腱等损伤，伤后皮肤保持完整，时间不超过 2 周。临床表现为局部疼痛、肿胀、血肿及瘀斑，肢体功能障碍等，舌质紫暗或有瘀斑，脉弦涩等。伤后皮肤不完整者慎用。

第十一节　陈伤劳损

陈伤劳损是骨伤科的一大门类，广泛涉及颈椎综合征、骨质疏松症、腰椎间盘突出症、骨质增生病、肩关节周围炎等现代医学诸病。陈伤乃宿伤，俗称老伤，顾名思义就是伤科中的陈旧性劳伤病症。劳损亦劳伤也，不同之处为"劳伤"是劳损之渐。《中藏经》第十九曰："劳者，劳于神气也；伤者，伤于形也。"劳伤不愈，则成劳损。陈旧劳损表现为经脉之气不能贯串，气血失其常度，故易见肩背酸痛，四肢疲乏，动作无力，进而腰酸，纳呆头晕，甚至关节变形等症。此病证实为先天后天不能继，盖脾胃为后天生化之源，主四肢；肝肾命门为先天元气之所系，主筋骨。所以对陈伤劳损之证，石氏伤科理伤多从先天后天论治。

石氏调中保元汤（石仰山经验方）

【组成】党参、炙绵芪、白术、熟地黄、山茱萸、续断、补骨脂、枸杞子、炙龟甲、鹿角胶、陈皮、茯苓。

【功效】健脾胃，益气血，补肝肾，壮筋骨。

【主治】肩项腰背筋骨酸楚、体疲乏力等陈伤劳损之症。

【加减】若见耳鸣、耳聋可加磁石、五味子；视物不清可投枸杞子、菊花；气虚可添大枣、太子参；血虚可用当归、鸡血藤；阴亏加鳖甲、黄精；阳弱加巴戟肉、海螵蛸。

【方解】李中梓在《医宗必读·肾为先天本脾为后天本论》中所言，"经曰：治病必求于本……善为医者，必责根本，而本者有先天后天之辨。先天之本在肾，肾应北方之水，水为天一之源。后天之本在脾，脾为中宫之土，土为万物之母。……经曰：安谷则昌，绝谷则亡，犹兵家之饷道也，饷道一绝，万众立散，胃气一败，百药难施，一有此身，必资谷气，谷入于胃，洒陈于六腑而气至，和调于五藏而血生，而人资之为生者也。故曰：后天之本在脾"。因此，石氏组方中以党参、黄芪、白术、茯苓、甘草等药调补脾胃，益气培源；配以陈皮开启中州、健脾和胃，调肝解郁，以助动气血之源，推动气血运行，而生新血，不断地补充先天之精。更用熟地黄、山药、山茱萸、续断、补骨脂、枸杞子、炙龟甲、鹿角胶等补益肾本，填精益髓，以固元阴真阳，而滋养温熙五藏六腑、四肢百骸、筋脉经络、肌肉皮毛。全方脾肾同论，津血精气共调，以求解除陈伤劳损之苦。

【注意事项】本品需长期服用，肝肾功能不良者宜酌情减少上药用量，并定期复查肝肾功能。

【现代研究】石仰山等采用调中保元汤治疗老年性膝关节病 118 例，经过 1～3 个月治疗，痊愈 15 例，显效 37 例，有效 54 例，无效 12 例，显效率达 44.07%，有效率89.83%。通过临床验证，证实石氏调中保元汤具有防治老年性退行性骨关节病的作用。

【用方经验】病案介绍：张某，女性，68岁。腰骶脊柱素有宿疾，历年已久，近来劳累，脊柱及两腰酸楚较甚，不耐久坐转侧。X线摄片示：L1～L5椎体骨小梁稀疏，L4～L5椎体相应两边缘呈骨质增生现象，L4椎体向前Ⅰ°滑脱。直腿高举80°，"4"字试验（＋），屈膝屈髋试验（＋）。颈背两膝亦觉酸楚，腑行不实，头晕纳差，苔薄白腻，脉细小弦。此乃辛劳过度，积劳陈伤，中州失调，脾肾亏虚。治当温润肾本，兼调中土。调中保元汤加减治之，处方：鹿角片6 g，淫羊藿12 g，炙龟甲9 g，熟地黄12 g，党参12 g，炙黄芪20 g，白术12 g，白扁豆15 g，山药12 g，山茱萸12 g，续断12 g，补骨脂12 g，制狗脊15 g，陈皮6 g，炙甘草6 g。服药30余剂，其病症均瘥。

此患者积劳陈伤多年，舌脉及诸体征均显示中土亏损，先天不足，以至气血不能贯通濡养椎脉。方用党参、黄芪、白术、山药、白扁豆、陈皮等健运中州，熟地黄、鹿角片、淫羊藿、龟甲、狗脊等填补先天肾本之精，以使先后天共养，经脉气血生化有源，缓缓而治以图收效，随访至今未见复发。本案体现了石氏注重先后天、调治陈伤劳损的学术思想。

外科国医圣手时方

第十章 其他外科疾病

第一节 烧 伤

烧伤是指火焰、蒸汽、热液、炽热金属液体或固体、电能、化学物品及放射性物质等作用于机体表面而引起的一种急性损伤性疾病。本病损害多在皮肤，亦可伤及皮下或/和黏膜下组织，如肌肉、骨骼、关节甚至内脏，局部以红斑、肿胀、水疱、焦痂等症状为主，损害严重时可因火热毒邪内攻脏腑而危及生命。

中医称烧伤为烫火伤、火烧伤、火疮、汤泼火伤等。本病平时和战时均可发生，以战时为多。根据第三军医大学的统计推算，我国每年的烧伤发病率是百万人中大约有5 000~10 000人烧伤。一般来讲，轻中度烧伤预后较好，重度和特重度烧伤预后较差，特别是合并有吸入性损伤及其他严重并发症的患者，预后更差，功能及外观恢复不理想，严重影响患者的生活质量，对家庭和社会带来沉重负担。

水火烫伤膏（朱仁康经验方）

【组成】生大黄末30 g，地榆末60 g，芝麻油500 ml，黄蜡60 g。

【功效】清热解毒，生肌敛疮。

【主治】水火烫伤。

【加减】热毒盛者加用黄连、黄柏、栀子，气虚者加黄芪，阴虚者加生地黄、地骨皮，血虚者加当归，后期气血不足创面无生机者加血竭、龙骨等。

【方解】方中生大黄、地榆清热解毒，生肌敛疮，黄蜡清热解毒，润肤生肌，芝麻油生肌长肉。黄连、黄柏、栀子味苦性寒，清热泻火，黄芪、当归补气养血生肌长肉，生地黄、地骨皮养阴生津，血竭活血化瘀，祛腐生肌，消肿止痛、龙骨止血燥湿敛疮。

【注意事项】地榆含有鞣酸，大面积应用对肝功能有损害，长期应用注意复查肝功。

【现代研究】大量的临床应用研究证明：以水火烫伤膏为基本方加减对烧伤的治疗具有显著作用。临床研究证实水火烫伤膏具有止痛效果好，创面愈合快，愈后瘢痕轻等特点，现代医学研究表明，本方中君药大黄的主要成分是蒽醌类衍生物，以两种形式存在，部分游离、大部分与葡萄糖结合成蒽苷，游离的苷元有大黄酸、芦荟大黄素、大黄素甲醚、大黄酚等，大黄还含有林特因、没食子酸、儿茶素等多种成分，能抑制环氧化酶活性，抗内毒素，提高血清补体水平，降低血管通透性，对葡萄球菌、链球菌、铜绿假单胞菌、大肠埃希菌及真菌均有抑制作用，同时还有消炎、止痛、创面止血、活血逐瘀、促进烧伤创面修复的作用。动物实验证实所含大黄素对炎症早期的渗出，毛细血管通透性增高，白细胞游走等有较好的对抗作用，对急性炎症有明显对抗作用。同时大黄对多种细菌均有不同程度的抑制作用，抑菌机制主要是抑制菌体内糖及糖代谢中间产物的氧化和脱氢过程，并能抑制细菌蛋白质和核酸的合成。

中医学认为地榆性微寒，味苦、涩、酸，归肝、胃、大肠经，有凉血止血、解毒敛疮之功，现代医学研究证实地榆中含有多种化学成分：茎枝含槲皮素、山柰素的苷、熊果酸、维生素C；花含矢车菊苷、矢车双菊苷；根含鞣质（17%）和三萜皂苷（2.4%~4.0%），此外，还有黄酮、蒽醌、甾体、微量元素等多种化学成分，鞣质具有收敛作用，能与蛋白质结合形成不溶于水的大分子化合物，沉淀在黏膜表面，从而起到止血、保护黏膜等多种作用。另外地榆还有抗菌作用，所含甾体具有抗炎、消肿作用，微量元素具有促进创面愈合的作用，研究还证实可抑制紫外线B导致的大鼠皮肤光损伤。

动物实验研究：给小鼠耳部涂抹地榆鞣质4 mg或每日口服1 g/kg，连续4日，都可明显抑制巴豆油诱发的耳肿胀。大鼠腹腔注射地榆水提取液 400 mg/kg、醇提取液 650 mg/kg，连续 3 日，可明显抑制正常大鼠之醛性足蹠肿胀，在 48 小时内肿胀恢复正常，推测是降低了毛细血管的通透性，减少渗出，从而减轻了组织水肿。

现代医学研究证实血竭具有降低血浆粘度，降低血红细胞压积，抑制血小板聚集，防止形成血栓的作用，说明血竭能改善创区微循环，加速创伤组织愈合的作用。

【用方经验】该方主要用于中小面积的浅Ⅱ度和深Ⅱ度烧伤，烧伤早期，每日换药 1 次，后期 2 日换药 1 次。在治疗创面的同时，还应根据情况选择合适的抗生素，注意水电解质平衡，加强营养，促进愈合。对于大面积烧伤仍须和现代医学的保痂治疗相结合进行治疗，Ⅲ度烧伤需有计划的分期分批及时切削痂植皮封闭创面。

烫伤膏（文琢之经验方）

【组成】煅石膏 120 g，煅寒水石 120 g，生黄柏 120 g，冰片 3 g，生地榆 120 g，芝麻油 500 ml。

【功效】清热，解毒，定痛。

【主治】水火烫伤、犬咬伤、虫伤。

【加减】常加入油葱汁，后期气血不足，创面无生机者加乳香，没药。

【方解】方中黄柏、地榆清热解毒、敛疮，乳香没药活血化瘀、生肌长肉，冰片祛腐生肌，消肿止痛，煅石膏、煅寒水石止血燥湿敛疮。

【注意事项】地榆含有鞣酸，大面积应用对肝功能有损害，长期应用注意复查肝功。矿物质有的含有重金属，大量应用可能造成重金属中毒。

【现代研究】黄柏树皮含小檗碱、药根碱、木兰花碱、黄柏碱、N-甲基大麦芽碱、巴马汀、蝙蝠葛碱等生物碱，另含黄柏酮、黄柏内脂、白鲜交酯、黄柏酮酸、青荧光酸、7-脱氢豆甾醇、β-谷甾醇、菜油甾醇等。黄柏具有抗菌、抗炎、抗病毒、镇痛等作用。经动物实验表明黄柏水煎液对巴豆油所致小鼠耳郭肿胀及醋酸致小鼠腹腔毛细血管通透

性有明显的抗炎作用。黄柏的煎剂，水浸出液或乙醇浸出液对化脓性细菌抑菌作用强，尤其对金黄色葡萄球菌、表皮球菌、A 群链球菌等阳性球菌有较强的抑菌效果，对铜绿假单胞菌也有抑菌作用，但较弱。黄柏在发挥抗菌解毒作用的同时尚可促进血管新生，迅速改善创面微循环，促进肉芽生长和加速伤口愈合。另外，黄柏能增强单核巨噬细胞的吞噬功能，提高机体的非特异性免疫力。研究表明：含有黄柏的烧伤喷雾剂有显著降低毛细血管通透，减少炎症渗出，减轻水肿的作用，说明其对炎性早期的治疗作用较强，黄柏喷雾剂能明显延长小鼠的痛反应潜伏期，镇痛作用随剂量的增加而增强，作用持久。

李祥等研究证实煅石膏能促进大鼠伤口成纤维细胞和毛细血管的形成，加快肉芽组织增生，从而促进皮肤创口的愈合。经煅烧研末的寒水石粉，实际上是 $CaCO_3$、CaO 和 Mg 的混合物，具有杀菌、消毒、收敛等作用。冰片可促进人体对药物的吸收，有抗菌、抗炎、镇痛的作用。牟家琬等用冰片进行体外抗菌实验，经试验证明冰片在较低浓度时有抑菌作用，高浓度时有杀菌作用，接触时间越长，抗菌效果也随之增强。赵晓洋等测定了冰片对 5 种皮肤癣菌和 2 种深部真菌及一种污染真菌 MIC 和 MFC 值，结果证明冰片具有较强的抑制皮肤癣菌和真菌的作用。侯佳芝等用动物实验探讨了冰片对激光烧伤创面的镇痛及抗炎作用，冰片组的痛阈值较京万红组和生理盐水组高出 2178 倍和 6124 倍。

乳香中主要含有五环三萜、四环三萜和大环二萜等化合物，具有良好的抗炎、抗肿瘤、抗氧化等作用，没药中主要含有挥发油、树脂、树胶等，有抗菌消炎，抗肿瘤，止痛活血等作用，乳香、没药的水提物、挥发油及其配伍组合对家兔血小板聚集及凝血酶时间的影响均能产生显著效应，除乳香水提物和没药水提物配伍组合对凝血酶时间的影响具有拮抗作用外，其余配伍组合均呈现出协同增效作用。

【用方经验】本药膏配制法：煅石膏、煅

寒水石、生黄柏、冰片共研极细末备用，地榆去骨研细末芝麻油浸泡，待油浓时加药末调匀备用。该方配伍合理，抗感染能力强，止痛效果好，渗出少，结痂快，主要用于中小面积的浅Ⅱ度和深Ⅱ度烧伤，烧伤早期，每日换药1次，后期2日换药1次。在治疗创面的同时，还应根据情况选择合适的抗生素，注意水电解质平衡，加强营养，促进愈合。对于大面积烧伤仍须和现代医学的保痂治疗相结合进行治疗，Ⅲ度烧伤需有计划的分期分批及时切削痂植皮封闭创面。

烧伤膏（文琢之经验方）

【组成】地榆 60 g，当归 30 g，紫草 60 g，油葱汁 120 g，血竭 9 g，黄蜡 30 g，芝麻油 500 ml。

【功效】清热，解毒，止痛，生肌敛口。

【主治】烧伤各期创面。

【加减】脓净加海浮散（即乳香，没药），疮口流黄水加冰片，雄黄少许，创面无生机者加硼砂、海螵蛸。

【方解】方中紫草、地榆、油葱汁清热解毒，生肌敛疮，雄黄清热解毒，黄蜡润肤生肌，芝麻油生肌长肉。当归、血竭活血化瘀，祛腐生肌，冰片消肿止痛，硼砂、海螵蛸止血燥湿敛疮。

【注意事项】地榆含有鞣酸，大面积应用对肝功能有损害，长期应用注意复查肝功，雄黄含二硫化二砷，有大毒，大面积不宜应用。

【现代研究】在大量的临床应用研究中证明：以烧伤膏为基本方加减对烧伤的治疗具有显著作用，取得了满意的临床疗效。本方中主药当归是伞形科植物当归 Angelica sinensis (Oliv.) Diels 的干燥根，味甘、辛，性温，其化学成分主要有苯酚类、香豆素类、有机酸类、氨基酸类、糖类及黄酮类等。实验结果表明当归总黄酮提取液抑菌，对大肠埃希菌、金黄色葡萄球菌、黑曲霉菌、青霉菌都有较强的抑制作用，而且对细菌的抑制作用强于对真菌的抑制作用。当归的另一主要活性成分是当归挥发油，实验证明当归挥

发油具有抗炎镇痛作用，且其抗炎作用与减少前列腺素（PGs）量有关，当归 A3 活性部位是从当归总挥发油中萃取得到的中性、非酚性部位，动物实验研究发现：当归 A3 活性部位对小鼠二甲苯致小鼠耳朵肿胀和角叉菜胶致大鼠足趾肿胀的炎症模型均具有明显的抗炎作用。黄耀庭等证实当归活性成分阿魏酸钠能明显增强人体真皮成纤维细胞的表皮生长因子的表达，从而起到促进创面愈合的作用。

方中紫草味甘、咸，性寒，归心包络、肝经，有凉血活血、清热解毒等功效。近年来随着对紫草研究的不断深入，已明确紫草的主要成分紫草素，紫草宁及其衍生物为萘醌类化合物，具有抗菌、抗炎、抗肿瘤活性，还有抗肝脏氧化损伤的作用。紫草水、醇油溶液和紫草素对乙型溶血性链球菌、金黄色葡萄球菌、大肠埃希菌、志贺菌属、铜绿假单胞菌等均有抑制作用。赵雪梅等研究表明，紫草的水提物及醇提物均有一定的抗炎作用。紫草对多种细菌有明显的抑制作用，且可加强局部血液循环，促进上皮生长，从而起到抗炎、生肌祛腐的功效。实验证实紫草油是通过刺激创面组织高分泌血管内皮细胞生长因子（VEGF）来最终实现促进创面愈合的。紫草能抑制毛细血管通透性，对渗出和水肿有抑制作用，具有保护创面，防止感染，促进上皮增生和修复，加速创面愈合的作用。动物实验发现，皮下注射紫草素 10 mg/kg，对小鼠巴豆油耳炎症和大鼠酵母性足趾肿有明显抑制作用，紫草素有较强的抑制白细胞三烯 B4（LTB4）和 52 羟基二十碳四烯酸（52HETE）生物合成的作用，从而发挥抗炎作用，并推测其作用部位可能是 52 脂氧酶，其作用是由萘醌类化合物还原性决定的。

【用方经验】本药膏配制法：将地榆、当归、紫草 3 药入麻油中浸泡 1 周，滤渣取尽油，再入油葱汁，血竭，黄蜡，用文火熬化搅匀，冷却后退火毒，装瓶备用。该方配伍合理，抗感染能力强，止痛效果好，渗出少，创面生长快，主要用于中小面积的浅Ⅱ度和深Ⅱ度烧伤，暴露疗法每日换药 2～3 次，包扎疗法每日换药 1 次。在治疗创面的同时，

外科国医圣手时方

还应根据情况选择合适的抗生素，注意水电平衡，加强营养，促进愈合。对于大面积烧伤仍须和现代医学的保痂治疗相结合进行治疗，Ⅲ度伤需有计划的分期分批及时切削痂植皮封闭创面。

生津解毒汤（文琢之经验方）

【组成】金银花、连翘、生地黄、水牛角、赤芍、牡丹皮、知母、夏枯草、玄参、石斛、郁金、山药、黄芩、黄连、黄柏、鸡内金。

【功效】清热解毒，养阴生津，调和营卫。

【主治】轻、中、重度、特重度烧伤。

【方解】方中金银花、连翘、生地黄清热解毒，牡丹皮、赤芍以清血分热，除火毒，加水牛角增加清热解毒泻火之功效，知母、玄参、石斛以生阴津，佐郁金、夏枯草行气活血，调和营卫，并防愈后发生瘢痕疙瘩。烧伤多实热，用黄芩泻上焦火，黄连泻中焦火，黄柏泻下焦火，佐山药固胃气，鸡内金健脾益胃并利小便，全方共奏清热解毒，养阴生津，调和营卫之功。此为烧伤初期通用方。

【加减】①若热盛伤阴，症现发烧、口渴、烦躁、舌红苔黄燥，或舌绛无苔，脉洪弦数或细数，加石膏、栀子以清实热、解烦利小便。②小便黄者加竹叶、滑石以清热利小便。③大便燥实者加生军、芒硝泻下，虚证便秘用火麻仁、郁李仁、蜂蜜汤剂润下。④脾胃虚弱者加沙参、炒白术、建曲，并加重鸡内金份量以健胃助消化。⑤若症见损阴及阳，出现气促急怯，精神萎靡，怯冷嗜卧，肢体发颤，舌质淡薄，脉现迟涩，上方中去水牛角，加棉花根、红参以益气。⑥若热毒传心，症现烦躁不安，神昏谵语，憎寒壮热，舌绛红，苔黄粗糙起刺，小便不利或灼痛，脉洪数，加服紫雪丹或安宫牛黄丸。⑦若症见火毒传肝，则见痉挛动风，甚者头摇，目窜，直视或发黄疸，加钩藤、珍珠母以平肝熄风，加栀子、茵陈、花斑竹根以清肝经湿热利胆。⑧若症见火毒传脾，则见胸腹胀满，

便结，苔黄脉实者，加生军、枳实、厚朴，若便溏而臭，次数多，加金银花、山药。⑨若口舌糜烂，嗳腐呃逆者，可加藿香、佩兰，加重石斛。⑩若呕血者加大小蓟、侧柏叶、藕节。⑪若便血者加地榆、槐花、炒刺猬皮。⑫症见火毒传肺，则见呼吸气粗喘促，鼻翼煽动，咳嗽痰稠，或见小便闭塞不通，舌苔黄糙，脉滑数加鲜芦根、远志、杏仁、桑白皮，重者加石膏、知母。⑬若症见火毒传肾，则见小便闭塞，或尿血，浮肿喘息，舌绛红少苔，或无苔，脉沉涩数加泽泻、车前草，气喘者加天冬、五味子、赭石纳肾气。⑭若火毒内攻，影响内脏，症见败血症，又全身感染者，宜及时中西医结合抢救，中医抢救时用药，宜养阴增液，用西洋参、玄参、生地黄、天冬、麦冬、石斛、花粉、牡丹皮等药，若火毒未静，又兼气血两虚应补气养血，可用八珍汤。西医则发挥补液，抗感染，抗休克，切痂植皮等方面的优势。

【注意事项】此方为烧伤初期应用方，后期应着重补气养胃，补血活血，稍佐清热之品。对大面积烧伤患者，应在烧伤休克期后再用，否则有冰遏凉伏之虞。

【现代研究】一般烧伤的治疗应该包括以下治疗原则：①清热解毒。②养阴生津。③益气理脾。④活血逐瘀。⑤托里排脓。若发生并发症，则火热燔灼脏腑，各种脏腑的症状都可出现，更需根据病情予以辨证施治。葛欣用金银花甘草汤加味口服治疗烧伤初期，重者加凉血四物汤；中期再加黄连解毒汤和白虎汤；晚期用清营汤和犀角地黄汤；恢复期用八珍汤，配合现代医学治疗烧伤效果显著。而生津解毒汤实际上是以上几个方剂的综合加减而已。孔昭遐用清热保津汤和黄连解毒汤等治疗烧伤，疗效确切，其方的组成和生津解毒汤成分大致一样，辨治思想一致。黄林强用清火解毒汤（金银花、连翘、生地黄、牡丹皮、赤芍、水牛角、知母、玄参、黄连、黄柏、玳瑁、大青叶、人中黄等）内服治疗烧伤，疗效卓著，从方药组成上看和生津解毒汤基本一致。

生津解毒汤虽然没有直接的现代药理研究，但该方饱含有黄连解毒汤，清营汤和犀

角地黄汤等，我们可以从这些方药中推断生津解毒汤的药理作用。现代药理学研究表明：黄连解毒汤对小鼠金黄色葡萄球菌感染有保护作用，对二甲苯致小鼠耳肿胀有明显抑制作用。实验证实黄连解毒汤具有明显的抗炎、抗菌、抗内毒素、抗氧化、抗脑缺血等作用。

江汉奇利用确诊为 SIRS 的患者 60 例，随机分为 2 组，对照组采用传统的抗生素治疗，治疗组在抗生素治疗的基础上配合黄连解毒汤进行治疗。结果：治疗组总有效率为 100%；对照组总有效率为 86.7%。治疗组各项指标的改善优于对照组，得出结论：黄连解毒汤能有效治疗 SIRS，值得临床进一步推广。

方素萍等研究表明，黄连解毒汤含药血清不仅能抑制非致炎状态下中性粒细胞与血管内皮细胞的黏附，而且能抑制致炎因子所诱导的中性粒细胞与血管内皮细胞黏附作用增强，这可能是其抗炎作用机制之一。

动物实验表明加味犀角地黄汤（水牛角粉 30 g、生地黄 20 g、赤芍 15 g、牡丹皮 15 g、丹参 17 g、黄连 12 g、金银花 15 g、黄芩 12 g、知母 9 g）能显著改善兔"热毒血瘀"模型的血液流变性和红细胞免疫功能，维持机体正常的血液循环，增强机体对疾病的抵抗力。

药效学及临床应用研究结果表明，清营汤具有明显的解热、抗炎、免疫调节、抗氧化作用，对血液流变、心肌损害有一定的改善作用，动物实验表明清营汤对热毒血瘀证的防治具有积极作用。范昀等采用二甲苯复制小鼠炎症模型，以清营汤加减治疗，观察其抗炎作用。结果表明200%的加减清营汤和强的松均能够抑制二甲苯所致的耳郭肿胀（$P<0.05$），其作用强度与泼尼松相似。刘新槐等采用清营汤及解毒清营汤灌胃，对小鼠和大鼠行毛细血管通透性及足爪非特异性炎症实验，发现清营汤和解毒清营汤均能降低伊文斯蓝液的渗出量，降低大鼠足爪肿胀百分率，但后者作用优于前者（$P<0.01$）。清营汤可有效地提高烧伤小鼠的整体免疫力、抗感染力，促进创面愈合。宋乃光等将昆明种雄性小鼠随机分为正常对照组、烧伤模型

组和烧伤治疗组，观察清营汤对烧伤小鼠的治疗作用。结果表明：清营汤能明显缩短烧伤小鼠剖面水肿消退时间和脱痂愈合的时间；降低剖面毛细血管通透性；对恢复烧伤小鼠腹腔巨噬细胞吞噬功能和提高 T、B 淋巴细胞的增殖活性有显著作用，烧伤模型组小鼠巨噬细胞产生白细胞介素 1（IL-1）的量和血清中 IL-1 含量均有明显升高，而治疗组 IL-1 的含量明显降低。实验研究还证实它通过维持细胞膜结构的完整性、抗氧化、提高 NOS 活性等途径来保护血管内皮细胞，改善血管内皮功能，从而起到改善微循环，防止烧伤瘀滞带的进一步坏死，促进血管再生，加速创面愈合的作用。

【用方经验】该方主要用于烧伤早期，中重度烧伤患者。症见口渴唇干，烦躁不安，发热，小便量少，色发黄或赤，甚或呈酱油色或茶色，大便干，舌红苔黄燥，或舌绛无苔，脉细数或洪数。休克期应加强抗休克治疗，注意补液，休克期平稳过后，在全身补液治疗的同时，口服本方，同时根据临床情况，酌情进行加减。常规用量：连翘 15 g、水牛角粉 30 g、生地黄 20 g、赤芍 12 g、牡丹皮 12 g、黄连 9 g、金银花 15 g、黄芩 12 g、知母 9 g、玄参 12 g、石斛 15 g、郁金 9 g、夏枯草 12 g、黄柏 12 g、山药 18 g、鸡内金 15 g。每日 1 剂，水煎分 3 次服，重者可每日 2 剂。

玉糊膏（干祖望经验方）

【组成】石灰、芝麻油。

【功效】清热，解毒，止痛，生肌敛口。

【主治】烧伤轻症。

【方解】方中石灰清热解毒，生肌敛疮，芝麻油生肌长肉。

【注意事项】本方只适宜于小面积浅度烧伤，烧伤重症不宜应用。陈久者良。

【现代研究】石灰是由石灰岩经煅烧而成，陈石灰的主要成分基本上是碳酸钙。临床报道治疗下肢溃疡和烧烫伤效果显著。

【用方经验】本药膏配制法：将取生石灰 500 g 放入盆中，加凉开水 1250 ml，待石灰

潮解成糊状时，将盆轻轻震荡使石灰沉底，取上层无渣石灰乳约 500 g，加芝麻油 60 ml，搅匀即可。该方抗感染能力强，止痛效果好，渗出少，创面生长快，主要用于中小面积的浅Ⅱ度和深Ⅱ度烧伤，暴露疗法每日换药 2～3 次，包扎疗法每日换药 1 次。

子午膏（干祖望经验方）

【组成】地榆、大黄、夏枯草、未毛小鼠、麻油。

【功效】清热，解毒，止痛，生肌敛疮。

【主治】烧伤轻症。

【方解】方中大黄、夏枯草清热解毒，地榆燥湿敛疮，芝麻油、小鼠生肌长肉。

【注意事项】本方只适宜于中小面积烧伤，烧伤重症不宜应用，地榆含有鞣酸，对肝功有损害，注意复查肝功。

【现代研究】夏枯草属植物化学成分复杂，主要含有三萜、黄酮、苯丙素、甾体、有机酸、挥发油及糖等，具有降压、降血糖、抗菌、抗炎、抗过敏及抗病毒等药理作用，夏枯草提取液对大肠埃希菌、金黄色葡萄球菌、枯草杆菌、青霉菌和黑曲霉均有明显的抑菌作用，最低抑菌浓度分别为 1.2%、1.6%、0.6%、0.8% 和 0.8%（ml/100 ml）。对许兰氏黄癣菌、奥杜盎氏小芽胞黄癣菌等皮肤真菌有不同的抑制作用。夏枯草水煎剂有轻微抗淋病奈瑟菌作用，对耐药金黄色葡萄球菌敏感，其作用优于盐酸去甲万古霉素。马德恩等过大鼠耳廓肿胀、足肿胀实验表明夏枯草水煎醇沉液对早期炎症反应有显著抑制作用。经腹腔注射后肾上腺重量增加，皮质束状带有所增厚，细胞呈分泌活跃状态，血液中皮质醇水平显著提高，提示夏枯草抗炎作用与肾上腺皮质激素合成、分泌加强有关，同时胸腺萎缩，脾脏重量减轻，这些器官中淋巴组织增生明显受抑制，淋巴细胞减少，血中淋巴细胞数量也相应减少。说明夏枯草除了具有抑制像炎症反应那样的非特异性免疫功能外，对特异性免疫功能也表现了相当强的抑制作用。

【用方经验】本药膏配制法：将未毛小鼠

2～3 只放置于芝麻油 500 g 中浸泡 1 个月，热油炸干枯后去渣，将油放凉后，放入夏枯草、大黄、地榆各 30 g，浸泡 1 日后，文火炸至大黄变黄褐色，武火炸至干枯，去渣后放入黄蜡 50 g 搅匀退火毒放凉，装入瓶中备用。该方配伍合理，抗感染能力强，止痛效果好，渗出少，小鼠为血肉有情之品，能促进创面愈合，主要用于中小面积的浅Ⅱ度和深Ⅱ度烧伤，创面用生理盐水清洗后，直接涂敷药膏。暴露疗法每日换药 2～3 次，包扎疗法每日换药 1 次。

火烫散（干祖望经验方）

【组成】地榆、大黄。

【功效】清热，解毒，止痛，生肌敛口。

【主治】烧伤轻症。

【方解】方中地榆、大黄清热解毒，生肌敛疮。

【注意事项】本方只适宜于小面积浅度烧伤，烧伤重症不宜应用。

【现代研究】现代医学研究表明，本方中君药大黄的主要成分是蒽醌类衍生物，以两种形式存在，部分游离，大部分与葡萄糖结合成蒽苷，游离的苷元有大黄酸、芦荟大黄素、大黄素甲醚、大黄酚等，大黄还含有林特因、没食子酸、儿茶素等多种成分，能抑制环氧化酶活性，抗内毒素，提高血清补体水平，降低血管通透性，对葡萄球菌、链球菌、铜绿假单胞菌、大肠埃希菌及真菌均有抑制作用，同时还有消炎、止痛、创面止血、活血逐瘀、促进烧伤创面修复的作用。

现代医学研究证实地榆中含有多种化学成分，茎枝含槲皮素、山柰素的苷、熊果酸、维生素 C；花含矢车菊苷、矢车双菊苷；根含鞣质（17%）和三萜皂苷（2.4%～4.0%），此外，还有黄酮、蒽醌、甾体，微量元素等多种化学成分，鞣质具有收敛作用，能与蛋白质结合形成不溶于水的大分子化合物，沉淀在黏膜表面，从而起到止血、保护黏膜等多种作用。另外地榆还有抗菌作用，所含甾体具有抗炎、消肿作用，微量元素具有促进创面愈合的作用。

【用方经验】本药配制法：上 2 味药研极细末，装瓶备用，用时芝麻油调涂。此药自开始一直可用到炎性症状消失为止，如有腐肉，可以剪除。该方主要用于中小面积的浅Ⅱ度和深Ⅱ度烧伤，暴露疗法每日换药 2～3 次，包扎疗法每日换药 1 次。

四圣饮（干祖望经验方）

【组成】金银花、连翘、牡丹皮、甘草。

【功效】清热，解毒。

【主治】烧伤毒邪炽盛。

【加减】热毒内盛加黄连解毒汤（《外台秘要》），或济阴汤（《外科枢要》）。

【方解】方中二花连翘清热解毒，牡丹皮清热活血，甘草养阴、调和诸药。

【注意事项】本方适宜于烧伤早期火毒炽盛者，烧伤后期脾胃虚寒及创面无生机者慎用。

【现代研究】金银花作为一种传统中药，包括有忍冬、华南忍冬、菰腺忍冬、水忍冬的花蕾。金银花含绿原酸、异绿原酸、白果醇，还含挥发油，其成分有芳樟醇、苯甲醇。金银花煎剂及醇浸液对金黄色葡萄球菌、乙型溶血性链球菌、肺炎链球菌、脑膜炎奈瑟菌、伤寒沙门菌、霍乱弧菌、大肠埃希菌、变形杆菌、百日咳鲍特菌、结核分枝杆菌等多种阳性和阴性菌均有一定的抑制作用。金银花与连翘或青霉素合用有协同或相加作用，可能抑制了细菌体内蛋白质合成，绿原酸、异绿原酸及木犀草素可能是其抗菌的有效成分。金银花空腹口服或静脉注射可明显降低铜绿假单胞菌内毒素所致小鼠及兔的中毒和死亡，表明有清热解毒功效，金银花还可通过促进白细胞的吞噬功能，促进炎性细胞消散从而降低中性粒细胞体外分泌功能，调理淋巴细胞活性，显著增加白介素-Ⅱ的产生。另有学者发现金银花提取物对枯草杆菌、青霉菌、黄曲霉和黑曲霉也有一定的抑制作用。

抗氧化作用：金银花水提物在体外对 H_2O_2 具有直接的清除作用，能使烫伤小鼠中性粒细胞合成和释放溶酶体酶的能力相应减少，说明其具有抗氧化反应的作用。还有学者实验发现金银花可使大鼠血清中 T-AOC、GSH-PX、GSH 和 SOD 明显增高，MDA 含量减低，NO 和 NOS 变化不明显，说明金银花有提高体内抗氧化能力的作用。

动物实验表明：金银花各剂量组均有不同程度的抗炎作用，对二甲苯致小鼠耳肿胀均有抑制作用，其中尤以高剂量组最为明显（$P < 0.01$）。

胡竞一等的研究显示连翘苷有明显的抗炎、解热和内毒素中和作用。胡克杰等研究发现连翘酯苷成分对金葡菌等多科致病菌具有较强的抑制作用，还具有抑制磷酸二酯酶及较强的抗真菌、抗病毒作用。冯淑怡等的研究表明连翘酯苷可显著降低铜绿假单胞菌、大肠埃希菌、金黄色葡萄球菌感染模型动物的死亡率，并可显著降低酵母发热大鼠模型、内毒素所致发热兔模型的体温。提示连翘酯苷具有明显的抗感染和解热作用。刘静的实验显示连翘苷可显著提高小鼠单核-巨噬细胞的吞噬功能，降低小鼠的超敏反应，调解小鼠的免疫功能。

现代研究表明，牡丹皮主要生物活性成分有丹皮酚、丹皮总苷、丹皮多糖等，其中尤以丹皮酚的药理作用最为广泛。Chae 等研究发现，丹皮酚可显著拮抗脂多糖诱导的炎症反应。动物实验结果表明，牡丹皮能显著抑制二甲苯所致小鼠耳郭肿胀，抑制醋酸诱导的小鼠腹腔毛细血管通透性增加，说明该药能抑制毛细血管扩张、通透性增加、渗出性水肿为主的炎症早期反应。其抗炎作用呈现一定的量效关系，以高剂量的作用最显著（$P < 0.01$），具有很好的镇痛抗炎作用。Nizamutdinova 等研究发现，丹皮酚具有抗心肌再灌注性损伤的作用。现代研究证明牡丹皮对金黄色葡萄球菌、白色葡萄球菌、铜绿假单胞菌、炭疽杆菌、变形杆菌、甲型溶血性链球菌、乙型溶血性链球菌均有明显的抑菌作用。尤其是对致病性真菌效果更好，所含丹皮酚是抗菌的主要成分。丹皮酚尚能降低毛细血管通透性，抑制血小板聚集，并有降压作用。此外，尚有解热和镇静作用。

甘草能提高吞噬细胞的吞噬功能，调节淋巴细胞数量和功能，抑制 IgE 抗体形成，具有抗炎症介质、前炎性细胞因子作用，可以产生抗炎、抗变态反应的药理作用。甘草黄酮类化合物（如异甘草素、异甘草苷、甘草素、甘草查耳酮 A、光甘草定、甘草醇等）、甘草多糖和甘草酸是甘草抗炎和免疫调节的活性成分。

【用方经验】该方主要用于休克期过后，烧伤早期，中重度烧伤患者。症见口渴，发热，小便量少，色发黄或赤，甚或呈酱油色或茶色，大便干，舌尖红苔黄，脉细数或洪数。休克期应加强抗休克治疗，注意补液，休克期平稳过后，在全身补液治疗的同时，口服本方，同时根据临床情况，酌情进行加减，热毒炽盛者加黄连解毒汤，阴虚者加济阴汤，热入营血者加清营汤或犀角地黄汤。常规用量：连翘 15 g、牡丹皮 12 g、金银花 20 g、甘草 9 g。每日 1 剂，水煎分 3 次口服。

四顺清凉饮（干祖望经验方）

【组成】连翘、甘草、栀子、赤芍、防风、当归、羌活、大黄。

【功效】清热，解毒，发表，通里。

【主治】烧伤火毒炽盛内陷者。

【加减】热入营血加犀角地黄汤（《备急千金要方》），邪入心肝者加过铸走黄方（《增治治疗汇要》）。

【方解】方中栀子连翘清热解毒为君药，当归赤芍清热活血化瘀，以防热盛血结，为臣药，防风配羌活使邪从汗出，大黄通里泻下，使邪从下出，三者仿防风通圣意，故为佐药，甘草赤芍酸甘养阴，兼调和诸药，故为使。诸药配合，共奏清热解毒活血化瘀，发表通里之功效。

【注意事项】本方适宜于烧伤早期外寒内热，表里俱实，恶寒壮热，头痛咽干，小便短赤，大便干结者。

【现代研究】防风的化学成分有：香豆素，色原酮，聚炔类化合物，多糖，挥发油，有机酸等。药理作用：①解热作用。金殿有将家兔用三联疫苗（百日咳、白喉和破伤风疫苗）制成致热模型，腹腔注射防风水煎剂 2 g/kg，以安替比林和生理盐水作对照，结果

防风在 1～2 小时内解热效果明显。薛宝云等从防风中提取出升麻苷和 5-0-甲基维斯阿米醇两种成分，采取酵母致热法研究证实了两种色原酮类成分有解热作用。②镇痛作用。唐荣江给醋酸致扭体的小鼠口服防风水煎液，发现防风水煎液可降低小鼠扭体反应次数。金光洙采用小鼠热板法对防风正丁醇提取液作镇痛试验，结果表明其作用保持时间比颅痛定长。薛宝云等采用醋酸致痛法和温热致痛法观察了防风两种色原酮类成分（升麻苷和 5-0-甲基维斯阿米醇）的药理作用，结果两成分均可使醋酸致痛动物扭体次数减少，提高了温热痛阈，具有明显的镇痛作用。③抗炎作用。口服防风水煎剂可降低由巴豆油引起的耳炎肿胀程度。升麻苷和 5-0-甲基维斯阿米醇苷均能显著抑制由二甲苯引起的皮肤肿胀，降低炎症反应。④抗病原微生物作用。王凯娟等发现防风对所试细菌、真菌和芽孢的平均抑制率达到 99.99% 以上。唐荣江采用平板法进行体外抑菌试验，证实防风对金黄色葡萄球菌、Ⅱ型溶血性链球菌、肺炎链球菌及两种真菌有抑制作用。

现代药理学研究表明赤芍含有丰富的苷类化合物，其主要成分为赤芍总苷，其具有解痉、镇痛、抗菌、解热等药理作用外，还具有抑制血小板和红细胞聚集、抗血栓、抗动脉粥样硬化、保护肝脏、心脏及抗肿瘤等作用。同时赤芍还有抗内毒素作用，赤芍总苷为赤芍主要的抗内毒素有效部位。

羌活中主要含有挥发油、香豆素，除此为外还含有糖类、氨基酸、有机酸、甾醇等。羌活水提醇沉制成 50% 水溶液，能抑制大鼠蛋清性足肿胀，抑制小鼠二甲苯所致耳肿胀，抑制纸片所致小鼠炎性增生，抑制小鼠胸腔毛细血管的通透性的增加，抑制弗氏完全佐剂所致大鼠足肿胀的第Ⅰ、第Ⅱ期炎症肿胀，表明羌活有明显的抗炎作用。羌活挥发油能使致热性大鼠体温明显降低，具有显著的解热作用。羌活中含有的镰叶芹二醇具有明显的抑菌作用，可抑制金黄色葡萄球菌的生长，并可用来防治特应性皮炎；研究测得羌活最小抑真菌浓度（MIC）为 11.88%。羌活中含有的乙酸乙酯有镇痛作用。

现代药理研究表明：栀子具有护肝、利胆、降压、镇静、止血、消肿等多种药理作用，它的主要药效成分包括以栀子苷为主的环烯醚萜类和藏红花苷类化合物。抗炎镇痛作用：栀子苷具有一定抗炎和镇痛的作用。既可抑制炎症早期的水肿和渗出，又可抑制炎症晚期的组织增生和肉芽组织的生成；同时对化学物质引起的扭体反应有抑制作用，明显升高小鼠对热板刺激的痛阈，且其抗炎镇痛作用呈剂量相关趋势。方尚玲等研究表明，栀子苷 25 mg/kg 剂量（$P<0.05$）能延长热刺激所致小鼠痛觉反应时间，栀子苷 50 mg/kg 剂量组和 12.5 mg/kg 剂量组对醋酸诱发小鼠扭体反应有明显的抑制作用（$P<0.05$），最大扭体次数减少百分率可达 55%，具有一定的镇痛作用；栀子苷 12.5 mg/kg 剂量组（$P<0.05$）和 25 mg/kg 剂量组（$P<0.01$）对二甲苯致小鼠耳肿胀均有明显的抑制作用，栀子苷大剂量（50 mg/kg 溶液）组能导致腹腔毛细血管渗透液的吸光值显著降低（$P<0.01$），即对急性炎症渗出有较明显的抑制作用。

【用方经验】该方主要用于休克期过后，烧伤早期，中重度烧伤患者。热毒炽盛，炼热为瘀，症见外寒内热，表里俱实，恶寒壮热，头痛口渴咽干，小便短赤，大便秘结，风疹湿疮，舌尖红或有瘀点，苔黄燥，脉涩细数。休克期应加强抗休克治疗，注意补液，休克期平稳过后，在全身补液治疗的同时，出现上述情况可口服本方，同时根据临床情况，酌情进行加减，热入营血加犀角地黄汤，邪入心肝者加追铸走黄方。常规用量：栀子 12 g、赤芍 15 g、防风 9 g、当归 12 g、羌活 9 g、大黄 10 g（后下）、连翘 15 g、甘草 9 g。每日 1 剂，水煎分 3 次口服。

加减地黄汤（干祖望经验方）

【组成】车前子、茯苓、麦冬、山药、生地黄、泽泻、牡丹皮、牛膝。

【功效】滋阴生津，利尿。

【主治】烧伤后小便癃闭。

【加减】邪在上焦者用八正散（《太平惠民和剂局方》），导赤散（《小儿药证直诀》），肺经受邪者宜清肺饮（《证治汇补》），津液枯耗者用本方。

【方解】方中生地黄、麦冬养阴生津为君药，山药、茯苓健脾以助生化之源，为臣药，车前子、泽泻、茯苓利尿，牡丹皮清热活血为佐，牛膝补肾且引药下行为使药。

【注意事项】津液枯耗者用本方，大面积烧伤后应及时导尿并保留时日，待生命体征平稳后拔出，休克期无尿者应及时补液，不可只用本方，应中西医并重。

【现代研究】牛膝根含三萜皂苷，三萜皂苷水解后生成齐墩果酸及葡萄糖醛酸等，尚含甾体、糖类、氨基酸、生物碱类和香豆素类化合物，并含有钾盐及多种微量元素。实验表明：牛膝对金黄色葡萄球菌、溶血型链球菌中度敏感，对大肠埃希菌低度敏感。以小鼠由巴豆油所致的耳肿进行抗炎作用比较，结果显示，酒炙牛膝抗炎作用最显著。采用小鼠扭体法、热板法对牛膝不同炮品进行镇痛比较，牛膝不同炮制品都有一定程度的镇痛作用，其中以酒炙牛膝镇痛作用强而持久。牛膝水煎液有轻度利尿作用。牛膝药理血清能够促进血管内皮细胞的增殖，能够对细胞起到保护作用，从而促进新生肉芽的生长，有利于创面愈合。

车前子味甘，性寒，无毒，主气癃止痛，利水通小便，除湿痹，久服轻身耐老。车前子主要含有木犀草素、高车前苷、车前苷、熊果酸、齐墩果酸、挥发油、多糖类等成分。现代药理研究表明：车前子具有止泻、护肝、降压、抑菌、降低血清胆固醇等作用。

麦冬含有甾体皂苷、高异黄酮、多糖、氨基酸等成分。麦冬水提物体内外具有明显的抗炎活性，麦冬皂苷 D 及鲁斯可苷元（Rusco genin）为其主要活性成分，Ruscogenin 可通过抑制 HL260 细胞与活化的 ECV304 细胞之间的黏附作用，发挥抗炎活性。

泽泻中含有的化学成分以萜类化合物为主，还含有 β-谷甾醇、硬脂酸、甘油醇-1-硬酸脂、三十烷、胆碱、植物凝聚素、泽泻多糖 PH、PIIIF、生物碱、黄酮大黄素、淀粉、蛋白质、氨基酸等成分，泽泻有明显的利尿作用、降血压作用、降血脂及抗动脉粥样硬化作用。泽泻对结核分枝杆菌、金黄色葡萄球菌及肺炎链球菌等有一定抑制作用。泽泻还能减轻二甲苯所致小鼠耳廓肿胀，抑制炎症后期肉芽组织增生。

地黄有止血和促进造血细胞功能的作用；有增加小鼠心肌血流量及降压和降血糖作用；地黄提取物能对抗地塞米松对垂体-肾上腺皮质系统的抑制作用，防止糖皮质激素引起的肾上腺皮质萎缩和皮质酮水平下降；地黄可增加细胞免疫功能，促进网状内皮系统的吞噬功能和增加外周血 T 淋巴细胞的作用；地黄还有抗肿瘤、抗炎、镇静和促进大鼠肝、肾组织蛋白合成的作用。总之，本品具有止血、强心、利尿、降血糖、抗炎、保肝等作用。

山药富含皂苷、黏液质、糖蛋白、甘露聚糖、植酸、尿囊素、山药素、胆碱、多巴胺、粗纤维、果胶、淀粉酶以及多种微量元素等。山药中含有尿囊素，具有促进细胞生长、加快伤口愈合、软化角质蛋白等生理功能，是皮肤良好的愈合剂和抗溃疡药剂，常用作缓解和治疗皮肤干燥症、鳞屑性皮肤疾病、皮肤溃疡等。

茯苓的化学成分主要有：茯苓糖、茯苓三萜（茯苓酸、土莫酸等）、树胶、蛋白质和脂肪酸等，茯苓皮的化学成分有 β-茯苓聚糖、戊聚糖、茯苓素等。现代药理学研究：茯苓具有利尿、调节免疫、镇静、抗肿瘤、保肝等作用。茯苓总三萜对二甲苯所致小鼠急性炎症有抑制作用，其机制可能与其含的三萜成分抑制磷脂酶 A2 的活性有关。抗病原体作用，体外实验：茯苓煎剂可抑制金黄色葡萄球菌、结核分枝杆菌及变形杆菌的生长繁殖；醇提物可杀灭钩端螺旋体。

【用方经验】该方主要用于烧伤早期，中重度烧伤患者，休克期无尿或少尿者。症见发热烦躁，口渴唇燥咽干，皮肤干燥，无弹性，小便短赤或无，舌红，苔黄燥，脉涩细数。休克期应加强抗休克治疗，注意补液，在全身补液治疗的同时，出现上述情况可口服本方，同时根据临床情况，酌情进行加减。

但不能加入燥药以免伤阴。干老强调：凡烫火伤用利尿剂绝对不能加入燥药。因为我们对患者养阴尚且不暇，又焉能再用伤津之品。故以养阴健脾为主，以滋生化之源，少佐利尿之品，以期达到养阴生津利尿之效。同时分清虚实寒热，邪在上焦者用八正散、导赤散，肺经受邪者宜清肺饮，津液枯耗者用本方。常规用量：车前子、茯苓、麦冬、山药、生地黄、泽泻、牡丹皮、牛膝、栀子各 12 g、赤芍 15 g、防风 9 g、当归 12 g、羌活 9 g、大黄 10 g（后下）、连翘 15 g、甘草 9 g。每日 1 剂，水煎分 3 次口服。

玄参石斛养阴汤（干祖望经验方）

【组成】知母、川贝母、西洋参、石斛、丹皮、金银花、天花粉、玄参。

【功效】清热，解毒，养阴，和胃。

【主治】烧伤后渗出期津伤口渴者。

【加减】渗出多者合用二母二冬汤（《病因脉治》），口渴甚者合用清凉饮子（《景岳全书》），津伤而大便燥结者合用脾约麻仁丸（《伤寒论》）。

【方解】人得水谷精微，化生津液，流行补给全身，大面积烧伤后大量排出由津液化生的分泌物，其津液之伤，可当理喻，加之烧伤后高热引起的津液煎烁，更致伤后津亏液伤，水谷津微的化生完全出之于胃，所以消极的养津一定要结合积极地和胃。方中西洋参甘寒，补气养阴，和胃生津为君，石斛、玄参、知母、天花粉甘寒归经脾胃，养阴生津，川贝母配金银花可解郁毒，川贝母配天花粉、玄参解毒散结，托毒外出，肾为水脏，肾阴为水之根本，故用知母配玄参，归肾经，养肾阴，以滋水源，共为臣药，金银花清热解毒为佐，牡丹皮清热活血，以防冰遏凉伏为使。诸药合用，则胃热清，津液生，热毒解。

【注意事项】本方适宜于烧伤渗出期，脾胃虚寒者不宜应用。

【现代研究】石斛主要含有生物碱、多糖、氨基酸、菲类化合物等。药理研究证明石斛具有抗衰老、抗肿瘤、降低血糖、提高

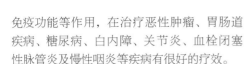

免疫功能等作用，在治疗恶性肿瘤、胃肠道疾病、糖尿病、白内障、关节炎、血栓闭塞性脉管炎及慢性咽炎等疾病有很好的疗效。

知母中的化学成分以甾体皂苷、双苯吡酮类为主，尚有木脂素类、黄酮类、多糖类、有机酸类等。知母皂苷具有捕获自由基的功能，如清除氧自由基，故能应用于与磷脂、核酸、蛋白质相关的质变。王凤芝等发现知母宁不仅可使小鼠体重明显增加，血浆cAMP含量和cAMP/cGMP值明显降低；还能明显提高小鼠血清溶血素水平，增强小鼠迟发性变态反应，而对腹腔巨噬细胞吞噬指数无明显影响。江涛等认为总黄酮对溴酸钾诱导的小鼠肾损伤具有一定的保护作用，其作用机制可能与知母总黄酮通过消除自由基缓解溴酸钾诱发的肾组织过氧化状态有关。

玄参主要含环烯醚萜类、苯丙素苷类，尚含有植物甾醇、有机酸类、黄酮类、三萜皂苷、挥发油、糖类、生物碱及微量的单萜和二萜等成分。玄参口服液对蛋清致炎引起的大鼠足跖肿胀、巴豆油致炎引起的小鼠耳壳肿胀以及对小鼠肉芽肿的形成均有明显的抑制作用，对小鼠的扭体反应也有明显的抑制作用，且其作用与剂量有一定的依赖关系，显示玄参口服液具有明显的抗炎消肿作用。玄参色素提取物能提高热板致痛小鼠的痛阈值及减少冰醋酸刺激致痛小鼠的扭体次数；对二甲苯致小鼠耳郭肿胀、冰醋酸致腹腔毛细血管通透性增高均有明显的抑制作用，其中以玄参高剂量的作用尤其显著，玄参色素提取物具有显著的抗炎镇痛活性。

异甾体生物碱和生物碱是川贝母主要的药效成分，贝母有镇咳、祛痰、平喘之功效。熊玮等报道川贝母醇提物对金黄色葡萄球菌和大肠埃希菌有明显抑制作用，张治针报道贝母总碱有抗溃疡作用。对烧伤应激性溃疡有预防作用。平贝母水提物（4 g/kg、2 g/kg、1 g/kg）3个剂量连续灌胃5日，能减轻二甲苯所致的小鼠耳郭肿胀；减轻蛋清所致大鼠足趾肿胀；降低小鼠毛细血管通透性，具有抗炎作用。

天花粉具有抗病毒、抗真菌等生物学活性。

西洋参具有增强免疫、抗肿瘤、抗炎、抗病毒、抗诱变作用。西洋参水煎液（5 g/kg、7.5 g/kg）灌胃给药，能增加小鼠体重、胸腺重量、脾重、抗体滴度、淋巴细胞转化率。西洋参水煎液（0.26 g/kg、0.52 g/kg）灌胃给药，能提高豚鼠迟发型超敏反应，提高小鼠单核细胞吞噬指数。西洋参根粗多糖或多糖（0.1～0.4 g/kg）灌胃给药，能增加环磷酰胺致免疫功能低下模型小鼠外周血白细胞，增加胸腺和脾脏重量，促进小鼠淋巴细胞转化，增强正常和免疫功能低下小鼠肝、脾吞噬功能。西洋参具有增强机体非特异性抵抗力作用。西洋参水煎液（5 g/kg）灌胃给药，能增强小鼠在40 ℃～42 ℃或45 ℃～46 ℃环境中的耐高温能力，抑制小鼠在50 ℃环境中的体温升高，提高低压缺氧下小鼠存活率，延长窒息性缺氧小鼠、两侧颈动脉结扎小鼠及氰化钾中毒小鼠的生存时间，减少小鼠耗氧量，延长异丙肾上腺素模型小鼠缺氧条件下的存活时间。西洋参水提物或总皂苷（0.325～1 g/kg）灌胃给药，能延长小鼠负重游泳时间，降低运动后小鼠血乳酸、血清尿素氮及肝糖原消耗量。西洋参超微粉1、5、10 μm和常规粉150 μm（1 g/kg）灌胃给药，能延长氢化可的松致阳虚模型小鼠游泳时间，提高其耐寒能力（-14 ℃），延长正常小鼠常压耐缺氧时间，提高运动疲劳小鼠血清肝糖原，降低血清尿素氮。西洋参20%醇提物制成粉剂（0.33 g/kg、1 g/kg、3 g/kg）腹腔注射，分别能抑制低温环境小鼠体温的下降，明显延长小鼠负重游泳时间和常压耐缺氧时间。西洋参水煎液（0.26 g/kg、0.52 g/kg）灌胃给药，明显延长氢化可的松致阳虚模型小鼠游泳时间。

【用方经验】烧伤后大量体液渗出，应积极补充，但烧伤后胃肠道缺血缺氧，胃肠功能差，过多补充往往加重胃肠负担，因此在加强营养时一定要适量，时时顾护胃气，养阴而不腻，补气而不燥，清热而不寒，一切以和胃养阴为主。阴伤重者用二母二冬汤，口渴甚者加清凉饮子，大便燥结者用脾约麻仁丸。本方常规用量：知母12 g、贝母9 g、西洋参15 g、石斛20 g、牡丹皮9 g、金银花

第十章　其他外科疾病

外科国医圣手时方

331

20 g、天花粉 15 g、玄参 12 g。每日 1 剂，水煎分 3 次口服。

烫伤膏（赵炳南经验方）

【组成】生地榆面 30 g，乳香粉 20 g，凡士林 20 g。

【功效】解毒，止痛，润肤收敛。

【主治】烧伤轻症。

【方解】方中地榆清热解毒、燥湿收敛，乳香活血化瘀、生肌敛疮止痛。

【注意事项】涂抹创面时不宜太厚。

【现代研究】中医学认为地榆性微寒，味苦、涩、酸，归肝、胃、大肠经，有凉血止血、解毒敛疮之功。现代医学研究证实地榆中含有多种化学成分，茎枝含槲皮素、山柰素的苷、熊果酸、维生素 C；花含矢车菊苷、矢车双菊苷；根含鞣质（17%）和三萜皂苷（2.4%～4.0%），此外，还有黄酮、蒽醌、甾体、微量元素等多种化学成分，鞣质具有收敛作用，能与蛋白质结合形成不溶于水的大分子化合物，沉淀在黏膜表面，从而起到止血、保护黏膜等多种作用。另外地榆还有抗菌作用，所含甾体具有抗炎、消肿作用，微量元素具有促进创面愈合的作用，研究还证实可抑制紫外线 B 导致的大鼠皮肤光损伤。

动物实验研究：给小鼠耳部涂抹地榆鞣质 4 mg 或每日口服 1 g/kg，连续 4 日，都可明显抑制巴豆油诱发的耳肿胀。大鼠腹腔注射地榆水提取液 400 mg/kg、醇提取液 650 mg/kg，连续 3 日，可明显抑制正常大鼠之醛性足蹠肿胀，在 48 小时内肿胀恢复正常，推测是降低了毛细血管的通透性，减少渗出，从而减轻了组织水肿。

乳香中主要含有五环三萜、四环三萜和大环二萜等化合物，具有良好的抗炎、抗肿瘤、抗氧化等作用。

【用方经验】本药膏配制法：上述地榆乳香研极细末，装瓶备用，用时凡士林调匀成膏外涂。涂纱布条外贴，或制成油纱条外用。该方配伍合理，抗感染能力强，止痛效果好，渗出少，创面生长快，主要用于中小面积的浅 II 度和深 II 度烧伤，暴露疗法每日换药 2～3 次，包扎疗法每日换药 1 次。在治疗创面的同时，还应根据创面细菌培养和药敏实验结果选择合适的抗生素，注意水电平衡，加强营养，促进愈合。对于大面积烧伤仍须和现代医学的保痂治疗相结合进行治疗，III 度伤需有计划的分期分批及时切削痂植皮封闭创面。

收干生肌药粉（赵炳南经验方）

【组成】没药面 50 g，乳香粉 50 g，血竭面 20 g，琥珀面 10 g，儿茶面 25 g，水飞甘石面 35 g。

【功效】收敛止痛，固皮生肌。

【主治】烧烫伤创面脓毒已尽者。

【方解】方中乳香、没药、血竭活血生肌止痛，琥珀、儿茶清热解毒、生肌敛疮，炉甘石燥湿止痒。

【注意事项】腐皮未祛，脓液未净者不能用。

【现代研究】广西血竭消炎、止痛药理作用研究结果显示：外擦能明显抑制巴豆油引起的小鼠耳郭炎症、大鼠角叉菜胶性足肿胀，降低小鼠腹腔毛细血管通透性；动脉缺血、静脉瘀血和局部的失神经或神经病变是慢性难愈性创面久治不愈的直接原因，创面局部的成纤维细胞和表皮细胞的分裂繁殖速度减慢和细胞外基质合成减少、分解加速是创面经久不愈的病理基础，因而促进创面的血液循环对于促进创面愈合非常重要。血竭具有活血化瘀功能，可改善创面及周围皮肤的血液循环，使局部血流加快，边流增高，改善患处氧和营养物质供应，可改善创面瘀滞带微循环，显著减少淤滞带坏死面积，这是血竭能加快创面愈合的机制中最重要的一点。血竭不仅具有活血化瘀的作用而且它还具有抗菌、促进表皮细胞游走、调控胶原的合成及代谢，调节创面修复基质形成，抗脂质过氧化及消炎止痛等多种药理活性。郝剑等研究认为血竭影响创面修复的机制之一是通过 bFGF 介导的。

现代研究认为活血化瘀药具有明显的抗炎作用，使创面毛细血管通透性增高，炎细胞大量渗出、浸润，并能及时清除坏死物质，促进创面成纤维细胞合成和分泌 ECM 及各种生长因子，加快创面血管化进程，利于创面周缘皮肤干细胞增殖、迁移、分化，进而促进创面修复。血竭乳香没药等都是活血化瘀的良药，临床实践表明三者都有明显的促进创面愈合的作用。

琥珀（Amber）为古代松科植物的树脂埋藏在地下，经年久凝结而成的碳氢化合物。琥珀中含有多种化学成分，其中主要是树脂和挥发油，此外还含有琥珀氧松香酸、琥珀松香高酸及琥珀酸等。其性味甘、咸、寒，归心、肝经。具有镇惊安神、明目祛翳、收敛生肌之功效。

动物实验表明：琥珀敛疮膏对皮肤慢性溃疡模型家兔的溃疡缩小作用和溃疡面平均愈合时间优于阳性对照组和空白对照组。4 日后的病理切片提示：琥珀敛疮膏组溃疡处被大量肉芽组织填充，坏死细胞随机化，可见少量瘢痕形成，少量巨噬细胞，创伤表面可见有上皮细胞形成或增生，提示琥珀敛疮膏能减轻炎性细胞浸润，促进上皮细胞增生，从而使溃疡愈合时间缩短。

临床研究表明用琥珀等制成的八宝油膏治疗烧伤效果显著。

儿茶为豆科植物儿茶 Acacia catechu（L. f.）Willd. 的去皮枝、干的干燥煎膏，儿茶味苦、涩，性微寒，归肺经。功能为收湿、生津、敛疮，主治溃疡不敛、湿疹、口疮、跌打损伤、外伤出血。现代化学研究已从儿茶中分得儿茶鞣酸、儿茶素、表儿茶素等。儿茶类化合物普遍具有生物活性，其活性成分为儿茶素和表儿茶素等，具有抗病原体、增强机体免疫力、抗心律失常、防癌抗突变、抗血小板、降低血糖血脂和胆固醇等药理作用。临床研究表明，以儿茶为主制成的儿茶酊临床治疗烧伤效果较好。

炉甘石性味甘平，具有解毒明目退翳、收湿止痒敛疮的功效，常用于目赤肿痛、溃疡不敛、皮肤湿疮等，其主要成分为碳酸锌及少量的钙、氧化镁、氧化铁等。炉甘石以其生肌收敛功能作为临床常用的外用中药，表现出一定的抗菌活性，这可能与其主要成分 ZnO 有关。因炉甘石煅烧后，其主要成分由 $ZnCO_3$ 变为 ZnO，而 ZnO 作为一种新型的无机材料具有较强的抗菌效果。其原因在于当 ZnO 与细菌接触时，锌粒子缓慢的释放出来，由于锌粒子具有氧化还原性，并能与有机物（硫代基、羧基、羟基）反应，可以与细菌的细胞膜及膜蛋白结合，破坏其结构，进入细胞后破坏电子传递系统的酶并与 DNA 反应，达到抗菌目的。

【用方经验】本药粉配制法：上述药物共研极细末，装瓶备用，用时外撒于创面。该方主要用于坏死组织已完全脱落的创面，或后期肉芽组织创面，或久溃不敛，难以收口的溃疡创面，用新洁尔灭清洗后直接外撒于创面。在治疗创面的同时，还应根据情况选择合适的抗生素，注意加强营养，及时补充血浆和蛋白，纠正贫血，促进愈合。肉芽组织创面比较大时，应及时植皮封闭创面。

生肌散（赵炳南经验方）

【组成】没药面 50 g，乳香粉 50 g，血竭面 20 g，象皮 10 g，赤石脂 5 g，儿茶面 25 g，龙骨 5 g，冰片 1.5 g。

【功效】收敛止痛，生肌长肉。

【主治】烧烫伤后期创面、慢性溃疡、臁疮。

【方解】方中乳香、没药、血竭活血化瘀，生肌长肉止痛，冰片清热解毒，生肌敛疮，赤石脂、儿茶燥湿收敛，龙骨、象皮生肌长肉。

【注意事项】本方适宜于烧伤后期脓净的创面，难愈性溃疡创面。

【现代研究】据临床报导，象皮粉对创伤修复有良好的促进作用，因而常用于一些久不愈合的病例如臁疮、褥疮、烧伤、皮肤缺损等。周玉祥的实验研究结果表明：象皮粉的肉芽生长促进率高达 156.3%。经 t 检验，与油纱条组及空白对照组比较，差异有非常显著的意义（$P < 0.01$）。证实该药确实有十分理想的促进肉芽组织生长的作用，因而有利于创伤的修复愈合。

赤石脂为硅酸盐类矿物多水高岭石族多

外科国医圣手时方

水高岭石，味甘、酸、涩，性温，归胃、大肠经，具有涩肠、止血、生肌敛疮之功。用于久泻久痢，大便出血，崩漏带下；外治疮疡不敛，湿疹脓水浸淫。赤石脂主要成分为含水硅酸铝，氧化铁、氧化镁、氧化锰等物质伴生，其理论百分含量为硅 42.93％，铝 36.58％，氧化铁及氧化锰 4.85％～14.39％，镁与钙 0.94％，水 15％。赤石脂研末外用有吸湿作用，能使创面皮肤干燥，防止细菌生成，减轻炎症，促进溃疡愈合。据报道，赤石脂配伍当归、白芷等制成的冰黄油膏治疗烧伤、烫伤、电击伤及跌打损伤，治愈率为 98.1％，有效率为 100％。刘家磊等利用赤石脂有促进溃疡面愈合的作用，自拟溃疡散治疗手足部化脓性感染、烧烫伤、创伤感染、深部脓肿、刀口感染、面部疖肿、蜂窝织炎、褥疮、下肢慢性溃疡等体表溃疡患者，取得满意疗效。

龙骨属于矿物类中药的钙化合物类，也有把其归属于动物类中药的。就其药性来说，属于重镇安神药。龙骨主要含 CaO、P_2O_5、MgO、Fe_2O_3 及少量的 Al、Mg、Cl 等，还含有甘氨酸、胱氨酸、蛋氨酸、异亮氨酸、亮氨酸、酪氨酸、苯丙氨酸等 7 种氨基酸。在这些物质中，含有多种无机元素，它们对人体的组织结构、新陈代谢、免疫功能、传导功能、性激素功能及生育繁殖功能等有着至关重要的作用。

冰片可促进人体对药物的吸收，有抗菌、抗炎、镇痛的作用。牟家琬等用冰片进行体外抗菌实验，经试验证明冰片在较低浓度时有抑菌作用，高浓度时有杀菌作用，接触时间越长，抗菌效果也随之增强。赵晓洋等测定了冰片对 5 种皮肤癣菌和 2 种深部真菌及一种污染真菌 MIC 和 MFC 值，结果证明冰片具有较强的抑制皮肤癣菌和真菌的作用。侯佳芝等用动物实验探讨了冰片对激光烧伤创面的镇痛及抗炎作用，冰片组的痛阈值较京万红组和生理盐水组高出 2178 倍和 6124 倍。

乳香中主要含有五环三萜、四环三萜和大环二萜等化合物，具有良好的抗炎、抗肿瘤、抗氧化等作用，没药中主要含有挥发油，树脂，树胶等，有抗菌消炎，抗肿瘤，止痛活血等作用，乳香、没药的水提物、挥发油及其配伍组合对家兔血小板聚集及凝血酶时间的影响均能产生显著效应，除乳香水提物和没药水提物配伍组合对凝血酶时间的影响具有拮抗作用外，其余配伍组合均呈现出协同增效作用。

【用方经验】本药粉配制法：上述药物共研极细末，装瓶备用，用时外撒于创面或用凡士林调和成药膏外用创面。该方主要用于坏死组织已完全脱落的创面，或后期肉芽组织创面，或久溃不敛，难以收口的溃疡创面，用新洁尔灭清洗后直接外撒于创面。在治疗创面的同时，还应根据情况选择合适的抗生素，注意加强营养，及时补充血浆和蛋白，纠正贫血，促进愈合。肉芽组织创面比较大时，应及时植皮封闭创面。

清凉膏（赵炳南经验方）

【组成】当归 50 g，紫草 10 g，香油 200 g，黄蜡 200 g，大黄面 7.5 g。

【功效】清热解毒，凉血止痛，生肌敛疮。

【主治】烧烫伤、冻伤。

【方解】方中紫草、大黄清热解毒，生肌敛疮，当归活血化瘀，祛腐生肌，黄蜡润肤生肌，芝麻油生肌长肉。

【注意事项】阴疮阴疽慎用。

【现代研究】方中大黄的主要成分是蒽醌类衍生物，以两种形式存在，部分游离、大部分与葡萄糖结合成蒽苷，游离的苷元有大黄酸、芦荟大黄素、大黄素甲醚、大黄酚等，大黄还含有林特因、没食子酸、儿茶素等多种成分，能抑制环氧化酶活性，抗内毒素，提高血清补体水平，降低血管通透性，对葡萄球菌、链球菌、铜绿假单胞菌、大肠埃希菌及真菌均有抑制作用，同时还有消炎、止痛、创面止血、活血逐瘀、促进烧伤创面修复的作用。

本方中主药当归是伞形科植物当归 Angelica sinensis（Oliv.）Diels 的干燥根，味甘、辛，性温，其化学成分主要有苯酚类、香豆素类、有机酸类、氨基酸类、糖类及黄酮类等。实验结果表明当归总黄酮提取液抑菌，对大肠埃希菌、金黄色葡萄球菌、黑曲霉、青霉菌都有较强的抑制作用，而且对细菌的抑制作用强于对真菌的抑制作用。当归的另一主要活性成分是当归挥发油，实验证明当归挥发油具有抗炎镇痛作用，且其抗炎作用与减少前列腺素（PGs）量有关，当归A3活性部位是从当归总挥发油中萃取得到的中性、非酚性部位，动物实验研究发现：当归A3活性部位对小鼠二甲苯致小鼠耳郭肿胀和角叉菜胶致大鼠足趾肿胀的炎症模型均具有明显的抗炎作用。黄耀庭等证实当归活性成分阿魏酸钠能明显增强人体真皮成纤维细胞的表皮生长因子的表达，从而起到促进创面愈合的作用。

方中紫草味甘、咸，性寒，归心包络、肝经，有凉血活血、清热解毒等功效。近年来随着对紫草研究的不断深入，已明确紫草的主要成分紫草素，紫草宁及其衍生物为萘醌类化合物，具有抗菌、抗炎、抗肿瘤活性，还有抗肝脏氧化损伤的作用。紫草水、醇油溶液和紫草素对乙型溶血性链球菌、金黄色葡萄球菌、大肠埃希菌、志贺菌属、铜绿假单胞菌等均有抑制作用。赵雪梅等研究表明，紫草的水提物及醇提物均有一定的抗炎作用。紫草对多种细菌有明显的抑制作用，且可加强局部血液循环，促进上皮生长，从而起到抗炎、生肌祛腐的功效。实验证实紫草油是通过刺激创面组织高分泌血管内皮细胞生长因子（VEGF）来最终实现促进创面愈合的。紫草能抑制毛细血管通透性，对渗出和水肿有抑制作用，具有保护创面，防止感染，促进上皮增生和修复，加速创面的愈合。动物实验发现，皮下注射紫草素 10 mg/kg，对小鼠巴豆油耳炎症和大鼠酵母性足趾肿有明显抑制作用，紫草素有较强的抑制白细胞三烯 B4（LTB4）和 52 羟基二十碳四烯酸（52HETE）生物合成的作用，从而发挥抗炎作用，并推测其作用部位可能是 52 脂氧酶，其作用是由萘醌类化合物还原性决定的。

【用方经验】本药膏配制法：以香油浸泡当归、紫草 3 日后，用微火熬制焦黄，离火将油滤净去渣，再入黄蜡加火熔匀，待冷后加大黄面，搅匀成膏。主要用于中小面积的浅Ⅱ度和深Ⅱ度烧伤，暴露疗法每日换药 2～3 次，包扎疗法每日换药 1 次。在治疗创面的同时，还应根据情况选择合适的抗生素，注意水电平衡，加强营养，促进愈合。对于大面积烧伤仍须和现代医学的保痂治疗相结合进行治疗，Ⅲ度伤需有计划的分期分批及时切削痂植皮封闭创面。

普榆膏（赵炳南经验方）

【组成】生地榆面 50 g，普连膏 450 g。

【功效】解毒止痒，除湿消炎。

【主治】Ⅱ度烧伤、烫伤。

【加减】普连膏组成：黄柏面 1 两，黄芩面 1 两，凡士林 8 两。

【方解】方中黄柏黄芩清热解毒，地榆生肌敛疮。

【注意事项】本方只适宜于烧伤早期创面，烧伤重症及后期创面不宜应用。

【现代研究】黄柏树皮含小檗碱、药根碱、木兰花碱、黄柏碱、N-甲基大麦芽碱、巴马汀、蝙蝠葛碱等生物碱，另含黄柏酮、黄柏内脂、白鲜交酯、黄柏酮酸、青荧光酸、7-脱氢豆甾醇、β-谷甾醇、菜油甾醇等。黄柏具有抗菌、抗炎、抗病毒、镇痛等作用。经动物实验表明黄柏水煎液对巴豆油所致小鼠耳郭肿胀及醋酸致小鼠腹腔毛细血管通透性有明显的抗炎作用。黄柏的煎剂，水浸出液或乙醇浸出液对化脓性细菌抑菌作用强，尤其对金黄色葡萄球菌、表皮球菌、A 群链球菌等阳性球菌有较强的抑菌效果，对铜绿假单胞菌也有抑菌作用，但较弱。黄柏在发挥抗菌解毒作用的同时尚可促进血管新生，迅速改善创面微循环，促进肉芽生长和加速伤口愈合。另外，黄柏能增强单核巨噬细胞的吞噬功能，提高机体的非特异性免疫力。研究表明：含有黄柏的烧伤喷雾剂有显著降低毛细血管通透，减少炎症渗出，减轻水肿的作用，说明其对炎性早期的治疗作用较强，黄柏喷雾剂能明显延长小鼠的痛反应潜伏期，镇痛作用随剂量的增加而增强，作用

外科国医圣手时方

持久。

中医学认为地榆性微寒，味苦、涩、酸，归肝、胃、大肠经，有凉血止血、解毒敛疮之功，现代医学研究证实地榆中含有多种化学成分：茎枝含槲皮素、山柰素的苷、熊果酸、维生素C；花含矢车菊苷、矢车双菊苷；根含鞣质（17%）和三萜皂苷（2.4%～4.0%）。此外，还有黄酮、蒽醌、甾体、微量元素等多种化学成分。鞣质具有收敛作用，能与蛋白质结合形成不溶于水的大分子化合物，沉淀在黏膜表面，从而起到止血、保护黏膜等多种作用。另外地榆还有抗菌作用，所含甾体具有抗炎、消肿作用，微量元素具有促进创面愈合的作用，研究还证实可抑制紫外线B导致的大鼠皮肤光损伤。

动物实验研究：给小鼠耳部涂抹地榆鞣质4 mg或每日口服1 g/kg，连续4日，都可明显抑制巴豆油诱发的耳肿胀。大鼠腹腔注射地榆水提取液400 mg/kg、醇提取液650 mg/kg，连续3日，可明显抑制正常大鼠之醛性足蹠肿胀，在48小时内肿胀恢复正常，推测是降低了毛细血管的通透性，减少渗出，从而减轻了组织水肿。

【用方经验】本药膏配制法：地榆研极细末，加入普连膏中，装瓶备用。涂纱布条外贴，或制成油纱条外用。该方配伍合理，抗感染能力强，止痛效果好，渗出少，创面生长快，主要用于中小面积的浅Ⅱ度和深Ⅱ度烧伤，暴露疗法每日换药2～3次，包扎疗法每日换药1次。在治疗创面的同时，还应根据情况选择合适的抗生素，注意水电平衡，加强营养，促进愈合。对于大面积烧伤仍须和现代医学的保痂治疗相结合进行治疗，Ⅲ度伤需有计划的分期分批及时切削痂植皮封闭创面。

化坚油（赵炳南经验方）

【组成】透骨草5 g，茜草10 g，紫草根12.5 g，地榆10 g，伸筋草12.5 g，木通12.5 g，松节7.5 g，昆布10 g，北刘寄奴10 g，芝麻油600 g。

【功效】活血化瘀，通络软坚。

【主治】烧烫伤大面积增生性瘢痕。

【方解】方中地榆紫草清热解毒，昆布软坚散结，利水化痰，木通利水渗湿，茜草刘寄奴活血化瘀，透骨草伸筋草松节舒筋通络，祛风止痒，诸药合用，共奏活血化瘀，通络软坚散结之功。

【注意事项】本方不适宜于萎缩性瘢痕。

【现代研究】伸筋草为石松科植物石松 *Lycopodium japonicum* Thunb. 的干燥全草。性味微苦、辛、温，归肝、脾、肾经，有祛风除湿、舒筋活络的功效。主要用于治疗关节酸痛、屈伸不利等症。

茜草的化学成分以蒽醌及其苷类化合物为主，此外还含有萘醌类、萜类、己肽类、多糖类等其他化学成分。茜草对大鼠多发性关节炎有明显的治疗作用，并降低其血清中白细胞介素1、2、6（IL-1、IL-2、IL-6）、TNF的含量，但不影响皮质醇的含量。通过抑制机体免疫反应，改善局部炎症反应而发挥抗炎抗风湿作用。Gupta等报道茜草提取物能抑制小鼠的钝态皮肤过敏症（PCA），其抗过敏活性的强度与色甘酸钠、茶碱相当。茜草还有抗肿瘤的作用，抗肿瘤的机制主要是通过细胞毒作用，抑制癌细胞增殖，诱导癌细胞凋亡，抗氧化、抗辐射等作用实现的。瘢痕增生实际上是胶原纤维的过度的良性增生，茜草有抗肿瘤的作用，推测对瘢痕的增生应有抑制作用。其机制还需进一步深入研究。

中药北刘寄奴，有破血通经、敛疮、消肿功能。临床主治金疮出血、经闭瘀痕、胸腹胀痛、产后血瘀、跌打损伤、痈毒脓肿等。

木通味苦，性寒，具有清热利尿、活血通脉、抗菌消炎之功效，主治小便短赤、淋浊、水肿、风湿痹痛、乳汁不通、痛经等症。主要成分是三萜及三萜皂苷类化合物，另外还含有多糖类、氨基酸、甾体等多种成分。药理实验表明白木通种子的乙醇提取物对肿瘤细胞有抑制作用。

昆布（Thallus japonica）是大叶藻科植物大叶藻的全草，俗称"海带"，具有软坚散结、利水泄热等功效。主治瘿瘤、瘰疬、睾丸肿痛、痰饮水肿。据药理研究表明，昆布具有调血脂、降血糖、降血压、抗凝血、免疫调节作用、抗肿瘤、抗突变、防辐射、抗疲劳、抗氧化、抗病毒、抗菌、抗纤维化等作用。苗本春等从海带中提取分离获得的海带酸性聚糖类物质 J201A，并观察其对人胚肺成纤维细胞（HLF）体外增殖的抑制作用，用四氮唑蓝（MTT）法观察 J201A 对 HLF 体外增殖的抑制情况；流式细胞仪检测 J201A 对 HLF 增殖周期及蛋白质合成的影响；荧光染色法验证 HLF 上 J201A 受体的存在。结果显示：J201A 体外能显著抑制 HLF 的增殖，且呈剂量依赖性。流式细胞仪检测结果是 J201A 能将成纤维细胞阻抑在 G0/G1 期，且能明显抑制其蛋白的合成，从而起到抑制增殖的作用。荧光染色结果进一步证明了 HLF 上 J201A 受体的存在，J201A 与其受体结合后，经过一系列生物信息的识别、传递的过程而起到抑制 HLF 增殖的作用，从而起到抗纤维化作用。

蒋捧东等的研究表明昆布提取物能显著减少血管内皮生长因子（VEGF）的表达，同时减少肺组织 TNF-a 的表达，有研究表明血管内皮生长因子（VEGF）可促使肌成纤维细胞增殖，肥大细胞聚集及纤维化发生及 TNF-a 有致炎致纤维化作用，因此昆布可通过减少血管内皮生长因子（VEGF）及 TNF-a 的表达来减轻肺纤维化程度。

瘢痕的形成机制主要是纤维结缔组织过度增生所致，昆布能抗肺纤维化及减少血管内皮生长因子的表达，可能是其治疗增生性瘢痕的机理所在，也是其软坚散结的药理基础，相关研究仍需深入进行。

松节主要含纤维素、木质素、少量挥发油和树脂等。性味苦温，功用祛风燥湿，舒筋通络。主治历节风痛，转筋挛急，脚气痿软，鹤膝风，跌损瘀血等

【用方经验】本药膏配制法：油浸群药 2 昼夜，用文火将药炸成焦黄色，去渣备用，该方配伍合理，软坚祛疤效果强，止痛止痒效果好，每日抹药 3 次，每次抹药时应轻柔按摩 5 分钟左右。如果配合外戴弹力套及其他方法进行综合治疗，效果更好。

黑布药膏（赵炳南经验方）

【组成】老黑醋 5 斤，五倍子 1 斤 12 两，金头蜈蚣 10 条，蜂蜜 6 两，梅花冰片 1 钱。

【功效】破瘀软坚。

【主治】烧烫伤大面积增生性瘢痕。

【方解】本病多因先天因素或由于金刀、水、火之伤，余毒未净，复受外邪入侵肌肤致使湿热搏结、血瘀凝滞而成。辨证为气滞血瘀、凝结肌肤，治疗以活血化瘀软坚散结为法，外用黑布药膏治疗，方中老黑醋软坚解毒，五倍子收敛解毒，蜈蚣破瘀以毒攻毒，冰片镇痒止痛解毒，蜂蜜调和诸药。方中诸药合用，共奏破瘀软坚之功，临床治疗瘢痕疙瘩达到良好的疗效。

【注意事项】有溃烂创面者不宜应用。不用金属器械外涂。

【现代研究】任丽虹等采用 MTT 法和 3H-脯氨酸掺入法检测不同药物浓度、作用时间的五倍子和蜈蚣对体外培养的瘢痕疙瘩成纤维细胞增殖及胶原蛋白合成的影响，用光镜和电镜观察五倍子、蜈蚣作用后瘢痕成纤维细胞的形态及细胞器超微结构的变化，结果五倍子和蜈蚣能抑制成纤维细胞的增殖及胶原蛋白的合成（$P<0.01$），其抑制作用与剂量和时间有关，能明显影响成纤维细胞形态和超微结构（细胞核、线粒体、粗面内质网等）。曹为等通过动物实验研究认为黑布药膏外用能明显降低兔耳瘢痕增生指数、成纤维细胞数密度、胶原纤维的面密度，故可明显抑制皮肤瘢痕增生。在增生性瘢痕中，bax 基因表达明显低于正常皮肤，而 bcl-2 基因表达显著增强，这说明增生性瘢痕与 bax 和 bcl-2 基因表达变化密切相关，凋亡受阻可能是增生性瘢痕形成的原因之一。赵丽等通过建立兔耳增生性瘢痕动物模型，经黑布药膏治疗后，bax 基因表达明显高于模型组，bcl-2 基因表达明显低于模型组，说明黑布药膏通过降低 Bcl-2mRNA 的表达，增加 BaxmRNA 表达而促进成纤维细胞凋亡，抑制成纤维细胞增殖，使瘢痕消退，这可能是黑布药膏治疗增生性瘢痕的机制之一，为临

床应用黑布药膏治疗增生性瘢痕提供了实验依据。赵丽等又通过动物实验认为黑布药膏可以通过抑制Ⅰ型胶原 mRNA 的表达，促进Ⅲ型胶原、基质金属蛋白酶-1 mRNA 的表达，增加胶原酶含量，降低瘢痕组织胶原含量，从而抑制兔耳增生性瘢痕组织增生。

【用方经验】本药膏配制法：砂锅盛黑醋火上熬开 30 分钟，加入蜂蜜再熬至沸腾状，用铁筛子将五倍子粉慢慢撒入，边撒边按同一方向搅拌，撒完后即改用文火熬制成膏状离火，再兑入蜈蚣粉和梅花冰片粉搅匀即成。储存在瓷罐或玻璃罐中备用。外涂此药时需 2～3 mm 厚，用黑布或厚布盖上，换药前清洁皮肤，两三日换药 1 次。不用金属器械外涂。

五灵脂丸（赵炳南经验方）

【组成】五灵脂 2500 g。

【功效】活血破瘀，软坚化滞。

【主治】瘢痕疙瘩。

【方解】本病多因湿热搏结、血瘀凝滞而成。辨证为气滞血瘀、凝结肌肤，治疗以活血化瘀软坚散结为法。五灵脂性温，味苦、甘，功用行气活血，化瘀软坚，临床治疗瘢痕疙瘩达到良好的疗效。

【注意事项】体虚及胃肠功能障碍者减量或慎服。

【现代研究】五灵脂（Faces Trogopterus）是鼯鼠科动物复齿鼯鼠 Trogopterus xanthipes Milne-Edwars. 的干燥粪便，功能活血化瘀、止痛。临床上多用于淤血所致的痛经、心绞痛等症。主产于河北、山西等地。近年来对五灵脂的成分研究主要集中在二萜、三萜、有机酸类化合物。现代药理研究证明五灵脂具有抑制血小板聚集，提高免疫力、抗炎及抗溃疡等作用。

【用方经验】本药膏配制法：研细末，炼蜜为丸，每丸 1 钱重。每次半丸至 1 丸半，每日 2 次，温开水送下。

烧烫伤方（房芝萱经验方）

【组成】金银花 24 g，川连 6 g，伏龙肝 9 g，连翘 24 g，黄柏 15 g，陈皮 6 g，灯心炭 9 g，半夏 9 g，归尾 9 g，赤芍 9 g，绿豆衣 9 g，竹茹 9 g，猪苓 9 g，六一散 18 g，车前子（包）9 g，川军（单包）6 g。

【功效】清热解毒，利湿通下。

【主治】烧烫伤。

【方解】方中金银花连翘清热解毒，黄连黄柏苦寒清热泻火解毒燥湿，橘皮行气和胃，醒脾化浊，竹茹清热安胃，和降胃气共为君药，加黄连少量取苦味健胃及苦味折火降气之功，半夏燥湿化痰、降逆和胃、宽胸散结，当归苦辛甘温、补血和血，赤芍活血化瘀，伏龙肝坐镇中州，健脾和胃，以防凉药苦寒伤胃，猪苓、车前子、绿豆衣、六一散利湿而不伤阴，灯心炭清热除烦，引热下行，利尿同时又能止血，大黄活血清热解毒，使邪从大便出，诸药合用，补胃虚、清胃热、化湿浊、降胃逆，且补而不滞、清而不寒，又能清虚热化湿浊而和降上逆之胃气，治疗烧烫伤后热毒内盛，湿热内蕴，烦躁口渴不欲饮，纳差，小便黄赤等。

【注意事项】此方用于治疗烧烫伤后湿热内蕴性之消化不良，对于虚寒性不宜应用。

【现代研究】此方主要由橘皮竹茹汤加泻心汤加利尿药等组成，橘皮竹茹汤治疗呃逆呕吐，消化不良等效果明显。研究认为加味橘皮竹茹汤防治化疗所致消化道反应的疗效机制与其能够拮抗或降低顺铂造成的受试动物体内 5-羟色胺、胃泌素异常升高，减少 5-羟色胺介导的呕吐反射，减小顺铂对消化道粘膜细胞和组织产生的直接或间接损伤，将顺铂导致的胃肠道神经-内分泌，胃肠道动力方面异常大大改善有关。

动物实验显示：泻心汤可缩短出凝血时间和血浆复钙时间，促进血小板聚集，增加家兔离体胸主动脉条的收缩力，并具有对抗胃黏膜损伤具有保护作用。

现代药理研究还证实泻心汤具有防治内毒素性肺损伤的作用、糖尿病及并发症的作用。

金银花作为一种传统中药，包括有忍冬、华南忍冬、菰腺忍冬、水忍冬的花蕾。金银花含绿原酸、异绿原酸、白果醇，还含挥发油其成分有芳樟醇、苯甲醇。金银花煎剂及醇浸液对金黄色葡萄球菌、乙型溶血性链球菌、肺炎链球菌、脑膜炎奈瑟菌、伤寒沙门菌、霍乱弧菌、大肠埃希菌、变形杆菌、百日咳鲍特菌、结核分枝杆菌等多种阳性和阴性菌均有一定的抑制作用。金银花与连翘或青霉素合用有协同或相加作用，可能抑制了细菌体内蛋白质合成，绿原酸、异绿原酸及木犀草素可能是其抗菌的有效成分。金银花空腹口服或静脉注射可明显降低铜绿假单胞菌内毒素所致小鼠及兔的中毒和死亡，表明有清热解毒功效。金银花还可通过促进白细胞的吞噬功能，促进炎性细胞消散从而降低中性粒细胞体外分泌功能，调理淋巴细胞活性，显著增加白介素-Ⅱ的产生。另有学者发现金银花提取物对枯草杆菌、青霉菌、黄曲霉和黑曲霉也有一定的抑制作用。

胡竟一等的研究显示连翘苷有明显的抗炎、解热和内毒素中和作用。胡克杰等研究发现连翘酯苷成分对金黄色葡萄球菌等多科致病菌具有较强的抑制作用，还具有抑制磷酸二酯酶及较强的抗真菌、抗病毒作用。冯淑怡等的研究表明连翘酯苷可显著降低铜绿假单胞菌、大肠埃希菌、金黄色葡萄球菌感染模型动物的死亡率，并可显著降低酵母发热大鼠模型、内毒素所致发热兔模型的体温，提示连翘酯苷具有明显的抗感染和解热作用。刘静的实验显示连翘苷可显著提高小鼠单核巨噬细胞的吞噬功能，降低小鼠的超敏反应，调解小鼠的免疫功能。

现代药理学研究认为：单味滑石含有含水硅酸镁以及钾、钠、钙、铁、铝等元素。外用有保护皮肤和黏膜，内服有消炎和止泻的作用。单味甘草主含三萜和黄酮类化合物，有抗溃疡、解痉、抗菌、抗病毒、抗炎、抗过敏和肾上腺皮质激素样作用。药效学研究认为用 2 g/kg 六一散灌胃，可使小鼠产生利尿作用。

伏龙肝含有硅酸、Fe_2O_3、Al_2O_3、CaO、$CaCO_3$、$NaCl$、K_2O、MgO 等成分，呈弱碱性。伏龙肝外用撒布疮面可使血管收缩，分泌物减少，具收敛止血作用。本品性味温、微辛，归脾胃经，具有温中降逆，止呕止血

等功用。色黄质重，具厚土、奠中、温运、镇摄之能。

【用方经验】每日 1 剂，水煎分 2 次口服。

烫伤酊（唐汉钧经验方）

【组成】儿茶 100 g，黄芩 100 g，黄柏 100 g，冰片 30 g。

【功效】清热，解毒，敛疮。

【主治】烧伤。

【方解】方中黄芩黄柏清热解毒，儿茶敛疮，冰片清热解毒，消肿止痛。

【注意事项】深Ⅱ度烧伤早期应用，浅Ⅱ度烧伤不宜应用，疼痛刺激明显。后期应配伍生肌长肉之品。

【现代研究】黄柏树皮含小檗碱、药根碱、木兰花碱、黄柏碱、N-甲基大麦芽碱、巴马汀、蝙蝠葛碱等生物碱，另含黄柏酮、黄柏内脂、白鲜交酯、黄柏酮酸、青荧光酸、7-脱氢豆甾醇、β-谷甾醇、菜油甾醇等。黄柏具有抗菌、抗炎、抗病毒、镇痛等作用。经动物实验表明黄柏水煎液对巴豆油所致小鼠耳廓肿胀及醋酸致小鼠腹腔毛细血管通透性有明显的抗炎作用。黄柏的煎剂、水浸出液或乙醇浸出液对化脓性细菌抑菌作用强，尤其对金黄色葡萄球菌、表皮球菌、A 群链球菌等阳性球菌有较强的抑菌效果，对铜绿假单胞菌也有抑菌作用，但较弱。黄柏在发挥抗菌解毒作用的同时尚可促进血管新生，迅速改善创面微循环，促进肉芽生长和加速伤口愈合。另外，黄柏能增强单核巨噬细胞的吞噬功能，提高机体的非特异性免疫力。研究表明：含有黄柏的烧伤喷雾剂具有显著降低毛细血管通透，减少炎症渗出，减轻水肿的作用，说明其对炎性早期的治疗作用较强。黄柏喷雾剂能明显延长小鼠的痛反应潜伏期，镇痛作用随剂量的增加而增强，作用持久。

儿茶为豆科植物儿茶 Acacia catechu（L. f.）Willd. 的去皮枝、干的干燥煎膏，儿茶味苦、涩，性微寒，归肺经。功能为收湿、生肌、敛疮，主治溃疡不敛、湿疹、口疮、跌

外科国医圣手时方

打损伤、外伤出血等。现代化学研究已从儿茶中分得儿茶鞣酸、儿茶素、表儿茶素等。儿茶类化合物普遍具有生物活性，其活性成分为儿茶素和表儿茶素等，具有抗病原体、增强机体免疫力、抗心律失常、防癌抗突变、抗血小板、降低血糖血脂和胆固醇等药理作用。临床研究表明，以儿茶为主制成的儿茶酊临床治疗烧伤效果较好。

冰片可促进人体对药物的吸收，有抗菌、抗炎、镇痛的作用。牟家琬等用冰片进行体外抗菌实验，经试验证明冰片在较低浓度时有抑菌作用，高浓度时有杀菌作用，接触时间越长，抗菌效果也随之增强。赵晓洋等测定了冰片对 5 种皮肤癣菌和 2 种深部真菌及一种污染真菌 MIC 和 MFC 值，结果证明冰片具有较强的抑制皮肤癣菌和真菌的作用。侯佳芝等用动物实验探讨了冰片对激光烧伤创面的镇痛及抗炎作用，冰片组的痛阈值较京万红组和生理盐水组高出 2178 倍和 6124 倍。

黄芩苷元、黄芩苷、汉黄芩苷和汉黄芩素是中药黄芩的主要有效成分。黄芩具有广谱抗菌、抗病毒的作用。姚干等采用体内、外实验方法研究表明芩栀胶囊（黄芩、栀子）可明显延长甲、乙型流感病毒和肺炎链球菌感染小鼠的存活日数，提高感染小鼠存活率，逆转感染小鼠的肺炎性病变，并对表葡萄球菌、金黄色葡萄球菌、大肠埃希菌、奇变杆菌、变形杆菌、板畸杆菌等 17 种细菌具有较强的抑菌作用。张道广等通过考察黄芩多糖对猪生殖和呼吸系统综合征病毒在传代细胞系 MARC2145 细胞中增殖的影响，证明黄芩多糖可在细胞水平抑制病毒增殖。王丽娟等应用热板刺激法、扭体法和二甲苯致小鼠耳郭肿胀实验模型观察了黄芩的抗炎镇痛作用，证明了黄芩能明显延长小鼠对热刺激反应的潜伏期，抑制腹腔注射醋酸溶液所致的小鼠扭体反应，可使二甲苯所致小鼠耳郭肿胀程度明显减轻。陈曦等用完全佐剂诱导大鼠佐剂性关节炎模型，发现黄芩及黄芩和氨基葡萄糖软骨素（Glucosamine Chondroitin, GC）联合用药，不仅明显抑制佐剂性关节炎大鼠的继发性足肿胀，对继发性反应的全身症状

也有明显的改善作用，说明黄芩不仅对非特异性炎症反应有效，对免疫性炎症也有一定的治疗作用。

【用方经验】配制方法：取儿茶研粉 100 g、黄芩 100 g、黄柏 100 g、冰片 30 g，浸于 80%的酒精 1000 ml 中 3 日，过滤液备用。用法：用前先在创面涂 1%达克宁液止痛，再搽滤液，2～4 小时 1 次。

烫伤油（唐汉钧经验方）

【组成】虎杖 500 g，红花 120 g，当归 120 g，麦冬 120 g，陈皮 120 g，甘草 120 g，地榆 120 g，冰片 120 g，朱砂 12 g，干地黄 120 g，花生油 5000 ml。

【功效】清热解毒，活血止痛，生肌敛疮。

【主治】烧伤。

【方解】方中虎杖、地榆清热解毒，敛疮，陈皮行气，当归、红花活血化瘀止痛，冰片、朱砂、甘草清热解毒，去腐生肌，消肿止痛，麦冬、生地黄养阴生肌长肉。

【注意事项】朱砂不见火，应后下。

【现代研究】虎杖是一种临床常用的中药材，主要含蒽醌类化合物、白藜芦醇、蓼苷、有机酸葡萄糖苷等成分。味微苦，性微寒，归肝、胆、肺经，功效为：利湿退黄、清热解毒、散瘀止痛、化痰止咳。临床上主要用于活血化痰、祛风解毒、消炎止痛，去湿热黄疸，降血脂，外用于烧烫伤、跌打损伤等。所含大黄素、7-乙酰基-2-甲氧基-6-甲基-8-羟基-1、4-萘醌具有抗菌活性。白藜芦醇体外抗菌试验表明：其对导致顽癣、汗疱状白癣的深红色发癣菌、趾间发癣菌具有强力抗菌性能，并对枯草杆菌、藤黄八迭菌等有较强的杀菌作用。大黄素、PD、大黄素-8-葡萄糖苷对金黄色葡萄球菌、肝炎双球菌有抑制作用。虎杖中含有的一种黄酮类物质对金黄色葡萄球菌、白色葡萄球菌、变形杆菌有抑制作用。10%虎杖煎液对单纯疱疹病毒、流感亚洲甲型京科 68-Ⅰ病毒及埃可Ⅱ型病毒（ECHO11）均有抑制作用。

动物实验表明：高低剂量的复方虎杖烧

伤凝胶（由虎杖、当归、五倍子组成）均能有效降低炎症模型小鼠和烫伤小鼠皮肤毛细血管通透性，明显减轻二甲苯所致小鼠耳郭肿胀及蛋清所致的大鼠足趾肿胀，显示出较好的抗炎作用。镇痛实验表明复方虎杖烧伤凝胶能使醋酸腹腔注射所致小鼠扭体反应的潜伏期显著延长，扭体次数显著减少，并提高小鼠对热板法所致热刺激的痛阈值，具有明显的镇痛作用。

王丛斌等临床报道，虎杖烧伤油治疗烧伤效果显著。

地榆中含有多种化学成分，茎枝含槲皮素、山柰素的苷、熊果酸、维生素C；花含矢车菊苷、矢车双菊苷；根含鞣质（17%）和三萜皂苷（2.4%～4.0%），此外，还有黄酮、蒽醌、甾体、微量元素等多种化学成分，鞣质具有收敛作用，能与蛋白质结合形成不溶于水的大分子化合物，沉淀在黏膜表面，从而起到止血、保护黏膜等多种作用。另外地榆还有抗菌作用，所含甾体具有抗炎、消肿作用，微量元素具有促进创面愈合的作用，研究还证实可抑制紫外线B导致的大鼠皮肤光损伤。

动物实验研究：给小鼠耳部涂抹地榆鞣质4 mg或每日口服1 g/kg，连续4日，都可明显抑制巴豆油诱发的耳肿胀。大鼠腹腔注射地榆水提取液400 mg/kg、醇提取液650 mg/kg，连续3日，可明显抑制正常大鼠之醛性足蹠肿胀，在48小时内肿胀恢复正常，推测是降低了毛细血管的通透性，减少渗出，从而减轻了组织水肿。

方中当归是伞形科植物 *Angelica sinensis* (Oliv.) Diels 的干燥根，味甘、辛，性温，其化学成分主要有苯酚类、香豆素类、有机酸类、氨基酸类、糖类及黄酮类等。实验结果表明当归总黄酮提取液抑菌，对大肠埃希菌、金黄色葡萄球菌、黑曲霉、青霉菌都有较强的抑制作用，而且对细菌的抑制作用强于对真菌的抑制作用。当归的另一主要活性成分是当归挥发油，实验证明当归挥发油具有抗炎镇痛作用，且其抗炎作用与减少前列腺素（PGs）量有关，当归A3活性部位是从当归总挥发油中萃取得到的中性、非酚性部

位，动物实验研究发现：当归A3活性部位对小鼠二甲苯致小鼠耳廓肿胀和角叉菜胶致大鼠足趾肿胀的炎症模型均具有明显的抗炎作用。黄耀庭等证实当归活性成分阿魏酸钠能明显增强人体真皮成纤维细胞的表皮生长因子的表达，从而起到促进创面愈合的作用。

麦冬含有甾体皂苷、高异黄酮、多糖、氨基酸等成分。麦冬水提物体内外具有明显的抗炎活性，麦冬皂苷D及鲁斯可苷元（Ruscogenin）为其主要活性成分，Ruscogenin可通过抑制HL260细胞与活化的ECV304细胞之间的粘附作用，发挥抗炎活性。

地黄有止血和促进造血细胞功能的作用；有增加小鼠心肌血流量及降压和降血糖作用；地黄提取物能对抗地塞米松对垂体-肾上腺皮质系统的抑制作用，防止糖皮质激素引起的肾上腺皮质萎缩和皮质酮水平下降；地黄可增加细胞免疫功能，促进网状内皮系统的吞噬功能和增加外周血T淋巴细胞的作用；地黄还有抗肿瘤、抗炎、镇静和促进大鼠肝、肾组织蛋白合成的作用。总之，本品具有止血、强心、利尿、降血糖、抗炎、保肝等作用。

冰片可促进人体对药物的吸收，有抗菌、抗炎、镇痛的作用。牟家琬等用冰片进行体外抗菌实验，经试验证明冰片在较低浓度时有抑菌作用，高浓度时有杀菌作用，接触时间越长，抗菌效果也随之增强。赵晓洋等测定了冰片对5种皮肤癣菌和2种深部真菌及一种污染真菌MIC和MFC值，结果证明冰片具有较强的抑制皮肤癣菌和真菌的作用。侯佳芝等用动物实验探讨了冰片对激光烧伤创面的镇痛及抗炎作用，冰片组的痛阈值较京万红组和生理盐水组高出2178倍和6124倍。

朱砂（cinnabar）为天然矿物类中药。其化学成分主要为硫化汞（HgS）。朱砂的主要药理作用为镇静、催眠、抗惊厥、抗心律失常，外用能抑制杀灭皮肤细菌和寄生虫。

徐韬等研究认为：朱砂体外对于伤口感染常见的菌种均有较好的抑制效果，以对肺炎克雷伯菌以及铜绿假单胞菌的抑制效果最

外科国医圣手时方

外科国医圣手时方

为显著，符合朱砂清热解毒的功效特点

【用方经验】配制方法：以上诸药除冰片、朱砂研细末外，其他药物均放入油内浸泡 24 小时，然后用文火熬至麦冬变黑褐色为度，滤去药渣，待油温降至 60 ℃，再投入冰片、朱砂末搅匀，备用。外搽。

烫伤液（唐汉钧经验方）

【组成】大桉叶 2000 g，黄芩 1000 g，薄荷 500 g，白及 100 g。

【功效】清热解毒，止痛敛疮。

【主治】烧伤创面。

【方解】方中桉叶、黄芩清热解毒，白及敛疮，薄荷清热、消肿止痛。

【注意事项】夏天药液不宜放置太久，以免变质。

【现代研究】大桉叶系桃金娘科植物大叶桉的叶片，含有挥发油，其主要成份有桉油精、兰桉醇、桉叶酸等。其性寒味苦，具有消炎止痛、止痒收敛之功能。药敏试验具有广谱抗菌作用，对多种细菌如葡萄球菌、链球菌、大肠埃希菌等均具有较强的抑菌作用，特别对金黄色葡萄球菌极度敏感，有很好的杀菌作用。

动物实验表明：桉黄生肌止痒软膏（由蓝桉、大黄、冰片等纯中药组成）除具有生肌止痒的功效外，抗炎消菌作用也十分明显。

白及为兰科植物白及 *Bletilla striata* (Thunb.) Reichb. f. 的干燥块茎，其味苦、甘、涩，性凉，归肺、胃、肝经。功能收敛止血、消肿生肌，主治肺胃出血、外伤出血、痈肿疮疡、皮肤皲裂、水火烫伤等。白及的主要化学成分是联苄类（bibenzyls）、菲类（phenanthrenes）及其衍生物，此外，还含有少量挥发油、黏液质、白及甘露聚糖（bletilla mannan）以及淀粉（30.5%）、葡萄糖（1.5%）等。

白及乙醇浸液用平板稀释法，1∶100 对黄色葡萄球菌，1∶20 对枯草杆菌及人型结构杆菌有抑制作用。从块茎中分离的联苯及双氢菲类化合物在浓度为 100 μg/ml 时，对枯草杆菌、金黄色葡萄球菌、白念珠菌 A TTC$_{1057}$ 及发癣菌 QM$_{248}$ 均有抑制作用。

由于表皮的损伤愈合一般经过角质形成细胞的激活、游走、增生及基底膜的修复等过程，其中角质形成细胞游走，在创伤覆面与创伤愈合中起着关键的作用。采用皮肤器官培养法培养 SD 小鼠皮片，比较观察含不同浓度的白及的培养基对角质形成细胞游走的影响及培养时间与游走长度的关系，结果发现白及浓度为 20 μg/ml 和 2 μg/ml 时，角质形成细胞游走比对照组显著地增快和增长。白及的这种促进角质形成细胞游走作用可能对治疗皮肤创伤早期愈合有重要影响。动物试验研究也表明，白及可以使大鼠背部切割伤创面平均愈合时间提前，同时，能提高创面组织中羟脯氨酸含量和蛋白质含量，并提高伤口巨噬细胞数量，这可能是其促愈合作用的重要机制之一。白及具有的这种作用主要与其所含胶状成分有关。将白及胶作为外源性重组人表皮生长因子载体，能显著促进创面表面细胞 DNA 的合成，提高细胞的增殖能力，缩短伤口愈合时间，加速伤口愈合。

【用方经验】配制方法：以上诸药洗净，捣碎，加水 4000 ml，放置锅内煮沸至 300 ml，用纱布滤去药渣。外搽。

烫伤散（唐汉钧经验方）

【组成】地榆 40 g，大黄 40 g，虎杖 40 g，炉甘石 20 g，黄连 20 g，白蔹 20 g，没药 15 g，海螵蛸 20 g，冰片 4 g。

【功效】清热解毒，收湿敛疮，生肌止痛。

【主治】烧伤。

【方解】方中虎杖、大黄、黄连清热解毒，地榆、白蔹、炉甘石、海螵蛸收湿敛疮，大黄、没药活血化瘀，生肌长肉，冰片去腐生肌，消肿止痛。

【注意事项】地榆含有鞣酸，对肝功有损害，注意复查肝功。

【现代研究】海螵蛸为乌贼科动物无针乌贼或金乌贼的干燥内壳，性味咸、涩、微温，归肝、肾经，有固精止带、收敛止血、制酸止痛、收湿敛疮的功效。海螵蛸主要含碳酸钙，尚含壳角质、黏液质、磷酸钙等。高云等通过对胫骨打孔 SD 的小鼠进行海螵蛸灌胃，用原位杂交法对各类 mRNA 的变化进行动态观察骨愈合过程中 Ⅰ、Ⅱ、Ⅲ 型前胶原 mRNA、转化生长因子（TGG）- β_1m RNA、骨形态发生蛋白（BMP）- 2m RNA、血管内皮生长因子（VEGF）mRNA 表达在骨愈的各时相表达量有所变化，表明海螵蛸与血管形成有关，对骨折软骨形成早期具有促进骨诱导的作用，并对成骨细胞的增殖及合成活性有较大影响。

大黄的主要成分是蒽醌类衍生物，以两种形式存在，部分游离，大部分与葡萄糖结合成蒽苷，游离的苷元有大黄酸、芦荟大黄素、大黄素甲醚、大黄酚等，大黄还含有林特因、没食子酸、儿茶素等多种成分，能抑制环氧化酶活性，抗内毒素，提高血清补体水平，降低血管通透性，对葡萄球菌、链球菌、铜绿假单胞菌、大肠埃希菌及真菌均有抑制作用，同时还有消炎、止痛、创面止血、活血逐瘀、促进烧伤创面修复的作用。动物实验证实所含大黄素对炎症早期的渗出，毛细血管通透性增高、白细胞游走等有较好的对抗作用，对急性炎症有明显对抗作用。同时大黄对多种细菌均有不同程度的抑制作用，抑菌机制主要是抑制菌体内糖及糖代谢中间产物的氧化和脱氢过程，并能抑制细菌蛋白质和核酸的合成。

冰片可促进人体对药物的吸收，有抗菌、抗炎、镇痛的作用。牟家琬等用冰片进行体外抗菌实验，经试验证明冰片在较低浓度时有抑菌作用，高浓度时有杀菌作用，接触时间越长，抗菌效果也随之增强。赵晓洋等测定了冰片对 5 种皮肤癣菌和 2 种深部真菌及一种污染真菌 MIC 和 MFC 值，结果证明冰片具有较强的抑制皮肤癣菌和真菌的作用。侯佳芝等用动物实验探讨了冰片对激光烧伤创面的镇痛及抗炎作用，冰片组的痛阈值较京万红组和生理盐水组高出 2178 倍和 6124 倍。

白蔹以其块根入药，具有清热、解毒、散结、生肌、止痛等功效。主要用于治疗疮疡肿毒，烧烫伤等。闵凡印等将蛇葡萄根、白蔹等 4 味中药用 70% 的乙醇提取，将其醇提物制成外用蛇葡萄根霜剂，通过体外抑菌实验结果表明，蛇葡萄根霜剂对金黄色葡萄球菌、铜绿假单胞菌、大肠埃希菌有不同程度的抑制作用。洪明星等用白蔹粉末 500 g、芝麻油 100 ml 加水适量搅拌成糊状，消毒后备用。采用暴露涂布法，每日涂药 2～3 次，直至创面无分泌物渗出，长出新鲜上皮为止，治疗烧伤 300 例，治愈率为 100%，治疗效果好，疗程短。

【用方经验】配制方法：共研细末，过筛，取麻油适量，将药末调成糊状，外搽。

寒水黄冰散（贺菊乔经验方）

【组成】寒水石 2 分，大黄 1 分，冰片 1/5 分。

【功效】清热凉血，解毒，止痛。

【主治】烧伤。

【方解】方中寒水石清热解毒、敛疮，大黄清热解毒、活血化瘀，冰片清热解毒、消肿止痛。

【注意事项】该方应用于烧伤早期，后期应配伍生肌长肉之品。

【现代研究】经煅烧研末的寒水石粉，实际上是 $CaCO_3$、CaO 和 Mg 的混合物，具有杀菌、消毒、收敛等作用。

本方中大黄的主要成分是蒽醌类衍生物，以两种形式存在，部分游离、大部分与葡萄糖结合成蒽苷，游离的苷元有大黄酸、芦荟大黄素、大黄素甲醚、大黄酚等，大黄还含有林特因、没食子酸、儿茶素等多种成分，能抑制环氧化酶活性，抗内毒素，提高血清补体水平，降低血管通透性，对葡萄球菌、链球菌、铜绿假单胞菌、大肠埃希菌及真菌均有抑制作用，同时还有消炎、止痛、创面止血、活血逐瘀、促进烧伤创面修复的作用。动物实验证实所含大黄素对炎症早期的渗出，毛细血管通透性增高、白细胞游走等有较好的对抗作用，对急性炎症有明显对抗作用。同时大黄对多种细菌均有不同程度的抑制作用，抑菌机理主要是抑制菌体内糖及糖代谢中间产物的氧化和脱氢过程，并能抑制细菌蛋白质和核酸的合成。

冰片可促进人体对药物的吸收，有抗菌、抗炎、镇痛的作用。牟家琬等用冰片进行体外抗菌实验，经试验证明冰片在较低浓度时有抑菌作用，高浓度时有杀菌作用，接触时间越长，抗菌效果也随之增强。赵晓洋等测定了冰片对 5 种皮肤癣菌和 2 种深部真菌及一种污染真菌 MIC 和 MFC 值，结果证明冰片具有较强的抑制皮肤癣菌和真菌的作用。侯佳芝等用动物实验探讨了冰片对激光烧伤创面的镇痛及抗炎作用，冰片组的痛阈值较京万红组和生理盐水组分别高出 2178 倍和 6124 倍。

【用方经验】先将大黄放入石灰中，用文火炒至黄褐色，筛出石灰粉，待大黄冷却后，再与寒水石、冰片研为极细末，瓶装备用。用法：将药物洒于患处，或用凡士林调成糊状涂敷患处，每日换药 1 次。

三黄膏（贺菊乔经验方）

【组成】地榆、黄连、黄柏、大黄。

【功效】清热燥湿，消肿，敛疮。

【主治】烧伤。

【方解】方中地榆、大黄清热解毒，生肌敛疮，黄连、黄柏清热燥湿，抗菌消炎。

【注意事项】地榆含有鞣酸，大面积应用对肝功能有损害，长期应用注意复查肝功。

【现代研究】地榆中含有多种化学成分，茎枝含槲皮素、山柰素的苷、熊果酸、维生素C；花含矢车菊苷、矢车双菊苷；根含鞣质（17%）和三萜皂苷（2.4%～4.0%），此外，还有黄酮、蒽醌、甾体、微量元素等多种化学成分。鞣质具有收敛作用，能与蛋白质结合形成不溶于水的大分子化合物，沉淀在黏膜表面，从而起到止血、保护黏膜等多种作用。另外地榆还有抗菌作用，所含甾体类具有抗炎、消肿作用，微量元素具有促进创面愈合的作用，研究还证实可抑制紫外线B导致的大鼠皮肤光损伤。

动物实验研究：给小鼠耳部涂抹地榆鞣质 4 mg 或每日口服 1 g/kg，连续 4 日，都可明显抑制巴豆油诱发的耳肿胀。大鼠腹腔注射地榆水提取液 400 mg/kg、醇提取液 650 mg/kg，连续 3 日，可明显抑制正常大鼠之醛性足蹠肿胀，在 48 小时内肿胀恢复正常，推测是降低了毛细血管的通透性，减少渗出，从而减轻了组织水肿。

黄柏树皮含小檗碱、药根碱、木兰花碱、黄柏碱、N-甲基大麦芽碱、巴马汀、蝙蝠葛碱等生物碱，另含黄柏酮、黄柏内脂、白鲜交酯、黄柏酮酸、青荧光酸、7-脱氢豆甾醇、β-谷甾醇、菜油甾醇等。黄柏具有抗菌、抗炎、抗病毒、镇痛等作用。经动物实验表明黄柏水煎液对巴豆油所致小鼠耳廓肿胀及醋酸致小鼠腹腔毛细血管通透性有明显的抗炎作用。黄柏的煎剂，水浸出液或乙醇浸出液对化脓性细菌抑菌作用强，尤其对金黄色葡萄球菌、表皮球菌、A 群链球菌等阳性球菌有较强的抑菌效果，对铜绿假单胞菌也有抑菌作用，但较弱。黄柏在发挥抗菌解毒作用的同时尚可促进血管新生，迅速改善创面微循环，促进肉芽生长和加速伤口愈合。另外，黄柏能增强单核巨噬细胞的吞噬功能，提高机体的非特异性免疫力。研究表明：含有黄柏的烧伤喷雾剂有显著降低毛细血管通透，减少炎症渗出，减轻水肿的作用，说明其对炎性早期的治疗作用较强，黄柏喷雾剂能明显延长小鼠的痛反应潜伏期，镇痛作用随剂量的增加而增强，作用持久。

黄连是一种很好的清热解毒消炎药，具有广谱抗生素的作用，对革兰氏阳性和阴性细菌，原虫及各型流感病毒，真菌类等均有一定的抑制作用。

【用方经验】上药研极细末，各等份用凡士林适量调成软膏涂敷患处，先用生理盐水清洁创面，再涂上药于患处，不必包扎，每日换药 1 次。

黄连栀子粉（贺菊乔经验方）

【组成】黄连、栀子、大黄、白芷、连翘、当归、乳香、没药、儿茶、罂粟壳、冰片、海螵蛸。

【功效】清热燥湿，消肿，敛疮。

【主治】烧伤。

【方解】方中黄连、栀子、大黄、连翘清热解毒，白芷、罂粟壳消肿止痛，儿茶、海螵蛸收湿敛疮，当归、乳香、没药活血化瘀，生肌长肉，冰片去腐生肌。

【注意事项】涂抹时药物不宜太厚，每次换药时应进行清洗，然后再涂药。

【现代研究】黄连为毛茛科植物黄连、三角叶黄连或云连的干燥根茎，又名川连、鸡爪连。本品味苦，性寒，归心、胃、肝、大肠经，具有清热泻火、燥湿、解毒之功效。

现代药理研究认为黄连是一种很好的清热解毒消炎药，具有广谱抗生素的作用，对革兰氏阳性和阴性细菌，原虫及各型流感病毒，真菌类等均有一定的抑制作用。

方中大黄的主要成分是蒽醌类衍生物，以两种形式存在，部分游离、大部分与葡萄糖结合成蒽苷，游离的苷元有大黄酸、芦荟大黄素、大黄素甲醚、大黄酚等，大黄还含有林特因、没食子酸、儿茶素等多种成分，能抑制环氧化酶活性，抗内毒素，提高血清补体水平，降低血管通透性，对葡萄球菌、链球菌、铜绿假单胞菌、大肠埃希菌及真菌均有抑制作用，同时还有消炎、止痛、创面止血、活血逐瘀、促进烧伤创面修复的作用。动物实验证实所含大黄素对炎症早期的渗出，毛细血管通透性增高、白细胞游走等有较好的对抗作用，对急性炎症有明显对抗作用。同时大黄对多种细菌均有不同程度的抑制作用，抑菌机制主要是抑制菌体内糖及糖代谢中间产物的氧化和脱氢过程，并能抑制细菌蛋白质和核酸的合成。

海螵蛸为乌贼科动物无针乌贼或金乌贼的干燥内壳，味咸、涩，性微温，归肝、肾经，有固精止带、收敛止血、制酸止痛、收湿敛疮的功效。海螵蛸主要含碳酸钙，尚含壳角质、黏液质、磷酸钙等。高云等通过对胫骨打孔 SD 的小鼠进行海螵蛸灌胃，用原位杂交法对各类 mRNA 的变化进行动态观察骨愈合过程中 I、II、III 型前胶原 mRNA，转化生长因子（TGG）- β_1 mRNA、骨形态发生蛋白（BMP）- 2 mRNA、血管内皮生长因子（VEGF）mRNA 表达在骨愈的各时相表达量有所变化，表明海螵蛸与血管形成有关，对骨折软骨形成早期具有促进骨诱导的作用，并对成骨细胞的增殖及合成活性有较大影响。

白芷为伞形科植物白芷或杭白芷的干燥根，其性温，气芳香，味辛、微苦，具有散风除湿、通窍止痛、消肿排脓的作用，被临床广泛应用于感冒头痛、眉棱骨痛、鼻塞、鼻渊、牙痛、白带和疮疡肿痛等症，并有较好的疗效。白芷的主要化学成分为香豆素类和挥发油类，其中总香豆素类为其镇痛的主要成分，而挥发油具有活血化瘀的作用。研究表明白芷具有舒张动脉血管、加快血液流动、改变血液性质及止痛的作用。

聂红等通过小鼠实验表明，白芷总挥发油对物理、化学性刺激具有明显的镇痛作用，且无身体依赖性，对其自主活动有显著的抑制效应。其镇痛效果确切，显著的镇静效应可能是其发挥镇痛作用的重要机制之一。

王春梅等的研究结果表明，白芷香豆素（coumarin of angelicae dahuricae，CAD）对小鼠巴豆油性耳肿胀，冰醋酸所致小鼠腹腔毛细血管通透性增高和小鼠角叉菜胶性足肿胀均有抑制作用，提示 CAD 对急性炎症渗出过程具有明显的抑制作用。

研究表明白芷对多种细菌，如大肠埃希菌、宋氏志贺菌、福氏志贺菌、变形杆菌、伤寒沙门菌、副伤寒沙门菌、铜绿假单胞菌、霍乱杆菌、革兰氏阳性菌、人型结核分枝杆菌、金黄色葡萄球菌等均有不同程度抑制作用。

邢莉清等通过临床研究认为以白芷为主药的白芷糊软膏（白芷、紫草、冰片等）用于烧烫伤有较好的效果。

中药罂粟壳为罂粟科植物罂粟 *Papaver som-niferum* L. 的干燥成熟果壳，主要生物活性成分为吗啡、可待因、罂粟碱和那可汀等。王华伟等研究认为罂粟壳水煎液对热刺激疼痛有较好的镇痛作用，且镇痛起效时间、镇痛作用持续时间与盐酸吗啡片基本等同。

【用方经验】上药研极细末，用凡士林适量调成软膏涂敷患处，先用生理盐水清洁创面，再涂上药于患处，不必包扎，每日换药1次。

第二节 冻 伤

冻伤是指人体受低温侵袭引起的全身性或局部性损伤。受伤程度与温度及时间成正比。全身性冻伤又称"冻僵"。局部性冻伤中医又称冻疮，所谓冻疮一般是指在冷湿的条件下，肢体末端、耳、鼻等暴露处局部皮肤的轻度冻伤，主要表现为紫斑、轻度水肿和炎症反应。严重者皮肤肌肉变性坏死，甚者远端肢体坏死脱落。

冻疮是冬天的常见病，据有关资料统计，我国每年有 2 亿人受到冻疮的困扰，其中主要是儿童、妇女及老年人。冻疮的病因主要是风寒湿邪侵袭，主要病机为寒凝气滞血瘀、经络痹阻。本病重在预防。一旦发病，预后及转归各异，轻度冻伤预后较好，重度者需行植皮手术或截肢（指）术。冻僵者预后较差。

冻疮酒（文琢之经验方）

【组成】当归 60 g，红花 30 g，海椒 30 g，细辛 15 g，樟片 15 g，肉桂 15 g。

【功效】温经散寒，活血通络，消肿止痛。。

【主治】冻疮初起未破皮，红肿疼痛。

【加减】足部加牛膝，手部重用桂枝，耳部重用细辛，效果更佳。可配合内服当归四逆汤加红花，木香煎服。

【方解】方中肉桂、细辛、海椒温经散寒，桂枝辛甘而温、解肌发表、温通经脉，当归苦辛甘温、补血和血，细辛助桂枝除外之寒而通阳，红花助当归活血通络，冰片清热解毒，消肿止痛。牛膝引药下行，桂枝引药上行直达手部，细辛味辛，性温，入少阴经、肝经，故耳部重用细辛。诸药合用，使气血充，客寒除，阳气振，经脉通，故冻疮愈。

【注意事项】已破溃者不宜用，破溃后作一般溃疡处理。不适应此方者可以用沃雪方

（芝麻油 2500 g，黄蜡 120 g，松香 90 g）。

【现代研究】红花油有降血脂，耐低氧，抗炎抗凝血作用，可用于冻伤组织修复。动物实验表明：红花油对大鼠足冻伤具有明显修复作用，尤其冻伤早期给药，可明显降低炎性组织渗出，减轻水肿程度。

海椒的主要活性成分是生物碱类，辣椒素和二氢辣椒素是其代表性成分。辣椒素对皮肤有发赤作用，促进皮肤血液循环，治疗冻伤、冻疮效果明显。包明惠报道用辣椒、冻麦苗煎水外洗治疗冻疮效果明显。刘天骥报道在三伏天外涂以冻疮酒为基本方加减而成的红灵酒（当归、肉桂各 60 g，红花、花椒、干姜各 30 g，樟脑、细辛各 15 g，加入95％酒精 1 000 ml 浸泡 7 日），中午用药棉蘸红灵酒涂擦患处，每次 10～20 分钟，连用 30日。治疗 36 例，痊愈 28 例，好转 5 例，无效3 例。报道称上述药物能扩张皮肤血管，改善微循环，纠正缺氧，升高皮肤温度。

【用方经验】本药酒配制法：上药共扦绒，入白酒 1 500 g 内浸泡 1 周备用。该方能治能防，冬季每日用此酒涂擦易生冻疮处，每日 3 次，可起到预防冻疮的作用。已生冻疮者，用此酒外涂，每日 5～6 次，涂药的同时轻轻按摩创面，以促进药物的吸收。对于已溃烂者，此酒不能用，可按一般溃疡处理，外涂烧伤膏加海浮散等。

冻疮粉（唐汉钧经验方）

【组成】芒硝 30 g，黄柏 30 g。

【功效】清热，解毒，敛疮。

【主治】冻疮。

【方解】方中黄柏清热解毒，芒硝消肿止痛。

【注意事项】冰水或雪水调涂更佳。

【现代研究】黄柏树皮含小檗碱、药根碱、木兰花碱、黄柏碱、N-甲基大麦芽碱、

巴马汀、蝙蝠葛碱等生物碱，另含黄柏酮、黄柏内脂、白鲜交酯、黄柏酮酸、青荧光酸、7-脱氢豆甾醇、β-谷甾醇、菜油甾醇等。黄柏具有抗菌、抗炎、抗病毒、镇痛等作用。经动物实验表明黄柏水煎液对巴豆油所致小鼠耳郭肿胀及醋酸致小鼠腹腔毛细血管通透性有明显的抗炎作用。黄柏的煎剂，水浸出液或乙醇浸出液对化脓性细菌抑菌作用强，尤其对金黄色葡萄球菌、表皮球菌、A群链球菌等阳性球菌有较强的抑菌效果，对铜绿假单胞菌也有抑菌作用，但较弱。黄柏在发挥抗菌解毒作用的同时尚可促进血管新生，迅速改善创面微循环，促进肉芽生长和加速伤口愈合。另外，黄柏能增强单核巨噬细胞的吞噬功能，提高机体的非特异性免疫力。研究表明：含有黄柏的烧伤喷雾剂具有显著降低毛细血管通透，减少炎症渗出，减轻水肿的作用，说明其对炎性早期的治疗作用较强，黄柏喷雾剂能明显延长小鼠的痛反应潜伏期，镇痛作用随剂量的增加而增强，作用持久。

芒硝含硫酸钠 90% 以上，但硫酸根离子不能被组织吸收，其可构成高渗环境，借渗透作用而起到消除或减少炎性渗出达消肿止痛目的。芒硝性寒降下，能除火燥。其所含的钙盐可降低毛细血管的通透性，减少炎性渗出。

李君凤等报道用本方治疗冻疮 80 例效果显著。80 例经治疗均治愈，其中 63 例第 2 年未发。未破溃者治愈时间平均 5.9 日，破溃者治愈时间平均为 10.6 日。均未发生明显副作用。

【用方经验】配制方法：共为极细末，如未溃者芒硝用量大于黄柏 1 倍，已溃者，黄柏用量大于芒硝 1 倍。使用时可用冷水，最好是冰水或雪水调药后，用纱布沾药液敷患处，每日涂 2～3 次。

甘遂甘草洗液（唐汉钧经验方）

【组成】甘遂 15 g，甘草 15 g。

【功效】解毒，消肿。

【主治】冻伤。

【方解】方中甘草清热解毒，甘遂利水消肿。

【注意事项】甘遂反甘草，此方只宜外用，勿口服。

【现代研究】甘草能提高吞噬细胞的吞噬功能，调节淋巴细胞数量和功能，抑制 IgE 抗体形成，具有抗炎症介质、前炎性细胞因子作用，可以产生抗炎、抗变态反应的药理作用。甘草黄酮类化合物（如异甘草素、异甘草苷、甘草素、甘草查耳酮 A、光甘草定、甘草醇等）、甘草多糖和甘草酸是甘草抗炎和免疫调节的活性成分。

甘遂中主要化学成分是二萜、四环三萜类、甾体和香豆素类化合物，其他成分包括了脂肪酸、维生素、蔗糖、右旋葡萄糖、鞣质、柠檬酸、棕榈酸、草酸和树脂等。

吴晓磊等研究中首次发现大戟科中大量含有萝藦科植物中存在的 cynandione A。Cynandione A 具良好的抗炎活性，对激活的肥大细胞和嗜中性粒细胞有明显抑制作用。该研究指出了甘遂在临床上抗菌消炎及控制感染的药理学基础。

潘东旺临床报道用甘草配甘遂芫花外敷治疗无名肿毒 37 例，均获痊愈。

【用方经验】加水煎煮 30 分钟后，先熏后洗。每日 2 次，14 日为 1 个疗程。

红灵酊（夏翔经验方）

【组成】肉桂 50 g，桂枝 50 g，当归 50 g，红花 30 g，花椒 30 g，干姜 30 g，樟脑 15 g，细辛 15 g，酒精 1 000 ml。

【功效】温阳散寒，祛风除湿，活血化瘀。

【主治】冻疮。

【方解】方中肉桂、桂枝温阳散寒通络，当归、红花活血化瘀，樟脑清热解毒，消肿止痛，干姜配细辛散寒止痛，细辛配花椒除寒湿，散风邪，通血脉，止痛痒，桂枝配细辛祛风除湿。诸药配伍，共奏温阳散寒、祛风除湿、行气散血消肿之功。

【注意事项】破溃处不能应用

【现代研究】刘天骥报道在三伏天外涂红

灵酒（当归、肉桂各 60 g，红花、花椒、干姜各 30 g，樟脑、细辛各 15 g，加入 95% 酒精 1 000 ml 浸泡 7 日），中午用药棉蘸红灵酒涂擦患处，每次 10～20 分钟，连用 30 日。治疗 36 例，痊愈 28 例，好转 5 例，无效 3 例。报道称上述药物能扩张皮肤血管，改善微循环，纠正缺氧，升高皮肤温度。

方中肉桂具有补火助阳、引火归源、散寒止痛、活血通经的作用。药理研究发现其化学成分主要有挥发油、鞣质及碳水化合物等。所含有效成分桂皮醛有扩张血管、促进血液循环、降低血压、缓解肢体疼痛的作用。

细菌实验证实：肉桂水浸出液对大肠埃希菌、志贺菌属、伤寒沙门菌、金黄色葡萄球菌、白色葡萄球菌及白假丝酵母菌等均有明显的抑制作用。肉桂挥发油对革兰氏阳性菌及革兰氏阴性菌均有良好的体外抑菌效果。

肉桂中有效成分桂皮醛对动物用伤寒副伤寒混合疫苗引起的人工发热可以起到一定的降温作用，且对小鼠有明显镇静作用；桂皮醛能明显提高小鼠对热刺激的痛阈，并能显著抑制乙酸所致的小鼠扭体次数，桂皮水提物能显著延迟热刺激痛觉反应时间，说明了肉桂具有显著的解热镇痛作用。

肉桂的热水提取物中分离出的鞣酸样物质有明显的抗炎活性，其抗炎机制主要是通过抑制 NO 的生成而发挥抗炎作用。

动物实验证明细辛具有解热镇痛作用，抗炎作用。初步体外试验表明，细辛对乙型溶血性链球菌、志贺菌属、伤寒沙门菌和结核分枝杆菌有杀菌作用。细辛挥发油无论气体熏蒸或直接作用都具有抗真菌作用。细辛挥发油对部分试验真菌只表现抑菌作用，而黄樟醚则表现出杀菌作用，其为细辛油抗真菌的主要有效成分。

干姜的镇痛抗炎成分主要是脂溶性姜酚类化合物，另外还有未知的水溶性成分。张明发等研究结果表明，干姜的醚提物和水提物都具有显著镇痛抗炎作用。其醚提物抗炎作用的机制可能与促进肾上腺皮质激素释放有关。王梦等研究干姜乙醇提取物的抗炎镇痛作用，结果表明干姜醇提物抑制二甲苯所致小鼠耳壳肿胀及醋酸所致小鼠扭体反应。

干姜醇提物具有显著抑制伤寒、副伤寒甲乙三联菌苗所致家兔发热反应作用，干姜醇提物对菌株的最低抑菌浓度范围为 13.5～432 mg/ml。

研究表明干姜辛热，含挥发油等辛辣成分，可以促进（冻疮）局部的血液循环，起到保护创面，促进愈合作用。干姜的水提物和挥发油具有抑制血小板聚集、预防血栓形成的作用。

桂枝醇提物在体外能抑制大肠埃希菌、枯草杆菌及金黄色葡萄球菌，有效浓度为 25 mg/ml 或以下；对白色葡萄球菌、志贺菌属、伤寒和副伤寒甲沙门菌、肺炎链球菌、产气杆菌、变形杆菌、炭疽杆菌、肠炎沙门氏菌、霍乱弧菌等亦有抑制作用（平板挖洞法）。桂枝内的桂皮油可扩张血管，调节血液循环，使血液流向体表，加强麻黄发汗作用。桂枝内的桂皮醛、桂皮酸钠可使皮肤血管扩张、散热增加、促进发汗，提高痛阈值。这些作用都有利于改善冻疮局部的血液循环，促进创面的愈合。

【用方经验】配制方法：加入酒精中浸泡 7 日，以消毒棉球蘸药液揉擦患处。破溃处不能用。

第三节　毒蛇咬伤

毒蛇咬伤是指人体被毒蛇咬伤，其毒液由伤口进入人体内，而引起的一种急性全身中毒性疾病。据调查我国每年被毒蛇咬伤者约为 10 万人次，南方地区较高。发病者多见于野外与蛇接触的工作者、农民等。西医认为主要是神经毒素阻断神经-肌肉接头，引起骨骼肌迟缓型麻痹，终致外周性呼吸衰竭，引起一系列并发症，严重者导致死亡。中医认为本病系因毒蛇咬伤，风毒或火毒经皮肤伤口侵入脏腑而发病。神经毒者主要以神经系统受损为主，血循环毒者主要为血液系统受损。全身表现为头晕、视物模糊、四肢乏力、恶心呕吐，严重者出现昏迷、抽搐、呼吸麻痹。局部伤口疼痛，红肿，常伴有水疱、血疱；严重者，伤口周围变黑坏死，形成溃疡，淋巴结肿大和触痛。

青木香解毒汤（喻文球经验方）

【组成】青木香、半边莲、重楼、防风、僵蚕、蜈蚣、五灵脂、川芎、制马钱子、法半夏、瓜蒌、川黄连。

【功效】祛风解毒，宽胸理气。

【主治】毒蛇咬伤（风毒型）。

【方解】青木香古称开眼药，不仅可扩瞳，同时也可扩口、扩胸，恢复神经与肌肉的运动功能。半边莲、重楼是解蛇毒专药，可降低蛇毒的活性。防风、僵蚕、蜈蚣具有祛风解毒的功效。五灵脂、川芎活血化瘀，以达到"治风先治血，血行风自灭"的效果。制马钱子含士的宁碱，能兴奋脊神经及骨骼肌，以对抗神经毒对靶细胞的作用。法半夏、瓜蒌、黄连为小陷胸汤，可宽胸开结而兴奋外周性呼吸运动，恢复胸廓运动。

【注意事项】治疗时首先需要立即注射抗银环蛇毒血清，如果无抗银环蛇毒血清，应予以地塞米松 10 mg，克林霉素 3 g 以抗毒、抗感染，然后予以本方治疗。

【现代研究】本方对于扩瞳和张口伸舌疗效最为理想，对于恢复外周性呼吸运动有显著疗效，对颈强和眼睑下垂疗效一般。本方对于银环蛇咬伤所致的神经毒具有解毒和抗毒两个方面的共同作用。

【用方经验】临床治疗应配合外用四味拔毒散（采用雄黄、明矾、重楼、青木香各等份研成细末）食醋稀调局部外搽，待症状改善后在配合中药益气活血及对症治疗。

717 抗蝮蛇毒合剂（喻文球经验方）

【组成】金银花 15 g，野菊花 10 g，紫花地丁 10 g，蒲公英 15 g，黄连 6 g，黄柏 10 g，半边莲 30 g，重楼 30 g，蝉蜕 6 g，防风 10 g，白芷 10 g，车前草 15 g，生大黄 5 g。

【功效】解毒排毒，清热通便。

【主治】毒蛇咬伤风火二毒（混合毒）。

【方解】方中金银花、野菊花、紫花地丁、蒲公英为五味消毒饮去天葵子，功能清热解毒；黄连、黄柏泻火清热解毒；半边莲、重楼为解蛇毒必用专药；蝉蜕、防风、白芷等祛风药，能够祛风解毒、通络止痉，达到对抗神经毒的作用；车前草、生大黄通利二便，排毒外出。

【加减】如出现产生外周性呼吸困难，发生胸痹症，可加瓜蒌、法夏合方中之黄连宽胸开郁散结。血尿、蛋白尿加益母草、白茅根、琥珀、丝瓜子，尿少、尿闭加海金砂、川牛膝、赤小豆等。若大便干结，可加厚朴、枳壳等。风火二毒客入营血可加用犀角地黄汤、安宫牛黄丸等。

【注意事项】首先应清创排毒，应用抗蝮蛇蛇毒血清治疗，如血清过敏予脱敏法注射，配合给予地塞米松静滴治疗。注意补充能量，纠正水、电解质紊乱。

【现代研究】临床研究表明，隔蒜艾灸治疗蝮蛇咬伤具有有效改善局部症状、缓解患者病痛、提高治愈率的作用。应用隔蒜艾灸配合 717 抗蝮蛇毒合剂及九味消肿拔毒散后肿胀、疼痛可以明显改善，治愈时间明显缩短。

【用方经验】本方多用于蝮蛇咬伤，临床应用本方时，需内治法合外治法结合起来应用。内治的关键在于解毒排毒，外治的关键在于断毒消肿，介入的时间越早越好。此外，还需配合抗蝮蛇毒血清、激素、抗生素等对症支持。外治疗法即清创排毒、隔蒜艾灸及外敷九味消肿拔毒。隔蒜艾灸不仅可以达到宣通毒滞，畅行营卫，拔毒于外的作用，还可以有效地破坏蛇毒使之失去毒力及"宣通气血，畅行营卫"改善毒瘀互结，终止其化热生风，走窜流注的病理变化。九味消肿拔毒散是由重楼、雄黄、五灵脂、天南星、川芎、黄柏、白芷、明矾和芒硝等九味药物组成，功能解毒、化瘀、消肿、止痛。

和抢救成功率，减少或避免肢体伤残。

九味消肿拔毒散（喻文球经验方）

【组成】芒硝 10 g，雄黄 8 g，五灵脂 8 g，天南星 8 g，川芎 8 g，黄柏 10 g，白芷 10 g，明矾 8 g，重楼 30 g。

【功效】解毒抗毒，泻火驱风、化瘀祛湿，消肿定痛。

【主治】外用治疗风火二毒（混合毒）蝮蛇咬伤。

【方解】重楼清热解毒是治蛇伤、解蛇毒的专药，雄黄、明矾是古方二味拔毒散，具有抗毒、拔毒外出的功用，3 药均为主药。蝮蛇毒为风火二毒，故用白芷、天南星、川芎驱风解毒，应用黄柏、明矾、芒硝清热泻火解毒灭毒，诸药共为臣药，从而把解毒与祛风泻火结合起来。蝮蛇毒侵入机体，阻滞气血运行，形成毒瘀互结，故应用川芎、五灵脂行气活血化瘀共为佐药，气血畅行则毒瘀自化。芒硝、明矾不仅有清热解毒消肿作用，而且还能加强外用药的渗透，使药物直达病所。

【注意事项】首先应清创排毒，应用抗蝮蛇蛇毒血清治疗，如血清过敏予脱敏法注射，配合给予地塞米松静滴治疗。

【现代研究】临床研究表明应用九味消肿拔毒散外治蝮蛇咬伤，在消肿、消退瘀斑、止痛等方面有较好的疗效。通过动物实验表明，外用该散剂可以明显改善已注射蝮蛇毒后大鼠患肢肿胀溃烂症状。中医药干预综合疗法治疗蝮蛇咬伤具有明显改善局部症状，减轻全身功能障碍，提高临床治愈率的作用。

【用方经验】本方重视解毒化瘀、消肿散肿等药物相互协调，把消散症状与破坏蛇毒作用、解毒、拔毒、抗毒等方面有机结合。临床应用时应将隔蒜艾灸、九味消肿拔毒散、717 抗蝮蛇毒合剂结合应用，可以提高治愈率

小叶汤（余培南经验方）

【组成】小叶三点金 50～100 g，丝绸（毛叶白粉藤）15～30 g，通城虎 10～15 g，半边莲 10～20 g，风菜 10～30 g，石柑子 30～60 g。

【功效】清热解毒，祛风通络，化痰利咽，消肿止痛。

【主治】毒蛇咬伤。

【方解】小叶三点金为君药，其有解毒消肿、健脾利湿、止咳平喘的功能，主治毒蛇咬伤、痈疮、咳嗽、哮喘等，诸药合用，共起清热解毒、祛风通络、化痰利咽、消肿止痛之功，适用于治疗各类毒蛇咬伤中毒。

【注意事项】蛇伤早期须做伤口局部冲洗及切开扩创排毒，而且排毒要充分。其方法是以牙痕为中心做 0.5 cm 长的十字切口，切至皮下层后，由近心端开始挤压排出毒血 2～5 ml，而后用过氧化氢或 1/5000 高锰酸钾溶液反复冲洗伤口。若伤后较长时间才就诊者（伤后 24 小时以上），如局部肿胀仍需切开伤口排毒，包括五步蛇、蝰蛇等血循毒类蛇伤，意在减轻患处张力，加速消肿及防止或减少肌肤溃烂，但切口不宜过深，到达皮下层即可。切开排毒后外敷新鲜的异叶天南星和墨旱莲。用法是将 95% 酒精保鲜的异叶天南星 1 份，与鲜墨旱莲 2 份混合捣烂外敷蛇伤局部及肿胀所到之处，若伤于四肢，还敷八风、八邪穴。

【用方经验】蛇毒极易传里化热，内蕴阳明之腑，以致大便干结不通，小便黄赤。故解毒的同时，结合通腑泄热，以加强解毒之功，加速肿胀的消退，常用大承气汤内服，用大黄（后下）30～60 g、芒硝（冲服）10～30 g、枳实 10～15 g、厚朴 10～15 g 水煎服，每日 1～2 剂，直至二便通畅。

第四节　破伤风

破伤风系由破伤风梭菌感染引起的一种传染病。破伤风梭菌属革兰阳性产芽胞性厌氧菌，存在于泥土及粪便中。该病潜伏期长短不定，通常为7～8日。在接受过抗毒素预防性接种的患者，可能延长至数周。个别可短至1～2日。患者常有坐立不安与烦躁易怒的前驱期。首发运动性症状常为牙关紧闭，颈部肌肉强直可能在其后或其前发生。数小时内，痉挛扩散至其他肌肉。面肌痉挛可引起口唇缩拢或口角内缩呈痉挛性"苦笑"。在发作间歇期，全身肌肉强直状态仍持续存在，腱反射亢进，神志自始至终清醒。患者可因惊厥发作引起窒息死亡，或因频繁强烈肌痉挛导致心力衰竭而死亡。如不及时治疗，死亡率在10％～40％。中医学认为，破伤风是因金疮破损，气血亏虚，疮口不洁，失于调治，风邪乘虚侵袭经络肌腠，渐传入里而郁闭经脉，致使营卫不得宣通，郁久化热，耗伤阴液，肝血不足不能滋养筋脉而发病。病机为邪壅经络，筋脉失养。因此治疗以平肝熄风，清热解毒。

赵清理经验方

【组成】当归15 g，白芍20 g，钩藤20 g，天麻15 g，菊花15 g，葛根20 g，甘草10 g。

【功效】疏肝柔肝，祛风止痉，清热解毒。

【主治】破伤风发作期。

【加减】在治疗破伤风的过程中，赵老十分重视心脾，益气生脉，并以葛根为君药，将药量由每剂20 g逐渐加大到40 g，利用它生津止渴，升阳止泻，解肌透邪，鼓舞胃气，保证胃气恢复正常。赵老先用平和之药垫基，后据病情加天南星等五虎追风散。

【方解】方中葛根为君药，解肌透邪，生津止渴；当归能补血活血，调整经络；天麻息风止痉，平抑肝阳，祛风通络；菊花疏散风热，平肝明目，清热解毒；钩藤平肝潜阳；甘草用于脘腹及四肢挛急作痛。白芍与甘草合用还可缓解中枢性或末梢性肌痉挛。诸药合用共奏扶本固源、柔肝平肝、祛风止痉的功效。

【注意事项】无明显禁忌证。

【现代研究】当归能补血活血，调整经络，诚血中气药，它含有挥发油，对肝损伤有保护作用；天麻息风止痉，平抑肝阳，祛风通络；菊花疏散风热，平肝明目，清热解毒；葛根解肌透邪，生津止渴；钩藤平肝潜阳；甘草用于脘腹及四肢挛急作痛。白芍与甘草合用还可缓解中枢性或末梢性肌痉挛。通观全方，用药的种类虽然不多，但就其药性而言，保肝、护肝、疏肝、祛痉的主攻方向明确。解决了中枢神经问题，脏腑的运转也就灵活了。

【用方经验】赵老家中五世为医，此为祖传之法，他积有50余年临床经验，研究治疗破伤风强直性痉挛之方药，疗效甚佳，将许多患者从死亡线上拉回。常规用量：当归15 g，白芍20 g，钩藤20 g，天麻15 g，菊花15 g，葛根20 g，甘草10 g。煎服法：先用水600 ml浸泡30分钟后，武火烧开，改文火煎30分钟，取药汁300 ml；再加水300 ml，煎15分钟，取药汁150 ml，2次药汁混合，分早晚2次服。

第五节　胆石病

胆石病是指湿热浊毒与胆汁互结成石，阻塞于胆道而引起的疾病。据流行病学调查，我国胆结石患病率为 0.9％～10.1％。女性发病率多于男性，并随年龄增长而增加。根据胆石的外观和化学成分，分胆固醇结石、胆色素结石、混合结石 3 类。随着生活水平的提高，饮食习惯的改变，卫生条件的改善，我国的胆结石已经由以胆色素结石为主逐渐转变为以胆固醇结石为主。其成因非常复杂，目前认为结石形成必须具备：胆汁中胆固醇过饱和，胆固醇的成核过程异常，胆囊功能异常等。早期常无明显症状，当诱发胆囊炎或胆管炎时可出现腹痛、高热寒颤、黄疸等并伴有恶心、呕吐等消化道症状。症状严重可致休克。经积极治疗，该病多可获得满意疗效，但多发、复发的肝内胆管结石仍是目前治疗的难点。中医学认为，肝胆互为表里，肝病以疏为贵，胆疾以通为顺。临床上大部分胆石症患者有疏泄失常的表现，且由于多数患者病程较长，特别是术后患者，结石未净，余热未清，而正气已虚，成为虚实夹杂之证，在治疗上宜疏肝利胆，攻补兼施，但应注意保护胃气。

清胆利湿汤（丸）（张炳厚经验方）

【组成】茵陈、黄芪、栀子、柴胡、延胡索、厚朴、枳壳、青皮、陈皮、川楝、郁金、白芍。

【功效】清利肝胆湿热，理气和胃止痛，养阴化瘀通络。

【主治】胆石病肝胆湿热证。

【方解】方中茵陈、黄芪、栀子清利肝胆湿热，柴胡、延胡索疏肝理气止痛，半夏、枳壳和胃降浊消痞，青皮、陈皮分别归肝、脾二经，青皮气峻力猛，主归肝、胆二经，重在疏肝理气消积，陈皮辛散苦降，重在理气健脾燥湿。方中重用川楝、郁金、白芍，川楝苦寒，归肝经，既可行气止痛，又可清热除湿，而无温燥之弊；配郁金行气活血，清热利胆，使气血运行得畅，湿热之邪得去；白芍柔肝益阴，养血缓急，反佐理气之辛燥、破气峻烈，以防伤阴之弊。

【注意事项】文献报道川楝有毒，不可多用，古人云白芍多用令人腹满，我们于全方

之中配伍应用，用量虽大，却未见明显不良反应。临床治疗 181 例，总有效率 85.64％，疗效肯定，无明显毒副作用。

【现代研究】研究结果显示肝胆湿热型胆石症性胆囊炎患者血浆 NO 水平高于正常人，但未见统计学差异。胆囊炎患者临床主要表现为上腹部饱胀感等消化不良症状。其可能的机制是胆囊的炎性浸润水肿以及胆酸代谢障碍刺激内皮细胞，使 NO 的合成与释放增加，胆道平滑肌舒张，胆囊排空延缓，影响胆汁排泌，引起消化功能障碍，从而产生上述症状。清胆利湿汤（丸）治疗获效的患者血浆 NO 水平有所下降，提示可能通过降低 NO 水平或调整 NO 与 ET 治疗的比值，改善胆道排出功能，促进胆汁排出。

胆汁酸是胆汁的主要成分，占胆汁总固体量的 50％～70％，在肝脏合成，主要有胆酸、鹅脱氧胆酸、脱氧胆酸等。大部分胆汁酸通过肽键与甘氨酸或牛磺酸结合成甘氨胆酸或牛磺胆酸，主要以钠盐或钾盐形式存在。胆汁酸与磷脂、胆固醇在胆汁中形成复合微胶粒，胆固醇的易溶性取决于三者的比例。胆汁醇结石患者的鹅脱氧胆酸下降对胆固醇合成限速酶的抑制减弱，胆固醇的合成增加，亦可增加结石的成石性。胆汁酸溶解胆红素的机制还没有统一的认识，在胆汁中胆红素绝大多数与葡萄糖醛酸结合而溶于胆汁，游离型只占 1％～2％且不溶于水。在胆色素结石时，各葡萄糖醛酸酶活性增加，使游离胆红素增加困难。而胆汁酸的浓度与 pH 是游离胆红素在胆汁中溶解的决定因素，胆盐可使胆红素的氮环质子化，使所溶解的胆红素处于稳定的离子化状态，胆酸盐尚可与钙结合，使离子钙活性降低。有研究发现，胆色素结石胆汁中结合胆汁酸下降比胆固醇结石组更明显，进一步说明胆汁酸下降在胆色素结石形成中有着重要的作用。张炳厚等研究显示，清胆利湿汤能够明显地增加胆汁中的总胆汁酸水平，给药前后有显著差异，较胆乐胶囊对照组明显；并可降低胆固醇的含量。因而提示清胆利湿汤对胆固醇性结石及胆色素性结石的形成有较好的抑制作用。

【用方经验】该方多用于肝胆湿热型慢性

胆囊炎。症见：右上腹疼痛，有时可向右肩背部放射，右上腹有局限性压痛；伴发热、口苦厌食，恶心呕吐；舌质淡红，苔薄白或微黄，脉弦紧。常规用量：茵陈、黄芪、栀子、柴胡、延胡索、厚朴、枳壳、青皮、陈皮、川楝子、郁金、白芍。症状较重者，先予清胆利湿汤，水煎服，每日1剂；获效后改服清胆利湿丸，每次6g，每日3次，疗程4周。

胆石冲剂（谢兆丰经验方）

【组成】金钱草50g，海金沙40g，鸡内金10g，大黄10g，黄芩10g，炒枳壳10g，芒硝15g，木香8g。

【功效】通里攻下利胆，消炎利胆，通腑排石，止痛。

【主治】肝郁气滞型胆石症。

【方解】方中柴胡可促进肝细胞增生、肝糖原和肝细胞核的核糖核酸增加，由于肝细胞功能的改善，使胆酸、磷脂和胆固醇的分泌增加，金钱草能促进肝细胞分泌胆汁，胆酸分泌增加，黄芩具有解毒、控制感染作用，使日β-G酶活性下降，游离胆红素减少；木香又可使胆囊收缩，胆管括约肌松弛，有利于胆汁排泄，大黄具有较强的利胆作用，而以上诸药殊途同归地具有使胆汁流量增加的功能。

【注意事项】本冲剂对血瘀型的患者效果不佳，常需配用活血散瘀药后才能获效。对湿热兼夹气滞型的病情严重患者，临床适当配合疏肝理气、清热利湿的汤剂，则疗效更为满意。在治疗中，如体温升高，脉搏加快，血压下降时，须注意病情恶变，应及时采取相应措施。

【现代研究】胆石病、高血脂和脂肪肝是目前临床上的常见病、多发病，三者均与人体的脂肪代谢失常有关且常并见，故关于它相关性的研究也不可忽视。高血脂是发生胆石病的重要原因之一，降低血脂水平可以减少胆石形成。实验结果提示高脂、高碳水化合物食物诱发的胆固醇结石豚鼠血清中的总胆固醇浓度显著增高，而利胆排石冲剂能有效降低胆汁和血清中的总胆固醇浓度，并减少胆结石的生成。因而提倡低脂饮食或服用具有降脂作用的药物，有效控制高血脂，对降低胆结石发生具有积极的作用。对于高血脂患者伴有肝胆症状，应治肝利胆，建议预防性地服用利胆排石冲剂，将会提高降脂效果，降低胆石形成。脂肪肝合并胆结石发生率高于无脂肪肝患者胆结石的发生率。脂肪肝患者缺乏胆碱和不饱和脂肪酸，磷脂在肝内合成减少，胆固醇升高，使胆汁中胆碱、磷脂、胆固醇三者比例失调，易于形成胆囊结石。本实验过程中，肉眼可见模型组动物的肝脏肥大。大部分呈灰白色，与正常组的鲜红色构成明显对比，而治疗组和预防组动物的肝脏脂肪变性程度和数量明显比模型组减少，说明利胆排石冲剂对脂肪肝的形成亦有预防作用。由于脂肪肝是可逆性的，合理的治疗可以恢复正常，所以积极预防和治疗脂肪肝无疑可以降低胆囊结石的发病率。根据实验结果，提示脂肪肝患者在治疗中也应治肝利胆，预防性地服用利胆排石冲剂，可以降低胆结石发生率。

【用方经验】本方多用于肝郁气滞型胆石症。症见：右上腹阵发性绞痛，痛引肩背；胃脘胀闷，高热寒战，口苦咽干，嗳气纳呆，大便干燥，恶心呕吐，或出现巩膜黄染，身黄，尿黄。常规用量：金钱草50g，海金沙40g，鸡内金、大黄、黄芩、炒枳壳各10g，芒硝15g，木香8g。服药方法：将上药煎煮3次，每次煮沸1小时，合并煎液，过滤、浓缩至1ml，相当于原生药1g，搅拌加入1倍量的酒精，静置过夜、过滤，滤液回收酒精，浓缩成稠膏状，稍冷，加入糖粉，制成软材过筛制粒，烘干，分装即得，每袋15g。每次1袋，每日2次，开水冲服，病重者每日服3次。

外科国医圣手时方

第六节 肠痈

肠痈是指发生于肠道的痈肿，属内痈范畴。本病多由进食厚味、恣食生冷和暴饮暴食等因，以致脾胃受损，胃肠传化功能不利，气机壅塞而成；或因饱食后急暴奔走，或跌扑损伤，导致肠腑血络损伤，瘀血凝滞，肠腑化热，瘀热互结，导致血败肉腐而成痈脓。《素问厥论》曰："少阳厥逆，机关不利；机关不利者，腰不可以行，项不可以顾，发肠痈。"临床上西医的急性阑尾炎、回肠末端憩室炎、克罗恩病等均属肠痈范畴，其中以急性阑尾炎最为常见。该病可发生于任何年龄，以青壮年为多，男性多于女性，占外科住院患者的10%～15%，发病率居外科急腹症的首位。

阑尾化瘀汤（吴咸中经验方）

【组成】金银花15 g，川楝子15 g，大黄（后下）9 g，牡丹皮9 g，桃仁9 g，延胡索9 g，木香9 g。

【功效】行气活血，清热解毒。

【主治】瘀滞型阑尾炎初期。发热，脘腹胀闷，腹痛，右下腹局限性压痛，反跳痛；或阑尾炎症消散后，热象不显著，而见脘腹胀闷、嗳气纳呆。

【加减】壮热便秘，少腹肿痞可加大黄至15 g。

【方解】阑尾化瘀汤中，方中金银花清热解毒，川楝子行气止痛，为君药。大黄泻火逐瘀，通便解毒；牡丹皮凉血清热，活血散瘀，二者合用，共泻肠腑湿热瘀结，为臣药。桃仁性善破血，助君药以通淤滞，俱为臣药。延胡索、木香活血，利气，止痛；是为佐药。

【现代研究】方中金银花具有抗病原微生物、抗内毒素、抗炎、解热、增强免疫等作用，川楝子具有抗菌消炎、抗病毒作用；大黄具有泻下、抗菌、止血、消炎、镇痛等作用，桃仁有祛瘀血、抗炎、抗过敏等作用，

牡丹皮具有抗炎、抗病原微生物、解热、镇痛等作用，延胡索内服，镇痛效力相当于吗啡的41%。

薏苡附子败酱散（朱良春经验方）

【组成】薏苡仁30 g，附子6 g，败酱草15 g。

【功效】排脓消肿。

【主治】肠痈内已成脓，身无热，肌肤甲错，腹皮急，如肿状，按之软，脉数。现用于急性阑尾炎脓肿已成，或慢性阑尾炎急性发作，腹部柔软，压痛不明显，并见面色苍白，脉弱等阳虚证候者。

【加减】若脉数便干者加大黄15 g（后下）；外有发热者加金银花30 g（后下）；腹痛甚者加白芍30 g。

【方解】本方所治肠痈，是由素体阳虚，寒湿瘀血互结，腐败成脓所致。方中重用薏苡仁利湿排脓，轻用附子扶助阳气，以散寒湿，佐以败酱破瘀排脓。配合成方，共奏利湿排脓，破血消肿之功。

【现代研究】方中薏苡仁具有抗肿瘤、免疫、抑制胰蛋白酶等作用；附子具有抗炎、镇痛、镇静、强心、免疫调节等作用；败酱草有抗病原微生物、镇静、保肝利胆等作用。

消炎通便方（张梦侬经验方）

【组成】金银花60 g，红藤30 g，紫花地丁30 g，蒲公英30 g，丝瓜子15 g，桔梗10 g，炒枳壳10 g，赤芍10 g，白芍10 g，牡丹皮10 g，甘草10 g，当归尾10 g，桃仁泥10 g，另用番泻叶10 g，泡水（兑药汁中服）。

【功效】清热散结，行气破滞，活血消瘀，泻火败毒。

【主治】肠痈。

【方解】湿热火毒酿成肠痈，外寒热，内

腹痛，上呕逆，下便闭，乃气血瘀滞，肠道阻塞。方用苦辛性寒之紫花地丁散热解毒，治一切痈疽无名肿毒；用甘平之蒲公英化热毒，解食毒，消肿核；用色红味苦之活血藤（正名赤藤、红藤、省藤），治肠痈，祛风止虫；用苦辛甘温之当归尾养血生肌，排脓止痛；用苦酸微寒之赤、白芍活血脉，散恶血，消痈肿疝瘕；用辛甘微寒之牡丹皮破积血，疗痈疮，泻血中伏火；用苦平微甘之桃仁泄血滞，去血痞，通大肠血秘；用甘平之丝瓜子通经络，行血脉，凉血解毒，消肿滑肠，治疝痔痈疽；用苦辛而平之桔梗升提气机，养血排脓，治肠鸣腹痛；用苦酸微寒之枳壳消胀破气，利膈宽肠，消痰，散癥结；用甘平之甘草，五脏六腑寒热邪气，消肿解毒以消炎止痛解毒；再加轻苦、微寒之番泻叶以通大便。如饮食与药物服后都呕吐而出，宜另用吴茱萸、黄连、半夏、陈皮、藿香、花椒、厚朴、生姜等辛温大热之品，以散逐中上二焦之寒湿痰饮，加一味大苦大寒之黄连作司道以降逆止呕。但此药初服切忌大口吞咽，只可点滴频饮，待几分钟后，才可少量吞服。为此逐渐增加将此药服完后，则中脘痰饮寒积消除，再服消炎通便方。如腹痛甚者，可按上述穴位针刺，其痛当时可缓。

【加减】若腹痛紧者，先用针灸以止其痛。针灸止痛法：针穴，足三里、上巨虚、条口、下巨虚、委阳。先针右下肢，后针左下肢，留针15～30分钟。患处及天枢穴用梅花针叩打，可以止痛。呕吐药难入者，先止其呕。便闭不通者，先通其便。止呕降逆方：如呕吐不止，药难入腹者，即先用下方。淡吴萸10 g，炒黄连5 g，法半夏10 g，陈皮10 g，藿香10 g，炒花椒5 g，厚朴10 g，生姜3片。水煎频服，每次只服1酒杯。缓缓吞下，呕止则服消炎通便方。

【现代研究】方中金银花具有抗病原微生物、抗内毒素、抗炎、解热、增强免疫等作用，红藤、蒲公英、白花蛇舌草、紫花地丁对金黄色葡萄球菌、溶血性链球菌、大肠埃希菌、变形杆菌等多种革兰氏阴性菌、革兰氏阳性菌有不同程度的抑制或杀灭作用，同时具有解热、镇痛、镇静作用。

第七节　胰腺炎

胰腺炎可分为急性和慢性胰腺炎，以急性胰腺炎多见。急性胰腺炎（acute pancreatitis，AP）是常见的消化系统急症，依据其病理类型分为急性水肿性和急性出血坏死性胰腺炎，不同类型胰腺炎病情轻重及预后差异巨大。急性水肿性胰腺炎病情轻，预后好；而急性出血坏死性胰腺炎则病情凶险，复杂多变，死亡率高，不仅表现为胰腺局部炎症，而且常常涉及全身的多个脏器。急性胰腺炎有多种致病危险因素，国内以胆道疾病为主，占50%以上，称为胆源性胰腺炎。西方国家主要与过量饮酒有关，约占60%。急性胰腺炎临床表现主要以急性腹痛、发热、黄疸、恶心呕吐、休克、腹膜炎体征及血尿淀粉酶升高为特点。对于急性胰腺炎的发病机制，现代医学认为是各种因素导致胰腺分泌的消化酶激活引起的自身消化的结果，而细胞因子、炎症介质及继发感染等因素在重症胰腺炎的进展过程发挥重要作用。中医学无"胰腺炎"病名记载，但根据其病证特点通常认为属"腹痛""脾心痛""胃心痛""黄疸"等范畴。中医历代医家认为其病机是外邪侵袭、情志失畅、饮食不节、虫积及创伤等导致湿热积滞中焦而致气滞血瘀。临床以腑实热壅证为最多见。

清胰汤（吴咸中经验方）

【组成】大黄（后下）24 g，南柴胡24 g，白芍24 g，黄芩18 g，胡黄连18 g，延胡索18 g，木香18 g，芒硝（冲服）18 g。

【功效】理气开郁，清热解毒，活血化

瘀，通里攻下。

【主治】各型急性胰腺炎、麻痹性肠梗阻。

【加减】根据辨证和病情加减配方。黄疸明显者加茵陈、金钱草；呕吐甚者加法半夏、赭石；发热甚者加金银花、蒲公英；根据大便的次数和量加减芒硝、大黄用量。

【方解】方中大黄、芒硝合用，泻下攻积，软坚散结；加以柴胡，和解与攻下并举；白芍、延胡索有活血止痛作用；木香善行脾胃、大肠之气滞，具有清肝理气之功效；黄芩、胡黄连属清热燥湿药，具有清肝胃热之功，诸药合用，能使气机运行正常，腑气通畅，湿热祛除。

【注意事项】应用本方治疗急性胰腺炎治疗时应遵循胰腺炎的治疗原则，综合治疗；根据病情轻重缓急制定合理用药方案；禁食患者可经胃管注入，但药液量不宜太多，或分次间隔注入；温度不宜过冷或过热，40 ℃较适合；用药期间密切观察腹部情况，如用药后腹胀腹痛严重可改行经肛保留灌肠，腹泻增多时应酌情减量或停药。清胰汤还可用于治疗各种原因引起的麻痹性肠梗阻。

【现代研究】研究表明：清胰汤治疗 AP 的机制是多方面的，他能抑制胰酶释放及其活性；增强肠蠕动，短期内促进肠排空，减轻胃肠压力及腹压、改善胃肠道功能和毛细血管通透性，从而清除肠麻痹和瘀滞状态；清除氧自由基，保护肠黏膜的完整性，修复肠黏膜屏障，防止肠道细菌和内毒素移位；保护胰腺细胞，调节细胞因子的释放；并能及时清除、灭活毒性物质，而防止多脏器损伤，从而截断病情的进一步恶化，以及调节钙、镁、酶的活性。

【用方经验】本方为大柴胡汤化裁而来，最早为吴咸中院士领导的天津市中西医结合急腹症研究所应用于治疗急性胰腺炎的基本方，30 多年来该方得到全国各级医院的广泛应用并取得良好效果，是公认的治疗胰腺炎的有效中药方剂。

第八节　痛　风

痛风为嘌呤代谢紊乱和尿酸排泄障碍所致血尿酸增高的一种特异性疾病。其临床特点是高尿酸血症，尿酸盐沉积于关节及关节周围和皮下组织，关节炎反复发作。本病主要临床表现可见关节红、肿、热、痛，特征性慢性关节炎和关节畸形，常累及肾引起慢性间质性肾炎和肾尿酸结石形成，严重者可出现关节致残、肾功能不全。高尿酸血症是痛风最重要的生化基础，5%～12%的高尿酸血症最终可发展为痛风，血尿酸的升高不仅与痛风发病密切相关，而且可能增加心血管疾病的危险性。中医学古代亦有"痛风"病名，多指系痹痛久而不愈，与现代痛风病并不完全一致，可归属于中医学"历节""痹症"等范畴。

痛风定痛汤（刘再朋经验方）

【组成】金钱草、车前子、泽泻、防己、黄柏、知母、赤芍、生地黄、生石膏、地龙。

【功效】清热化湿，利尿排石。

【主治】痛风。

【加减】关节皮肤红肿灼热甚者加水牛角重用生地黄、赤芍以清热凉血解毒；局部红肿不明显，关节疼痛剧烈者加制川乌、制草乌、蜈蚣、延胡索以镇静止痛；慢性期局部肿胀不消加苍术、白术、茯苓、薏苡仁以利湿消肿，同时能调整脾胃的代谢功能；慢性期耳郭及病变关节处见痛风石形成者加山慈菇、海藻以软坚化石。

【方解】金钱草清热利尿排石为君药，辅以黄柏、泽泻、车前子、防己清热利湿；石膏、知母清脾胃湿热；生地黄、赤芍和营消肿止痛；地龙咸寒清热、并能攻窜经络消肿止痛。

【注意事项】①饮食以清淡为主，不要偏食，平时多饮水。②严格控制高嘌呤类食物如豆制品、动物内脏、沙丁鱼、酒及酸性饮料的摄入，切忌暴饮暴食。③禁用能诱发痛风发作的药物如：肝浸膏、维生素 B_{12} 及磺胺类药物等。④由于金钱草、车前草等中药无毒副作用，故对经常反复发作者，建议长期用金钱草或车前草代茶泡服等。

【现代研究】①现代药理研究认为金钱草、车前子、泽泻有显著利尿作用，同时能增加尿酸、尿素及氯化物等排泄。山慈菇含有类似于秋水仙碱样物质，既能镇痛，也能促进尿酸排泄。而知母、黄柏、赤芍、生地黄等有清热消炎抑菌，降低毛细血管壁的通透性、改善微循环，改变局部酸性环境，有利于痛风石的溶解等作用。②临床研究表明：痛风定痛汤能有效改善痛风症状，降低血尿酸，总有效率高达 100%。

【用方经验】刘再朋教授认为：本病是因过食膏粱厚味，脾胃运化功能素乱，积湿生热，湿热下注，蕴于肌肤骨节，煎熬津液，日久形成砂石（尿酸盐结晶及痛风结石），继而妨碍局部气血运行所致。清热化湿、利尿排石为本病的治疗法则，痛风定痛汤常规用量：金钱草 30 g、泽泻 10 g、车前子 10 g、防己 10 g、生石膏 30 g、知母 10 g、黄柏 10 g、地龙 10 g、生地黄 15 g、赤芍 15 g。每日 1 剂，水煎服。

李振华经验方

【组成】白术、茯苓、生薏苡仁、苍术、生石膏、桂枝、知母、牡丹皮、黄柏、丹参、鸡血藤、穿山甲、泽泻、蜈蚣、乌梢蛇、香附、延胡索、木香、制马钱子、甘草。

【功效】健脾除湿，泄浊化瘀，清热通络止痛。

【主治】痛风慢性期。

【方解】白术、茯苓、生薏苡仁、苍术等健脾祛湿治本，其余清热除湿治标。李老强调，治热痹非石膏不能清其热，治疗湿浊痹非桂枝不能通阳而祛湿，方中生石膏清热泻火，桂枝温经通脉；知母苦寒滋润泻三焦之火，石膏、知母配伍清热之功相互协同；牡丹皮、黄柏相伍凉血燥湿清热，使热邪无可容之地；丹参、鸡血藤、穿山甲通血脉化瘀滞，祛瘀生新，通经活络；茯苓、牡丹皮、泽泻三味取六味地黄丸三泻之意，泻肾中湿浊之邪加速尿酸排泄。蜈蚣、乌梢蛇泄浊化瘀通络；香附、延胡索、木香理气止痛，取其治湿理气使气行则湿行，湿行则热无所存之意，制马钱子通络止痛快速缓解患者疼痛以治标，全方共奏健脾除湿，泄浊化瘀，清热通络止痛之功。

【注意事项】注意饮食，勿食海鲜、动物内脏、禁喝啤酒。

【现代研究】现代药理研究认为泽泻、生薏苡仁、牡丹皮、土炒白术、茯苓、黄柏等是降尿酸泄浊解毒良药，可促进湿浊泄化，溶解瘀结，明显改善症状增强疗效。

【用方经验】该方用于痛风慢性期，为"浊瘀痹"范畴，证见关节疼痛，反复发作，局部皮色暗红，骨节肿大变形，结节畸形，甚则溃破，渗液脂膏，或郁闭化热，伤及脾肾，常反复发作。常规用量：白术 10 g、茯苓 20 g、泽泻 18 g、生薏苡仁 30 g、桂枝 6 g、知母 15 g、生石膏 20 g、丹参 18 g、鸡血藤 30 g、木香 18 g、苍术 10 g、穿山甲 10 g、蜈蚣 3 条、制马钱子 1 g、牡丹皮 10 g、香附 12 g、延胡索 10 g、乌梢蛇 15 g、黄柏 10 g、甘草 3 g。水煎服，每日 1 剂，分 2 次早晚温服。

化浊祛瘀痛风方（任达然经验方）

【组成】土茯苓 30～60 g，虎杖 30 g，粉草薢 20 g，忍冬藤 30 g，薏苡仁 30～50 g，威灵仙 15 g，黄柏 10 g，川牛膝 10 g，木瓜络 10 g，泽泻 10 g，路路通 10 g，制乳香 10 g，没药 10 g。

【功效】化浊祛瘀，活血止痛。

【主治】痛风。

【加减】寒重，去忍冬藤、黄柏，加制附片、炙桂枝各 10 g；湿重，加苍术 10 g、川

外科国医圣手时方

朴 6 g；若痛风反复发作 10 年左右可形成慢性痛风性关节畸形，关节周围与身体他处皮下均可见到结节状突出之痛风石，可于原方中加金钱草 30 g、海金沙（布包）10 g、鱼脑石 15～18 g；若痛风急性发作控制后，可在化浊祛瘀痛风方的基础上酌加补肾之品，如山茱萸、补骨脂、骨碎补等。

【方解】方中重用土茯苓、虎杖、薏苡仁为主药，以冀化浊祛瘀；粉萆薢、忍冬藤、黄柏、泽泻、威灵仙、木瓜络佐以主药，增强清化湿浊之力；丹参、制乳香、没药活血通经止痛。

【注意事项】有痛风病史或痛风家族史者，少食含嘌呤食物，如动物内脏、骨髓、海鲜、蛤、蟹等；戒酒，尤其是啤酒；控制饮食，适当运动，防止过胖；保持精神愉快，避免精神刺激；避免过度劳累，防止受寒及潮湿等。

张吉经验方

【组成】粉萆薢、瞿麦、萹蓄、酒大黄、泽泻、茯苓、猪苓、车前子、制黄芪、香附、郁金、延胡索、炙甘草。

【功效】利湿热分清化浊，行气活血止痛消肿。

【主治】痛风。

【加减】反复发作，局部色暗，夜间痛重，瘀毒为甚者，一般重用酒大黄加赤芍、牡丹皮、虎杖、鸡血藤等；肿胀明显，酒食诱发，苔厚腻，脉滑者，湿毒偏重，重用粉萆薢加土茯苓、黄柏、防己等；疼痛剧烈加制川乌、草乌等；痰毒为著，关节畸形、结石者，加白芥子、皂角刺、夏枯草、牡蛎等；湿甚纳呆者加苍术、砂仁等；夹瘀、肌肤甲错者，加泽兰、牡丹皮、川牛膝等；局部色红灼热，舌红，脉数，热毒明显者，加金银花、蒲公英、紫花地丁、漏芦、山慈菇、白花蛇舌草等。

【方解】方中粉萆薢、萹蓄利湿热分清化浊；酒大黄活血逐瘀通经；泽泻、茯苓、猪苓、车前子利水渗湿消肿；制黄芪、瞿麦益气补血除热；香附、郁金、延胡索疏肝解郁，

行气活血止痛；炙甘草调和诸药。诸药共奏利湿热分清化浊，行气活血止痛消肿之功。

【用方经验】张教授认为痛风性关节炎其本在脾肾，其标在湿浊。脾虚运化失司，湿浊内生；肾虚二便失司，湿浊内聚；湿浊内盛，郁而化热。湿热流注关节、肌肉、筋骨，闭阻经脉，即出现关节红肿热痛之症。中药重在利湿热分清化浊，内通外达，逐邪外出，肿消痛止而病愈。药物常规用量：粉萆薢 15 g、瞿麦 15 g、萹蓄 12 g、酒大黄 6 g、泽泻 12 g、茯苓 12 g、猪苓 12 g、车前子 12 g、制黄芪 15 g、香附 12 g、郁金 12 g、延胡索 12 g、炙甘草 6 g，每日 1 剂，水煎服。

三妙散加味（路志正经验方）

【组成】炒苍术 10 g，炒白术 12 g，黄柏 10 g，生薏苡仁 30 g，炒薏苡仁 30 g，炒杏仁 9 g，藿香 12 g，金雀根 30 g，粉萆薢 15 g，土茯苓 15 g，虎杖 15 g，蚕沙（包煎）15 g，炒防风 12 g，炒防己 15 g，益母草 30 g，车前草 15 g，泽泻 10 g，鸡血藤 15 g，青风藤 12 g。

【功效】健脾祛湿，疏风泄浊，清热解毒，活血通络。

【主治】痛风。

【加减】脾虚者加五爪龙、黄芪、太子参益气健脾祛湿；肾气不足者加川续断、桑寄生、杜仲；小便不畅者加金钱草、通草、六一散；胃脘胀满，纳食欠馨者加藿香梗、紫苏梗、厚朴花、焦三仙、五谷虫；湿浊热毒较甚者加炒枳实、大黄；痰瘀阻络，患处皮色较黯者加山慈菇、穿山甲珠、地龙。

【方解】方中以炒苍术、炒白术、生薏苡仁、炒薏苡仁、藿香醒脾健脾治本杜病之源；金雀根、粉萆薢、虎杖、土茯苓、蚕沙清热解毒，消肿止痛；防风、防己祛风湿通经络，除湿利关节，因风能胜湿；益母草、车前草、泽泻渗利小便，使湿有出路，湿去则热孤；鸡血藤、青风藤祛风活血通络。

【用方经验】路志正教授认为，痛风痹属慢性顽固性疾病，在急性发作期应以健脾祛湿、祛风清热泄浊以治标，慢性期以调摄生

活规律，健运脾胃，调畅气血以治本。所以在治疗时，以健脾和胃、化湿泄浊除痹为大法，治中焦脾胃去湿浊瘀毒之源，以治其本；清热利湿解毒通络以除下焦病变之标，而且治疗用药轻清平和，使祛湿不伤正，养阴不滋滞，祛邪不碍胃，并根据不同的季节气候环境特点调整治法用药，嘱患者严格控制饮食，调整生活习惯，方圆机活，故收效颇佳。

商宪敏经验方 1

【组成】虎杖 30 g，忍冬藤 30 g，连翘 30 g，秦艽 15 g，粉萆薢 15 g，苍术 10 g，黄柏 10 g，车前子 30 g，秦皮 15 g，豨莶草 15 g，苦参 10 g，牛膝 10 g。

【功效】清利湿热，活血通痹。

【主治】痛风急性发作期。

【方解】粉萆薢、连翘、秦皮、豨莶草、苦参、车前子清利湿热，虎杖、忍冬藤、秦艽清热通络，苍术燥湿健脾，牛膝通络活血。

【用方经验】该方用于痛风急性发作期，病因平素过食肥甘醇酒厚味，导致湿热内蕴于体内，阻滞经络气血，证见足趾踝关节红肿热痛，灼痛难忍，痛不可及，昼轻夜重，甚者下肢活动受限，每以感受暑湿或过食肥甘醇酒厚味而诱发，或伴身热咽干，烦渴汗出，舌质红，苔黄腻，脉滑数或弦滑。

商宪敏经验方 2

【组成】粉萆薢 30 g，防风 10 g，汉防己 10 g，威灵仙 12 g，秦艽 15 g，车前子 30 g，牛膝 10 g，秦皮 12 g，木瓜 15 g，细辛 3 g。

【功效】化湿散寒，活血通痹。

【主治】慢性痛风关节炎期。

【方解】粉萆薢、秦皮、车前子、汉防己除湿利水，威灵仙、秦艽、木瓜利湿通络，防风祛风除湿，细辛祛风散寒、温化湿浊，牛膝通络活血。

【用方经验】该方用于慢性痛风关节炎期，病因平素过食肥甘醇酒厚味，湿浊内蕴，遇风寒、阴冷潮湿而诱发，证见关节肿痛，胀痛重着，每以阴冷天气、感受风寒而诱发，肢体沉重，或恶风喜暖，小便清白，大便不爽，舌暗胖，苔白腻，脉沉弦而滑。

商宪敏经验方 3

【组成】车前子 30 g，粉萆薢 30 g，山慈菇 10 g，白芥子 10 g，穿山龙 15 g，秦艽 15 g，威灵仙 12 g，夏枯草 15 g，生蒲黄（包）12 g，牛膝 10 g，川芎 10 g，木瓜 30 g。

【功效】化痰除湿，活血通痹。

【主治】慢性痛风关节炎期。

【方解】粉萆薢、车前子除湿利水，秦艽、威灵仙、木瓜除湿通络，川芎、牛膝、穿山龙活血化瘀通络，山慈菇、白芥子、夏枯草、生蒲黄化痰除湿，活血通络。

【用方经验】该方用于慢性痛风关节炎期，病因平素过食肥甘酒厚味，伤脾碍胃，痰湿阻滞经络气血，遇有诱因引发，证见关节肿痛，局部颜色紫暗，发热不甚或不发热，夜间为甚，遇阴冷天气而诱发，肢体沉重麻木，胸闷脘痞，舌暗淡，苔白腻，脉弦细滑。

商宪敏经验方 4

【组成】粉萆薢 30 g，秦艽 15 g，女贞子 15 g，山茱萸 10 g，鹿衔草 15 g，制何首乌 10 g，桑寄生 30 g，牛膝 10 g，车前子 30 g，秦皮 15 g，生蒲黄（包）12 g，山慈菇 10 g。

【功效】祛湿通络，滋补肝肾，活血通痹。

【主治】痛风缓解期。

【方解】粉萆薢、秦艽、车前子、秦皮、山慈菇祛湿通络，生蒲黄、牛膝活血通络，桑寄生、女贞子、鹿衔草、制何首乌、山茱萸滋补肝肾。

【用方经验】该方用于慢性痛风关节炎期，痛风久病，湿浊痰瘀留恋不去，累及肝肾。证见关节肿痛消除或时作，局部颜色紫暗，或伴有头晕耳鸣，腰膝酸痛，肢体麻木，时或烦热，舌质暗淡，苔腻，脉沉弦滑。

商宪敏经验方 5

【组成】粉萆薢 30 g，杜仲 10 g，淫羊藿

10 g，补骨脂 10 g，牛膝 10 g，车前子 30 g，木瓜 15 g，茯苓 30 g，桑寄生 30 g，生蒲黄（包）12 g，山慈菇 10 g，生薏苡仁、炒薏苡仁各 15 g。

【功效】化湿祛痰，温补脾肾，活血通络。

【主治】痛风缓解期。

【方解】粉萆薢、车前子、木瓜、山慈菇除湿化痰通络，牛膝、生蒲黄活血通络，桑寄生、杜仲、淫羊霍、补骨脂温阳补肾，茯苓、薏苡仁健脾利湿。

【用方经验】该方用于慢性痛风关节炎期，湿浊浊瘀留恋不去，内伤脾胃。证见关节肿痛时作，局部颜色紫暗，或伴有身倦乏力，胸脘痞闷，食少纳呆，舌胖暗淡，苔腻，脉沉细滑。

参考文献

[1] 北京中医医院. 赵炳南临床经验集 [M]. 北京：人民卫生出版社，1975.

[2] 上海中医研究所. 张赞臣临床经验选 [M]. 北京：人民卫生出版社，2006.

[3] 周建宣. 吴光烈临床经验集 [M]. 厦门：厦门大学出版社，1996.

[4] 邓铁涛. 中国百年百名中医临床家丛书·国医大师卷：邓铁涛 [M]. 北京：中国中医药出版社，2011.

[5] 张锡纯. 医学衷中参西录 [M]. 石家庄：河北科学技术出版社，2003.

[6] 班秀文. 班秀文妇科医论医案选 [M]. 北京：人民卫生出版社，1987.

[7] 北京中医学院. 房芝萱外科经验 [M]. 北京：北京出版社，1980.

[8] 薛秦. 顾兆农医案选 [M]. 太原：山西科学教育出版社，1988.

[9] 何任. 何任医案选 [M]. 浙江：浙江科学技术出版社，1981.

[10] 来春茂. 来春茂医话 [M]. 云南：云南科学技术出版社，1984.

[11] 路志正. 路志正医林集腋 [M]. 北京：人民卫生出版社，1990.

[12] 戴岐. 刘惠民医案 [M]. 济南：山东科学技术出版社，1978.

[13] 王继法，高阳，李琪. 刘启庭医学经验荟萃 [M]. 北京：人民卫生出版社，1997.

[14] 祝谌予. 施今墨临床经验集 [M]. 北京：人民卫生出版社，1982.

[15] 王渭川. 王渭川妇科治疗经验 [M]. 重庆：四川人民出版社，1981.

[16] 王允升，张吉人，魏玉贵. 吴少怀医案 [M]. 济南：山东科学技术出版社，1983.

[17] 常章富. 颜正华临证验案精选 [M]. 北京：学苑出版社，1996.

[18] 班秀文. 妇科奇难病论治 [M]. 南宁：广西科学技术出版社，1989.

[19] 顾伯华. 外科经验选 [M]. 上海：上海科学技术出版社，2010.

[20] 孙洽熙. 麻瑞亭治验集 [M]. 北京：中国中医药出版社，2011.

[21] 中医研究院. 蒲辅周医疗经验 [M]. 北京：人民卫生出版社，1979.

[22] 乔振纲. 乔保钧医案 [M]. 北京：北京科学技术出版社，1998.

[23] 许履和. 许履和外科医案医话集 [M]. 江苏：江苏科学技术出版社，1980.

[24] 刘强，周凤梧. 名老中医医话 [M]. 重庆：科学技术文献出版社重庆分社，1985.

[25] 丁泽民，丁义江. 丁氏痔科学 [M]. 上海：上海科学技术出版社，1989.

[26] 朱仁康. 朱仁康临床经验集 [M]. 北京：人民卫生出版社，2002.

[27] 艾儒棣. 文琢之中医外科经验论集 [M]. 北京：科学技术文献出版社，1982.

[28] 陈志强. 干祖望中医外科 [M]. 北京：人民卫生出版社，2006.

[29] 北京中医学院. 房芝萱外科经验 [M]. 北京：北京出版社，1980.

[30] 裘沛然. 中国中医独特疗法大全 [M]. 上海：文汇出版社，1991.

[31] 贺菊乔. 小儿疾病外治疗法 [M]. 长沙：三环出版社，1991.

[32] 朱良春. 朱良春用药经验集 [M]. 长沙：湖南科学技术出版社，2007.

[33] 张梦侬. 临证会要 [M]. 北京：人民卫生出版社，1981.

图书在版编目（CIP）数据

外科国医圣手时方 / 唐乾利，刘朝圣主编. -- 长沙：
湖南科学技术出版社，2024.9
　　（国家级名老中医临证必选方剂系列丛书 / 彭清华
总主编）
　　ISBN 978-7-5710-2165-8

　　Ⅰ．①外… Ⅱ．①唐… ②刘… Ⅲ．①中医外科－时
方－汇编 Ⅳ．①R289.52

中国国家版本馆CIP数据核字(2023)第072757号

WAIKE GUOYI SHENGSHOU SHIFANG

外科国医圣手时方

总　主　编：彭清华
主　　　编：唐乾利　刘朝圣
出　版　人：潘晓山
责任编辑：李　忠
出版发行：湖南科学技术出版社
社　　　址：长沙市芙蓉中路一段416号泊富国际金融中心
网　　　址：http://www.hnstp.com
湖南科学技术出版社天猫旗舰店网址：
　　　　　　http://hnkjcbs.tmall.com
邮购联系：0731-84375808
印　　　刷：湖南省众鑫印务有限公司
　　　　　　（印装质量问题请直接与本厂联系）
厂　　　址：长沙县榔梨街道梨江大道20号
邮　　　编：410100
版　　　次：2024年9月第1版
印　　　次：2024年9月第1次印刷
开　　　本：710mm×1000mm　1/16
印　　　张：23.25
字　　　数：595千字
书　　　号：ISBN 978-7-5710-2165-8
定　　　价：98.00元

（版权所有·翻印必究）